SÉRIE InCor DE CARDIOLOGIA

DOENÇA CORONARIANA CRÔNICA

EDITORES
Vagner Madrini Junior
Thiago Luis Scudeler
Brenno Rizerio Gomes
Roberto Kalil Filho

SÉRIE InCor DE CARDIOLOGIA

DOENÇA CORONARIANA CRÔNICA

São Paulo
2022

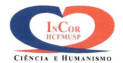

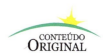

©TODOS OS DIREITOS RESERVADOS À EDITORA DOS EDITORES LTDA.
©2022 - São Paulo
Estruturação pedagógica: *Carol Vieira*
Produção editorial e capa: *Villa d'Artes Soluções Gráficas*

Dados Internacionais de Catalogação na Publicação (CIP)
(Câmara Brasileira do Livro, SP, Brasil)

Doença coronariana crônica / editores Vagner Madrini Junior...[et al.]. -- 1. ed. -- São Paulo : Editora dos Editores : InCor HCFMUSP : Conteúdo Original, 2022. -- (Série InCor de cardiologia)

Outros editores : Thiago Luis Scudeler, Brenno Rizerio Gomes, Roberto Kalil Filho.

ISBN: 978-65-86098-81-5

1. Cardiologia 2. Coronárias - Doenças - Diagnóstico 3. Coronárias - Doenças - Fatores de risco 4. Coronárias - Doenças - Tratamento I. Madrini Junior, Vagner Madrini. II. Scudeler, Thiago Luis. III. Gomes, Brenno Rizerio. IV. Kalil Filho, Roberto. V. Série.

22-112084   CDD 616.123

Índices para catálogo sistemático:

1. Coronária : Reserva de fluxo de sangue : Cardiologia : Medicina 616.123

Aline Graziele Benitez - Bibliotecária - CRB-1/3129

RESERVADOS TODOS OS DIREITOS DE CONTEÚDO DESTA PRODUÇÃO.
NENHUMA PARTE DESTA OBRA PODERÁ SER REPRODUZIDA ATRAVÉS DE QUALQUER MÉTODO, NEM SER DISTRIBUÍDA E/OU ARMAZENADA EM SEU TODO OU EM PARTES POR MEIOS ELETRÔNICOS SEM PERMISSÃO EXPRESSA DA EDITORA DOS EDITORES LTDA, DE ACORDO COM A LEI Nº 9610, DE 19/02/1998.

Este livro foi criteriosamente selecionado e aprovado por um Editor científico da área em que se inclui. A *Editora dos Editores* assume o compromisso de delegar a decisão da publicação de seus livros a professores e formadores de opinião com notório saber em suas respectivas áreas de atuação profissional e acadêmica, sem a interferência de seus controladores e gestores, cujo objetivo é lhe entregar o melhor conteúdo para sua formação e atualização profissional.

Desejamos-lhe uma boa leitura!

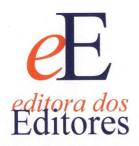

EDITORA DOS EDITORES
Rua Marquês de Itu, 408 — sala 104 — São Paulo/SP
CEP 01223-000
Rua Visconde de Pirajá, 547 — sala 1.121 — Rio de Janeiro/RJ
CEP 22410-900
+55 11 2538-3117
contato@editoradoseditores.com.br
www.editoradoseditores.com.br

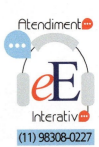

VAGNER MADRINI JUNIOR

Clínico pela Escola Paulista de Medicina da Universidade Federal do Estado de São Paulo (EPM-Unifesp). Cardiologista pelo Instituto do Coração do Hospital das Clínicas da Faculdade de Medicina da Universidade de São Paulo (InCor/HCFMUSP). Intensivista pela Escola de Educação Permanente do Hospital das Clínicas da Faculdade de Medicina Universidade de São Paulo (HCFMUSP). Assistente da Unidade de Miocardiopatias e Doenças da Aorta do HCFMUSP. Professor convidado da Faculdade de Medicina da Universidade de São Paulo (FMUSP). Editor do Aplicativo CardioTrials e do projeto CardioLearning.

THIAGO LUIS SCUDELER

Médico formado pela Faculdade de Medicina da Universidade de São Paulo (FMUSP). Clínica Médica pelo Hospital das Clínicas da Faculdade de Medicina Universidade de São Paulo (HCFMUSP). Cardiologia pelo Instituto do Coração do Hospital das Clínicas da Faculdade de Medicina da Universidade de São Paulo (InCor/HCFMUSP). Ex-médico preceptor InCor/HCFMUSP. Doutorado e Pós-doutorado em Ciências pela USP. Médico assistente do Departamento de Emergência do InCor/HCFMUSP. Médico pesquisador do grupo MASS InCor/HCFMUSP.

BRENNO RIZERIO GOMES

Médico formado pela Faculdade de Medicina da Universidade de São Paulo (FMUSP). Clínica Médica pelo Hospital das Clínicas da Faculdade de Medicina Universidade de São Paulo (HCFMUSP). Cardiologia pelo Instituto do Coração do Hospital das Clínicas da Faculdade de Medicina da Universidade de São Paulo (InCor HCFMUSP). Ex-médico preceptor do InCor HCFMUSP. Médico assistente do Núcleo de Insuficiência Cardíaca e Dispositivos de Assistência Ventricular do InCor HCFMUSP.

ROBERTO KALIL FILHO

Professor Titular no Departamento de Cardiopneumologia da Faculdade de Medicina da Universidade de São Paulo (USP). Diretor da Divisão de Cardiologia Clínica do Instituto do Coração do Hospital das Clínicas da Faculdade de Medicina da Universidade de São Paulo (InCor HCFMUSP). Diretor Geral do Centro de Cardiologia do Hospital Sírio-Libanês (HSL).

André Franci

Especialista em Cardiologia pela Sociedade Brasileira de Cardiologia (SBC). Especialista em Terapia Intensiva pela Associação de Medicina Intensiva Brasileira (AMIB). Fellowship em Coronariopatias Agudas pelo Instituto do Coração do Hospital das Clínicas da Faculdade de Medicina da Universidade de São Paulo (InCor-HCFMUSP). Coordenador da Unidade Coronariana do Hospital Sírio-Libanês (HSL).

Bruno Mahler Mioto

Médico da Unidade Clínica de Coronariopatia Crônica do Instituto do Coração do Hospital das Clínicas da Faculdade de Medicina da Universidade de São Paulo (InCor-HCFMUSP). Médico da Unidade Coronariana do Hospital Israelita Albert Einstein (HIAE). Doutor em Cardiologia pela Universidade de São Paulo (USP).

Carlos Vicente Serrano Jr.

Diretor da Unidade de Aterosclerose do Instituto do Coração do Hospital das Clínicas da Faculdade de Medicina da Universidade de São Paulo (InCor-HCFMUSP).

Cibele L. Garzillo

Doutora em Ciências pelo Faculdade de Medicina da Universidade de São Paulo (FMUSP).

Cristian Paul Delgado Moreno

Médico pela Universidade Central do Equador. Cardiologista pelo Instituto do Coração do Hospital das Clínicas da Faculdade de Medicina da Universidade de São Paulo (InCor-HC-FMUSP). Especialista em Doença arterial coronaria crônica pelo InCor-HCFMUSP. Médico assistente da área de Cardiologia – Hospital IESS Quito Sur.

Daniel Valente

Residência em Clínica Médica e Cardiologia pela Faculdade de Medicina da Universidade de São Paulo (FMUSP). Especialização em Ecocardiografia pelo Instituto do Coração do Hospital das Clínicas da Faculdade de Medicina da Universidade de São Paulo (InCor-HCFMUSP). Doutor em Ciências (Cardiologia) pela Universidade de São Paulo (USP).

Diogo Freitas Cardoso de Azevedo

Cardiologista pelo Instituto do Coração do Hospital das Clínicas da Faculdade de Medicina da Universidade de São Paulo (InCor-HCFMUSP). Doutor em Cardiologia pela Faculdade de Medicina da Universidade de São Paulo (FMUSP)

Eduardo Bello Martins

Médico Assistente da Unidade de Aterosclerose do Instituto do Coração do Hospital das Clínicas da Faculdade de Medicina da Universidade de São Paulo (InCor-HCFMUSP). Doutor em Ciências pela Faculdade de Medicina da Universidade de São Paulo (FMUSP). Médico do Pronto Atendimento do Hospital Sírio-Libanês (HSL).

Eduardo Gomes Lima

Médico Assistente da Unidade de Aterosclerose do Instituto do Coração do Hospital das Clínicas da Faculdade de Medicina da Universidade de São Paulo (InCor-HCFMUSP). Doutor em Ciências pela Faculdade de Medicina da Universidade de São Paulo (FMUSP). Professor Colaborador da FMUSP.

SOBRE OS AUTORES

Eduardo Martelli Moreira

Cardiologista pelo Instituto do Coração do Hospital das Clínicas da Faculdade de Medicina da Universidade de São Paulo (InCor-HCFMUSP). Especialista em aterosclerose pelo InCor-HCFMUSP.

Fabio Grunspun Pitta

Médico do Programa de Cardiologia do Hospital Israelita Albert Einstein (HIAE). Médico Assistente da Unidade Clínica de Aterosclerose do Instituto do Instituto do Coração do Hospital das Clínicas da Faculdade de Medicina da Universidade de São Paulo (InCor-HCFMUSP).

Felipe Pereira Camara de Carvalho

Doutorando em Cardiologia pelo Instituto do Coração do Hospital das Clínicas da Faculdade de Medicina da Universidade de São Paulo (InCor-HCFMUSP). Cardiologista do InCor-HCFMUSP. Clínico pela Irmandade da Santa Casa de Misericórdia de São Paulo. Médico pela Universidade Federal do Maranhão (UFMA). Médico cardiologista da unidade coronariana do Hospital Israelita Albert Einstein (HIAE). Coordenador da Pós-graduação em Cardiologia *Lato Sensu* para Médicos do HIAE.

Fernando Faglioni Ribas

Médico graduado pela Universidade Federal do Paraná (UFPR). Residência em Clínica Médica pela Escola Paulista de Medicina da Universidade Federal de São Paulo (EPM-UNIFESP). Residência em Cardiologia pelo Instituto do Coração do Hospital das Clínicas da Faculdade de Medicina da Universidade de São Paulo (InCor-HCFMUSP). Especialista em Aterosclerose pelo InCor-HCFMUSP.

Fernando Teiichi Costa Oikawa

Doutor em cardiologia pelo Instituto do Coração do Hospital das Clínicas da Faculdade de Medicina da Universidade de São Paulo (InCor-HCFMUSP). Médico do grupo de Coronariopatias Crônicas da Prevent Senior. Coordenador do Programa de Residência Médica em Cardiologia Prevent Senior. Médico da Equipe de Cardiologia Prevent Senior. Médico da Equipe do setor de Simulação Realística Prevent Senior. Especialista em Cardiologia Clínica pelo InCor-HCFMUSP.

Jaime Paulo Pessoa Linhares Filho

Residência em Cardiologia Clínica pelo Instituto do Coração do Hospital das Clínicas da Faculdade de Medicina da Universidade de São Paulo (InCor-HCFMUSP). Especialização em Ecocardiografia pelo InCor-HCFMUSP. Doutor em Cardiologia pela Faculdade de Medicina da Universidade de São Paulo (FMUSP). Diretor Técnico do Hospital Otoclínica Sul (Fortaleza/CE).

João Gabriel Batista Lage

Cardiologia pelo Instituto do Coração do Hospital das Clínicas da Faculdade de Medicina da Universidade de São Paulo (InCor-HCFMUSP). Clínica Médica pelo Hospital das Clínicas da Faculdade de Medicina da USP (HCFMUSP). Especialista em Cardiologia pela Sociedade Brasileira de Cardiologia (SBC). Título de Proficiência em Arritmologia Clínica pela Sociedade Brasileira de Arritmias Cardíacas (SOBRAC). Médico pela Universidade Federal Fluminense (Com Láurea Acadêmica). Doutorado em Cardiologia em andamento na Universidade de São Paulo (USP). Médico Assistente da Universidade Federal do Rio de Janeiro (UFRJ).

Leandro da Costa Lane Valiengo

Médico formado pela Faculdade de Medicina da Universidade de São Paulo (FMUSP). Residência em Psiquiatria pelo Hospital das Clínicas da Faculdade de Medicina da Universidade de São Paulo (HCFMUSP). Especialista pela Associação Brasileira de Psiquiatria (ABP). Médico assistente do Instituto de Psiquiatria do Hospital das Clínicas da FMUSP (IPq-HCFMUSP). Doutor em Ciências Médicas pela FMUSP. Pós-Doutorado em Ciências Médicas pela USP. Professor Da Pós-graduaçao do Programa Fisiopatológico Experimental da FMUSP. Coordenador do ambulatório de Psicogeriatria do Lim 27 IPq-HCFMUSP. Coordenador do centro de cetamina do IIPq-HCFMUSP.

Luiz Antonio Machado César

Professor Associado de Cardiologia da Universidade de São Paulo (USP). Diretor da Unidade de Coronariopatia Crônica do Instituto do Coração do Hospital das Clínicas da Faculdade de Medicina da Universidade de São Paulo (InCor-HCFMUSP). Membro do Conselho de Departamento e da Comissão de Avaliação de Docentes do Departamento de Cardiopneumologia da Faculdade de Medicina da Universidade de São Paulo (FMUSP).

Luís Henrique Wolff Gowdak

Médico-Assistente do Laboratório de Genética e Cardiologia Molecular e da Unidade Clínica de Coronariopatia Crônica e Coordenador do Núcleo de Estudos e Pesquisa em Angina Refratária (NEPAR) do Instituto do Coração do Hospital das Clínicas da Faculdade de Medicina da Universidade de São Paulo (InCor-HCFMUSP).

Luciana Oliveira Cascaes Dourado

Doutora em Ciências pela Faculdade de Medicina da Universidade de São Paulo (FMUSP). Médica Assistente da Unidade de Coronariopatias Crônicas do Instituto do Coração do Hospital das Clínicas da Faculdade de Medicina da Universidade de São Paulo (InCor-HCFMUSP). Médica do Núcleo de Ensino e Pesquisa em Angina Refratária (NEPAR) do InCor-HCFMUSP.

Marcus Gaz

Médico pela Faculdade de Medicina da Universidade de São Paulo (FMUSP). Residência em Clínica Médica pelo Hospital das Clínicas da Faculdade de Medicina da Universidade de São Paulo (HCFMUSP). Residência em Cardiologia pelo Instituto do Coração do Hospital das Clínicas da Faculdade de Medicina da Universidade de São Paulo (InCor-HCFMUSP). Especialista pela Sociedade Brasileira de Cardiologia (SBC). Ex-médico preceptor da Cardiologia Clínica do InCor-HCFMUSP. Médico referência do Sistema de Emergência do Hospital Israelita Albert Einstein (HIAE). MBA em gestão de saúde pelo Hospital Israelita Albert Einstein (HIAE).

Matheus de Oliveira Laterza Ribeiro

Cardiologista pelo pelo Instituto do Coração do Hospital das Clínicas da Faculdade de Medicina da Universidade de São Paulo (InCor-HCFMUSP). Especialista em Aterosclerose pelo InCor-HCFMUSP. Doutorando em Cardiologia pela Faculdade de Medicina da Universidade de São Paulo (FMUSP).

Paulo Cury Rezende

Médico-Assistente da Unidade de Pesquisa MASS do Instituto do Coração do Hospital das Clínicas da Faculdade de Medicina da Universidade de São Paulo (InCor-HCFMUSP). Professor Colaborador da Faculdade de Medicina da Universidade de São Paulo (FMUSP).

Pedro Henrique de Moraes Cellia

Médico pela Universidade Federal do Espírito Santo (UFES). Residência de Cardiologista pela Universidade de São Paulo (USP). Especialista em Aterosclerose. Doutorando em Cardiologia pela USP. Médico cardiologista da unidade coronariana do Hospital Meridional.

Valéria de Paula Richinho

Médica pela Faculdade de Medicina da Universidade de São Paulo (USP). Residência em Clínica Médica pelo Hospital das Clínicas da Faculdade de Medicina da Universidade de São Paulo (HCFMUSP). Especialista em Clínica Médica pela Sociedade Brasileira de Clínica Médica (SBCM). Residência em Geriatria pelo HCFMUSP. Especialista em Geriatria pela Sociedade Brasileira de Geriatria e Gerontologia (SBGG). Ex-médica preceptora da Residência de Clínica Médica do HCFMUSP. Médica assistente do Instituto de Psiquiatria do Hospital das Clínicas da FMUSP (IPq-HCFMUSP).

Agradecemos às nossas famílias pelo apoio e amor incondicionais, e pela tolerância durante as inúmeras horas em que nos debruçamos sobre este trabalho.

Agradecemos ao Instituto do Coração do Hospital das Clínicas da Faculdade de Medicina da Universidade de São Paulo, onde nos consolidamos como cardiologistas, por ter despertado em nós o senso crítico e a vontade de desempenhar o melhor de cada um.

Finalmente, agradecemos ao amigo e grande profissional Alexandre Massa, por acreditar e apoiar esta obra desde o princípio e por sua intenção virtuosa de oferecer o melhor produto possível para o leitor.

Os editores da série

A *Série Incor* surge a partir da compreensão da grandiosidade e da importância que o Instituto do Coração do Hospital das Clínicas da Faculdade de Medicina da Universidade de São Paulo representa para a cardiologia nacional, tendo o objetivo de compartilhar os anos de experiência desta casa com a comunidade cientifica.

Neste primeiro livro da *Série InCor* sobre doença coronariana crônica, reunimos os principais especialistas deste assunto para versar e aprofundar sobre este tema tão fascinante para a medicina e em especial para os cardiologistas.

O livro *Série InCor – Doença Coronariana Crônica* traz uma linguagem acessível e dinâmica, passeando por desde temas clássicos até tópicos que usualmente não são contemplados no cenário da doença coronariana crônica.

Os editores da série

LEMBRAR Utilizado para tópicos que precisam ser memorizados.

PROTOCOLO

PROTOCOLO
Descrição de protocolos definidos em estudos ou por órgãos e instituições referências em cardiologia.

IMPORTANTE Utilizado para destacar temas extremamente relevantes para o assunto.

SAIBA MAIS Destaca alguma curiosidade sobre o assunto ou remete a informações extratextuais.

RED FLAG Sinalização referente a situações graves, importantes ou de risco pertinente à condição abordada.

INDICAÇÃO Utilizado para indicar formas de manejo diagnóstico ou terapêutico das condições abordadas.

CONCEITO Definição, caracterização ou descrição de termos.

PRESCRIÇÃO
PRESCRIÇÃO
Descreve prescrições e indicações de medicamentos.

1 | **PREVENÇÃO DA DOENÇA ATEROSCLERÓTICA** 1
Paulo Cury Rezende

2 | **DIAGNÓSTICO DA DOENÇA ARTERIAL CORONARIANA CRÔNICA** 15
Eduardo M. Moreira | Marcus Gaz | Cibele L. Garzillo

3 | **ESTRATIFICAÇÃO DA DOENÇA ARTERIAL CORONARIANA** 39
Fernando Teiichi Costa Oikawa | Thiago Luis Scudeler

4 | **HIPERTENSÃO ARTERIAL E DOENÇA ARTERIAL CORONARIANA**................... 53
Diogo Freitas Cardoso de Azevedo

5 | **DIABETES E DOENÇA ARTERIAL CORONARIANA** 65
Daniel Valente Batista

6 | **DISLIPIDEMIA E DOENÇA ARTERIAL CORONARIANA**................................. 87
Felipe Pereira Camara de Carvalho

7 | INFLAMAÇÃO E DOENÇA ARTERIAL CORONARIANA 109
André Franci

8 | FIBRILAÇÃO ATRIAL E DOENÇA ARTERIAL CORONARIANA 123
João Gabriel Batista Lage

9 | TABAGISMO E DOENÇA ARTERIAL CORONARIANA 133
Fernando Faglioni Ribas

10 | ÁLCOOL E DOENÇA ARTERIAL CORONARIANA 147
Pedro Henrique de Moraes Cellia | Carlos Vicente Serrano Jr. | Eduardo Gomes Lima

11 | ATIVIDADE FÍSICA E REABILITAÇÃO CARDIOPULMONAR NA DOENÇA ARTERIAL CORONARIANA 157
Eduardo Bello Martins

12 | DIETA E CONTROLE DE PESO NA DOENÇA ARTERIAL CORONARIANA 167
Mateus de Oliveira Laterza Ribeiro

13 | TRANSTORNOS MENTAIS E DOENÇA ARTERIAL CORONARIANA 183
Leandro da Costa Lane Valiengo | Valéria de Paula Richinho 183

14 | TRATAMENTO MEDICAMENTOSO DA DOENÇA ARTERIAL CORONARIANA CRÔNICA 195
Thiago Luis Scudeler

15 | TRATAMENTO INVASIVO DA DOENÇA ARTERIAL CORONARIANA 221
Jaime Paulo Pessoa Linhares Filho

16 | ANGINA REFRATÁRIA 243
Luciana Oliveira Cascaes Dourado

17 | CARDIOMIOPATIA ISQUÊMICA 263
Thiago Luis Scudeler

18 | DOENÇA RENAL CRÔNICA E DOENÇA ARTERIAL CORONARIANA 283
Fabio Grunspun Pitta

19 | SÍNDROME DA APNEIA OBSTRUTIVA DO SONO E DOENÇA ARTERIAL CORONARIANA 297
Thiago Luis Scudeler

20 | CAUSAS NÃO ATEROSCLERÓTICAS DE ANGINA 311
Cristian Paul Delgado Moreno | Bruno Mahler Mioto

21 | CUSTO-EFETIVIDADE DA DOENÇA ARTERIAL CORONARIANA 335
Thiago Luis Scudeler

ÍNDICE REMISSIVO 349

Paulo Cury Rezende

INTRODUÇÃO

Existem muitas teorias sobre o aumento epidêmico da aterosclerose, mas acredita-se que fatores como a redução da atividade física e o aumento do consumo de gorduras saturadas e de açúcar tenham contribuído para sua ocorrência. Apesar de o conhecimento sobre a sua patogênese, seu diagnóstico e seu tratamento ter evoluído nas últimas décadas, diversos aspectos ainda são pouco compreendidos.

A aterosclerose é doença de evolução crônica, que demora décadas para se manifestar. Ela apresenta uma fase assintomática, que pode ou não evoluir para a manifestação clínica, em decorrência da isquemia do tecido miocárdico. Fatores ambientais e genéticos são responsáveis pelo seu início e desenvolvimento. Entre os mais conhecidos, destacam-se a hipertensão arterial, as dislipidemias, o diabetes *mellitus*, o tabagismo e o sedentarismo, mas inúmeros outros fatores têm sido associados a sua ocorrência.

A presença de algumas alterações genéticas em diversos estudos genômicos também tem sido relacionada a um maior risco para o desenvolvimento da aterosclerose. Tais estudos têm identificado alterações no DNA, no RNA e em diversas proteínas participantes de funções metabólicas e relacionado sua ocorrência ao desenvolvimento de doenças ateroscleróticas. Entretanto, a presença destas alterações por si só não leva ao aparecimento da doença.

Apesar de estudos epidemiológicos revelarem fatores que se associam a uma maior probabilidade de ocorrência da aterosclerose, acredita-se que uma complexa e ainda pouco compreendida interação entre esses fatores ambientais e genéticos deva participar de sua patogênese. Assim, o conhecimento fisiopatológico da aterosclerose, associado ao seu conhecimento epidemiológico e da possível influência dos fatores de risco sobre o desenvolvimento e a progressão da doença, é fundamental para que possamos entender melhor esta doença prevalente, buscar mecanismos para a sua prevenção e cuidar adequadamente dos pacientes acometidos.

FORMAÇÃO DA PLACA ATEROSCLERÓTICA

Algumas teorias têm buscado explicar a formação e a progressão da placa aterosclerótica, mas ainda muitos mecanismos permanecem pouco compreendidos. A placa aterosclerótica ocorre nos vasos arteriais do organismo, em artérias de grande calibre como a aorta e seus ramos principais, mas também surge em vasos menores. Acredita-se que também possa ocorrer na microvasculatura.

LEMBRAR: A teoria atualmente vigente é que a formação da placa aterosclerótica ocorre a partir de diversos fatores que levam à disfunção da camada endotelial dos vasos.

Essa disfunção ensejaria o aumento da expressão de moléculas de adesão endoteliais, que tornariam o endotélio mais propenso à adesão de partículas de colesterol e de células inflamatórias, como os monócitos. Após a adesão dos monócitos, a diapedese destas células entre as junções das células endoteliais permitiria a sua entrada na camada íntima, onde começariam a acumular lípides, transformando-se nas chamadas "células espumosas" (macrófagos ricos em lípides).

Diversos aspectos ainda são desconhecidos, mas acredita-se que as células espumosas tenham papel fundamental na patogênese da aterosclerose. Tais células provavelmente são as responsáveis pela produção de citocinas inflamatórias e de moléculas como o ácido hipoclorídrico, o ânion superóxido e as metaloproteinases da matriz. Células musculares lisas da camada média das artérias também parecem participar deste processo, promovendo o aumento da matriz extracelular e a formação da lesão fibrogordurosa.

A progressiva fibrose da placa, a calcificação, a apoptose de células musculares lisas, a lesão dos vasa vasorum e o complexo processo inflamatório orquestrado pelos macrófagos espumosos interagindo com diversas outras células inflamatórias, como os linfócitos T e B, parecem, então, participar de formas distintas na progressão e instabilidade da placa aterosclerótica. Uma capa fibrosa mais externa e sua relação com o núcleo da placa com maior ou menor número de células espumosas inflamatórias, células musculares lisas, calcificação e vasos serão os constituintes da placa aterosclerótica [1]. A Figura 1.1 ilustra a formação da placa aterosclerótica.

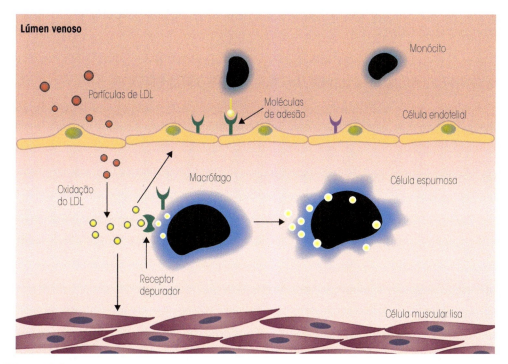

Figura 1.1 Formação da placa aterosclerótica.
Fonte: Adaptado de Kalil Filho R, et al. [2].

MANIFESTAÇÕES FISIOPATOLÓGICAS DA ATEROSCLEROSE

A evolução das placas ateroscleróticas é fenômeno incerto. A maioria destas placas não desenvolverá manifestações clínicas, enquanto outras poderão ocasionar obstruções arteriais, com possíveis consequências clínicas relacionadas à isquemia do tecido irrigado pela artéria correspondente.

 Duas condições fisiopatológicas distintas ocorrem para a manifestação dos sintomas da doença aterosclerótica: a isquemia tecidual crônica; e as síndromes isquêmicas agudas.

A isquemia tecidual crônica decorre de um desbalanço entre a oferta e o consumo de oxigênio tecidual pelo aumento do consumo frente a uma oferta limitada de aporte sanguíneo para os tecidos. As alterações referentes a esta condição são crônicas e muitas delas, ainda pouco compreendidas. As síndromes isquêmicas agudas decorrem da instabilidade da placa aterosclerótica, em virtude da erosão, ruptura ou dissecção da placa em decorrência da exposição de componentes internos da placa aos elementos do sangue, e consequente ativação plaquetária e dos fatores de coagulação e formação de trombo intraluminal obstrutivo. A trombose arterial aguda ocasionará grave isquemia tecidual e consequente infarto tecidual [3].

MANIFESTAÇÕES CLÍNICAS DA ATEROSCLEROSE

Inicialmente, é fundamental salientar que muitos pacientes que apresentam doença aterosclerótica não apresentarão manifestações clinicas da doença, fato atribuído à estabilização da doença ou aos mecanismos protetores do organismo, como o desenvolvimento de circulação colateral. Nos indivíduos que apresentarão manifestações clínicas, uma longa fase assintomática, que pode demorar anos a décadas, precede o aparecimento dos sintomas.

Além disso, teorias atuais sugerem uma evolução clínica em degraus ou "em crises", em que longos períodos de quiescência seriam intercalados por agudizações da doença.

Episódios como a ruptura ou a erosão de uma placa, o aumento súbito na proliferação de músculo liso ou as hemorragias intraplaca poderiam justificar a ocorrência das agudizações. Entretanto, é importante salientar que tais episódios podem não se manifestar clinicamente.

Estudos contemporâneos com ultrassom intracoronariano e com tomografia de coerência óptica têm revelado frequentemente alterações intraplaca em pacientes clinicamente estáveis. Além disso, é frequente o achado de artérias coronárias ocluídas sem manifestação clínica aparente e sem evidências de infarto tecidual em exames diagnósticos sofisticados (Figura 1.2).

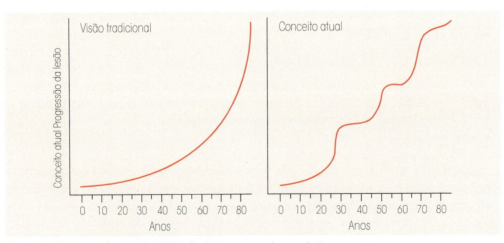

Figura 1.2 Característica da instabilidade da placa em surto e remissão.

Fonte: Adaptado de Braunwald [4].

Tempo de curso da aterosclerose. O ensino tradicional defende que a formação do ateroma segue um curso de progressão inexorável com a idade, como representado na curva do lado esquerdo. Entendimentos atuais sugerem um modelo alternativo, uma função em degraus em vez de um curso monotônico ascendente de evolução da lesão no tempo (curva do lado direito). De acordo dom este último modelo, "crises" podem pontuar períodos de relativa quiescência durante o histórico de vida da lesão. Tais crises podem seguir um episódio de ruptura da placa, com trombose mural e cicatrização, uma explosão complacente na proliferação de músculo liso e depósito na matriz. Hemorragia intraplaca consequente à ruptura de um microvaso friável pode produzir um cenário similar. Tais episódios são, às vezes, clinicamente inaparentes. Os eventos extravasculares, como uma infecção intercorrente com citocinemia sistêmica ou endotoxemia, podem elucidar um "eco" no nível da parede da artéria, evocando um ciclo de expressão genética de citocina local pelos leucócitos inflamatórios "profissionais" presentes na lesão. O modelo episódico da progressão da placa mostrado à direita traduz dados angiográficos humanos melhor do que a função contínua, representada à esquerda.

Mas também, entre os pacientes que apresentarão manifestações clínicas, estas corresponderão a isquemia do território tecidual envolvido (Figura 1.3). Por ser uma doença que acomete os leitos vasculares arteriais, a sua ocorrência na árvore coronariana poderá se manifestar como síndromes de isquemia miocárdica como a angina *pectoris* ou o infarto agudo do miocárdio (IAM). Nos leitos arteriais do sistema nervoso central (SNC), manifesta-se como ataque isquêmico transitório ou acidente vascular encefálico (AVE).

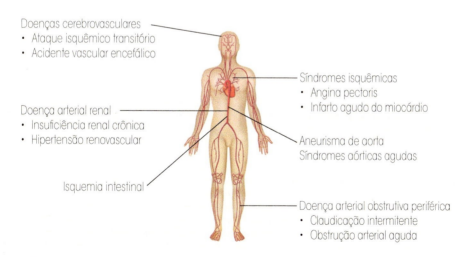

Figura 1.3 Manifestações clínicas da doença aterosclerótica.
Fonte: Acervo da autoria.

Nos rins, a isquemia renal crônica poderá levar à insuficiência renal crônica, ao aumento dos níveis de pressão arterial e à hipertensão secundária renovascular, por aumento da produção de hormônios do complexo sistema renina-angiotensina-aldosterona. A doença aterosclerótica também pode comprometer o trato gastrointestinal e ocasionar isquemia intestinal, e o comprometimento dos vasos arteriais dos membros, especialmente dos membros inferiores, poderá culminar em claudicação intermitente, alterações tróficas e, em fases avançadas, em grave isquemia dos membros inferiores.

Especialmente em pessoas com doença coronariana, a interrupção do tabagismo tem se mostrado uma das intervenções mais importantes para a prevenção da recorrência do infarto do miocárdio.

No Brasil, dados epidemiológicos têm consistentemente revelado uma redução no número de pessoas tabagistas.

Terapias comportamentais e medicamentosas têm se mostrado úteis para o aumento do sucesso da abstinência do tabaco. Apesar da terapia de reposição nicotínica, bupropiona e vareniclina terem aumentado as taxas de abstinência, os dados ainda são limitados por vieses de publicação e pela curta duração do seguimento.

ALCOOLISMO

Estudos epidemiológicos iniciais observaram que a ingestão de doses pequenas a moderadas de bebidas alcoólicas, como o vinho, apresentaria alguma relação protetora com a doença aterosclerótica, e que doses maiores aumentariam progressivamente o risco de tais doenças [16,17]. Entretanto, outros fatores de confusão podem ter influenciado tais resultados, como o consumo de alimentos com benefícios para o sistema cardiovascular.

A relação do hábito de ingerir bebidas alcoólicas com a doença aterosclerótica é questão controversa.

Apesar de estes estudos apresentarem inúmeros vieses, pesquisas mais recentes, como um trabalho publicado com 1,93 milhões de ingleses do programa CALIBER (CArdiovascular research using LInked Bespoke studies and Electronic health Records) [18], com uma coorte de pessoas com mais de 30 anos incluída entre 1997 e 2010 sem doença cardiovascular conhecida no início do registro, evidenciaram que o consumo moderado de bebidas alcoólicas esteve independentemente associado a menor risco de muitas doenças cardiovasculares quando comparado a pessoas abstêmicas ou a consumidores de alta quantidade de bebidas alcoólicas.

Entretanto, o debate permanece atual, e outras questões emergem, como o possível impacto das diferentes bebidas sobre o sistema cardiovascular e de suas relações distintas com as diferentes manifestações da doença aterosclerótica.

ESTRESSE MENTAL E DEPRESSÃO

Ambos são considerados fatores relacionados ao aumento do risco para o desenvolvimento de doenças cardiovasculares, em especial as doenças ateroscleróticas. Assim, o estresse do trabalho tem sido relacionado em alguns estudos a um risco duas vezes maior para infarto do miocárdio e AVE. Além disso, a depressão tem sido relacionada a um aumento independentemente do risco de coronariopatia, mesmo após correção para variáveis de confusão, como a hipertensão, o tabagismo e o sedentarismo.

Permanece controverso na literatura o impacto do tratamento da depressão sobre o risco cardiovascular, apesar da melhora evidente na qualidade de vida dos pacientes.

HIPERTENSÃO

Estudos epidemiológicos relacionam a hipertensão arterial ao aumento do risco de doenças cardiovasculares, em especial ao aumento da doença aterosclerótica [19,20]. Contrariamente a crenças anteriores, o aumento do risco relacionado à hipertensão sistólica parece ser semelhante ao risco da hipertensão diastólica, em especial para a ocorrência de AVE e morte cardiovascular. A pressão de pulso, que é calculada pela diferença entre os níveis de pressão sistólica e diastólica e que pode representar uma medida indireta da rigidez vascular, também tem sido relacionada ao aumento da incidência de complicações cardiovasculares.

A maioria dos pacientes com hipertensão é assintomática e, por este motivo, a maioria das pessoas com hipertensão ou não foi diagnosticada ou não se encontra com níveis de pressão arterial adequadamente controlados.

Estudos têm sugerido que a redução da pressão arterial sistólica em 10 mmHg ou da pressão diastólica em 5 mmHg reduz o risco de AVE em 41% (33 a 48%) e de doença coronariana em 22% (17 a 27%), independentemente de outros fatores de risco. Além disso, essa redução do risco cardiovascular com a redução dos níveis pressóricos é observada independentemente do anti-hipertensivo utilizado: diuréticos tiazídicos; betabloqueadores; inibidores da conversão da enzima da angiotensina (IECA); bloqueadores dos receptores da angiotensina; ou bloqueadores de cálcio. Apesar isso, as metas de alvo pressórico ainda permanecem sob grande debate na literatura, em especial para a prevenção primária de eventos [21].

> Em pessoas com risco cardiovascular mais elevado, em especial nos pacientes com doença aterosclerótica conhecida, o controle dos níveis pressóricos também tem sido relacionado à redução nas taxas de recorrência de complicações cardiovasculares.

Para estas populações, têm sido sugeridas reduções de pressão arterial para abaixo de 120 × 80 mmHg. Na prática, esta conduta deverá ser individualizada de acordo com os diversos aspectos clínicos do paciente.

DIABETES MELLITUS

O aumento da prevalência do diabetes *mellitus* (DM) na população mundial apresenta bases multifatoriais, entretanto fatores como os relacionados ao envelhecimento populacional, hábitos de vida e a utilização de menores valores glicêmicos para o diagnóstico do DM provavelmente têm influência sobre o aumento da prevalência da doença.

> O DM tipo 2 é uma doença complexa, de grande variabilidade fenotípica e que se relaciona a inúmeras disfunções metabólicas, em especial as alterações glicêmicas em jejum ou pós-prandiais. Está relacionado ao desenvolvimento de doenças micro (retinopatia e nefropatia) e macrovasculares (doença coronariana, doença arterial periférica).

A relação entre DM e doença aterosclerótica macrovascular tem sido observada em estudos epidemiológicos, mas considerando a variabilidade das apresentações clínicas da doença, ainda se desconhece o motivo pelos quais alguns indivíduos diabéticos desenvolvem doença aterosclerótica, como a doença coronariana e a doença arterial periférica, enquanto outros, não.

O tratamento da glicemia em tais pacientes é outra questão complexa e tem se relacionado mais fortemente a menores taxas de complicações microvasculares nos pacientes que tiveram seus níveis glicêmicos tratados mais intensivamente. Já a relação do tratamento mais intensivo da glicemia com a ocorrência de complicações macrovasculares é menos evidente, apesar de alguns estudos também sugerirem essa associação [22].

Outra questão que tem se colocado nos últimos anos é a variabilidade dos níveis glicêmicos e da hemoglobina glicosilada e sua possível relação com maiores taxas de complicações micro e macrovasculares. Adicionalmente, episódios de hipoglicemia, em especial as hipoglicemias mais graves, têm sido relacionados a possíveis evidências de dano cardíaco e a possível aumento do risco para complicações cardiovasculares [23,24].

> O tratamento glicêmico dos pacientes com DM tipo 2 deverá objetivar a redução dos níveis glicêmicos e da hemoglobina glicosilada, baixa variabilidade, e menor ocorrência possível de eventos hipoglicêmicos.

Eduardo Martelli Moreira

Cardiologista pelo Instituto do Coração do Hospital das Clínicas da Faculdade de Medicina da Universidade de São Paulo (InCor-HCFMUSP). Especialista em aterosclerose pelo InCor-HCFMUSP.

Fabio Grunspun Pitta

Médico do Programa de Cardiologia do Hospital Israelita Albert Einstein (HIAE). Médico Assistente da Unidade Clínica de Aterosclerose do Instituto do Instituto do Coração do Hospital das Clínicas da Faculdade de Medicina da Universidade de São Paulo (InCor-HCFMUSP).

Felipe Pereira Camara de Carvalho

Doutorando em Cardiologia pelo Instituto do Coração do Hospital das Clínicas da Faculdade de Medicina da Universidade de São Paulo (InCor-HCFMUSP). Cardiologista do InCor-HCFMUSP. Clínico pela Irmandade da Santa Casa de Misericórdia de São Paulo. Médico pela Universidade Federal do Maranhão (UFMA). Médico cardiologista da unidade coronariana do Hospital Israelita Albert Einstein (HIAE). Coordenador da Pós-graduação em Cardiologia *Lato Sensu* para Médicos do HIAE.

Fernando Faglioni Ribas

Médico graduado pela Universidade Federal do Paraná (UFPR). Residência em Clínica Médica pela Escola Paulista de Medicina da Universidade Federal de São Paulo (EPM-UNIFESP). Residência em Cardiologia pelo Instituto do Coração do Hospital das Clínicas da Faculdade de Medicina da Universidade de São Paulo (InCor-HCFMUSP). Especialista em Aterosclerose pelo InCor-HCFMUSP.

Fernando Teiichi Costa Oikawa

Doutor em cardiologia pelo Instituto do Coração do Hospital das Clínicas da Faculdade de Medicina da Universidade de São Paulo (InCor-HCFMUSP). Médico do grupo de Coronariopatias Crônicas da Prevent Senior. Coordenador do Programa de Residência Médica em Cardiologia Prevent Senior. Médico da Equipe de Cardiologia Prevent Senior. Médico da Equipe do setor de Simulação Realística Prevent Senior. Especialista em Cardiologia Clínica pelo InCor-HCFMUSP.

A maioria dos estudos mostra reduções muito discretas nas taxas de eventos cardiovasculares com a utilização de estatinas. Além disso, estes estudos (a maioria deles patrocinada pela indústria farmacêutica) tendem a minimizar os efeitos colaterais das estatinas, em especial a ocorrência de mialgias, frequentemente limitantes.

Assim, há divergências entre as taxas relatadas nos estudos de efeitos colaterais das estatinas e a experiência clínica com o uso destes medicamentos. Além disso, outros efeitos das estatinas como cãibras, fraqueza muscular, fadiga, disfunção cognitiva e aumento do risco de diabetes têm sido observados com relativa frequência, e também deve-se ponderar a sua indicação, especialmente em uma população na qual os possíveis benefícios, se existirem, são discretos.

Outro dado digno de nota é que muitos estudos de pacientes em prevenção primária incluíram uma porcentagem de pacientes com doença cardiovascular conhecida. O próprio estudo WOSCOPS [26] incluiu pacientes com doença cardiovascular estabelecida (5% dos pacientes apresentavam angina e 3% apresentavam claudicação intermitente), o que pode ter influenciado os resultados.

Uma metanálise de 11 estudos com mais de 65 mil pacientes que receberam estatinas para prevenção primária, e que excluiu os pacientes com doença cardiovascular conhecida, não encontrou benefício das estatinas na redução de mortalidade por quaisquer causas [27].

Dessa forma, o uso de estatinas na prevenção primária de eventos cardiovasculares ateroscleróticos ainda é bastante discutível. O próprio papel do colesterol, especialmente se observado quantitativamente, na patogênese da aterosclerose, deve ser visto com cautela.

 A prática de atividades físicas que apresenta benefício significativo para a redução do risco cardiovascular não apresenta impacto na redução quantitativa do colesterol LDL, apesar de reduzir o número de partículas pequenas e densas de LDL.

Provavelmente, no futuro, olharemos mais para tais partículas com ênfase em seu papel qualitativo, em sua complexa relação com diversos outros fatores e mecanismos e talvez menos para seus níveis absolutos e, de certo, de papel limitado no processo fisiopatológico da aterosclerose.

USO DO ÁCIDO ACETILSALICÍLICO

O uso do ácido acetilsalicílico (AAS), como terapia antiplaquetária, em pacientes sem diagnóstico de doença cardiovascular também é tema bastante controverso. Sua indicação seria fundamentada pela redução da gravidade de alguns eventos aterotrombóticos. Todavia, o aumento do risco de sangramentos é o contraponto que deverá ponderar a sua utilização.

De fato, metanálise recente de 13 grandes ensaios clínicos, com mais de 164 mil participantes sem doença cardiovascular, com média de idade de 62 anos, sendo 19% diabéticos e com risco inicial de evento cardiovascular de 9,2% (variando de 2,6 a 15,9%), mostrou, por um lado, redução de razão de risco de 11% (IC 95% 5 a 16%) na ocorrência dos desfechos combinados de morte cardiovascular, infarto do miocárdio e AVE (número necessário para tratar de 265)[28]. Por outro lado, os autores observaram um aumento do risco de sangramentos graves (incluindo sangramentos em SNC e sangramentos graves do trato gastrointestinal) de 43% (IC 95% 30 a 56%) com o uso do AAS (número necessário para a ocorrência de um sangramento grave de 210).

Análises após estratificação da população em baixo e alto risco cardiovascular e entre os pacientes com diabetes mostraram resultados semelhantes aos encontrados na população geral. Dessa maneira, a partir desse e de outros estudos, podemos concluir que a utilização do AAS não reduz a incidência da doença aterosclerótica, mas talvez evite algumas de suas complicações aterotrombóticas, com a ressalva de aumentar o risco de sangramentos graves.

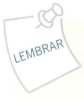

A ocorrência tanto de eventos aterotrombóticos como de sangramentos graves não é frequente, mas esteve associada ao uso do AAS nestes estudos populacionais. Seu uso generalizado na prática clínica neste perfil de pacientes não é encorajado e deverá ser feito a partir do julgamento clínico aplicado individualmente.

CHECK-LIST DE PREVENÇÃO PRIMÁRIA

- [ ] Manter uma dieta saudável: frutas e verduras, legumes, cereais, grãos, peixes, carnes magras e aves, laticínios com baixo teor de gordura e óleos vegetais;
- [ ] Praticar 30 minutos de atividades físicas moderadas cinco vezes por semana;
- [ ] Controlar o peso;
- [ ] Cessar o tabagismo;
- [ ] Evitar consumo excessivo de álcool;
- [ ] Evitar estresse em excesso;
- [ ] Tratar a depressão;
- [ ] Realizar diagnóstico e tratamento da hipertensão arterial sistêmica;
- [ ] Realizar diagnóstico e tratamento do diabetes *mellitus*;
- [ ] Realizar diagnóstico e tratamento da dislipidemia (questionável).

CONCLUSÃO

O conhecimento mais profundo da doença aterosclerótica, das similaridades e diferenças de suas manifestações clínicas e da complexa relação dos fatores ambientais e genéticos envolvidos em sua patogênese será fundamental para a prevenção do surgimento e da progressão da aterosclerose nas próximas décadas. Agregar o conhecimento epidemiológico ao conhecimento genético de grandes populações com os cuidados da medicina individualizada será o próximo passo e o grande desafio para que consigamos reduzir a epidemia de aterosclerose com a qual a sociedade se depara atualmente.

REFERÊNCIAS

1. Libby P. Inflammation in atherosclerosis. Arteriosclerosis, Thrombosis, and Vascular Biology 2012;32:2045-51.
2. Kalil Filho R, Fuster V, Albuquerque CP. Medicina cardiovascular: reduzindo o impacto das doenças. São Paulo: Atheneu; 2016.
3. Virchow R. Cellular pathology. London, United Kingdom: John Churchill;1858.
4. Zipes DP, Mann DL, Libby P, Bonow RO. Braunwald: tratado de doenças cardiovasculares. 9 ed. São Paulo: Elsevier; 2013.
5. Libby P, Buring JE, Badimon L, et al. Atherosclerosis. Nat Rev Dis Primers 2019;5(1):56.
6. Mahmood SS, Levy D, Vasan RS, Wang TJ. The Framingham heart study and the epidemiology of cardiovascular disease: a historical perspective. Lancet 2014;383(9921):999-1008.
7. Manson JE, Greenland P, LaCroix AZ, et al. Walking compared with vigorous exercise for the prevention of cardiovascular events in women. N Engl J Med 2002;347(10):716-25.
8. Lee IM, Sesso HD, Paffenbarger RS Jr. Physical activity and coronary heart disease risk in men: does the duration of exercise episodes predict risk? Circulation 2000;102(9):981-6.
9. Hu FB, Willett WC. Optimal diets for prevention of coronary heart disease. JAMA 2002;288(20):2569-78.
10. Howard G, Wagenknecht LE, Burke GL, et al. Cigarette smoking and progression of atherosclerosis: the atherosclerosis risk in communities (ARIC) study. JAMA 1998;279(2):119-24.
11. Farley TM, Meirik O, Chang CL, Poulter NR. Combined oral contraceptives, smoking, and cardiovascular risk. Journal of Epidemiology and Community Health 1998;52(12):775-85.
12. Allen AM, Weinberger AH, Wetherill RR, et al. Oral contraceptives and cigarette smoking: a review of the literature and future directions. Nicotine Tob Res 2019;21(5):592-601.
13. McClave AK, Hogue CJ, Brunner Huber LR, Ehrlich AC. Cigarette smoking women of reproductive age who use oral contraceptives: results from the 2002 and 2004 behavioral risk factor surveillance systems. Women's Health Issues 2010;20(6):380-5.
14. Al-Delaimy WK, Manson JE, Solomon CG, et al. Smoking and risk of coronary heart disease among women with type 2 diabetes mellitus. Arch Intern Med 2002;162(3):273-9.
15. Fagard RH. Smoking amplifies cardiovascular risk in patients with hypertension and diabetes. Diabetes Care 2009;32(Suppl 2):S429-S431.
16. Beaglehole R, Jackson R. Alcohol, cardiovascular disease and all causes of death: a review of the epidemiological evidence. Drug Alcohol Rev 1992;11:175-89.
17. Berger K, Ajani UA, Kase CS, et al. Light-to-moderate alcohol consumption and risk of stroke among U.S. male physicians. N Engl J Med 1999;341:1557-64.

18. Bell S, Daskalopoulou M, Rapsomaniki E, et al. Association between clinically recorded alcohol consumption and initial presentation of 12 cardiovascular diseases: population based cohort study using linked health records. BMJ 2017;356:j909.

19. O'Donnell MJ, Chin SL, Rangarajan S, et al.; INTERSTROKE Investigators. Global and regional effects of potentially modifiable risk factors associated with acute stroke in 32 countries (INTERSTROKE): a case-control study. Lancet 2016;388:761-75.

20. Yusuf S, Hawken S, Ounpuu S, et al; INTERHEART Study Investigators. Effect of potentially modifiable risk factors associated with myocardial infarction in 52 countries (the INTERHEART study): case-control study. Lancet 2004;364:937-52.

21. Law MR, Morris JK, Wald NJ. Use of blood pressure lowering drugs in the prevention of cardiovascular disease: meta-analysis of 147 randomised trials in the context of expectations from prospective epidemiological studies. BMJ 2009;338:b1665.

22. Intensive blood-glucose control with sulphonylureas or insulin compared with conventional treatment and risk of complications in patients with type 2 diabetes (UKPDS 33). UK Prospective Diabetes Study (UKPDS) Group. Lancet 1998;352:837-53.

23. Holman RR, Paul SK, Bethel MA, et al. 10-year follow-up of intensive glucose control in type 2 diabetes. N Engl J Med 2008;359:1577-89.

24. Action to Control Cardiovascular Risk in Diabetes Study Group, Gerstein HC, Miller ME, Byington RP, et al. Effects of intensive glucose lowering in type 2 diabetes. N Engl J Med 2008;358:2545-59.

25. Bhatt DL, Steg G, Miller M, et al. Cardiovascular risk reduction with icosapent ethyl for hypertriglyceridemia. N Engl J Med 2019;380:11-22.

26. Shepherd J, Cobbe SM, Ford I, et al for the West of Scotland Coronary Prevention Study Group. Prevention of coronary heart disease with pravastatin in men with hypercholesterolemia. N Engl J Med 1995;333:1301-8.

27. Ray KK, Seshasai SRK, Erqou S, et al. Statins and all-cause mortality in high-risk primary prevention: a meta-analysis of 11 randomized controlled trials involving 65.229 participants. Arch Inter Med 2010;170:1024-31.

28. Zheng SL, Roddick AJ. Association of aspirin use for primary prevention with cardiovascular events and bleeding events: a systematic review and meta-analysis. JAMA 2019:321(3):277-87.

Eduardo M. Moreira | Marcus Gaz | Cibele L. Garzillo

INTRODUÇÃO

As doenças cardiovasculares estão entre as principais causas de morbidade e mortalidade nas populações mundial e brasileira. Em 2010, mais de 7 milhões de pessoas faleceram por doença arterial coronariana (DAC) em todo o mundo [1]. No Brasil, ela é responsável por mais de 30% dos óbitos, segundo dados do DATASUS.

O diagnóstico da DAC é indispensável para a instituição do tratamento adequado e, assim, da redução das complicações decorrentes desta doença (infarto, morte, insuficiência cardíaca, entre outras). A escolha adequada de uma estratégia diagnóstica minimiza exames desnecessários e as consequências decorrentes deles:

- riscos inerentes a cada exame;
- oneração dos sistemas públicos e privados de saúde;
- atraso (ou mesmo erro) no diagnóstico e tratamento da doença.

ANAMNESE E EXAME FÍSICO

A DAC pode ter diversas apresentações clínicas como isquemia silenciosa, angina estável, síndrome coronariana aguda (SCA), insuficiência cardíaca ou morte súbita.

LEMBRAR O principal sintoma de DAC é a angina, mas muitos pacientes podem manifestar a doença com os sintomas de dispneia ou fadiga ao esforço [2].

A angina é caracterizada como uma dor retroesternal opressiva ou sufocante, com irradiação para face interna do membro superior esquerdo ou para a mandíbula, desencadeada por estresse físico ou emocional, e com alívio ao repouso ou ao uso de nitratos. Geralmente é breve, com duração de menos de 10 minutos [3]. Excepcionalmente, pode ocorrer alívio com a continuação do exercício (*walk-through angina*) ou aumentar o limiar anginoso em um segundo esforço, após um período de aquecimento inicial (*warm-up angina*) [3].

Dor constante, com duração de muitas horas, ou mesmo episódios muito breves, de poucos segundos, não são característicos de angina. Da mesma forma, dor pleurítica, aguda, "em facada" ou reproduzível à movimentação ou palpação de tórax e membros superiores também não configura um quadro anginoso.

Em alguns grupos, como idosos, diabéticos ou mulheres, a DAC pode manifestar-se não como angina, mas com os chamados "equivalentes anginosos", que incluem diaforese, náuseas, epigastralgia, intolerância ao esforço físico e dispneia aos esforços [4].

Angina instável caracteriza-se por dor ao repouso (com menos de 1 semana da apresentação), de novo (início há menos de 2 meses, graus 3 ou 4 da classificação da Canadian Cardiovascular Society (CCS)), ou angina *in crescendo* (redução do limiar, aumento da frequência e prolongamento das crises de um quadro anginoso preexistente) [5]. Nesses casos, é necessário pronta suspeita de SCA [3,4].

Durante a investigação de dor torácica estável, é importante classificá-la considerando-se a sua tipicidade (angina típica, atípica ou dor não anginosa) e intensidade.

A angina típica apresenta necessariamente três características:

- desconforto retroesternal;
- desencadeada por esforço ou estresse;
- aliviada prontamente (até 10 minutos) com repouso ou nitrato.

Quando somente dois critérios estão presentes, é dito "angina atípica". Quando um ou nenhum critério estiver presente, considera-se "dor não anginosa" (Tabela 2.1). Essa é a classificação de angina proposta por Diamond e Forrester em 1979, mas que ainda hoje é usada na avaliação diagnóstica, como será explicado adiante neste capítulo [3,6,7].

Quanto à intensidade da angina, utiliza-se a escala da CCS, que é uma adaptação da escala de insuficiência cardíaca da New York Heart Association (NYHA) (Tabela 2.1) [3,8].

Tabela 2.1 Critérios de classificações de angina estável.

Diamond-Forrester Tipicidade	Canadian Cardiovascular Society (CCS) Intensidade
♦ Desconforto retroesternal ♦ Desencadeado por estresse físico ou emocional ♦ Aliviado prontamente com nitrato ou repouso	♦ Sem angina à atividade habitual. Angina ao esforço extenuante ou prolongado ♦ Pequena limitação. Sintomas ao subir mais de um lance de escadas ou, andar mais de dois quarteirões ♦ Limitação importante. Sintomas ao subir menos de um lance de escadas, ou andar menos de dois quarteirões ♦ IV. Sintomas para qualquer atividade. Podem ocorrer ao repouso

Típica: 3 de 3 critérios; Atípica: 2 de 3 critérios; Não anginosa: 0 ou 1 critério.
Fonte: Adaptada de Knuuti [3].

O exame físico do paciente portador de DAC é, quase sempre, normal. Eventualmente, pode-se encontrar alterações compatíveis com aterosclerose extracardíaca como sopro carotídeo, redução de pulsos periféricos, alterações tróficas em membros inferiores, entre outras. A presença de 3ª ou 4ª bulha, por exemplo, ou ainda sopro de insuficiência mitral reforçam a possibilidade de insuficiência coronariana em pacientes com sintomas atípicos.

A anamnese detalhada e o exame físico são fundamentais na avaliação do paciente portador de dor torácica, a fim de afastar os diagnósticos diferenciais (Tabela 2.2).

Tabela 2.2 Diagnóstico diferencial de dor torácica.

Cardiovascular	Pulmonar	Gastrointestinal	Parede Torácica	Psiquiátrica
Dissecção de Aorta	Embolia pulmonar	Esofagite	Costocondrite	Ansiedade
Pericardite	Pneumotórax	Espasmo esofágico	Fratura de costela	Hiperventilação
Cardiomiopatia hipertrófica	Pneumonia	Cólica biliar	Artrite esternoclavicular	Síndrome do pânico
Estenose aórtica	Pleurite	Pancreatite	Neuropatia herpética (zóster)	Dor somatizada
Coronárias anômalas congênitas	Hipertensão pulmonar	Gastrite e úlcera péptica	Compressão radicular cervical	Transtornos do pensamento (delírio)

Fonte: Acervo da autoria.

DETERMINAÇÃO DA ESTRATÉGIA DIAGNÓSTICA

O primeiro passo para o diagnóstico é a estimativa da probabilidade de o paciente apresentar DAC sem que nenhum exame diagnóstico tenha sido feito, a chamada "probabilidade pré-teste". Pacientes com baixa probabilidade podem ser considerados livres de doença, enquanto aqueles com alta probabilidade não necessitam de exames diagnósticos, e sim prognósticos [3,9].

O racional é de que, na população de baixa probabilidade, a maioria dos resultados positivos seja, de fato, de falso-positivos; igualmente, em população de alta probabilidade, a maior parte dos resultados negativos é de falso-negativos. Os limiares de baixa e alta probabilidade variam conforme o autor: 5 a 15% para baixa, e 70 a 85% para alta [3,9]. Nos pacientes de baixa probabilidade, devem-se investigar outras etiologias para dor torácica (Quadro 2.2), bem como considerar a possibilidade de insuficiência coronariana funcional (anemia, hipoxemia, crise tireotóxica, entre outras).

Em pacientes assintomáticos, não há indicação de exames de investigação de DAC.

Nos pacientes com probabilidade intermediária, procede-se a um exame diagnóstico não invasivo. Eles são divididos grosseiramente em duas grandes categorias: funcionais; e anatômicos. Os exames funcionais, como teste ergométrico, ecocardiograma com estresse e cintilografia de perfusão miocárdica com estresse, visam induzir e documentar isquemia miocárdica. Exames ditos anatômicos, cujo principal método é a angiotomografia de artérias coronárias (ATAC), visam documentar a existência de placas ateroscleróticas. Técnicas mais recentes, como o FFR-CT (angiotomografia coronariana com determinação da reserva de fluxo fracionada), têm buscado unir em um único exame dados anatômicos e funcionais.

A escolha entre estratégia anatômica e funcional é uma das atuais áreas de debate na cardiologia. A estratégia funcional é mais fidedigna na avaliação da presença e na quantificação de isquemia. Ademais, os exames baseados em estresse físico permitem quantificação de sintomas e determinação do limiar isquêmico para prescrição de atividade física. Outro ponto é que os métodos funcionais são usados há mais tempo, servindo de base para muitos estudos.

A favor da estratégia anatômica, está a redução de morte de causa cardiovascular e infarto do miocárdio constatada no seguimento de 5 anos do estudo SCOT-HEART [10]. Nesse estudo, e no estudo PROMISE [2], pacientes randomizados para a estratégia anatômica com realização de ATAC foram submetidos a um maior número de cateterismos cardíacos e revascularização cirúrgica no curto prazo, mas sem diferenças no longo prazo [2,10,11]. Postula-se que as intervenções mais precoces justificaram a redução nos desfechos. Em 2016, o National Institute of Health and Care Excellence (NICE) publicou diretrizes definindo como 1ª linha o uso da ATAC [12]. Todavia, nem todas as sociedades de cardiologia compartilham desta posição (Figura 2.1) [3,9,13].

DIAGNÓSTICO DA DOENÇA ARTERIAL CORONARIANA CRÔNICA

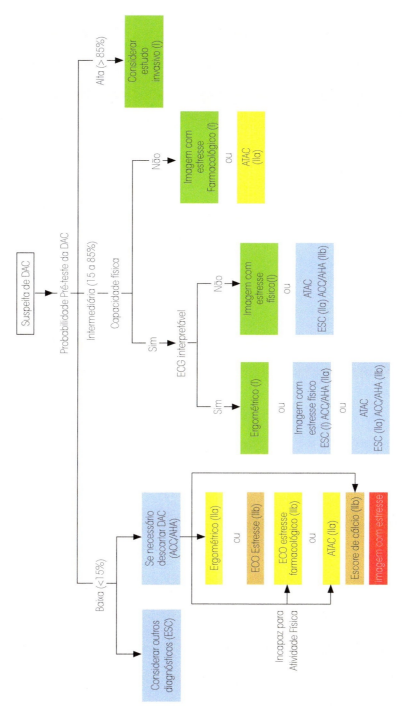

Figura 2.1 Recomendações da ESC e ACC/AHA para escolha da prova diagnóstica em pacientes com suspeita de DAC.

DAC: doença arterial crônica; ATAC: angiotomografia de artérias coronárias; ACC: American College of Cardiology; AHA: American Heart Association; ECG: eletrocardiograma.

Fonte: Adaptado de Joseph, 2017.

AVALIAÇÃO DA PROBABILIDADE PRÉ-TESTE

Um dos primeiros escores a serem usados na avaliação da probabilidade pré-teste de doença coronariana foi o de Diamond-Forrester, validado em 1979. Nele, estima-se a probabilidade de DAC com base no sexo, idade e tipicidade da dor torácica (típica, atípica e não anginosa). Por ter sido validado em uma população de maior prevalência de DAC, esse escore superestima a probabilidade de doença, em alguns casos em até quatro vezes, o que pode levar a exames desnecessários em pacientes de baixa probabilidade [14,15]. Mais recentemente, em 2011, Genders et al. recalibraram, atualizaram e estenderam esse escore para pacientes mais idosos (Tabela 2.3) [14].

Tabela 2.3 Probabilidade pré-teste de DAC (%) segundo Diamond-Forrester modificado.

Idade (anos)	Angina típica Homens	Angina típica Mulheres	Angina atípica Homens	Angina atípica Mulheres	Não anginosa Homens	Não anginosa Mulheres
30 – 39	59	28	29	10	18	5
40 – 49	69	37	38	14	25	8
50 – 59	77	47	49	20	34	12
60 – 69	84	58	60	28	44	17
70 – 79	89	68	69	37	54	24
> 80	93	76	78	47	65	32

Fonte: Adaptado de Genders [14].

O escore mais atual é o CAD Consortium, publicado em 2012 e disponível em calculadoras online. Ele se baseia no escore de Diamond-Forrester, mas o amplia com a inclusão de outras variáveis. Foi validado em uma população contemporânea (referida para realizar angiotomografia de coronárias ou cineangiocoronariografia e com menor prevalência de DAC). Existem três versões: básico (sexo, idade e tipicidade da angina); clínico (com os dados do básico, acrescido de diabetes, hipertensão, dislipidemia, tabagismo e índice de massa corpórea [IMC]); e estendido (com os dados do clínico, acrescido do escore de cálcio coronariano) [16]. Em validações externas, esse escore apresentou uma área sob a curva ROC de 0,75 a 0,80 [17,18].

A decisão por determinado exame subsidiário no contexto da investigação, bem como sua interpretação, deve levar em consideração a probabilidade pré-teste da doença, uma vez que a acurácia desses exames depende não apenas de sua sensibilidade e especificidade, mas também da prevalência da DAC na população estudada. Adicionalmente, devem-se levar em consideração não só dados clínicos, mas também preferências do paciente, expertise local, e particularidades de cada exame (Tabela 2.4) [3].

Tabela 2.4 Sensibilidade e especificidade dos exames diagnósticos para DAC.

Exames	Diagnóstico de DAC	
	Sensibilidade (%)	Especificidade (%)
Teste ergométrico	45 – 50	85 – 90
Ecocardiografia com estresse físico	80 – 85	80 – 88
Cintilografia com estresse físico	73 – 92	63 – 87
Ecocardiografia de estresse com dobutamina	79 – 83	82 – 86
Ressonância de estresse com dobutamina	79 – 88	81 – 91
Ecocardiografia de estresse com vasodilatador	72 – 79	92 – 95
Cintilografia de estresse com vasodilatador	90 – 91	75 – 84
Ressonância de estresse com vasodilatador	67 – 94	61 – 85
Angiotomografia de coronárias	95 – 99	64 – 83
Tomografia computadorizada por emissão de pósitrons (PET) de estresse com vasodilatador	81–97	74–91

Fonte: Adaptado de Knuuti [3].

MÉTODOS DIAGNÓSTICOS

TESTE ERGOMÉTRICO

O teste ergométrico (TE) é um dos mais simples e disponíveis exames diagnósticos da DAC. Nele, são monitorizados e documentados parâmetros clínicos e eletrocardiográficos da resposta do paciente ao esforço físico. Na DAC, as coronárias podem não conseguir suprir a demanda aumentada de oxigênio, resultando em isquemia miocárdica induzida por estresse. Suas manifestações no TE são principalmente a angina e o infradesnivelamento horizontal ou descendente do segmento ST [3].

Como a indução de isquemia no TE é frequência-dependente, sugere-se que sejam suspensos medicamentos cronotrópicos negativos. Pacientes que não tiveram esforço físico adequado (geralmente definido como 85% da frequência cardíaca máxima predita para a idade) podem ter exames inconclusivos. Ademais, alterações basais no ECG, principalmente bloqueio de ramo esquerdo, síndrome de Wolf-Parkinson-White, fibrilação atrial e ritmo de marcapasso, podem interferir na interpretação do exame [3,19].

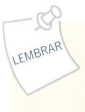

Como exame diagnóstico, o TE apresenta baixa sensibilidade, mas boa especificidade. Todavia, ele fornece muitos outros dados, tais como limiar isquêmico, resposta pressórica e cronotrópica frente ao exercício, elucidação da relação entre sintomas e esforço, arritmias esforço-induzidas e capacidade ao exercício. Pode ainda ser associado a exames de imagem (cintilografia ou ecocardiografia), ou à avaliação de gases expirados (ergoespirometria).

CINTILOGRAFIA DE PERFUSÃO MIOCÁRDICA

Cintilografia de perfusão miocárdica baseia-se na diferença na captação de fármacos radioativos entre o estresse e o repouso para documentar isquemia miocárdica (Figura 2.2). Ao contrário do TE simples, este método é capaz de identificar o território acometido. As técnicas de aquisição de imagem sincronizadas com o traçado eletrocardiográfico (*Gated*) permitem ainda avaliação da contratilidade segmentar e global, incluindo determinação da fração de ejeção.

Adicionalmente, a cintilografia permite estimar a carga isquêmica, ou seja, a quantidade de miocárdio em risco. Como este método leva em consideração os achados eletrocardiográficos, aliados à imagem, a sensibilidade para detecção de insuficiência coronariana é maior.

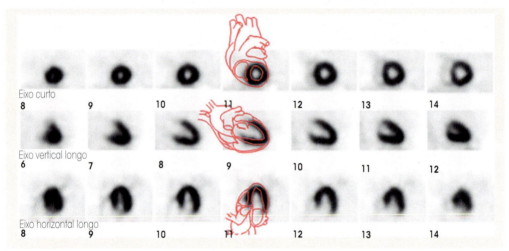

Figura 2.2 Os três eixos apresentados na cintilografia de perfusão miocárdica com o esquema anatômico sobrepondo os respectivos planos.

Fonte: Acervo da autoria.

Existem dois principais radiofármacos usados na prática clínica: tálio-201 (Tl-201) e tecnécio 99m- (Tc 99m-) sestamibi. O Tl-201 é um medicamento mais antigo, introduzido na década de 1970, com propriedades biológicas semelhantes ao potássio. A meia-vida de 73 horas e o *washout* diferencial (miocárdio isquêmico o retém por mais tempo que miocárdio normal) permitiram o desenvolvimento de protocolos de redistribuição para avaliação de viabilidade miocárdica. Todavia, ele é mais propenso a artefatos de imagem [20].

O sestamibi marcado com Tc 99m foi introduzido na década de 1990 e apresenta algumas vantagens em relação ao Tl-201, como emissão de radiação mais adequada à captura pelas gamacâmaras (menos artefatos), menor tempo de meia-vida (6 horas) e menor exposição do paciente à radiação. O Tc 99m pode ser usado para marcar outras moléculas, como a tetrofosmina e teboroxima (estas com propriedades diferentes do sestamibi) [20].

A fase de estresse é realizada preferencialmente com esforço físico, uma vez que permite correlacionar carga de trabalho, sintomas e padrão perfusional, além de fornecer diversas outras variáveis prognósticas (ver seção *Teste ergométrico*). Assim como no TE simples, o paciente necessita atingir esforço adequado (> 85% frequência cardíaca máxima predita para a idade).

LEMBRAR Caso a frequência cardíaca adequada não seja atingida, existe o risco de o resultado ser inconclusivo.

O estresse farmacológico é uma opção naqueles incapazes de atingir a frequência cardíaca desejada com o esforço físico (limitações ortopédicas, drogas cronotrópicas negativas, entre outros), com ECG basal não interpretável, ou mesmo em protocolos específicos de avaliação de viabilidade. Existem três substâncias comumente usadas: adenosina; dipiridamol; e dobutamina.

Adenosina (e dipiridamol, que age aumentando a concentração de adenosina) atua como um vasodilatador coronariano, via estimulação de receptores A2A e aumento de AMP cíclico. Entre os efeitos colaterais, citam-se bloqueio atrioventricular (mediado por estimulação do receptor A1), vasodilatação periférica (A2B) e broncoespasmo (A2B e A3) [21]. A vasodilatação induzida por adenosina aumenta o fluxo coronariano em cerca de quatro vezes o basal nos territórios sadios [20,21].

Nos territórios com obstruções importantes, há pouca variação em relação ao basal, uma vez que já foi esgotada a capacidade vasodilatadora coronariana (reserva de fluxo coronariano). O consumo miocárdico de oxigênio não é afetado, de forma que não ocorre isquemia tecidual durante o exame. A diferença de fluxos (logo, de captação do radiofármaco) é o que causa os defeitos de perfusão na imagem. Dor torácica pode ocorrer durante o exame, mas é inespecífica e a sua presença não deve ser considerada critério de positividade. O uso de betabloqueadores e de xantinas (incluindo cafeína) pode interferir no método [20].

Dobutamina é a 2ª opção em pacientes que não podem ser submetidos a estresse farmacológico com dipiridamol ou adenosina, principalmente aqueles com broncoespasmo importante [22]. Ela atua via receptores β1- e β2-adrenérgicos, aumentando a frequência cardíaca, contratilidade e pressão arterial [22]. Isso gera aumento do consumo miocárdico de oxigênio e consequente vasodilatação coronariana. Assim como no esforço físico, é importante que seja atingido > 85% da frequência cardíaca máxima predita [20,21].

PROTOCOLO

Nos protocolos de esforço, as doses de dobutamina chegam a 40 μg/kg/min, em contraste ao máximo de 20 μg/kg/min usado na prática clínica para tratamento da insuficiência cardíaca aguda. Eventualmente, atropina pode ser associada para que a frequência-alvo seja atingida.

ECOCARDIOGRAFIA COM ESTRESSE

O ecocardiograma de estresse avalia alterações na contratilidade segmentar (*timing* e espessamento) em resposta a estresse físico ou farmacológico [3,22]. Isquemia se manifesta como novo defeito contrátil ou piora de um preexistente. Consideram-se alterações de pelo menos 1 grau em dois ou mais segmentos. Defeitos contráteis ao repouso que permanecem iguais ao estresse são classificados como "fixos" e podem representar áreas de infarto prévio [22].

Assim como na cintilografia, o esforço físico é o método de estresse preferencial devido aos dados adicionais que ele oferece (ver *Teste ergométrico*) [23]. O estresse farmacológico, entretanto, é feito preferencialmente com dobutamina (ver *Cintilografia de perfusão miocárdica*) [3].

O ecocardiograma de estresse com dobutamina também permite avaliar viabilidade miocárdica. Segmentos viáveis classicamente exibem um comportamento bifásico: há melhora da contratilidade com doses baixas de dobutamina, seguida de deterioração em doses maiores [3,22]. Melhora sustentada é um sinal mais sensível, porém menos específico de viabilidade [22].

TOMOGRAFIA DE ARTÉRIAS CORONÁRIAS

A tomografia é um exame que apresenta diversas técnicas para avaliação da DAC. As duas principais técnicas utilizadas na prática clínica atual são o escore de cálcio coronariano (CAC, *Coronary Artery Calcium*) e a angiotomografia coronariana. Apesar de ser um exame eminentemente anatômico, buscam-se maneiras de se avaliar o impacto funcional (isto é, isquemia) das lesões ateroscleróticas. Entre esses métodos, destacam-se a avaliação da reserva de fluxo fracionada (FFR-CT) e a avaliação de perfusão.

O CAC é um método não contrastado para quantificação da calcificação coronariana (Figura 2.3). Habitualmente, é quantificado pelo método de Agatston e comparado a valores de referência para sexo, idade e raça (na forma de percentis) [23]. A presença de calcificação coronariana, salvo em pacientes com doença renal crônica, é atribuída exclusivamente à aterosclerose coronariana. Apesar de se correlacionar com a extensão do processo aterosclerótico, não serve para avaliação do grau de obstrução [3]. Dada a existência de placas não calcificadas, um CAC de 0 não permite excluir DAC em pacientes sintomáticos.

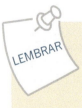

A presença e a carga de cálcio coronariano não se correlacionam com o achado de lesões obstrutivas nem com seu grau de redução luminal à coronariografia invasiva. O CAC superior à média confere risco aumentado de IAM e morte. A ausência de cálcio coronariano torna a presença de estenose de artéria coronária obstrutiva grave altamente improvável. O valor de CAC alto (> 400 ou > percentil 75 para a idade e sexo) significa risco moderado a alto de eventos clínicos em 2 a 5 anos. A medida de CAC é preditora independente de eventos e acrescenta valor prognóstico em relação aos fatores de risco tradicionais de Framingham.

> Embora CAC seja uma excelente maneira de estimar o risco cardiovascular em pacientes sem o diagnóstico de DAC (prevenção primária), não serve para o diagnóstico em si da doença.

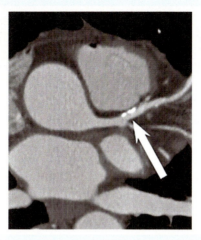

Figura 2.3 Escore de cálcio coronariano demonstrando presença de calcificação em artéria coronária descendente anterior (seta).

Fonte: Acervo da autoria.

A angiotomografia coronariana (ATAC) é um método contrastado para visualizar a luz das coronárias (Figura 2.4). As imagens adquiridas são sincronizadas ao eletrocardiograma e dependem de um ritmo regular e de uma frequência cardíaca próxima de 60 bpm, sendo necessário uso de betabloqueadores quando a frequência cardíaca encontra-se maior do que 70 bpm. Apresenta melhor desempenho diagnóstico em pacientes com pouco cálcio coronariano (Agatston < 400), ritmo sinusal e frequência cardíaca < 60 bpm. É muito utilizada em pacientes com probabilidade pré-teste intermediária a baixa [3].

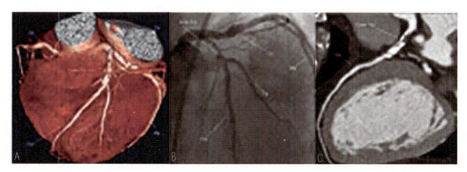

Figura 2.4 A) Observa-se angiotomografia com reconstrução tridimensional, demonstrando lesão em porção proximal de ADA. B) Visualiza-se a lesão ao cateterismo. C) Reconstrução curva da angiotomografia visualizando a lesão da ADA.

ADA: artéria descendente anterior.

Fonte: Acervo da autoria.

Apesar de ter melhor relação com estenoses > 50% do que os métodos funcionais, a correlação com isquemia não é tão boa [23]. Alguns estudos mais recentes sugerem que uma avaliação inicial com este método seja capaz de reduzir morte e infarto, quando comparado à estratégia convencional (funcional) [10].

Algumas técnicas modernas têm permitido a avaliação de isquemia via tomografia. Existem hoje protocolos para estimar a reserva de fluxo fracionada (FFR) e, com isso, o diagnóstico de isquemia [24]. Outra técnica é a avaliação de perfusão baseada em análises da atenuação após injeção de contraste, também com bons resultados [24]. Apesar de promissoras, não são muito usados na prática clínica por questões de acessibilidade.

RESSONÂNCIA MAGNÉTICA CARDÍACA

Ressonância magnética cardíaca (RMC) é ainda um método pouco utilizado para diagnóstico da DAC, apesar do grande potencial e da ampla quantidade de informações que ela fornece. Ela apresenta diversas técnicas que permitem a avaliação da morfologia, função, perfusão e viabilidade miocárdicas.

Uma das principais técnicas usadas na clínica é a do realce tardio com gadolínio (*Late Gadolinium Enhancement*, LGE). Pelo risco de fibrose sistêmica nefrogênica, evita-se seu uso em pacientes com taxas de filtração glomerular < 30 mL/min/1,73 m². Áreas de fibrose retêm o gadolínio por mais tempo do que áreas sadias, de forma que imagens tardias (> 10 min) conseguem identificar regiões e padrões de cicatriz miocárdica.

Gadolínio é um metal usado como contraste, geralmente ligado a um quelante para evitar toxicidade.

A análise destas imagens permite diagnosticar áreas de infarto prévio e diferenciá-las de cicatrizes de causa não isquêmica (Figura 2.5). Permite também a avaliação da viabilidade de um segmento, comumente definido como LGE acometendo < 50% da espessura [25].

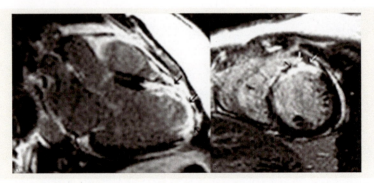

Figura 2.5 Sequências em eixo longo (A) e eixo curto (B), realizadas 10 minutos após injeção do gadolínio, demonstrando área hiperintensa em porção medioapical da parede anterosseptal do ventrículo esquerdo (setas), correspondendo a miocárdio infartado..

Fonte: Acervo da autoria.

Pode-se realizar a RMC com estresse farmacológico com dobutamina para avaliação de isquemia via mobilidade segmentar, de modo semelhante à avaliação pelo ecocardiograma de estresse (Figura 2.6). Semelhante a cintilografia, estresse com vasodilatador pode ser combinado com gadolínio para avaliar perfusão [25].

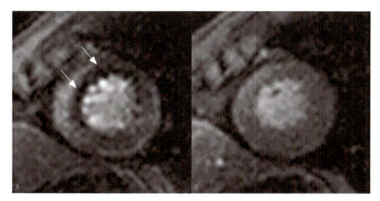

Figura 2.6 Imagem de um estudo com estresse, com sequência de perfusão logo após injeção do gadolínio durante estresse (A) e repouso (B), demonstrando déficit importante de perfusão em parede anterosseptal durante o estresse (setas), com ausência deste no repouso.

Fonte: Acervo da autoria.

Os estudos de perfusão miocárdica com adenosina mostram boa acurácia do método: uma metanálise com 2.456 pacientes e 35 estudos demonstrou sensibilidade de 90% e especificidade de 81% [26]. O estudo multicêntrico internacional (MRImpact) demonstrou capacidade diagnóstica semelhante ou mesmo superior à cintilografia no diagnóstico de isquemia miocárdica [27]. A análise da luz coronariana é limitada, sendo preferível nestes casos o uso de angiotomografia ou angiografia coronariana invasiva.

Cateterismo cardíaco com angiografia coronariana

A angiografia coronariana via cateterismo cardíaco, também denominada "cineangiocoronariografia", é o padrão-ouro na avaliação da anatomia coronariana. Ela permite avaliação direta das placas ateroscleróticas e a caracterização de seu tamanho, localização, extensão e composição. Métodos adicionais, como FFR, tomografia de coerência óptica (OCT) e ultrassonografia endovascular (IVUS), permitem o refinamento da avaliação. Em particular, a FFR é considerada o padrão-ouro na avaliação de isquemia. Todavia, raramente o cateterismo cardíaco é necessário para o diagnóstico de DAC, sendo geralmente reservado para programação (e por vezes realização) de intervenções coronarianas.

Situações em que o cateterismo cardíaco é usado como primeiro exame diagnóstico incluem os sobreviventes de morte súbita abortada ou de arritmias ventriculares e aqueles pacientes com sinais ou sintomas de insuficiência cardíaca. Todavia, não se indica cateterismo naqueles não elegíveis a intervenções cirúrgicas ou percutâneas.

O cateterismo é feito por punção da artéria radial ou da artéria femoral. Por meio de fios-guia, cateteres especiais, contraste e radiação, cada coronária é cateterizada e estudada individualmente. Ao avaliar uma coronária, é importante utilizar-se de mais de uma incidência, uma vez que lesões excêntricas podem parecer menores do que realmente são.

O cateterismo permite também a avaliação da função ventricular (ventriculografia) e da aorta (aortografia), bem como aferição de pressões aórtica, ventricular e atrial. Muitas vezes esses dados são essenciais nos pacientes coronarianos com valvopatias ou aortopatias associadas.

Projeções angiográficas

Após a cateterização do óstio coronariano, seja coronária esquerda, seja a direita, a aquisição das imagens deve ser realizada em angulações diferentes para análise da totalidade da anatomia coronariana em todas suas porções.

Pelo fato de o coração estar orientado de forma oblíqua na cavidade torácica, a circulação coronariana é geralmente visualizada nas projeções oblíqua anterior direita e oblíqua anterior esquerda (Figuras 2.7 e 2.8).

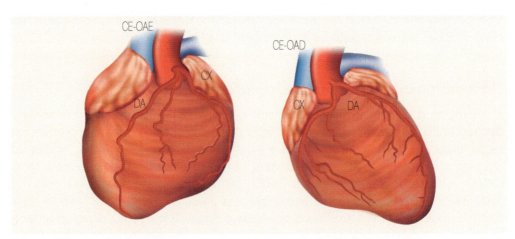

Figura 2.7 Artéria coronária esquerda (CE) nas projeções oblíqua anterior esquerda (OAE) e oblíqua anterior direita (OAD).

DA: artéria descendente anterior; CX: artéria circunflexa.

Fonte: Acervo da autoria.

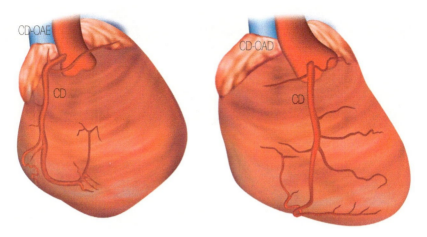

Figura 2.8 Artéria coronária direita (ACD) nas projeções oblíqua anterior esquerda (OAE) e oblíqua anterior direita (OAD).

Fonte: Acervo da autoria.

Presumindo que o tubo de raio X está sob a mesa do paciente e o intensificador de imagens está acima desta, a projeção é referida como "cranial" se o intensificador de imagens estiver inclinado em direção à cabeça do paciente. Se o intensificador de imagens estiver inclinado para baixo, em direção aos pés do paciente, a projeção é denominada "caudal" (Figura 2.9).

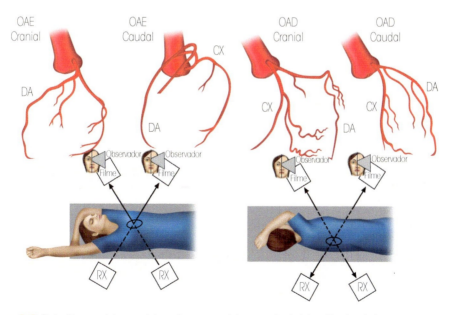

Figura 2.9 Projeções caudal e cranial, conforme o posicionamento do intensificador de imagens.

Fonte: Acervo da autoria.

Anatomia coronariana

As artérias coronárias principais distribuem-se a partir dos sulcos atrioventricular e interventricular, conforme demonstrado na Figura 2.10.

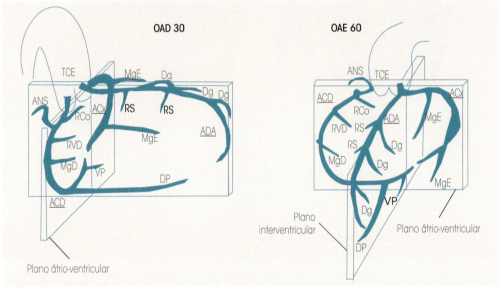

Figura 2.10 Distribuição das artérias coronárias nos sulcos átrio e interventricular.
TCE: tronco de coronária esquerda; ANS: artéria do nó sinusal; OAD: oblíqua anterior direita; OAE: oblíqua anterior esquerda; MgD: ramo marginal direito; RCo: ramo do cone; ACx: artéria circunflexa; Dg: ramo diagonal; ADA: artéria descendente anterior; MgE: ramo marginal esquerdo; DP: ramo descendente posterior; VP: ramo ventricular posterior; ACD: artéria coronária direita; RVD: ramo ventricular direito; RS: ramo septal.

Fonte: Material dos próprios autores.

As artérias coronária direita (ACD) e coronária esquerda (ACE) originam-se do seio de Valsalva à direita e à esquerda, respectivamente. Enquanto a ACD encontra-se logo acima do plano valvar aórtico, a ACE origina-se um pouco mais acima. O tronco da coronária esquerda (TCE) varia de 3 a 6 mm de diâmetro, podendo ter > 10 a 15 mm de comprimento.

Existem três diferentes padrões de circulação coronariana em indivíduos normais. O mais comum é o padrão com dominância direita (70 a 85% dos casos), em que a artéria coronária direita percorre o sulco atrioventricular e estende-se além do *crux cordis* (local na face inferior do coração onde os sulcos atrioventricular e interventricular se cruzam), dando origem aos ramos descendente posterior (DP) e ventriculares posteriores (VP). A artéria descendente posterior avança pela junção interventricular inferior até o apex, emitindo ramos septais que irrigam o terço inferior do septo interventricular. Após a saída da DP, podem ser emitidos um ou mais ramos ventriculares posteriores que irrigam a porção posterolateral e posterior do ventrículo esquerdo (Figura 2.11).

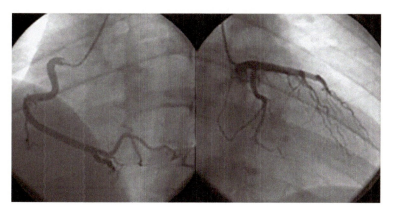

Figura 2.11 Circulação coronariana com dominância direita. À esquerda, ACD cruza o *crux cordis* e emite ramos DP e VP. À direita, ACX (correndo perpendicularmente ao TCE) pequena.

ACX: artéria circunflexa; ACD: artéria coronária direita; DP: descendente posterior; VP: ventricular posterior.
Fonte: Acervo da autoria.

Em 8 a 15% dos casos, o padrão é de dominância esquerda, em que os ramos descendente posterior e ventricular posterior originam-se da porção distal da artéria circunflexa (ACX), sendo que, nesses casos, a artéria coronária direita é pequena e irriga somente o ventrículo direito (Figura 2.12).

Além da dominância direita e esquerda, temos o padrão de codominância ou balanceado (7 a 8% dos casos), em que a ACD dá origem ao ramo DP e a ACX origina os ramos ventriculares posteriores, podendo originar também um segundo ramo descendente posterior (Figura 2.13).

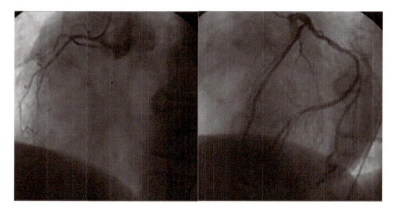

Figura 2.12 Circulação coronariana com dominância esquerda. À esquerda, ACD pequena irriga somente VD. À direita, ACX grande ultrapassando o crux cordis e emitindo os ramos DP e VP.

ACX: artéria circunflexa; ACD: artéria coronária direita; DP: descendente posterior; VP: ventricular posterior.
Fonte: Acervo da autoria.

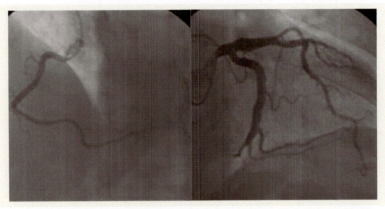

Figura 2.13 Padrão balanceado. À esquerda, ACD emitindo ramo DP após cruzar crux cordis. À direita, ACX atingindo crux cordis e emitindo ramos ventriculares posteriores.

ACX: artéria circunflexa; ACD: artéria coronária direita; DP: ramo descendente posterior.
Fonte: Acervo da autoria.

 LEMBRAR A irrigação do sistema de condução é fundamental no entendimento de algumas arritmias que se desenvolvem no contexto da DAC.

A coronária direita origina o ramo do nó sinusal em 60% dos casos, independentemente do padrão de dominância. Nos outros 40% dos casos, o nó sinusal é irrigado por um ramo atrial esquerdo originado da artéria circunflexa. Já a artéria do nó atrioventricular origina-se da ACD quando existe dominância direita e da ACX quando a dominância é esquerda.

A artéria coronária direita (ACD), após se originar no seio de Valsalva direito, emite ramos, sendo o primeiro o ramo do cone. O ramo do cone nutre a via de saída do ventrículo direito e é originado da ACD em 50% dos casos, sendo, nos outros 50%, emitido diretamente da aorta, nascendo como uma terceira artéria coronária (Figura 2.14). Após o ramo do cone, a ACD emite a artéria do nó sinusal e os ramos marginais agudos, que suprem a parede livre do ventrículo direito. Por fim, emitem o ramo descendente posterior (na dominância direita e codominância) e um ou mais ramos ventriculares posteriores (na dominância direita).

O tronco da artéria coronária esquerda (TCE) origina-se no seio de Valsalva esquerdo (Figura 2.15), em um plano pouco superior ao da ACD, tendo um curto trajeto passando por trás da via de saída do ventrículo direito e bifurcando-se nas artérias descendente anterior (ADA) e circunflexa (ACX). Em 20 a 37% dos casos, o TCE trifurca-se, dando origem a um ramo intermediário (ou artéria Diagonalis) que se emite entre a ADA e a ACX.

DIAGNÓSTICO DA DOENÇA ARTERIAL CORONARIANA CRÔNICA

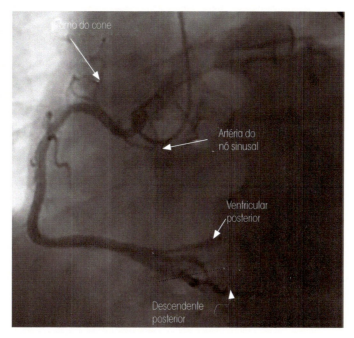

Figura 2.14 Artéria coronária direita (ACD) em oblíqua anterior esquerda simples.

Fonte: Acervo da autoria.

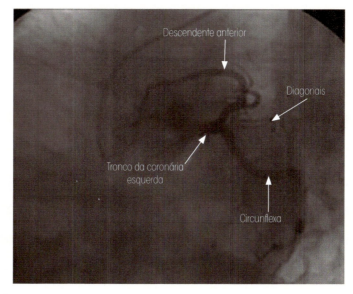

Figura 2.15 Tronco da coronária esquerda em oblíqua anterior esquerda caudal (posição *spider*) trifurcada. Saída de pequeno ramo diagonalis entre ADA e ACX..

ADA: artéria descendente anterior; ACX: artéria circunflexa;

Fonte: Acervo da autoria.

A artéria descendente anterior (Figura 2.16) percorre a porção anterior do septo interventricular em direção ao apex, dando origem aos ramos septais (que irrigam os dois terços anteriores do septo interventricular) e ramos diagonais (que irrigam a parede anterolateral do ventrículo esquerdo), podendo estes ramos variar no número, tamanho e distribuição anatômica. Na maioria dos pacientes, a ADA ultrapassa o apex cardíaco, terminando na porção inferior da junção interventricular. Nos casos em que a ADA termina até o apex cardíaco, a artéria descendente posterior é mais longa e irriga a região correspondente.

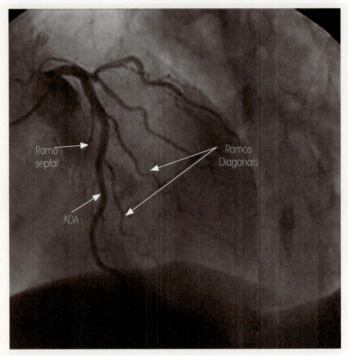

Figura 2.16 Circulação coronariana com dominância esquerda. À esquerda, ACD pequena irriga somente VD. À direita, ACX grande ultrapassando o crux cordis e emitindo os ramos DP e VP.

Fonte: Acervo da autoria.

A artéria circunflexa (Figura 2.17) percorre o sulco atrioventricular posterior em direção ao *crux cordis*, dando origem aos ramos marginais obtusos (que irrigam as paredes lateral e posterior do ventrículo esquerdo) e ao ramo atrioventricular. Nos casos de dominância esquerda, a ACX dá origem ao ramo descendente posterior e ventricular posterior (este último também originado da ACX nos casos de codominância).

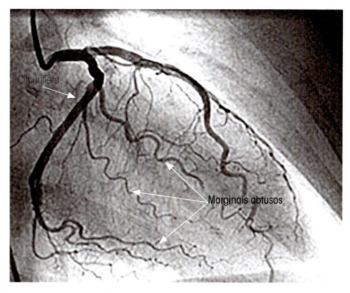

Figura 2.17 Artéria circunflexa em projeção oblíqua anterior direita caudal.
Fonte: Acervo da autoria.

PECULIARIDADES E SITUAÇÕES ESPECIAIS

Nas mulheres, a acurácia do teste ergométrico simples (60 a 70%) é menor do que em homens (cerca de 80%), sendo, em alguns casos, preferíveis provas funcionais de estresse com imagem.

Em pacientes portadores de diabetes *mellitus*, a despeito da maior mortalidade cardiovascular associada a diabéticos portadores de DAC, a abordagem diagnóstica segue as mesmas diretrizes para pacientes não diabéticos. Assim, não há recomendação de investigação de DAC de rotina para pacientes assintomáticos.

Pacientes portadores de doença renal crônica (DRC) devem ser avaliados rigorosamente, pois a prevalência de DAC é alta, principalmente naqueles com DRC terminal. Nesta população, as provas não invasivas apresentam baixa acurácia, de forma que a cineangiocoronariografia pode ser o exame de escolha.

Na população idosa (acima de 65 anos) é comum a presença de sintomas atípicos ou equivalentes anginosos. Esses pacientes rotineiramente apresentam capacidade funcional reduzida, o que dificulta a realização de métodos com estresse físico. Assim, falso-negativos e falso-positivos (decorrentes de hipertrofia ventricular esquerda, por exemplo) são frequentes.

CHECK-LIST

- ☐ Reconhecer angina como principal sintoma de DAC.
- ☐ É comum a não ocorrência de angina em mulheres, idosos e diabéticos como manifestação da DAC.
- ☐ Definir uma estratégia para avaliação diagnóstica no início da avaliação.
- ☐ Utilizar escores para avaliação pré-teste.
- ☐ Cateterismo cardíaco é o exame padrão-ouro para o diagnóstico de DAC.

CONCLUSÃO

O diagnóstico da DAC inicia-se com anamnese detalhada e estimativa da probabilidade pré-teste. Em casos de baixa probabilidade, não é necessário prosseguir com a investigação. Nos casos com intermediária probabilidade, os exames complementares são essenciais para a definição do diagnóstico da DAC e a escolha do exame mais adequado deve considerar as particularidades do paciente, do exame e da *expertise* local. Nos casos de alta probabilidade, os exames habitualmente utilizados para definir o diagnóstico servem também para estimar o prognóstico e a estratificação de risco cardiovascular.

REFERÊNCIAS

1. Moran AE, Forouzanfar MH, Roth GA, et al. Temporal trends in ischemic heart disease mortality in 21 world regions, 1980 to 2010: the global burden of disease 2010 study. Circulation 2014;129(14):1483-92.
2. Douglas PS, Hoffmann U, Patel MR, et al. Outcomes of anatomical versus functional testing for coronary artery disease. N Engl J Med 2015;372(14):1291-1300.
3. Knuuti J, Wijns W, Saraste A, et al; ESC Scientific Document Group. 2019 ESC Guidelines for the diagnosis and management of chronic coronary syndromes. Eur Heart J 2019;00:1-71.
4. Morrow DA, Lemos JA de. Stable ischemic heart disease. In: Braunwald's heart disease: a textbook of cardiovascular medicine. 11 ed. Philadelphia, PA: Elsevier; 2019:1209-70.
5. Cesar LA, Ferreira JF, Armaganijan D, et al. Diretriz de doença coronária estável. Arq Bras Cardiol 2014;103(2Supl.2):1-59.
6. Diamond GA. A clinically relevant classification of chest discomfort. J Am Coll Cardiol 1983;1(2):574-5.
7. Diamond GA, Forrester JS. Analysis of probability as an aid in the clinical diagnosis of coronary-artery disease. N Engl J Med 1979;300(24):1350-8.
8. Campeau L. Letter: grading of angina pectoris. Circulation 1976;54(3):522-3.
9. Fihn SD, Gardin JM, Abrams J, et al. 2012 ACCF/AHA/ACP/AATS/PCNA/SCAI/STS Guideline for the diagnosis and management of patients with stable ischemic heart disease: a report of the American College of Cardiology Foundation/American Heart Association Task Force on Practice Guidelines, and the American College of Physicians, American Association for Thoracic Surgery, Preventive Cardiovascular Nurses Association, Society for Cardiovascular Angiography and Interventions, and Society of Thoracic Surgeons. Circulation 2012;126(25):3097-137.
10. The SCOT-HEART Investigators. Coronary CT angiography and 5-year risk of myocardial infarction. N Engl J Med 2018;379(10):924-33.

11. The SCOT-HEART Investigators. CT coronary angiography in patients with suspected angina due to coronary heart disease (SCOT-HEART): an open-label, parallel-group, multicentre trial. The Lancet 2015;385(9985):2383-91.

12. Chest pain of recent onset: assessment and diagnosis | Guidance | NICE. https://www.nice.org.uk/guidance/cg95. Accessed July 18, 2019.

13. Joseph J, Velasco A, Hage FG, Reyes E. Guidelines in review: comparison of ESC and ACC/AHA guidelines for the diagnosis and management of patients with stable coronary artery disease. J Nucl Cardiol 2018;25(2):509-15.

14. Genders TSS, Steyerberg EW, Alkadhi H, et al. A clinical prediction rule for the diagnosis of coronary artery disease: validation, updating, and extension. Eur Heart J 2011;32(11):1316-30.

15. Cheng VY, Berman DS, Rozanski A, et al. Performance of the traditional age, sex, and angina typicality-based approach for estimating pretest probability of angiographically significant coronary artery disease in patients undergoing coronary computed tomographic angiography: results from the multinational coronary ct angiography evaluation for clinical outcomes: an international multicenter registry (CONFIRM). Circulation 2011;124(22):2423-32.

16. Genders TSS, Steyerberg EW, Hunink MGM, et al. Prediction model to estimate presence of coronary artery disease: retrospective pooled analysis of existing cohorts. BMJ 2012;344(1):e3485-e3485.

17. Baskaran L, Danad I, Gransar H, et al. A comparison of the Updated Diamond-Forrester, CAD Consortium, and CONFIRM history-based risk scores for predicting obstructive coronary artery disease in patients with stable chest pain. JACC Cardiovasc Imaging 2019;12(7):1392-1400.

18. Bittencourt MS, Hulten E, Polonsky TS, et al. European Society of Cardiology-recommended coronary artery disease consortium pretest probability scores more accurately predict obstructive coronary disease and cardiovascular events than the Diamond and Forrester score. Circulation 2016;134(3):201-11.

19. Balady GJ, Morise AP. Exercise electrocardiographic testing. In: Braunwald's Heart disease: a textbook of cardiovascular medicine. 11 ed. Philadelphia, PA: Elsevier; 2019:154-173.

20. Udelson JE, Dilsizian V, Bonow RO. Nuclear cardiology. In: Braunwald's heart disease: a textbook of cardiovascular medicine. 11 ed. Philadelphia, PA: Elsevier; 2019:261-300.

21. Henzlova MJ, Duvall WL, Einstein AJ, Travin MI, Verberne HJ. ASNC imaging guidelines for SPECT nuclear cardiology procedures: stress, protocols, and tracers. J Nucl Cardiol 2016;23(3):606-39.

22. Pellikka PA, Nagueh SF, Elhendy AA, Kuehl CA, Sawada SG. American Society of Echocardiography Recommendations for Performance, Interpretation, and Application of Stress Echocardiography. J Am Soc Echocardiogr 2007;20(9):1021-41.

23. Min JK. Cardiac computed tomography. In: Braunwald's heart disease: a textbook of cardiovascular medicine. 11 ed. Philadelphia, PA: Elsevier; 2019:321-47.

24. Rochitte CE, George RT, Chen MY, et al. Computed tomography angiography and perfusion to assess coronary artery stenosis causing perfusion defects by single photon emission computed tomography: the CORE320 study. Eur Heart J 2014;35(17):1120-30.

25. Achenbach S, Gitsioudis G. CT and MRI. In: chronic coronary artery disease: a companion to Braunwald's heart disease. Philadelphia, PA: Elsevier; 2018:174-193.

26. Hamon M, Fau G, Née G, et al. Meta-analysis of the diagnostic performance of stress perfusion cardiovascular magnetic resonance for detection of coronary artery disease. J Cardiovasc Magn Reson 2010;12:29.

27. Schwitter J, Wacker CM, van Rossum AC, et al. MR-IMPACT: comparison of perfusion-cardiac magnetic resonance with single-photon emission computed tomography for the detection of coronary artery disease in a multicentre, multivendor, randomized trial. Eur Heart J 2008;29(4):480-9.

3

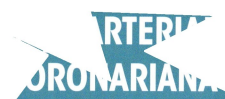

Fernando Teiichi Costa Oikawa | Thiago Luis Scudeler

INTRODUÇÃO

A estratificação do risco da doença arterial coronariana (DAC) é um aspecto essencial na determinação da estratégia de gerenciamento da doença. O objetivo é identificar os pacientes com alto risco de desfechos adversos que podem se beneficiar dos procedimentos de revascularização do miocárdio. Da mesma forma, a identificação de uma população de baixo risco pode evitar testes e procedimentos invasivos desnecessários, que podem ser prejudiciais.

Geralmente, definem-se como pacientes com alto risco de eventos aqueles com mortalidade anual > 3%; esse limiar é baseado em dados de testes funcionais para isquemia e estudos da anatomia coronariana, em que o benefício prognóstico da revascularização foi sugerido. Pacientes de baixo risco são aqueles com mortalidade anual < 1% e de risco intermediário, aqueles com mortalidade anual entre 1 e 3%.

A estratificação de risco em indivíduos com DAC pode ser abordada de forma hierárquica sequencial, como se segue:

- Avaliação clínica: dados demográficos, fatores de risco, comorbidades, eletrocardiograma (ECG) em repouso e uso potencial de biomarcadores;
- Avaliação da função ventricular esquerda;
- Testes funcionais não invasivos para isquemia: teste ergométrico, ecocardiograma de estresse, cintilografia de perfusão do miocárdio, ressonância magnética cardíaca;
- Avaliação da anatomia coronariana: angiografia coronariana invasiva, angiotomografia de artérias coronárias.

ESTRATIFICAÇÃO DE RISCO

AVALIAÇÃO CLÍNICA

A história clínica inicial e o exame físico, juntamente com o ECG de 12 derivações, fornecem informações prognósticas úteis. A idade é um poderoso (embora não modificável) determinante de sobrevida. Foi demonstrado claramente que a presença de fatores de risco cardiovasculares como diabetes, hipertensão, tabagismo e dislipidemia [1] aumenta a probabilidade de desfechos adversos em indivíduos com DAC estabelecida. Por exemplo, o tabagismo ativo pode aumentar a mortalidade em até 70%. Além disso, comorbidades como doença renal crônica, doença vascular periférica, infarto do miocárdio prévio, presença de sinais e sintomas de insuficiência cardíaca predizem resultados cardiovasculares adversos.

> O padrão e a frequência dos sintomas anginosos, principalmente quando levam à limitação funcional, predizem mortalidade [2].

ECG

O ECG tem papel na estratificação de risco, revelando sinais de infarto do miocárdio prévio, bloqueio de ramo esquerdo (BRE), hipertrofia ventricular esquerda, defeitos de condução e arritmias. Pacientes com angina estável com anormalidades no ECG em repouso, como presença de ondas Q, alterações persistentes do segmento ST-T, hipertrofia ventricular esquerda, BRE, bloqueio atrioventricular (BAV) de 2º ou 3º grau ou fibrilação atrial têm pior resultado em comparação com pacientes com angina e ECG normal em repouso.

No entanto, é importante salientar que mais da metade dos pacientes com DAC tem ECG normal. Mesmo pacientes com doença arterial coronariana extensa podem apresentar ECG normal.

BIOMARCADORES

O uso de biomarcadores cardíacos nas síndromes coronarianas agudas está bem estabelecido tanto no diagnóstico como no fornecimento de informações prognósticas valiosas. Com o crescente interesse no conceito inflamatório de iniciação e progressão da DAC, há estudos que têm usado vários biomarcadores para estratificação de risco em pacientes com DAC estável.

> **Os biomarcadores cardíacos são moléculas bioquímicas circulatórias liberadas durante o estresse ou dano do miocárdio.**

Os níveis séricos de troponina são utilizados principalmente no tratamento de pacientes com suspeita de DAC instável. Nível muito baixo de troponina de alta sensibilidade também pode ser detectado em vários pacientes com DAC estável e existem alguns estudos que encontraram associação entre níveis detectáveis de troponina de alta sensibilidade e sobrevida a médio prazo [3,4].

Outros biomarcadores, como a proteína C-reativa ultrassensível (PCR-us), o fator de diferenciação de crescimento (GDF-1), a interleucina 6 (IL-6), a interleucina 17 (IL-17), a procalcitonina (PCT) e a copeptina, estão associados a resultados adversos [5,6]. A PCR-us demonstrou valor prognóstico na previsão de resultados adversos em vários estudos; no entanto, o uso rotineiro não é recomendado após a revisão sistemática de 83 estudos, o que gerou incerteza sobre sua associação [7].

Mais recentemente, um grupo de novos biomarcadores foi comparado com os fatores de risco tradicionais para prever eventos cardiovasculares (acidente vascular cerebral (AVC), infarto do miocárdio, morte cardiovascular) em 5 anos em indivíduos com DAC estável. Os preditores mais potentes de eventos cardiovasculares adversos foram o peptídeo natriurético cerebral protótipo n-terminal, troponina T ultrassensível e razão albumina/creatinina urinária, com apenas o tabagismo, do grupo tradicional de fatores de risco, contribuindo para o modelo de risco [8].

Embora as diretrizes atuais não recomendem seu uso rotineiro na prática clínica, futuramente pode-se considerar o uso dos biomarcadores como uma ferramenta de avaliação de risco, não apenas na síndrome coronariana aguda, mas também como um modelo combinado de avaliação de risco incorporado com os métodos não invasivos em pacientes com DAC estável.

AVALIAÇÃO DA FUNÇÃO VENTRICULAR ESQUERDA

A função sistólica do ventrículo esquerdo (VE) é aceita como o mais forte preditor de sobrevida a longo prazo em indivíduos com muitas formas de doença cardíaca, incluindo a DAC. Dados históricos demonstram que indivíduos com DAC e fração de ejeção do VE < 50% têm um prognóstico significativamente pior do que aqueles com função preservada do VE, com uma clara relação entre o grau de disfunção sistólica do VE e a extensão do risco. Assim, em pacientes com DAC estável, o achado de disfunção sistólica do VE deve diminuir consideravelmente o limiar para uma investigação mais aprofundada.

Todos os pacientes com DAC estável devem ser submetidos a uma avaliação clínica inicial, com um ecocardiograma transtorácico para quantificar a função do VE.

Enquanto a modalidade-padrão para avaliar a função do VE é a ecocardiografia, a ressonância magnética cardíaca (RMC) pode agregar valor à avaliação de risco, por definir a extensão da fibrose, que é preditora de morte cardíaca súbita [9].

TESTES DE ESTRESSE

Apesar da falta de evidências de ensaios clínicos randomizados demonstrando um melhor resultado para pacientes submetidos à estratificação de risco por testes funcionais para isquemia (ou teste de estresse), as principais recomendações das diretrizes nacional e internacionais colocam o teste de estresse no centro da estratificação de risco em pacientes com DAC. Muitos pacientes – particularmente aqueles com risco intermediário de DAC – são submetidos a um teste de estresse para estabelecer um diagnóstico. No entanto, mesmo aqueles com DAC conhecida ou com alta probabilidade pré-teste devem ser considerados para teste de estresse para fins de estratificação de risco, e não para fins diagnósticos.

Existe uma ampla gama de testes de estresse disponíveis, cuja escolha depende de uma combinação de recursos disponíveis, preferência dos médicos e critérios do paciente. Os benefícios relativos dessas modalidades estão resumidos na Tabela 3.1.

Tabela 3.1 Vantagens e desvantagens dos exames de imagem / funcionais de isquemia para estratificação de risco na DAC.

Tipo de teste de estresse	Vantagens	Desvantagens
Teste ergométrico	Fisiológico	Incapacidade para o exercício
	Fornece informações sobre a capacidade funcional do paciente	ECG não interpretável (bloqueio de ramo esquerdo, marca-passo, hipertrofia ventricular esquerda)
	Amplamente disponível	
	Baixo custo	
	Evidência extensa	
Ecocardiograma de estresse	Ampla disponibilidade	Qualidade da imagem pode ser problemática
	Portabilidade	Operador dependente
	Baixo custo	
	Nenhuma radiação	Avaliação subjetiva
	Fornece avaliação quantitativa e localização da isquemia	
Cintilografia de perfusão miocárdica	Geralmente disponível	Radiação
	Evidência extensa	Até 30% de falso-negativo
	Fornece avaliação quantitativa e localização da isquemia	
Ressonância magnética cardíaca de estresse	Excelente qualidade de imagem	Pouca disponibilidade
	Nenhuma radiação	Alto custo
	Potencial para avaliar isquemia, viabilidade e função do VE	Contraindicações (claustrofobia, dispositivos implantáveis)

(Continua)

Tabela 3.1 Vantagens e desvantagens dos exames de imagem / funcionais de isquemia para estratificação de risco na DAC. (*Continuação*)

Tipo de teste de estresse	Vantagens	Desvantagens
Angiotomografia coronariana	Alta sensibilidade para detectar DAC	Radiação
		Pouca disponibilidade
	Alto valor preditivo negativo se exame normal	Pode superestimar lesões intermediárias
		Avaliação pode ser limitada se *stent* prévio ou extensa calcificação

Fonte: Acervo da autoria.

TESTE ERGOMÉTRICO

O teste ergométrico tem sido amplamente utilizado na prática clínica para a identificação da DAC há muitas décadas. Embora a apreciação de sua sensibilidade limitada signifique que não seja mais recomendado como ferramenta de diagnóstico de 1ª linha, esse teste simples e barato apresenta uma extensa base de evidências sobre seu valor prognóstico [10,11]. Ele fornece uma avaliação fisiológica objetiva da capacidade funcional.

Pacientes com baixo risco clínico para DAC com um teste ergométrico normal têm um excelente prognóstico e, portanto, não precisam ser submetidos a investigações mais invasivas (e caras). Inúmeros marcadores prognósticos do teste ergométrico foram identificados, incluindo capacidade ao exercício, carga máxima de trabalho alcançada, frequência cardíaca e resposta da pressão arterial ao exercício (e recuperação), além de evidências de isquemia induzida pelo exercício (sintomas ou alterações no ECG). Esses fatores podem ser incorporados a um escore de risco, como o escore Duke, uma ferramenta bem validada para prever a mortalidade anual [11].

PROTOCOLO
O escore de Duke incorpora o tempo de exercício usando o protocolo-padrão de Bruce em minutos, extensão do desvio do segmento ST durante o exercício ou na recuperação e os sintomas clínicos:

Escore de Duke = tempo do exercício (minutos) − (5× desvio ST em mm) − (4× índice de angina)

Índice de angina = 0 para ausência de angina; = 1 para angina não limitante; = 2 para angina limitante ao exercício.

Um escore de Duke ≥ 5 prediz baixos eventos cardiovasculares (99% de sobrevida em 4 anos, mortalidade anual em 0,25%). Uma pontuação entre 4 e -10 sugere risco intermediário e esse grupo pode exigir estratificação de risco adicional com outro teste de estresse não invasivo. Uma pontuação < -10 indica altas taxas de eventos cardiovasculares (79%

de sobrevida em 4 anos, 5% de mortalidade anual), sugerindo uma investigação mais aprofundada com angiografia coronariana.

No entanto, o teste ergométrico pode não ser aplicável em pacientes com capacidade limitada ao exercício decorrente de problemas ortopédicos ou de outros problemas médicos, como doenças respiratórias.

Um ECG basal anormal, com hipertrofia ventricular esquerda significativa, bloqueio de ramo esquerdo ou ritmo de marcapasso, dificulta a interpretação do ECG de esforço.

TÉCNICAS DE IMAGEM DE ESTRESSE

A incorporação de uma técnica de imagem em um protocolo de estresse resulta em várias vantagens teóricas sobre o teste ergométrico, incluindo a capacidade de localizar e quantificar o miocárdio isquêmico, além de fornecer informações na presença de anormalidades no ECG em repouso que confundem a interpretação das alterações dinâmicas.

As duas técnicas mais bem estabelecidas são a ecocardiografia de estresse e imagens de perfusão miocárdica usando SPECT (tomografia computadorizada por emissão de fóton único). Elas fornecem níveis semelhantes de informações prognósticas e podem ser usadas tanto com estresse físico como com o farmacológico. A ressonância magnética cardíaca de estresse requer estresse farmacológico e tem uma base de evidências menor. O uso do exercício como estressor reproduz os benefícios do ECG de exercício na demonstração da capacidade funcional do paciente, além de também fornecer informações do ECG em resposta a um estresse fisiológico.

ECOCARDIOGRAFIA DE ESTRESSE

O ecocardiograma (ECO) de estresse (exercício, dobutamina ou vasodilatador) é um exame de baixo custo e amplamente disponível na maioria dos ambientes hospitalares. Verificou-se que fornece estratificação eficaz de risco além daquela fornecida pelo teste ergométrico [12]. Numerosos estudos demonstraram que um ECO de estresse negativo (ou seja, sem anormalidades induzíveis de movimento da parede) carrega um bom prognóstico com baixo risco de eventos cardíacos a médio prazo (mortalidade ou infarto do miocárdio anual durante 6 anos < 0,5%) [13]. Isso também ocorre em indivíduos com maior risco basal, por exemplo, naqueles com diabetes [14]. Não há diferença de gênero no valor preditivo negativo [15].

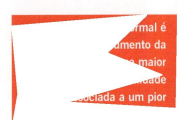

Sabe-se que um ECO de estresse positivo com anormalidades do movimento da parede regional em mais de três segmentos (em um modelo de 17 segmentos) relaciona-se com altas taxas de eventos adversos cardiovasculares (> 3% de mortalidade anual). Marcadores adicionais de aumento de risco durante a ecocardiografia de estresse incluem o envolvimento de múltiplos territórios coronarianos, evidências de isquemia no estresse submáximo e isquemia induzível no contexto de anormalidades de movimento da parede regional em repouso [12].

CINTILOGRAFIA DE PERFUSÃO MIOCÁRDICA COM TOMOGRAFIA COMPUTADORIZADA POR EMISSÃO DE FÓTON ÚNICO (SPECT)

A cintilografia de perfusão miocárdica com tomografia computadorizada por emissão de fóton único (SPECT) é o teste de estresse por imagem com a maior base de evidências em termos de estratificação de risco da DAC, seja por meio do estresse físico, seja com vasodilatador (historicamente dipiridamol, mais recentemente agonistas do receptor de adenosina). Semelhante ao ecocardiograma de estresse, um estudo de perfusão de estresse normal está associado a baixo risco de morte cardiovascular e infarto do miocárdio (< 1% ao ano) [16]. De fato, os resultados das duas modalidades são considerados comparáveis em termos de estratificação de risco [17].

Dados observacionais históricos sugerem que defeitos de perfusão envolvendo > 10% do VE estão associados a uma taxa de mortalidade cardiovascular anual de > 2%, com mortalidade geral > 3% ao ano [18]. Além disso, nesta coorte, a mortalidade cardiovascular foi menor nos pacientes submetidos à revascularização do que naqueles tratados clinicamente, se > 10% do miocárdio fosse isquêmico; no entanto, aqueles pacientes com < 10% de carga isquêmica submetidos à revascularização apresentaram maior taxa de mortalidade. São esses dados observacionais que formaram a pedra angular do uso do limiar de carga isquêmica > 10% como determinação da necessidade de angiografia invasiva e revascularização por razões prognósticas. No entanto, deve-se lembrar que esse conceito foi baseado em dados observacionais, não controlados.

> O subestudo nuclear do ensaio clínico COURAGE [19], realizado no contexto da terapia médica moderna, não demonstrou aumento significativo de eventos com extensão crescente de isquemia nem demonstrou benefício da revascularização, mesmo em pacientes com carga isquêmica moderada a grave. Corroborando esses dados, o estudo ISCHEMIA [20] reforçou as dúvidas quanto ao papel da isquemia, quantificada por provas funcionais, em especial a cintilografia miocárdica, no prognóstico dos pacientes com DAC.

Em 2020, foi publicado o estudo ISCHEMIA [20]. Esse estudo selecionou pacientes com doença coronariana crônica, isquemia moderada ou extensa (avaliada principalmente por meio da cintilografia miocárdica), sem lesão de tronco de coronária esquerda (excluída por angiotomografia) e randomizou-os para tratamento invasivo ou tratamento clínico otimizado sem necessidade de outros exames adicionais. O grupo tratamento clínico não foi submetido a cateterismo cardíaco e, portanto, não tinha a anatomia coronariana conhecida (sabia-se apenas que não havia lesão em tronco de artéria coronária esquerda pela angioTC coronária). O estudo não demonstrou diferenças entre os grupos de tratamento quanto ao desfecho primário composto de morte cardiovascular, infarto do miocárdio, hospitalização por angina instável, internação por insuficiência cardíaca ou parada cardíaca ressuscitada. Dessa forma, o simples fato de encontrar uma área grande isquêmica em um teste funcional não condiciona a necessidade de complementação com cateterismo e muito menos com necessidade de intervenção.

O estudo reforça que a taxa de eventos cardíacos parece ter mais associação com as características de instabilidade da placa aterosclerótica e menos correlação com a quantidade de músculo isquêmico avaliado pela cintilografia miocárdica.

Nenhuma mudança foi sugerida pelas atuais diretrizes, porém um olhar mais atento e cauteloso deve ser destinado aos resultados das provas funcionais para avaliação de isquemia.

RESSONÂNCIA MAGNÉTICA CARDÍACA DE ESTRESSE

O uso da ressonância magnética cardíaca (RMC) aumentou nos últimos anos e atualmente encontra-se mais disponível, com um corpo crescente de evidências estabelecendo seu papel no prognóstico da DAC estável. A RMC de estresse pode ser realizada com dobutamina ou vasodilatador.

A perfusão de primeira passagem do contraste com vasodilatador tem o benefício de ser incorporada em um estudo que fornece avaliação de viabilidade, além de procurar isquemia induzível. Foi demonstrado que a precisão diagnóstica da RMC de estresse é excelente, com o estudo CE-MARC [21] sugerindo superioridade ao SPECT, usando a angiografia coronariana invasiva como padrão-ouro. Além disso, dados de seguimento de 5 anos do mesmo estudo demonstraram que a RMC é um preditor independente de risco de eventos cardiovasculares adversos quando comparado com o SPECT [22].

Uma metanálise recente [23] confirmou que os pacientes com RMC de estresse normal têm uma taxa de eventos anual (mortalidade cardiovascular ou infarto do miocárdio) de < 1%, enquanto a taxa de eventos aumenta para 5% ao ano quando são encontradas evidências de isquemia. Este estudo também confirmou que não houve diferença significativa entre o estresse com dobutamina e com vasodilatador em termos de precisão prognóstica. A detecção de cicatriz pelo realce tardio com gadolínio, além de anormalidades na perfusão, fornece informações incrementais sobre o risco cardiovascular [24].

ANATOMIA CORONARIANA

Angiografia coronariana invasiva

A capacidade da angiografia coronariana invasiva de definir o local, a extensão e a natureza das obstruções arteriais coronárias, juntamente com a presença de colaterais e algumas informações sobre o fluxo coronariano, levou essa modalidade a ser historicamente considerada o padrão-ouro para o diagnóstico e a avaliação da DAC. Embora, sem dúvida, permaneça fundamental para determinar a viabilidade dos procedimentos de revascularização (percutânea ou cirúrgica), seu papel na avaliação do risco de morte cardiovascular ou eventos coronarianos exige uma análise mais aprofundada.

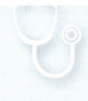

O método mais amplamente utilizado para definir a extensão da DAC com base na anatomia é o desenvolvido pelo registro CASS [25]. Baseado nos achados desse registro, temos a seguinte classificação da extensão anatômica: presença de um vaso, dois vasos, três vasos > 70% de obstrução do diâmetro luminal e tronco da artéria coronária esquerda com estenose > 50%.

No grupo tratamento clínico do registro CASS [25], a sobrevida em 12 anos variou de 71% para DAC uniarterial até 40% para DAC triarterial. Dados de um grande registro da mesma época [26] sugerem uma mortalidade anual de 1,4% com DAC uniarterial aumentando para 8,2% com DAC triarterial com > 95% de estenose proximal na artéria descendente anterior. Embora esteja claro que a extensão e a gravidade da doença obstrutiva são um poderoso preditor de mortalidade, nestes estudos houve muito pouco uso de terapias preventivas secundárias com benefício. Portanto, é provável que exista uma superestimação significativa de risco em comparação com pacientes atualmente mantidos em tratamento clínico.

A angiografia coronariana fornece apenas informações anatômicas. Não é confiável na determinação do significado funcional de uma lesão.

Para que a revascularização forneça benefício, há um pré-requisito de que ela deva ser indicada na presença de isquemia induzível. Se isso não for demonstrado por um teste funcional não invasivo, a reserva de fluxo fracionada (FFR) pode ser usada para confirmar o significado funcional das lesões durante a investigação invasiva. O estudo FAME-2 sugeriu que pacientes com lesões coronarianas funcionalmente não significativas determinadas pela FFR tinham uma baixa taxa de eventos quando tratados clinicamente, mesmo na presença de doença angiograficamente significativa [27]. Assim, a FFR pode fornecer informações prognósticas úteis para complementar a angiografia coronariana invasiva no contexto da DAC estável.

Angiotomografia das artérias coronárias

A angiotomografia das artérias coronárias (ATAC) oferece a oportunidade de obter níveis semelhantes de informações sobre anatomia coronariana àquelas fornecidas pela angiografia coronariana invasiva, porém de forma não invasiva. Vários estudos prospectivos confirmaram o potencial da ATAC de estratificar os pacientes não apenas pela presença e gravidade da doença obstrutiva, mas também pela presença de placa coronariana não obstrutiva.

Indivíduos sem doença coronariana obstrutiva e sem placa apresentam risco muito baixo de eventos coronarianos (< 0,3% de risco anual) [28]. As taxas de mortalidade e eventos coronarianos aumentam à medida que o número de vasos com doença obstrutiva ou a carga total da placa aumenta [29].

Finalmente, a ATAC também pode identificar placas coronarianas não obstrutivas de alto risco e, com isso, prever o risco de eventos coronarianos futuros. Uma combinação de remodelação positiva e placas de baixa densidade previu eventos coronarianos subsequentes [30]. No entanto, resta saber se isso se traduz em uma ferramenta clinicamente útil.

CHECK-LIST

- [ ] A estratificação do risco da DAC é essencial para o gerenciamento da doença.
- [ ] O objetivo é identificar os pacientes com alto risco de desfechos adversos que podem se beneficiar dos procedimentos de revascularização do miocárdio.
- [ ] A estratificação de risco em indivíduos com DAC fundamenta-se em quatro etapas: 1) avaliação clínica; 2) avaliação da função ventricular esquerda; 3) avaliação funcional; 4) avaliação anatômica.

CONCLUSÃO

A estratificação de risco é um processo dinâmico iniciado com a primeira avaliação clínica, seguimento contínuo dos sintomas e avaliação de risco, ao mesmo tempo em que se realizam modificações agressivas no estilo de vida e na terapia médica (Figura 3.1).

A terapia médica ideal pode ser continuada com segurança, adiando a revascularização invasiva em pacientes com sintomas mínimos ou aceitáveis e de baixo risco cardiovascular. O alívio dos sintomas e a melhor qualidade de vida são o principal objetivo da revascularização em pacientes de baixo risco. Pacientes de alto risco podem se beneficiar da revascularização precoce, além da terapia médica ideal para melhorar o prognóstico a longo prazo. No entanto, os benefícios prognósticos da revascularização podem estar superestimados, pois são baseados em estudos históricos. Estudos adicionais são necessários para esclarecer este fato.

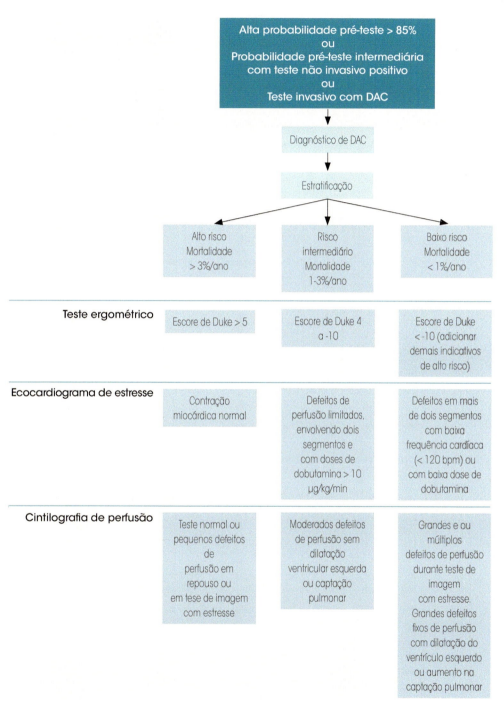

Figura 3.1 Fluxograma da estratificação de risco da DAC.

Fonte: Desenvolvido pela autoria.

REFERÊNCIAS

1. Hjemdah, LP, SV Eriksson, C Held, et al. Favourable long-term prognosis in stable angina pectoris: an extended follow-up of the angina prognosis study in Stockholm (APSIS). Heart 2006;92:177-82.

2. Spertus, JA, P Jones, M McDonnell, et al. Health status predicts long-term outcome in outpatients with coronary disease. Circulation 2002;106:43-9.

3. Ndrepepa G, Braun S, Mehilli J, et al. Prognostic value of sensitive troponin T in patients with stable and unstable angina and undetectable conventional troponin. Am Heart J 2011;161:68-75.

4. Omland T, de Lemos JA, Sabatine MS, et al. A sensitive troponin T assay in stable coronary artery disease. N Eng J Med 2009;361:2538-2547.

5. Tsaknis G, Tsangaris I, Ikonomidis I, and Tsantes A. Clinical usefulness of novel serum and imaging biomarkers in risk stratification of patients with stable angina. Dis Markers 2014;2014:831364.

6. Kempf T, Sinning JM, Quint A, et al. Growth-differentiation Factor-15 for risk stratification in patients with stable and unstable coronary heart disease: results from the AtheroGene study. Circ Cardiovasc Genet 2009;2:286-92.

7. Hemingway H, Philipson P, Chen R, et al. Evaluating the quality of research into single prognostic biomarker: a systematic review and metanalysis of 83 studies of C-reactive protein in stable coronary artery disease. PLoS Med 2010;7:e1000286.

8. Beatty AL, Ku IA, Bibbins-Domingo K, et al. Traditional risk factors versus biomarkers for prediction of secondary events in patients with stable coronary heart disease: from the Heart and Soul Study. J Am Heart Assoc 2015;4:e001646.

9. Al Jaroudi WA, Flamm SD, Saliba W, et al. Role of CMR imaging in risk stratification for sudden cardiac death. J Am Coll Cardiol Img 2013;6:392-406.

10. Shaw LJ, Peterson ED, Shaw LK, et al. Use of a prognostic treadmill score in identifying diagnostic coronary artery disease subgroups. Circulation 1998;98:1622-30.

11. Mark DB, Shaw L, Harrell Jr FE, et al. Prognostic value of a treadmill exercise score in outpatients with suspected coronary artery disease. N Eng J Med 1991;325:849-53.

12. Bouzas-Mosquera A, Peteiro J, Alvarez-Garcia N, et al. Prediction of mortality and major cardiac events by exercise echocardiography in patients with normal exercise electrocardiographic testing. J Am Coll Cardiol 2009;53:1981-90.

13. Marwick TH, Case C, Vasey C, et al. Prediction of mortality by exercise echocardiography. A strategy for combination with the Duke treadmill score. Circulation 2001;29:2566-71.

14. Elhendy A, Arruda AM, Mahoney DW, et al. Prognostic stratification of diabetic patients by exercise echocardiography. J Am Coll Cardiol 2001;37:1551-7.

15. Shaw LJ, Vasey C, Sawada S, et al. Impact of gender on risk stratification by exercise and dobutamine stress echocardiography: long term mortality in 4234 women and 6898 men. Eur Heart J 2005;26:447-56.

16. Metz LD, Beattie M, Hom R, et al. The prognostic value of normal exercise myocardial perfusion imaging and exercise echocardiography: a meta-analysis. J Am Coll Cardiol 2007;49:227-37.

17. Olmos LI, Dakik H, Cordon R, et al. Long term prognostic value of exercise echocardiography compared with exercise 201-Tl, ECG and clinical variables in patients evaluated for coronary artery disease. Circulation 1998;98:2679-86.

18. Hachamovitch R, Rozanski A, Shaw LJ, et al. Impact of ischaemia and scar on the therapeutic benefit from myocardial revascularisation vs medical therapy among patients undergoing stress-rest myocardial perfusion scintigraphy. Eur Heart J 2011;32:1012-24.

19. Shaw LJ, Weintraub WS, Maron DJ, et al. Baseline stress myocardial perfusion imaging results and outcomes in patients with stable ischaemic heart disease randomized to optimal medical therapy with or without percutaneous coronary intervention. Am Heart J 2012;164:243-50.

20. Maron DJ, Hochman JS, Reynolds HR; ISCHEMIA Research Group. Initial invasive or conservative strategy for stable coronary disease. N Engl J Med 2020;382(15):1395-1407.

21. Greenwood JP, Maredia N, Youner JF, et al. Cardiovascular magnetic resonance and single-photon emission computed tomography for diagnosis of coronary heart disease (CE-MARC): a prospective trial. Lancet 2012;379:453-60.

22. Greenwood JP, Herzog BA, Brown JM, et al. Prognostic value of cardiovascular magnetic resonance and single-photon emission computed tomography in suspected coronary heart disease: long-term follow-up of a prospective, diagnostic accuracy cohort study. Ann Intern Med 2016;165:1-9.

23. Lipinski MJ, McVey CM, Berger JS, et al. Prognostic value of stress cardiac magnetic resonance imaging in patients with known or suspected coronary artery disease. J Am Coll Cardiol 2013;62:826-38.

24. Bingham SE, and Hachamovitch. Incremental prognostic significance of combined cardiac magnetic resonance imaging, adenosine stress perfusion, delayed enhancement and left ventricular function over preimaging information for the predication of adverse events. Circulation 2011;123:1509-18.

25. Emond M, Mock MB, Davis KB, et al. Long-term survival of medically treated patients in the Coronary Artery Surgery Study (CASS) registry. Circulation 1994;90:2645-57.

26. Mark DB, Nelson CL, Califf RM, et al. Continuing evolution of therapy for coronary artery disease. Initial results from the era of coronary angioplasty. Circulation 1994;89:2015-25.

27. De Bruyne BD, Pijls NHJ, Kalesan B, et al. Fractional flow reserve-guided PCI versus medical therapy in stable coronary disease. N Eng J Med 2012;367:991-1001.

28. Min JK, Dunning A, Lin FY, et al. Age-and sex related difference in all-cause mortality risk based on coronary computed tomography angiography findings results from the international multicentre CONFIRM (Coronary CT angiography evaluation for clinical outcomes: an International multicentre registry) of 23854 patients without known coronary artery disease. J Am Coll Cardiol 2011;58:849-60.

29. Hadamitzky M, Taubert S, Deseive S, et al. Prognostic value of coronary computed tomography angiography during 5 years of follow up in patients with suspected coronary artery disease. Eur Heart J 2013;34:3277-85.

30. Fujimoto S, Kondo T, Kumamaru KK, et al. Prognostic value of coronary computed tomography (CT) angiography and coronary artery calcium score performed before revascularisation. J Am Heart Assoc 2015;4:e002264.

4

Diogo Freitas Cardoso de Azevedo

INTRODUÇÃO

As doenças cardiovasculares (DCV) causam quase 18 milhões de mortes anualmente. Apesar do progresso no manejo da doença, 30% das mortes globais são atribuíveis às DCV. São identificados vários fatores de risco genéticos e adquiridos para o desenvolvimento da DCV [1], sendo a hipertensão arterial sistêmica a principal causa de mortalidade e morbidade prematura [2].

O impacto de qualquer nível de pressão arterial (PA) elevada sobre a saúde pública é importante. Como a hipertensão é um distúrbio comum na sociedade, diretrizes sobre seu gerenciamento têm sido publicadas periodicamente por especialistas no assunto.

A diretriz europeia [3] mantém a definição anterior de hipertensão (isto é, pressão arterial > 140/90 mmHg), enquanto a diretriz americana [4] reduziu o limiar para definir a hipertensão como >130/80 mmHg. A mudança da diretriz americana foi impulsionada, em grande parte, por metanálises e ensaios clínicos com resultados importantes, incluindo o estudo SPRINT [5]. A diretriz europeia foi elaborada, em grande parte, com base no risco atribuível à população. No entanto, ambas as diretrizes recomendam o mesmo alvo terapêutico de PA: < 130/80 mmHg.

A discussão adquire maior importância na população com doença arterial coronariana (DAC) estabelecida, sabidamente associada a pior prognóstico. Pacientes com DAC e hipertensão concomitante representam uma população especial com distintas características fisiológicas e estruturais. O controle ideal da PA nessa população tem sido associado à redução de eventos adversos. No entanto, a redução excessiva da pressão arterial pode comprometer a perfusão miocárdica e cerebral, aumentando a morbimortalidade.

EPIDEMIOLOGIA DA HIPERTENSÃO ARTERIAL E DOENÇA ARTERIAL CORONARIANA

As formas de elevação da PA diferem em função da idade, predominando a elevação da pressão arterial diastólica (PAD) em jovens hipertensos e da pressão arterial sistólica (PAS), frequentemente isolada (hipertensão sistólica isolada), na terceira idade. A prevalência da hipertensão é, portanto, diretamente proporcional à idade da população, com mais da metade dos americanos acima de 65 anos de idade tendo PA elevada. Além disso, há uma mudança com a idade na importância relativa da PAS e PAD como fator de risco.

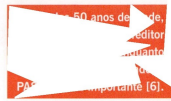

É necessário observar que, na população ≥ 60 anos, a PAD se torna inversamente relacionada ao risco de DAC. Além disso, em idosos, a pressão de pulso aparece como preditor independente e de maior risco para DAC.

Em uma metanálise de 61 estudos [7] que incluíram quase 1 milhão de adultos, a pressão arterial esteve relacionada à DAC na faixa entre 115/75 e 185/115 mmHg para todas as idades. No geral, observou-se que cada aumento na PAS de 20 mmHg (ou cada aumento de 10 mmHg na PAD) duplicava o risco de um evento coronariano fatal (Figura 4.1).

FISIOLOGIA DA HIPERTENSÃO ARTERIAL E DOENÇA ARTERIAL CORONARIANA

Muitos dos mecanismos fisiológicos envolvidos na patogênese da hipertensão também desempenham um papel fundamental no desenvolvimento da aterosclerose nos vasos coronarianos epicárdicos, bem como na disfunção dos microvasos. O aumento do impulso simpático, via ativação do sistema renina-angiotensina-aldosterona (SRAA), o aumento do estresse oxidativo e das citocinas inflamatórias, a presença de disfunção endotelial e microvascular e a deficiência de vasodilatadores como óxido nítrico e prostaciclina estão entre os fatores que contribuem para aterosclerose coronariana. A disfunção endotelial permanece mais pronunciada em pacientes com doenças vasculares, como DAC e hipertensão. Isso inclui um desequilíbrio entre vasodilatadores biodisponíveis (óxido nítrico e prostaglandina E) e vasoconstritores (endotelina e angiotensina II), bem como mediadores pró-trombóticos e antitrombóticos, o que contribui para aumento da pressão arterial elevada e elevação do risco de aterosclerose.

O aumento do impulso simpático ativa o SRAA, aumentando a produção de angiotensina II e aldosterona, que têm vários efeitos vasotóxicos a jusante. Além disso, o endotélio

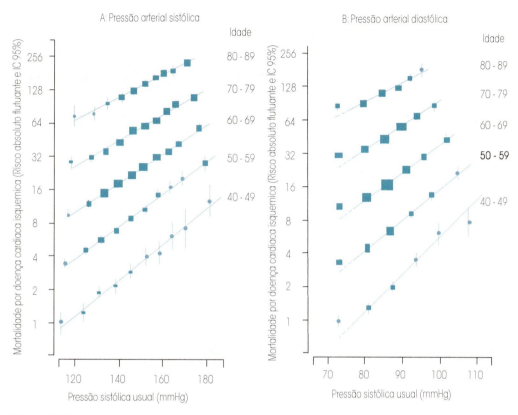

Figura 4.1 Taxa de mortalidade por cardiopatia isquêmica a cada década de vida, a partir dos 40 anos, pela pressão arterial, sistólica e diastólica, no início da década.

Fonte: Adaptado de Lewington S, et al. [7].

lesionado libera citocinas inflamatórias que potencializam o estresse oxidativo e perpetuam a inflamação vascular, resultando em iniciação e progressão da DAC, além da doença microvascular [8].

Além dessas alterações fisiológicas mencionadas, que existem em pacientes hipertensos, forças físicas e hemodinâmicas são importantes na gênese do problema. Em indivíduos jovens, a aorta é complacente e pode impulsionar o aumento do sangue ejetado pelo ventrículo esquerdo, com apenas um pequeno aumento na PAS. A sístole do ventrículo esquerdo não apenas empurra a coluna de sangue para frente, mas também gera uma onda de pressão, que viaja em direção à periferia a uma velocidade de onda de aproximadamente 5 m/s.

 Regiões de incompatibilidade de impedância (bifurcações) levam a reflexões de ondas, com as ondas de pressão refletidas viajando para trás, reunindo-se na aorta ascendente e fundindo-se com a onda direta do mesmo ciclo cardíaco.

Em indivíduos jovens, as ondas para frente e para trás se fundem principalmente durante a diástole, aumentando a PAD e a perfusão coronariana. Com o aumento da idade, consequentemente à degradação da elastina na camada média da aorta, a aorta se enrijece. Assim, as velocidades das ondas de pulso de deslocamento anterógrado e retrógrado (velocidade da onda de pulso (VOP)) aumentam e as ondas de pulso retrógradas (refletidas) se fundem com o início da onda anterógrada durante o ciclo cardíaco, isto é, durante a sístole. Isso aumenta a PAS (tensão da parede e consumo de oxigênio) e diminui a PAD (perfusão do miocárdio) [9] (Figura 4.2).

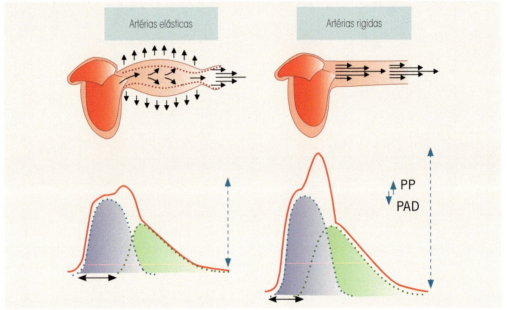

Figura 4.2 Alterações fisiológicas existentes em pacientes hipertensos. Em indivíduos jovens (A), a aorta é complacente e pode impulsionar adequadamente o sangue ejetado pelo ventrículo esquerdo, não sendo evidenciado o mesmo em pacientes idosos (B).

PP: pressão pulso; PAD: pressão arterial diastólica.

Fonte: Adaptado de O'Rourke MF, et al. [9].

De fato, em humanos, a VOP mostra forte relação inversa com o fluxo sanguíneo coronariano e com a reserva de fluxo coronariano. Em pacientes com DAC estabelecida, medidas de rigidez aórtica (VOP) e medidas de reflexões de ondas estão inversamente ligadas ao tempo até a isquemia se desenvolver durante um teste de esforço [10].

Medidas da hemodinâmica pulsátil e das reflexões das ondas são preditoras independentes de eventos coronarianos graves [11,12] em pacientes com e sem DAC estabelecida, além da PAS e PAD braquial "convencionais".

EFEITO DO TRATAMENTO DA HIPERTENSÃO NA PREVENÇÃO DE DOENÇA ARTERIAL CORONARIANA E O ALVO TERAPÊUTICO

Em um conjunto de metanálises, incluindo 68 ensaios clínicos randomizados (245.885 pacientes), foi relatado o efeito do tratamento anti-hipertensivo na ocorrência de eventos cardiovasculares, incluindo a DAC [13]. Em estudos comparando a terapia medicamentosa ao placebo para reduzir a pressão arterial, a ocorrência de DAC foi reduzida em 16% (redução absoluta de sete eventos por 1.000 pacientes tratados em 5 anos).

No estudo CAMELOT [14] (anlodipina versus enalapril versus placebo em pacientes com DAC angiográfica definida como > 20% de estenose e PA basal dentro da normalidade, com valor médio de 128/79 mmHg), o efeito do controle pressórico na progressão da aterosclerose foi investigado por ultrassonografia intravascular. A PAS na faixa de 120 a 140 mmHg correspondeu à não progressão ou regressão da DAC. Valores acima desse intervalo foram associados à progressão e aqueles abaixo, à regressão do ateroma coronariano [15].

Estudos que compararam redução mais acentuada *versus* redução menos acentuada da PA, a DAC foi reduzida em 19% no grupo submetido a tratamento mais intensivo. A redução no risco de DAC não parece ser dependente da pressão arterial basal [16] e também está presente em pacientes com hipertensão inicial estágio 1 e risco cardiovascular vascular baixo a moderado. Quando a análise foi estratificada por meio da PAS alcançada, PAS < 130 mmHg *versus* >130 mmHg foi associada a uma redução significativa de DAC. O mesmo aconteceu com PAD < 80 mmHg *versus* > 80 mmHg.

Nas últimas duas décadas, vários estudos que sugeriram o fenômeno da curva J recomendaram cautela ao diminuir a pressão arterial nesses pacientes com aterosclerose coronariana [17] **(Figura 4.3)**. A razão para isso são as alterações na autorregulação coronariana e o aumento da velocidade das ondas de pulso e a aterosclerose cerebral concomitante, bem como o potencial de disfunção microvascular nas circulações coronariana, cerebral e renal.

Os dados de estudos prévios apresentam discrepância em relação ao fenômeno da curva J e limiar de segurança para a redução da pressão arterial em pacientes com DAC. Essas discrepâncias foram refletidas nas diferentes recomendações das diretrizes. Por exemplo, os membros do painel *Eighth Joint National Committee* (JNC-8), que não forneceram um endosso específico para a população com DAC, recomendaram um limiar de PAS < 150 mmHg naqueles > 60 anos e < 140 mmHg naqueles com < 60 anos de idade [18].

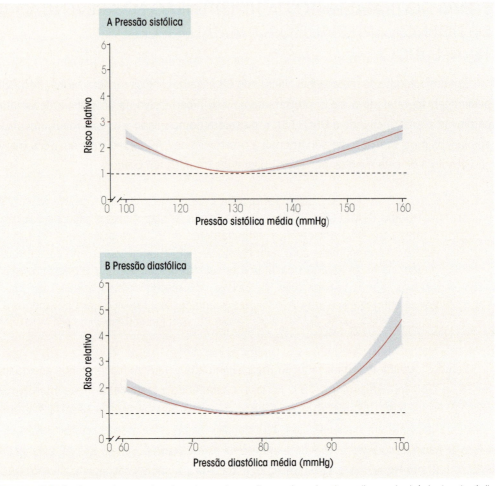

Figura 4.3 Fenômeno da curva J no risco de eventos cardiovasculares (morte cardiovascular, infarto do miocárdio e acidente vascular cerebral) em pacientes hipertensos portadores de doença arterial coronariana.

PP: pressão pulso; PAD: pressão arterial diastólica.

Fonte: daptado de Vidal-Petiot E, et al. [17].

As diretrizes do ACC/AHA de 2015 para controle da hipertensão na população com DAC recomendaram uma meta de pressão arterial sistólica < 140 mmHg. Recentemente, essas recomendações foram atualizadas pelas diretrizes de 2017 para o gerenciamento da hipertensão, que estabeleceu uma pressão arterial < 130/80 mmHg nessa população [4]. Uma recomendação semelhante foi fornecida pela diretriz da Sociedade Europeia de Cardiologia de 2018 para o tratamento da hipertensão, exceto nos indivíduos com idade ≥ 65 anos, nos quais é recomendada uma meta de PAS de 130 a 140 mmHg [3].

Essas recomendações foram baseadas principalmente nos dados do estudo SPRINT [5], que não se concentrou especificamente na população com DAC. Na verdade, o estudo tinha relativamente poucos pacientes com DAC documentada.

Até o momento, não houve estudo randomizado que tenha comparado os diferentes alvos terapêuticos de PAS em pacientes hipertensos com DAC, sendo as evidências obtidas de registros ou análises *post-hoc* de estudos randomizados. Com base nos resultados dos estudos observacionais disponíveis, pode ser plausível que o melhor alvo terapêutico de PAS nesses pacientes seja de em torno de 130 mmHg. Todavia, os médicos devem ser cautelosos em não reduzir a PAS abaixo de 120 mmHg. Da mesma forma, uma PAD < 80 mmHg parece ser um alvo adequado, com o cuidado para não abaixar a PAD < 70 mmHg.

TRATAMENTO MEDICAMENTOSO IDEAL

A prática atual sugere o uso de um regime com múltiplas drogas, em doses mais baixas, em oposição a um único medicamento na máxima dose tolerada para o tratamento da hipertensão. Isso se deve em parte aos efeitos complementares de vários medicamentos que atuam em diferentes vias e também à prevenção de efeitos colaterais de um medicamento em particular quando titulado para sua dose máxima tolerada. Nesse cenário, os betabloqueadores classicamente estiveram presentes, isolados ou em associação com outros anti-hipertensivos, nas receitas médicas da população com DAC estabelecida e hipertensão arterial. Embora os betabloqueadores continuassem sendo o tratamento padrão para hipertensão no século XX, seus efeitos anti-hipertensivos abaixo do esperado em pacientes idosos foram bem documentados em diversos estudos.

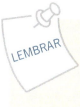

Os betabloqueadores não são recomendados como terapia inicial para redução da pressão arterial em pacientes com DCV sem infarto agudo do miocárdio (IAM) recente ou insuficiência cardíaca [18]. Além disso, os betabloqueadores também não são mais recomendados como terapia inicial para pacientes hipertensos pelo JNC-8, uma vez que um estudo mostrou que o uso desta medicação resultou em uma maior taxa de acidente vascular cerebral em comparação com o bloqueador do receptor de angiotensina [18].

A mais recente recomendação do *National Institute for Health and Care Excellence* (NICE) para tratamento de pessoas que tiveram um IAM há mais de 1 ano é pelo uso do inibidor da enzima conversora de angiotensinogênio (IECA) e não oferecer betabloqueadores na ausência de disfunção sistólica do ventrículo esquerdo ou insuficiência cardíaca, a menos que haja uma indicação clínica adicional para um betabloqueador.

Na prática atual, o uso de betabloqueador é limitado ao controle da pressão arterial em pacientes mais jovens e para pacientes mais idosos apenas se eles tiverem IAM recente, insuficiência cardíaca sistólica ou angina.

Em pacientes hipertensos com DAC crônica sintomática, os bloqueadores dos canais de cálcio e betabloqueadores apresentam efeitos antianginoso/anti-isquêmico bem estabelecidos e, além disso, contribuem para a otimização da pressão arterial. Essas duas classes de medicamentos geralmente são escolhidas em detrimento de outros agentes (como IECA, bloqueadores dos receptores de angiotensina (BRA) ou diuréticos) que não fornecem benefício antianginoso adicional.

Uma comparação entre betabloqueadores e bloqueadores dos canais de cálcio não di-hidropiridínicos especificamente em pacientes com hipertensão e DAC coexistente não mostrou diferenças significativas em termos de morte, infarto do miocárdio não fatal ou acidente vascular cerebral (AVC) não fatal entre as duas classes de drogas [19]. A segurança e a eficácia dos diuréticos tiazídicos, IECA, BRA e bloqueadores dos canais de cálcio foram avaliadas por vários estudos. No entanto, a maioria desses ensaios de hipertensão foi realizada em populações com baixa prevalência de DAC, dificultando conclusões robustas.

Wuxiang Xie et al. [20], em metanálise que incluiu pacientes com DCV prévia (prevenção secundária), demonstraram que os IECA reduzem significativamente eventos cardiovasculares, mortalidade por todas as causas, IAM e AVC quando comparados ao placebo. Os BRA reduzem o risco de eventos combinados, os bloqueadores dos canais de cálcio reduzem o risco de AVC e os diuréticos impedem eventos cardiovasculares e AVC. Nenhuma diferença significativa foi encontrada nas comparações *head-to-head* de cada classe de medicamentos com qualquer outra classe.

À luz dos resultados do estudo INVEST [19] e de outros grandes estudos randomizados, não existem recomendações específicas sobre a escolha de agentes anti-hipertensivos para pacientes com DAC.

A escolha do anti-hipertensivo deve ser definida pelos sintomas do paciente (como angina de esforço) ou comorbidades (insuficiência cardíaca, diabetes, doença renal crônica, disfunção ventricular esquerda ou valvulopatias).

Por fim, deve haver ênfase em medidas preventivas secundárias nesses pacientes, como cessação do tabagismo, controle do diabetes, perda de peso e exercícios regulares, independentemente da existência ou não de DAC.

CONCLUSÃO

Espera-se que outros estudos observacionais explorem melhor o alvo terapêutico da PAS nessa coorte de alto risco. É improvável que um estudo randomizado seja realizado para comparar os alvos terapêuticos da PA nessa população com regimes terapêuticos diferentes (*head-to-head*). Com o surgimento da terapia de denervação renal, são esperados estudos que se concentrem em desfechos substitutos (isto é, controle da pressão arterial e redução no número de agentes anti-hipertensivos) em pacientes hipertensos com DAC.

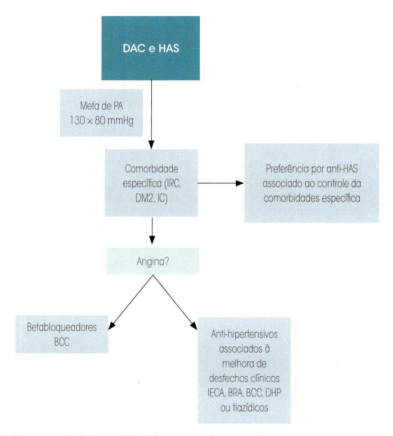

Figura 4.4 Fluxograma de tratamento da HAS em pacientes com DAC.

DAC: doença arterial crônica; HAS: hipertensão arterial sistêmica; PA: pressão arterial; IRC: insuficiência renal crônica; DM2: diabetes mellitus tipo 2; IC: insuficiência cardíaca; BCC: betabloqueadores dos canais de cálcio; BRA: bloqueadores dos receptores de angiotensina; DHP: di-hidropiridina
Fonte: Desenvolvido pela autoria.

REFERÊNCIAS

1. NCD Risk Factor Collaboration (NCD-RiSC). Worldwide trends in blood pressure from 1975 to 2015: a pooled analysis of 1479 population-based measurement studies with 19.1 million participants. Lancet 2017;389:37-55.

2. GBD 2016 Risk Factors Collaborators. Global, regional, and national comparative risk assessment of 84 behavioral, environmental and occupational, and metabolic risks or clusters of risks, 1990-2016: a systematic analysis for the Global Burden of Disease Study 2016. Lancet 2017;390:1345-1422.

3. Williams B, Mancia G, Spiering W, et al; ESC Scientific Document Group. 2018 ESC/ESH guidelines for the management of arterial hypertension. Eur Heart J 2018;39:3021-3104.

4. Whelton PK, Carey RM, Aronow WS, et al. 2017 ACC/AHA/AAPA/ ABC/ACPM/AGS/APhA/ASH/ASPC/NMA/PCNA guideline for the prevention, detection, evaluation, and management of high blood pressure in adults: executive summary: a report of the American College of Cardiology/American Heart Association task force on clinical practice guidelines. J Am Coll Cardiol 2018;71:2199-2269.

5. SPRINT Research Group. A randomized trial of intensive versus standard blood-pressure control. N Engl J Med 2015;373(22):2103-16.

6. Franklin SS, Larson MG, Khan SA, et al. Does the relation of blood pressure to coronary heart disease risk change with aging? The Framingham Heart Study. Circulation 2001;103:1245-9.

7. Lewington S, Clarke R, Qizilbash N, Peto R, Collins R; Prospective Studies Collaboration. Age-specific relevance of usual blood pressure to vascular mortality: a meta-analysis of individual data for one million adults in 61 prospective studies [published correction appears in Lancet 2002;361:1060]. Lancet 2002;360:1903-13.

8. Rosendorff C, Lackland DT, Allison M, et al. Treatment of hypertension in patients with coronary artery disease: a scientific statement from the American Heart Association, American College of Cardiology, and American Society of Hypertension. Hypertension 2015;65(6):1372-1407.

9. O'Rourke MF, Hashimoto J. Mechanical factors in arterial aging: a clinical perspective. J Am Coll Cardiol 2007;50:1-13.

10. Kingwell BA, Waddell TK, Medley TL, Cameron JD, Dart AM. Large artery stiffness predicts ischemic threshold in patients with coronary artery disease. J Am Coll Cardiol 2002;40:773-9.

11. Chirinos JA, Zambrano JP, Chakko S, et al. Aortic pressure augmentation predicts adverse cardiovascular events in patients with established coronary artery disease. Hypertension 2005;45:980-5.

12. Weber T, Auer J, O'Rourke MF, et al. Increased arterial wave reflections predict severe cardiovascular events in patients undergoing percutaneous coronary interventions. Eur Heart J 2005;26:2657-63

13. Thomopoulos C, Parati G, Zanchetti A. Effects of blood pressure lowering on outcome incidence in hypertension. Overview, meta-analyses, and meta-regression analyses of randomized trials. J Hypertens 2014;32:2285-95.

14. Nissen SE, Tuzcu EM, Libby P, et al. Effect of antihypertensive agents on cardiovascular events in patients with coronary disease and normal blood pressure: the CAMELOT study: a randomized controlled trial. JAMA 2004;292:2217-25.

15. Sipahi I, Tuzcu EM, Schoenhagen P, et al. Effects of normal, pre-hypertensive, and hypertensive blood pressure levels on progression of coronary atherosclerosis. J Am Coll Cardiol 2006;48:833-8.

16. Thomopoulos C, Parati G, Zanchetti A. Effects of blood pressure lowering on outcome incidence in hypertension: effects at different baseline and achieved blood pressure levels - overview and meta-analyses of randomized trials. J Hypertens 2014;32:2296-304.

17. Vidal-Petiot E, Ford I, Greenlaw N, et al. Cardiovascular event rates and mortality according to achieved systolic and diastolic blood pressure in patients with stable coronary artery disease: an international cohort study. Lancet 2016;388(10056):2142-52.

18. James PA, Oparil S, Carter BL, et al. 2014 evidence-based guideline for the management of high blood pressure in adults: report from the panel members appointed to the Eighth Joint National Committee (JNC 8). JAMA 2014;311:507-20.

19. Pepine CJ, Handberg EM, Cooper-DeHoff RM, et al. A calcium antagonist vs a non-calcium antagonist hypertension treatment strategy for patients with coronary artery disease: the International Verapamil-Trandolapril Study (INVEST): a randomized controlled trial. JAMA 2003;290(21):2805-16.

20. Xie W, Zheng F, Evangelou E, et al. Blood pressure-lowering drugs and secondary prevention of cardiovascular disease: systematic review and meta-analysis. J Hypertens 2018;36(6):1256-65.

Daniel Valente Batista

INTRODUÇÃO

No Brasil, estima-se em torno de 12 milhões de diabéticos, o que corresponde a cerca de 8% da população entre 20 e 79 anos, dos quais 5,7 milhões desconhecem ter a doença, com gasto médio de 1.400 dólares/ano e taxa de mortalidade em torno de 108 mil mortes/ano [1].

Diabetes *mellitus* (DM) e doenças cardiovasculares (DCV) estão associadas a uma ampla gama de condições cardiovasculares que, em conjunto, constituem a maior causa de mortalidade para pessoas com diabetes.

Pessoas com diabetes têm duas a três vezes mais chances de desenvolver doenças cardiovasculares do que pessoas sem diabetes. Níveis elevados de glicose no sangue podem tornar o sistema de coagulação do sangue mais ativo, aumentando o risco de coágulos sanguíneos. O diabetes também está associado a níveis elevados de pressão arterial e de colesterol, que aumentam o risco de complicações cardiovasculares, como angina, doenças arterial coronariana (DAC), infarto do miocárdio, acidente vascular cerebral (AVC), doença arterial periférica (DAP) e insuficiência cardíaca congestiva.

Coortes contemporâneas demonstraram que, entre portadores de DM, as mortes por causas cardiovasculares ocorrem em até 50% dos casos, com a doença isquêmica correspondendo a cerca de 20% desse total [2].

Em torno da metade dos pacientes recém-diagnosticados com DM tipo 2 terá DAC e um terço dos doentes com DAC tem DM. Esses números tendem a aumentar quando incluímos indivíduos classificados como pré-DM [3]. Anatomicamente, a DAC em diabéticos tende a ser mais difusa, com maior número de lesões combinadas, maior chance de lesões em tronco de coronária esquerda e doença com acometimento triarterial, placas mais extensas, além de um maior acometimento de vasos de pequeno e médio calibres, menor quantidade de circulação colateral, conforme mostram estudos de angiografia comparando populações com DM *versus* sem DM em diferentes estratos populacionais [4,5].

RASTREAMENTO DE DAC ASSINTOMÁTICA

Dada a comprovada correlação entre DAC e DM, é dúvida comum do médico que cuida desses pacientes saber se é pertinente o rastreio sistemático da DAC nessa população. Em torno de 20% dos diabéticos podem ter isquemia silenciosa e sua presença pode estar implicada em maior risco de eventos adversos [6].

As recomendações de rastreamento da DAC em pacientes diabéticos podem variar discretamente entre as diversas sociedades médicas. Nosso entendimento é baseado nas recomendações das Diretrizes da American Diabetes Association (ADA), endossadas pelo Colégio Americano de Cardiologia [7], pela Sociedade Brasileira de Diabetes (2017/2018) e pela Diretriz sobre prevenção de doenças cardiovasculares em pacientes com diabetes da Sociedade Brasileira de Cardiologia e Endocrinologia (2017) [8].

Não se deve realizar rastreamento para DAC em indivíduos diabéticos assintomáticos, mas deve-se considerar a investigação em pacientes com sintomas atípicos (dispneia ou dor atípica), histórico de acidente vascular cerebral (AVC) ou alterações isquêmicas no eletrocardiograma de repouso.

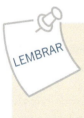

Considerar avaliação de isquemia, preferencialmente por meio do teste ergométrico (caso o eletrocardiograma (ECG) do paciente seja interpretável), em pacientes > 40 anos que desejem iniciar atividade esportiva intensa. Aqueles para os quais se planeja apenas atividade leve a moderada e que tenham ECG de repouso sem alterações não se beneficiam de teste ergométrico para fins de rastreio da DAC.

As restrições ao uso indiscriminado de testes não invasivos para o rastreio da DAC se devem, sobretudo, a uma relação custo-benefício e à capacidade de modificação de condutas terapêuticas, que devem ser, idealmente, estudadas em âmbito local [9]. De toda forma, a individualização deve ser a meta.

Um dos maiores estudos que avaliaram o rastreamento da DAC em pacientes assintomáticos com DM foi o DIAD [10]. Este estudo randomizou 1.123 indivíduos em duas categorias: aqueles que seriam; e aqueles que não seriam rastreados com imagem de perfusão miocárdica de estresse. Apesar da presença de imagem de perfusão miocárdica anormal em mais de 1 em cada 5 pacientes, os eventos cardíacos foram inferiores ao esperado e equivalentes nos pacientes rastreados em comparação aos não rastreados.

Os resultados cardíacos favoráveis entre os diabéticos assintomáticos provavelmente podem ser atribuídos ao manejo dos fatores de risco cardíacos. Portanto, o padrão atual de atendimento ao paciente com DM tipo 2 deve se concentrar na redução dos fatores de risco cardiovascular, evitando o rastreamento indiscriminado.

DIAGNÓSTICO E CLASSIFICAÇÃO

Existem critérios bem definidos para o diagnóstico do DM que compreendem um espectro do paciente sem doença, passando pela fase de pré-DM e DM propriamente dito. Os critérios diagnósticos mais recentes são os publicados pela ADA (Tabela 5.1) [11].

Tabela 5.1 Valores de testes glicêmicos e sua classificação.

	Normal	Pré-diabetes	Diabetes
Glicemia de jejum (mg/dL)	< 100	100 – 125	≥ 126
Hemoglobina glicada (%)	< 5,7	5,7 – 6,4	≥ 6,5
Teste de tolerância a glicose 75 g após 2 horas (mg/dL)	< 140	140 – 199	≥ 200
Glicose aleatória	-	-	> 200 *

* Desde que na presença de sintomas: polifagia, perda de peso, poliúria etc.
Fonte: Adaptado de American Diabetes A [11].

Uma vez feito o diagnóstico, devemos classificar os pacientes em um dos quatro grandes grupos possíveis. O conhecimento da classificação desses grupos é importante para melhor compreensão da conduta terapêutica a ser feita (Tabela 5.2).

Tabela 5.2 Classificação do diabetes *mellitus*.

Diabetes tipo 1	Destruição autoimune das células betapancreáticas resultando em total deficiência de insulina.
Diabetes tipo 2	Perda progressiva da capacidade secretora de insulina associada a um contexto de resistência insulínica.
Diabetes gestacional	Quadro diagnosticado a partir do 2º trimestre da gestação em paciente sem diagnóstico prévio.
Diabetes associada	DM associado a outras patologias, como doenças exócrinas do pâncreas (fibrose cística, pancreatite), uso de drogas (corticosteroides) etc.

Fonte: Adaptado de American Diabetes A [11].

ABORDAGEM TERAPÊUTICA

O tratamento do paciente com DM tipo 2 (foco deste capítulo) envolve alguns passos: estratificação do risco cardiovascular; definição do alvo glicêmico; mudanças de estilo de vida; tratamento farmacológico; decisão sobre revascularização; e indicação de cirurgia bariátrica.

ESTRATIFICAÇÃO DO RISCO CARDIOVASCULAR

Os diabéticos, tradicionalmente, são considerados de maior risco cardiovascular do que a população geral. Contudo, nem todo diabético tem o mesmo risco. Sobretudo indivíduos mais jovens (homens < 35 anos e mulheres < 45 anos), pessoas com pouco tempo de doença (< 10 anos) e sem outras comorbidades associadas parecem ter menor risco cardiovascular. Dessa forma, observamos que há um espectro de gravidade da doença e nem todos os pacientes com DM estão no grupo "alto risco" [12].

Em parceira com o Colégio Americano de Cardiologia, a última Diretriz da ADA [7], recomenda que seja calculado o risco de eventos cardiovasculares em 10 anos em todo o paciente com DM. Essa ferramenta é facilmente preenchida por meio de aplicativos via smartphone, bem como pelo link http://tools.acc.org/ASCVD-Risk-Estimator-Plus/#!/calculate/estimate/.

Por intermédio do valor alcançado, deve-se tentar individualizar o risco de cada paciente, sob a ótica de quanto maior o risco estimado, maior o benefício de um tratamento mais "agressivo". Esta ferramenta de estratificação deve ser empregada apenas nos pacientes que nunca foram acometidos por evento cardiovascular, ou seja, aqueles em prevenção primária, visto que pacientes que tiveram eventos cardiovasculares já são de alto risco.

ALVO GLICÊMICO E MANEJO DO DM

As metas para valores glicêmicos em pacientes com DAC devem ser individualizadas e levar em consideração fatores como tempo de diagnóstico, complicações micro e macrovasculares, risco de hipoglicemia e ambiente psicossocial.

As complicações relacionadas a glicemias elevadas podem demorar anos para se manifestar e, assim, doentes com expectativa de vida baixa, por exemplo, podem não se beneficiar de um controle mais intensivo.

Há modelos experimentais que associam a frequência de hipoglicemias com maior velocidade de progressão da aterosclerose [15]. Contudo, as evidências ainda não são definitivas. Além disso, outras variáveis podem estar associadas com pior desfecho em pacientes com hipoglicemia recorrente [16]. Sendo assim, estudos mais robustos são necessários para elucidar essa questão.

De maneira geral, todos os pacientes com DM, inclusive aqueles com DAC, beneficiam-se de um controle glicêmico que evite os efeitos agudos da hiperglicemia, como poliúria, polidipsia, perda de peso, noctúria e polifagia, que costumam surgir com médias glicêmicas acima de 200 mg/dL e HbA1C entre 8 e 9%. Além disso, esta medida pode evitar as condições de descompensação aguda, como a cetoacidose diabética e o estado hiperglicêmico hiperosmolar.

Atenção especial deve ser dada à população com mais 80 anos que, costumeiramente, é excluída dos grandes trabalhos clínicos randomizados.

Por exemplo, a média de idade dos participantes dos três principais trabalhos em diabéticos, VADT [17], ACCORD [18] e ADVANCE [19] foi de 60, 62 e 66 anos, respectivamente. Nessa população, é forte o consenso entre as sociedades médicas, como a Associação Americana de Diabetes (ADA) e a Sociedade Americana de Geriatria, de se tolerar um alvo glicêmico maior, sobretudo em idosos frágeis, com múltiplas comorbidades e/ou com expectativa de vida estimada inferior a 10 anos (Tabela 5.3).

Tabela 5.3 Meta glicêmica (HbA1C, glicemia pré e pós-prandial) de acordo com a população-alvo e a respectiva diretriz.

População-alvo	HbA1C (%)	Glicemia pré-prandial (mg/dL)	Glicemia pós-prandial (mg/dL)
Adultos (SBD)	< 7	< 100	< 160
Adultos (ADA)	< 7	80-130	< 180
Idosos (ADA)*	< 7,5	-	-
Idosos (ADA)**	< 8,0 – 8,5	-	-

*Refere-se a idosos hígidos, sem grande comorbidades; **refere-se a idosos com múltiplas comorbidades e/ou baixa expectativa de vida; idosos > 65 anos. SBD: Sociedade Brasileira de Diabetes; ADA: American Diabetes Association.
Fonte: Adaptado de American Diabetes A [11].

Um grande estudo de coorte retrospectivo mostrou um padrão de associação de risco em forma de U entre HbA1c e mortalidade por todas as causas e progressão para eventos de doença de grandes vasos em pacientes com DM tipo 2 [20]. A HbA1c de aproximadamente 7,5% foi associada a um menor risco e o aumento ou diminuição em relação a esse valor médio de HbA1c foi associado a um risco aumentado de desfechos adversos.

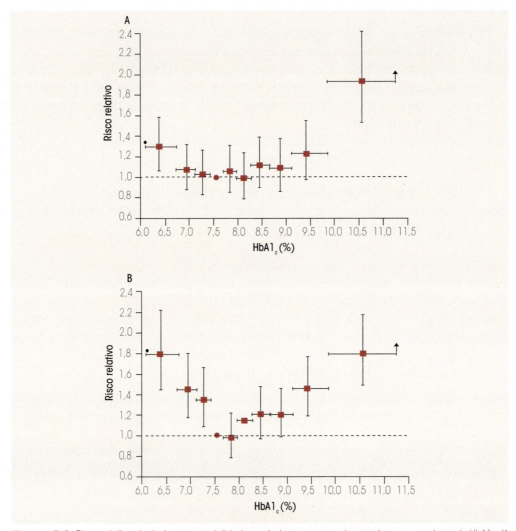

Figura 5.1 Risco relativo ajustado para mortalidade por todas as causas de acordo com os valores de HbA1c (A = metformina + sulfonilureias; B = regimes baseados em insulina). Observe a forma de U no gráfico entre mortalidade e HbA1c, sendo o valor de HbA1c de 7.5% associado a um menor risco de morte.

Fonte: Adaptado de Currie CJ, et al. [20].

Além disso, recentemente, diversos autores têm relacionado a menor variabilidade da HbA1c ao longo tempo com melhor controle do DM e a menor ocorrência de eventos cardiovasculares [21-23].

As diretrizes não colocam uma meta específica para população diabética com DAC. Sendo assim, deve-se individualizar a meta glicêmica considerando as características clínicas e preferências do paciente.

Todavia, deve ficar claro que existe uma aparente correlação entre os valores de hemoglobina glicada e eventos cardiovasculares, conforme mostram estudos epidemiológicos [24].

A Figura 5.2 mostra que, para diferentes situações clínicas, alvos glicêmicos mais estritos ou mais liberais podem ser adotados com o objetivo de minimizar diversas complicações, principalmente aquelas associadas à hipoglicemia.

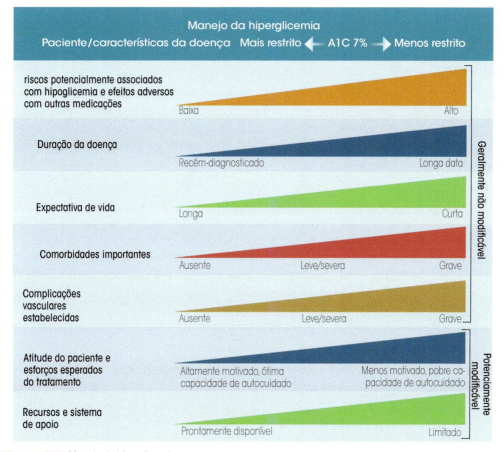

Figura 5.2 Manejo da hiperglicemia.
Fonte: Adaptado de Inzucchi SE, et al. [25].

MEDIDAS NÃO FARMACOLÓGICAS

Dieta

Deve-se insistir em estímulos para perda de peso. O controle dietético é importante e deve-se recomendar a diminuição de produtos industrializados, com alto teor de açúcar e lipídios. A perda de peso poderá ajudar, adicionalmente, na queda da resistência insulínica e melhorar a função hepática nos pacientes com esteatose.

Um acompanhamento multidisciplinar com endocrinologista e nutricionista é importante e deve ser realizado sempre que possível.

Atividade física

Todos os pacientes sedentários com DM devem ser aconselhados a manter em torno de 30 a 60 minutos de atividade aeróbia na maioria dos dias da semana, com meta de 150 a 200 minutos/semana, evitando mais do que 48 horas de intervalo. Indivíduos clinicamente compensados sem comorbidades graves (retinopatia grave ou DAC sintomática) podem realizar exercícios resistidos.

Abordagem psicológica

Assim como em outras doenças crônicas, diabéticos estão propensos ao desenvolvimento de depressão e esta associação pode impactar diretamente na adesão ao tratamento [26]. Sendo assim, um olhar atento aos sintomas de ansiedade e depressão é recomendado, e um tratamento precoce deve ser instituído.

VACINAÇÃO

Uma situação muitas vezes negligenciada em pacientes diabéticos, sobretudo naqueles com histórico de coronariopatia e/ou insuficiência cardíaca é a atualização do calendário vacinal. Pacientes diabéticos têm maior risco de complicações, hospitalização e morte por Influenzavirus e doença pneumocócica [27]. Garantir a cobertura vacinal para influenza e pneumococo é essencial e cabe ao médico assistente explicar claramente os benefícios dessa terapia e ter persistência para vencer as barreiras socioculturais que fazem com que, muitas vezes, o paciente recuse a vacinação (Tabela 5.4) [28].

Tabela 5.4 Recomendações de vacinação.

Vacinação contra influenza	Recomenda-se a vacinação anual.
Vacinação contra pneumonia	Há duas apresentações – a vacina 13-valente e a 23-valente – que devem ser administradas conforme o seguinte esquema:
	◆ pacientes com < 65 anos: vacina pneumocócica 23 valente com reforço a cada 5 anos.
	◆ pacientes com ≥ 65 anos já vacinados com a p-23 valente: vacinar com a p-13 valente 12 meses após a p-23 valente;
	◆ pacientes com ≥ 65 anos não vacinados: vacina p-13 valente primeiro. Após 12 meses, realizar vacina com a p-23 valente.

Fonte: Adaptado de American Diabetes A [11].

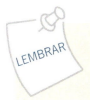

A vacinação pode ser realizada em clínicas particulares ou nos Centros Regionais de Imunobiológicos Especiais (CRIE), mediante apresentação de documento médico com a identificação do paciente e a justificativa médica.

TRATAMENTO FARMACOLÓGICO

Atualmente, dispomos de um amplo arsenal terapêutico a ser utilizado para o controle glicêmico [7]. Daremos enfoque às terapias destinadas aos pacientes com maior risco de doença cardiovascular.

A escolha terapêutica deverá avaliar uma série de fatores como peso, comorbidades, função renal, nível glicêmico, preferência do paciente e, não menos importante, custos.

O impacto financeiro de determinada medicação poderá afetar de maneira importante o custo de vida e a adesão dos pacientes.

Além disso, há que se ponderarem duas potenciais apresentações do DM tipo 2 no consultório: os pacientes que se apresentam assintomáticos, não catabólicos; e os pacientes sintomáticos, catabólicos (poliúria, polifagia, polidipsia etc).

A sequência de tratamento inicia-se com a realização do diagnóstico, classificação em relação à presença dos sintomas e, por fim, valores glicêmicos a serem perseguidos como alvo. Pacientes extremamente catabólicos e em quadros urgentes (cetoacidose, estado hiperosmolar) devem ser submetidos à insulinização em regime de internação hospitalar.

Para doentes com valores de HbA1c > 7,5-8%, o tratamento medicamentoso deverá ser iniciado junto à modificação de estilo de vida (MEV). Para indivíduos que estejam muito motivados, e com valores de HbA1c < 7,5%, pode-se permitir um período de MEV isolada por 3 a 6 meses antes de se iniciar medicação. Em indivíduos que estejam acima do alvo de HbA1c em mais de 1,5 a 2%, deve-se ponderar de imediato o início de dupla terapia medicamentosa. Obviamente, isso deve ser individualizado.

Contudo, não se deve prolongar o período sem medicação quando o paciente não tiver atingido os objetivos de acordo com o prazo estimulado, uma vez que o início tardio do tratamento, sobretudo em doentes com valores aumentos de HbA1c, está associado a piora do controle glicêmico e maiores taxas de complicações em longo prazo [29]. Como regra geral, sugerem-se consultas de acompanhamento a cada 3 a 6 meses.

PRESCRIÇÃO

Na ausência de contraindicações, a metformina ainda é considerada a terapia inicial para pacientes assintomáticos [30]. Devem ser buscadas doses iniciais baixas (500-850 mg/dia) com aumento seriado a cada 2 semanas até se atingir uma meta de 2000-2500 mg/dia.

Essa medicação tem custo acessível, boa capacidade redutora de glicemia (1 a 2% de HbA1c), além de não resultar em aumento de peso. Sua ação é, preferencialmente, por intermédio da diminuição da resistência insulínica. Sua principal complicação é a intolerância gastrointestinal. Nesses casos, o início progressivo, o uso associado à alimentação ou as fórmulas de liberação prolongada (XR) podem ser de grande auxílio.

A grande cautela deve ser feita em relação aos indivíduos com taxa de filtração glomerular < 30 mL/min/m^2. Além disso, o uso em longo prazo pode estar associado ao déficit de vitamina B12 e, por isso, uma monitorização de seus níveis é recomendada, especialmente naqueles que já apresentam algum grau de anemia e/ou neuropatia periférica.

As medicações para pacientes diabéticos têm sido recomendadas com o objetivo de melhorar o controle glicêmico, sobretudo a HbA1c e, consequentemente, eventos microvasculares, desde a época do estudo *UK Prospective Diabetes Study* (UKPDS). Nesta época, os trabalhos realizados eram tipicamente de curta duração (< 6 meses), abertos e com indivíduos com pouco tempo de diagnóstico da doença, muitas vezes sem complicações clínicas presentes e, frequentemente, não incluindo indivíduos com doenças cardiovasculares. Essa realidade foi afetada em 2007 com a publicação de uma metanálise que mostrou aumento nas taxas de infarto do miocárdio e mortes cardiovasculares associadas ao uso da rosiglitazona [31].

Em 2008, a U.S. Food and Drug Administration (FDA) lançou um aviso à comunidade científica/farmacêutica, em que deixava claro que só aprovaria novos medicamentos para DM que mostrassem segurança cardiovascular. Para isso, seriam necessários estudos randomizados, controlados, com número adequado de doentes e um tempo de seguimento mais longo [32]. Essa decisão desencadeou o desenvolvimento de estudos de novos fármacos em pacientes de maior risco cardiovascular (muito deles com DAC), tais como os inibidores da SGLT-2 e os análogos de GLP-1.

Inibidores da SGLT-2

Os inibidores do cotransportador de sódio-glicose (SGLT-2) são uma classe de antidiabéticos orais com atuação no rim. O mecanismo de ação é reduzir a glicemia induzindo glicosúria. São representados por três drogas: empaglifozina; canaglifozina; e dapaglifozina.

A empaglifozina foi testada no estudo EMPA-REG OUTCOME [33], randomizado, multicêntrico, duplo-cego, de não inferioridade, que envolveu cerca de 7 mil pacientes com mediana de seguimento de 3,1 anos. Todos os doentes incluídos deveriam ser de alto risco cardiovascular (de fato, 99% dos pacientes tinham doença cardiovascular (DCV) estabelecida por ter história de infarto agudo do miocárdio (IAM), AVC, angina instável, doença arterial periférica, lesões coronarianas em dois vasos epicárdicos ou tronco de coronária esquerda). O estudo avaliou duas doses (10 e 25 mg) contra placebo. Ao final do trabalho, observaram-se redução da mortalidade cardiovascular, IAM não fatal ou AVC não fatal (10,5% versus 12,1%; p = 0,04) no grupo empaglifozina em relação ao placebo, além de redução de morte por todas as causas (5,7% versus 8,3%; p < 0,001) e morte cardiovascular (3,7% versus 5,9%; p < 0,001).

Contudo, esses desfechos ocorreram quando agrupados todos os pacientes do grupo empaglifozina versus placebo. Individualmente, os grupos de 10 e 25 mg não obtiveram superioridade. Além disso, em análise de subgrupos, indivíduos com HbA1c > 8,5%, com menos de 65 anos de idade e com índice de massa corpórea > 30 kg/m^2 não tiveram o mesmo benefício. Interessante notar que a curva de eventos (Kaplan-Meier) "abriu" precocemente (a favor da empaglifozina) entre 6 e 12 semanas, o que leva a pensar que outros mecanismos – como diminuição da frequência cardíaca, diminuição da pós-carga, queda do consumo de oxigênio e melhor acoplamento ventrículo-arterial – poderiam estar relacionados a esses resultados e não, simplesmente, o efeito glicosúrico da medicação [34].

No ano de 2017, foi publicado o estudo CANVAS [35], que avaliou a canaglifozina em cerca de 10 mil pacientes, dos quais 65% tinham antecedente de DCV, com um tempo médio de seguimento de 3,4 anos. Ao final do seguimento, observou-se uma diminuição de eventos CV (26,9% versus 31,5% numa proporção de 1000 pacientes/ano; risco relativo = 0,86; IC 95% 0,75 a 0,97; p < 0,001 para não inferioridade; p = 0,02 para superioridade). Contudo, esses resultados ocorreram à custa de maior taxa de amputação distal dos membros inferiores (6,3% versus 3,4% dos participantes por 1000 pacientes/ano; RR = 1,9; IC 95% 1,41 a 2,75), o que certamente acabou causando certa frustração em relação à medicação.

Em 2019 foi publicado o estudo DECLARE-TIMI 58 [36], que também recrutou pacientes com alto risco cardiovascular. O estudo avaliou cerca de 17 mil pacientes numa mediana de seguimento de 4,2 anos. Não se observou redução de desfechos cardiovasculares maiores com a dapaglifozina em relação ao placebo (p < 0,001 para não inferioridade), mas observou-se redução de morte cardiovascular ou internação por insuficiência cardíaca (4,9% versus 5,8%; RR = 0,83; IC 95% 0,73 a 0,95; p = 0,005).

Metanálise recente [37], que incluiu os três grandes estudos previamente analisados, com mais de 34 mil pacientes, mostrou, por um lado, que os inibidores do SGLT-2 têm moderado efeito na prevenção de eventos CV (morte, IAM e AVC) apenas nos indivíduos com DCV estabelecida, sem aparente benefício naqueles apenas com risco de DCV. Por outro lado, a redução de hospitalização por insuficiência cardíaca e a diminuição da progressão da piora de função renal foram mais consistentes nas populações de diabéticos com e sem DCV.

As diretrizes da ADA de 2019 [30] recomendam o uso de inibidores de SGLT-2 em pacientes com DM e DCV estabelecida, em pacientes com risco de hospitalizações ou história pessoal de insuficiência cardíaca e em indivíduos que tenham disfunção renal (excluindo aqueles com clearance de creatinina < 30 mL/min/m²).

Sendo assim, em indivíduos sem controle glicêmico adequado com a metformina, com alguma contraindicação ou intolerância à esta medicação, ou até mesmo em substituição a outras classes de drogas anti-hiperglicemiantes sem evidência de benefício cardiovascular (sulfonilureias, inibidores de DPP-4, glitazonas, por exemplo), o uso dos inibidores de SGLT-2 está indicado no cenário da prevenção secundária [38].

Não há estudos clínicos, até o momento, que embasem a indicação isolada de iSGLT-2 para prevenção de eventos CV em indivíduos que não estejam em uso de metformina e que apresentem valores de HbA1c < 7%.

Análogos de GLP-1

O peptídeo semelhante a glucagon 1 (GLP-1) é um hormônio secretado na região do íleo distal e cólon após o estímulo da alimentação via oral. Uma vez liberado, esse hormônio atua na liberação de insulina dependente do estímulo glicêmico, diminui o nível sérico de glucagon e atrasa o esvaziamento gástrico, levando a uma sensação de saciedade. Os análogos artificiais são aplicados através de injeção subcutânea, que pode ser feita todo dia, toda semana ou a cada 15 dias.

O estudo LEADER [39], publicado em 2016, randomizou 9.340 pacientes com DCV estabelecida (81%) ou idosos com fatores de risco para doença CV (19%) para receber liraglutida ou placebo, com um tempo médio de seguimento de 3,8 anos. Houve redução de eventos cardiovasculares maiores em 13% (RR = 0,87; IC 95% 0,78 a 0,97; p = 0,01 para superioridade) em favor da liraglutida. Houve redução de todos os componentes do desfecho primário, além da mortalidade por todas as causas que foi reduzida em 15% (RR = 0,85; IC 95% 0,74 a 0,97; p = 0,02). Não houve redução em eventos relacionados à insuficiência cardíaca. Adicionalmente, houve queda de 20% na ocorrência do desfecho composto renal (nova albuminúria, piora do valor de creatinina, doença renal crônica terminal ou morte secundária às causas renais) no grupo liraglutida, o que gera uma hipótese de um potencial benefício dessa medicação em diabéticos com doença renal crônica.

Outros estudos avaliaram diferentes análogos do GLP-1, como o ELIXA (Lixisenatida) [40], EXSCEL (Exenatida) [41] e o SUSTAIN (Semaglutida) [42], mas com resultados menos robustos do que os atingidos pelo estudo LEADER. Em geral, eles não conseguiram demonstrar diferença estatisticamente significativa em relação à taxa de eventos cardiovasculares maiores quando comparados ao placebo.

LEMBRAR Análogos de GLP-1 também podem estar associados a uma perda de 5 a 10% do peso, embora, muitas vezes, com doses maiores do que as recomendadas para prevenção cardiovascular.

A Tabela 5.5 resume os principais benefícios e contraindicações dos inibidores de SGLT-2 e análogos de GLP-1. Não há estudos clínicos comparando diretamente as duas classes, também não há evidências a respeito do seu uso combinado. Contudo, não parece haver contraindicação e, quando associadas, ambas as medicações parecem ter efeito aditivo. Essas duas classes de drogas têm marcante significado clínico no manejo atual do risco cardiovascular residual em diabéticos, uma vez que seu benefício transcende o controle glicêmico, resultando em redução consistente de eventos cardiovasculares.

Tabela 5.5 Inibidores da SGLT-2 versus análogos GLP 1.

Fatores que podem favorecer determinada classe	
SGLT-2	**AGLP-1**
Reuzir MACE e morte CV	Reduzir MACE e morte CV
Prevenir internação por IC	Necessidade de perda de peso
Reduzir pressão arterial	Dose subcutânea uma vez p/semana
Terapia via oral	eRFG < 45 mL/min/m^2
Tenha cautela e avalie a substituição de terapia se	
SGLT-2	**AGLP-1**
DRC grave	Náusea persistente mesmo em baixas doses
Histórias de amputação de membro, doença arterial periférica, pré-DM (canaglifozina)	Pancreatite prévia
História de candidíase genital recorrente	História de gastroparesia
História de osteoporose (canaglifozina)	História de neoplasia de tireoide
História de cetoacidose	História de retinopatia proliferativa (semaglutide)

MACE: major adverse cardiovascular events; CV: cardiovascular; IC: insuficiência cardíaca; eRFG: estimativa do Ritmo de Filtração Glomerular; DRC: doença renal crônica; DM: diabetes mellitus.

Fonte: Adaptado de Das SR, et al. [38].

A Tabela 5.6 resume as principais medicações antidiabéticas com benefício cardiovascular, seus respectivos mecanismos de ação e posologia.

Tabela 5.6 Principais medicamentos antidiabéticos com benefício cardiovascular, mecanismo de ação e posologia.

Anti-DM e redução CV	Estudo	Mecanismo de ação	Apresentação
Metformina	UKPDS 33	Biguanida	Comprimidos 500, 750, 850 e 1000 mg
Liraglutida	Leader	Análogo da GLP-1	Solução injetável 0,6 mg/mL com seringa dosadora de até 3 Ml (até 1,8 mg/dose)
Semaglutida	Sustain	Análogo da GLP-1	Ainda sem apresentação no Brasil
Empaglifozina	EMPA-REG Outcomes	Inibidor da SGLT-2	Comprimidos de 10 e 20 mg
Canaglifozina	CANVAS	Inibidor da SGLT-2	Comprimidos de 100 e 300 mg
Dapaglifozina	DECLARE-TIMI 58	Inibidor da SGLT-2	Comprimidos de 5 e 10 mg

Fonte: Desenvolvido pel autoria.

Antiagregantes plaquetários

O uso do ácido acetilsalicílico (AAS) em diabéticos é bem estabelecido no contexto da prevenção secundária, ou seja, após eventos cardiovasculares documentados (IAM, AVC, doença arterial periférica etc). No caso de alergia, deve-se realizar a troca pelo clopidogrel. Nos casos de diabéticos após síndrome coronariana aguda (SCA), deve-se buscar o uso da dupla antiagregação plaquetária (AAS associado a um tienopiridínico) por 12 meses e, a depender do risco-benefício em relação a sangramento, pode-se pensar em estender o tratamento além desse período.

Estatinas

De maneira análoga ao AAS, o uso de estatinas na prevenção secundária está indicado. Nesse cenário, deve-se dar preferência a uma terapia redutora de LDL de alta intensidade, ou seja, aquela que resulta em queda de 50% do LDL. Em geral, essa meta é mais facilmente alcançada quando se utilizam estatinas de alta potência, como atorvastatina ou rosuvastatina. O alvo de LDL nesse grupo deve ser < 70 mg/dL (Tabela 5.7).

Tabela 5.7 Regimes de intensidade de estatinas para o tratamento de pacientes com DM e dislipidemia.

Intensidade alta (queda do LDL ≥ 50%)	Atorvastatina 40-80 mg uma vez/dia; rosuvastatina 20-40 mg uma vez/dia
Intensidade intermediária (queda do LDL 30-50%)	Atorvastatina 10-20 mg uma vez/dia, rosuvastatina 10-20 mg uma vez/dia; sinvastatina 20-40 mg uma vez/dia; pitavastatina 2-4 mg uma vez/dia

Fonte: Adaptado de American Diabetes A [11].

Nos indivíduos em prevenção primária, devem-se levar em consideração o nível do LDL, a idade e o risco cardiovascular por meio da calculadora ASCVD (*Atherosclerotic Cardiovascular Disease*), conforme demonstrado na Tabela 5.8.

Tabela 5.8 Indicação de estatinas para prevenção primária em indivíduos com DM.

	Fatores agravantes	Indicação
DM de qualquer idade	Com risco cardiovascular > 20% em 10 anos	Uso de estatina em alta intensidade
	Com múltiplos fatores de risco cardiovascular (independente do risco calculado)	
DM < 40 anos	Com múltiplos fatores de risco cardiovascular	Uso de estatina em moderada intensidade
DM entre 40 e 75 anos	Sem DCV ou alto risco (> 20%) pela calculadora	Uso de estatina em moderada intensidade

DM: diabetes *mellitus*; DCV: doença cardiovascular.
Fonte: Adaptado de American Diabetes A [11].

Caso haja intolerância à dose de estatina prescrita, deve-se usar a máxima dose tolerada pelo paciente. Caso LDL permaneça fora da faixa (≥ 70 mg/dL em pacientes em prevenção secundária) apesar da dose máxima prescrita e/ou tolerada de estatina, deve-se associar ao tratamento ezetimibe 10 mg/dia. Caso ainda assim o paciente permaneça fora da meta, devem-se ponderar o uso dos inibidores de PCSK-9. Contudo, dado o elevado custo da medicação, sua prescrição deve ser discutida em conjunto com o paciente.

REVASCULARIZAÇÃO CORONARIANA

Além do tratamento médico otimizado, incluindo MEV e suporte farmacológico, a DAC no diabético pode ser abordada mediante procedimentos de revascularização, sejm percutâneos, sejam cirúrgicos.

A despeito das peculiaridades da DAC em diabéticos e do seu pior prognóstico quando comparado a não diabéticos [46], as indicações de revascularização do miocárdio em diabéticos seguem os mesmos princípios dos pacientes não diabéticos, ou seja, com base em melhora dos sintomas (qualidade de vida) ou melhora de sobrevida (prognóstico). Por isso, deve ficar claro que não existe uma mudança de critério em relação à indicação de procedimentos invasivos pelo único fato de o paciente ser diabético.

A revascularização miocárdica está indicada para pacientes sintomáticos, com dificuldade de controle de angina, apesar do tratamento otimizado, ou para melhora de prognóstico, em pacientes com lesão de tronco de coronária esquerda ou presença de disfunção ventricular esquerda.

Uma vez indicada a revascularização miocárdica, diversos fatores devem ser levados em consideração, tais como anatomia coronariana, risco cirúrgico, disponibilidade de equipes treinadas para ambas as condições (cirurgia e angioplastia coronariana), possibilidade de antiagregação plaquetária, preferências do paciente, fragilidade, comorbidades e expectativa de vida do paciente.

O uso de ferramentas para estimativa do risco cirúrgico, como o EUROSCORE II, e da complexidade anatômica, como SYNTAX Score [47], pode auxiliar na avaliação do risco-benefício da intervenção. De maneira sucinta, o EUROSCORE II avalia uma série de características do procedimento e do paciente para estimar o risco de eventos após a cirurgia ao passo que o SYNTAX Score estratifica a complexidade anatômica em três grupos (baixo: 0 a 22, intermediário 23 a 32 e elevado ≥ 33). Ambas as ferramentas podem ser facilmente obtidas por meio de uma pesquisa simples na internet ou em aplicativos de celular.

Se os pacientes com DAC estável e DM devem ser submetidos à revascularização imediata é uma questão clínica importante, com amplas implicações para estratificação e tratamento de risco [48]. Assim, o estudo BARI 2D [49] testou a hipótese de que, em pacientes com DM e DAC estável, a imediata revascularização miocárdica com cirurgia ou intervenção coronariana percutânea (ICP) reduziria as taxas de morte a longo prazo e eventos cardiovasculares em comparação ao tratamento clínico isolado. Os pacientes tinham isquemia documentada e eram assintomáticos ou apresentavam sintomas leves a moderados e DAC documentada por angiografia coronariana. O método apropriado de revascularização para cada paciente (ICP ou cirurgia) foi determinado *a priori* pelo médico responsável, resultando em uma população de pacientes com uma carga aterosclerótica muito maior no estrato cirúrgico. A taxa de sobrevida em 5 anos foi de 88,3% nos pacientes do grupo revascularização e não foi estatisticamente diferente do grupo terapia médica (87,8%). Da mesma forma, a principal taxa de eventos cardiovasculares não diferiu significativamente entre os grupos. Em comparação com o tratamento clínico isolado, os pacientes submetidos à cirurgia (mas não à ICP) tiveram significativamente menos eventos cardíacos importantes, principalmente uma redução na taxa de infarto do miocárdio não fatal.

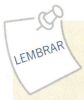

> Considerando especificamente a questão anatômica, pacientes com DM e lesão de tronco de coronária esquerda ou multiarteriais têm maior benefício da estratégia cirúrgica em relação à terapia percutânea.

Nesse contexto, o estudo FREEDOM [50] randomizou 1.900 pacientes com DM e DAC multiarterial para cirurgia de revascularização miocárdica (CRM) ou ICP com *stent* farmacológico (DES – paclitaxel ou sirolimus), com a um média de seguimento de 3,8 anos. O desfecho primário (morte, IAM ou AVC não fatais) ocorreu em 26,6% no grupo ICP *versus* 18,7% no grupo CRM (p = 0,005). A superioridade da revascularização cirúrgica persistiu no seguimento de longo prazo do estudo (mediana de 7,5 anos) [51]. A taxa de morte ocorreu em 18,3% no grupo CRM *versus* 24,3% no ICP (p = 0,01). Contudo, há de se pesar que, nesse seguimento de longo prazo, houve perda de quase 50% da coorte original.

O estudo CARDia [52], por sua vez, incluiu pacientes com DM (n = 510) e DAC multiarterial ou uniarterial complexa (doença da artéria descendente anterior ostial ou tronco de coronária esquerda), nos quais a revascularização coronariana foi recomendada por razões clínicas. O desfecho primário foi um composto morte, infarto do miocárdio e AVC, usando um desenho de não inferioridade. *Stent* farmacológico (SF) com sirolimus foi usado em 69% dos pacientes do grupo ICP. O estudo não demonstrou a não inferioridade da ICP para o desfecho primário em relação à cirurgia (10,5% no grupo cirurgia *versus* 13% no grupo ICP).

Embora a magnitude da redução da reestenose alcançada com os SF seja impressionante, na prática do mundo real seu benefício em pacientes com DM parece ser menos impressionante [53].

Por exemplo, no Registro de Angiografia e Angioplastia Sueca, os números necessários para tratar um paciente diabético com SF em relação ao *stent* convencional para evitar uma reestenose adicional por ano variaram de 21 a 47 lesões em pacientes tratados com um *stent* e 11 a 27 em pacientes com múltiplos *stents* [54]. O SF reduziu significativamente a reestenose para metade da taxa observada com o *stent* convencional. No entanto, não houve diferença no desfecho combinado de morte ou infarto do miocárdio em pacientes diabéticos tratados com SF ou *stent* convencional em até 4 anos de seguimento [54].

Estudos recentes avaliaram a eficácia comparativa do SF de 2ª geração nos pacientes diabéticos [55]. Uma análise *post hoc* de subgrupos de quatro ensaios clínicos randomizados com 27,6% de pacientes diabéticos comparou o SF Xience V everolimus (EES) com um SF de 1ª geração, Taxus PES (*stent* revestido de paclitaxol, Express e Liberté) [56]. Neste estudo, com 1.869 pacientes diabéticos, não houve diferenças nos desfechos clínicos após 2 anos entre os SF de 1ª e mais nova geração.

Os dados referentes ao SF zotarolimus de última geração (ZES; com liberação controlada de medicamentos por longo período de tempo) foram analisados usando-se dados agrupados de cada um dos 5.130 pacientes (1.535 com DM). A falha do vaso-alvo (FVA) foi definida como um composto de morte cardíaca, infarto do miocárdio do vaso-alvo e revascularização do vaso-alvo induzido por isquemia. A taxa de FVA em uma análise pré-especificada de pacientes com diabetes aos 12 meses foi de 7,8%, consideravelmente abaixo da meta de desempenho predefinida de 14,5% com SF (p < 0,001) [57]. Após 2 anos, a incidência cumulativa de FVA em pacientes com diabetes não tratado com insulina foi comparável ao de pacientes sem diabetes (8% *versus* 7,1%). Os pacientes diabéticos tratados com insulina (maior risco) apresentaram uma FVA significativamente maior (13,7%). As taxas de trombose de *stent* não foram significativamente diferentes entre os pacientes com e sem diabetes (1,2% *versus* 0,8%). Com base nessa análise, a FDA aprovou o Resolute ZES para pacientes com DM.

Embora o SF de nova geração (ou seja, o Resolute ZES e o Xience V) tenha melhores resultados em comparação com o SF de 1ª geração, ainda há uma oportunidade de melhorar o tratamento da DAC em pacientes com DM, particularmente aqueles tratados com insulina. No geral, os resultados enfatizam a falta de entendimento mecanicista em relação aos medicamentos antiproliferativos eluídos pelo *stent* e eventos adversos após ICP.

De toda forma, após mais de três décadas de estudos randomizados tentando esclarecer a melhor opção de revascularização, dúvidas ainda pairam no ar e não se tem uma resposta "definitiva" a respeito da melhor estratégia a ser seguida.

Desde a seleção para esses grandes estudos (BARI 2D e FREEDOM), houve grande evolução nos três pilares do tratamento da DAC: farmacológico; percutâneo; e cirúrgico.

> No campo farmacológico, novos hipoglicemiantes (como os inibidores da SGLT-2 e os agonistas de GLP-1) demonstraram redução no risco CV. Inibidores de PCSK-9 e, até mesmo, o uso de doses baixas de anticoagulantes e medicamentos anti-inflamatórios (canakinumab) têm gerado perspectivas positivas quanto ao tratamento da aterosclerose.

No campo da intervenção coronariana percutânea, a estrutura dos *stents* e as técnicas de angioplastia, sobretudo com maior disponibilidade da ultrassonografia intracoronariana e da tomografia de impedância, têm possibilitado resultados mais promissores. Novas gerações de *stents*, com dimensões ultrafinas, têm apontado para menor taxa de complicações e, eventualmente, mortalidade.

Em relação à cirurgia, também houve avanços, como menor tempo cirúrgico, cuidado pós-operatório e uso de melhor combinação de enxertos, que também podem vir a resultar em melhores desfechos.

A Tabela 5.9 resume as situações clínicas que podem favorecer a cirurgia de revascularização ou a intervenção coronariana percutânea em pacientes com DAC.

Tabela 5.9 Situações que favorecem a revascularização percutânea ou cirúrgica em pacientes com DAC.

Favorece revascularização percutânea	Favorece revascularização cirúrgica
Comorbidades graves	Disfunção ventricular (FE < 35%)
Fragilidade/extremos de idade	Expectativa de vida prolongada
Restrição de mobilidade	Contraindicação da DAPT
Doenças multivasculares com Syntax 0-22	Complicações em stent prévias
Sequela de radiação	Doença multivascular com Syntax > 22
Deformidades de caixa torácica	Impossibilidade de revascularização completa pela ICP
Aorta em porcelana	Necessidade de cirurgia combinada (em aorta ascendente ou valvar)

ICP: intervenção coronariana percutânea; DAPT: dupla antiagregação plaquetária.
Fonte: Adaptado de American Diabetés A [11].

Por fim, uma decisão compartilhada (*Heart Team*) entre paciente, clínico, cardiologista intervencionista e cirurgião cardíaco pode minimizar os riscos associados ao tratamento do paciente e melhorar a indicação do tratamento invasivo.

CONCLUSÃO

- O DM está associado a um aumento de duas a quatro vezes no risco de mortalidade por doenças cardíacas.
- O controle e o tratamento adequados do DM, juntamente com o tratamento agressivo dos fatores de risco CV associados, são centrais para conter a prevalência crescente e a progressão do DM e da DCV.
- Pesquisas adicionais são necessárias para se entender melhor o processo da doença e seus efeitos na saúde cardiovascular a fim de melhorar os resultados CV em pacientes diabéticos.
- Resultados CV em pacientes diabéticos a fim de melhorar o de mortalidade por doenças cardíacas, os riscos associados a inibidores da SGLT-2 e os análogos GLP-1.
- Profissionais de saúde devem ter amplo conhecimento sobre esses estudos para fornecer o tratamento ideal a seus pacientes com DM tipo 2.
- .ipo oção da estratégia ideal de revascularização do miocárdio para pacientes com DM e DAC multiarterial é crucial e requer uma abordagem multidisciplinar ("equipe cardíaca").
- é crucial ínicos em grande escala demonstraram que para muitos pacientes com DAC uni ou biarterial, há pouco benefício prognóstico de qualquer intervenção em relação à terapia médica ideal.
- ICP com *stents* farmacológicos ou convencionais é apropriada para pacientes que
- permanecem sintomáticos a despeito do tratamento clínico otimizado.
- Ensaios clínicos randomizados comparando ICP multiarterial à CRM têm demonstrado consistentemente a superioridade da CRM na redução da mortalidade, infarto do miocárdio e necessidade de revascularizações repetidas.

REFERÊNCIAS

1. Leon BM and Maddox TM. Diabetes and cardiovascular disease: Epidemiology, biological mechanisms, treatment recommendations and future research. World J Diabetes 2015;6(13):1246-58.
2. Sharma A, Green JB, Dunning A, et al. Causes of death in a contemporary cohort of patients with type 2 diabetes and atherosclerotic cardiovascular disease: insights from the TECOS trial. Diabetes Care 2017;40(12):1763-70.
3. Goldfine AB, Phua EJ, Abrahamson MJ. Glycemic management in patients with coronary artery disease and prediabetes or type 2 diabetes mellitus. Circulation 2014;129(24):2567-73.
4. Abaci A, Oğuzhan A, Kahraman S, et al. Effect of diabetes mellitus on formation of coronary collateral vessels. Circulation 1999;99(17):2239-42.
5. Melidonis A, Dimopoulos V, Lempidakis E, et al. Angiographic study of coronary artery disease in diabetic patients in comparison with nondiabetic patients. Angiology 1999;50(12):997-1006.
6. Bax JJ, Young LH, Frye RL, et al. Screening for coronary artery disease in patients with diabetes. Diabetes Care 2007;30(10):2729-36.

7. American Diabetes A. 10. Cardiovascular disease and risk management: standards of medical care in diabetes-2019. Diabetes Care 2019;42(Suppl 1):S103-S123.

8. Faludi AA, Izar MCO, Saraiva JFK, et al. Diretriz brasileira baseada em evidências sobre prevenção de doenças cardiovasculares em pacientes com diabetes: posicionamento da Sociedade Brasileira de Diabetes (SBD), da Sociedade Brasileira de Cardiologia (SBC) e da Sociedade Brasileira de Endocrinologia e Metabologia (SBEM). Arq Bras Cardiol 2017;(109):1-31.

9. Hayashino Y, Shimbo T, Tsujii S, et al. Cost-effectiveness of coronary artery disease screening in asymptomatic patients with type 2 diabetes and other atherogenic risk factors in Japan: factors influencing on international application of evidence-based guidelines. Int J Cardiol 2007;118(1):88-96.

10. Young LH, Wackers FJ, Chyun DA, et al. Cardiac outcomes after screening for asymptomatic coronary artery disease in patients with type 2 diabetes: the DIAD study: a randomized controlled trial. JAMA 2009;301(15):1547-55.

11. American Diabetes A. 2. Classification and diagnosis of diabetes: standards of medical care in diabetes-2018. Diabetes Care 2018;41(Suppl 1):S13-S27.

12. Bertoluci MC, Rocha VZ. Cardiovascular risk assessment in patients with diabetes. Diabetol Metab Syndr 2017;9:25.

13. Snell-Bergeon JK and Wadwa RP. Hypoglycemia, diabetes, and cardiovascular disease. Diabetes Technol Ther 2012;14 Suppl 1:S51-8.

14. Rezende PC, Everett BM, Brooks MM, et al. Hypoglycemia and elevated troponin in patients with diabetes and coronary artery disease. J Am Coll Cardiol 2018;72(15):1778-86.

15. Wright RJ, Frier BM. Vascular disease and diabetes: is hypoglycaemia an aggravating factor? Diabetes Metab Res Rev 2008;24(5):353-63.

16. Hanefeld M, Frier BM, and Pistrosch F. Hypoglycemia and cardiovascular risk: is there a major link? Diabetes Care 2016;39 Suppl 2:S205-9.

17. Duckworth W, Abraira C, Moritz T, et al. Glucose control and vascular complications in veterans with type 2 diabetes. N Engl J Med 2009;360(2):129-39.

18. Gerstein HC, Miller ME, Byington RP, et al. Effects of intensive glucose lowering in type 2 diabetes. N Eng J Med 2008;358:2545-59.

19. Patel A, MacMahon S, Chalmers J, et al. Intensive blood glucose control and vascular outcomes in patients with type 2 diabetes. N Engl J Med 2008;358(24):2560-72.

20. Currie CJ, Peters JR, Tynan A, et al. Survival as a function of HbA1c in people with type 2 diabetes: a retrospective cohort study. The Lancet 2010;375(9713):481-9.

21. Luo J, Qu Y, Zhang Q, et al. Relationship of glucose variability with glycated hemoglobin and daily mean glucose: a post hoc analysis of data from 5 phase 3 studies. J Diabetes Sci Technol 2018;12(2):325-32.

22. Kaze AD, Santhanam P, Erqou S, et al. Long-term variability of glycemic markers and risk of all-cause mortality in type 2 diabetes: the Look AHEAD study. BMJ Open Diabetes Research and Care 2020;**8**:e001753.

23. Rezende PC, Hlatky MA, Hueb W, et al. Association of longitudinal values of glycated hemoglobin with cardiovascular events in patients with type 2 diabetes and multivessel coronary artery disease. JAMA Netw Open 2020;3(1):e1919666.

24. Cavero-Redondo I, Peleteiro B, Álvarez-Bueno C, et al. Glycated haemoglobin A1c as a risk factor of cardiovascular outcomes and all-cause mortality in diabetic and non-diabetic populations: a systematic review and meta-analysis. BMJ Open 2017;7(7):e015949.

25. Inzucchi SE, Bergenstal RM, Buse JB, et al. Management of hyperglycemia in type 2 diabetes, 2015: a patient-centered approach: update to a position statement of the American Diabetes Association and the European Association for the Study of Diabetes. Diabetes Care 2015;38(1):140-9.

26. Iglay K, Radican L and Rajpathak S. Comorbid depression and diabetes – how can we improve adherence? J Diabetes Complications 2017;31(7):1077-8.

27. Smith SA, Poland GA; American Diabetes Association. Influenza and pneumococcal immunization in diabetes. Diabetes Care 2004;27 Suppl 1:S111-3.

28. Verger P, Bocquier A, Vergélys C, et al. Flu vaccination among patients with diabetes: motives, perceptions, trust, and risk culture – a qualitative survey. BMC Public Health 2018;18(1):569.

29. Pratley RE. The early treatment of type 2 diabetes. Am J Med 2013;126(9 Suppl 1):S2-9.

30. American Diabetes A. 9. Pharmacologic approaches to glycemic treatment: standards of medical care in diabetes-2019. Diabetes Care 2019;42(Suppl 1):S90-S102.

31. Nissen SE and Wolski K. Effect of rosiglitazone on the risk of myocardial infarction and death from cardiovascular causes. N Engl J Med 2007; 356(24):2457-71.

32. Regier EE, Venkat MV, and Close KL. More than 7 years of hindsight: revisiting the FDA's 2008 guidance on cardiovascular outcomes trials for type 2 diabetes medications. Clin Diabetes 2016;34(4):173-80.

33. Zinman B, Wanner C, Lachin JM, et al. Empagliflozin, cardiovascular outcomes, and mortality in type 2 diabetes. N Engl J Med 2015;373(22):2117-28.

34. Pham SV and Chilton RJ. EMPA-REG outcome: the cardiologist's point of view. Am J Cardiol 2017;120(1S):S53-S58.

35. Neal B, Perkovic V, Mahaffey KW, et al. Canagliflozin and cardiovascular and renal events in type 2 diabetes. N Engl J Med 2017;377:644-57.

36. Wiviott SD, Raz I, Bonaca MP, et al. Dapagliflozin and cardiovascular outcomes in type 2 diabetes. N Engl J Med 2019;380:347-57

37. Zelniker TA, Wiviott SD, Raz I, et al. SGLT2 inhibitors for primary and secondary prevention of cardiovascular and renal outcomes in type 2 diabetes: a systematic review and meta-analysis of cardiovascular outcome trials. Lancet 2019;393(10166):31-9.

38. Das SR, Everett BM, Birtcher KK, et al. 2018 ACC Expert consensus decision pathway on novel therapies for cardiovascular risk reduction in patients with type 2 diabetes and atherosclerotic cardiovascular disease: a report of the American College of Cardiology task force on expert consensus decision pathways. J Am Coll Cardiol 2018;72(24):3200-23.

39. Marso SP, Daniels GH, Brown-Frandsen K, et al. Liraglutide and cardiovascular outcomes in type 2 diabetes. N Engl J Med 2016;375(4):311-22.

40. Pfeffer MA, Claggett B, Diaz R, et al. Lixisenatide in Patients with Type 2 Diabetes and Acute Coronary Syndrome. N Engl J Med 2015;373:2247-57.

41. Holman RR, Bethel MA, Mentz RJ, et al. Effects of once-weekly exenatide on cardiovascular outcomes in type 2 diabetes. N Eng J Med 2017;377:1228-39.

42. Marso SP, Bain SC, Consoli A, et al. Semaglutide and cardiovascular outcomes in patients with type 2 diabetes. N Engl J Med 2016;375:1834-44.

43. ASCEND Study Collaborative Group, Bowman L, Mafham M, Wallendszus K, et al. Effects of aspirin for primary prevention in persons with diabetes mellitus. N Engl J Med 2018;379(16):1529-39.

44. Kunutsor SK, Seidu S, and Khunti K. Aspirin for primary prevention of cardiovascular and all-cause mortality events in diabetes: updated meta-analysis of randomized controlled trials. Diabet Med 2017;34(3):316-27.

45. Saito Y, Okada S, Ogawa H, et al. Low-dose aspirin for primary prevention of cardiovascular events in patients with type 2 diabetes mellitus: 10-year follow-up of a randomized controlled trial. Circulation 2017;135(7):659-70.

46. Lima EG, Hueb W, Garcia RM, et al. Impact of diabetes on 10-year outcomes of patients with multivessel coronary artery disease in the Medicine, Angioplasty, or Surgery Study II (MASS II) trial. Am Heart J 2013;166(2):250-7.

47. Serruys PW, Morice MC, Kappetein AP, et al. Percutaneous coronary intervention versus coronary-artery bypass grafting for severe coronary artery disease. N Engl J Med 2009;360(10):961-72.

48. Armstrong EJ, Rutledge JC, Rogers JH. Coronary artery revascularization in patients with diabetes mellitus. Circulation 2013;128(15):1675-85.
49. BARI 2D Study Group, Frye RL, August P, Brooks MM, et al. A randomized trial of therapies for type 2 diabetes and coronary artery disease. N Engl J Med 2009;360(24):2503-15.
50. Farkouh ME, Domanski M, Sleeper LA, et al. Strategies for multivessel revascularization in patients with diabetes. N Engl J Med 2012;367(25):2375-84.
51. Farkouh ME, Domanski M, Dangas GD, et al. Long-term survival following multivessel revascularization in patients with diabetes: the FREEDOM follow-on study. J Am Coll Cardiol 2019;73(6):629-38.
52. Kapur A, Hall R, Malik I, et al. Randomized comparison of percutaneous coronary intervention with coronary artery bypass grafting in diabetic patients: 1-year results of the CARDia (coronary artery revascularization in diabetes) trial. J Am Coll Cardiol 2010;55:432-40.
53. Legrand V. Therapy insight: diabetes and drug-eluting stents. Nat Clin Pract Cardiovasc Med 20074(3):143-50.
54. Stenestrand U, James SK, Lindbäck J, et al; SCAAR/SWEDEHEART study group. Safety and efficacy of drug-eluting vs. bare metal stents in patients with diabetes mellitus: long-term follow-up in the Swedish Coronary Angiography and Angioplasty Registry (SCAAR). Eur Heart J 2010;31(2):177-86.
55. Armstrong EJ, Rutledge JC, Rogers JH. Coronary artery revascularization in patients with diabetes mellitus. Circulation 2013;128:1675-85.
56. Stone GW, Kedhi E, Kereiakes DJ, et al. Differential clinical responses to everolimus-eluting and paclitaxel-eluting coronary stents in patients with and without diabetes mellitus. Circulation 2011;124:893-900.
57. Silber S, Serruys PW, Leon MB, et al. Clinical outcome of patients with and without diabetes mellitus after percutaneous coronary intervention with the resolute zotarolimus-eluting stent: 2-year results from the prospectively pooled analysis of the international global RESOLUTE program. JACC Cardiovasc Interv 2013;6:357-68.

6

DISLIPIDEMIA E DOENÇA ARTERIAL CORONARIANA

Felipe Pereira Camara de Carvalho

INTRODUÇÃO

O COLESTEROL E AS LIPOPROTEÍNAS

O colesterol é uma molécula hidrofóbica, insolúvel no plasma e com diversas funções vitais para nosso organismo como a produção de hormônios e a formação das membranas celulares.

Desde a descoberta do colesterol no final do século XVIII, quando foi isolado a partir de cálculos biliares, até a sua relação com a doença arterial coronariana (DAC), tem-se construído um vasto conhecimento sobre a molécula, seu metabolismo e seu papel na aterosclerose.

Por sua natureza insolúvel, o colesterol é transportado no plasma através de lipoproteínas que são estruturas em geral esféricas; internamente constituídas por lipídeos apolares, como os ésteres de colesterol e triglicerídeos; e externamente por lipídeos polares como fosfolípides, apolipoproteína e colesterol livre [1].

Na sua superfície, observamos a presença de apolipoproteínas (Apo), que são estruturas fundamentais para sinalização, transporte e ligação das lipoproteínas em receptores. Por sua natureza anfifílica (moléculas formadoras de membranas), são fundamentais na estabilidade e função das lipoproteínas. Uma das causas mais comuns de dislipidemias familiares é a mutação do gene da Apo B, que gera uma diminuição na depuração de LDL. A Figura 6.1 representa um exemplo esquemático de uma lipoproteína [2].

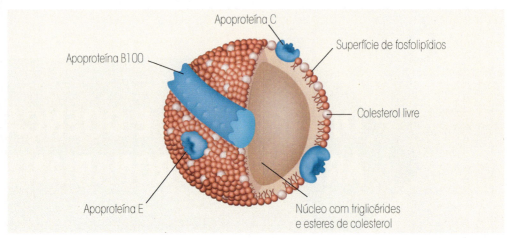

Figura 6.1 Estrutura geral das lipoproteínas: representação esquemática de uma partícula de lipoproteína de muito baixa densidade (VLDL).

Fonte: Adaptado de Kumar V, Abbas AK and Aster JC. [2].

As lipoproteínas podem ser classificadas por sua densidade em virtude da variação na sua composição de lipídeos ou de proteínas. Os quilomícrons, como exemplo, têm 90% de triglicerídeos em sua constituição e somente 1% de proteínas, enquanto o HDL apresenta 50% de proteínas e 15% de triglicerídeos. As seis principais lipoproteínas estão descritas na Tabela 6.1.

Tabela 6.1 Características das lipoproteínas presentes no plasma.

Lipoproteínas	Densidade (g/mL)	Diâmetro (nm)	Local de síntese	Principais lipídeos transportados	Apoliproteínas
Quilomícrons	< 0,96	75 – 1200	Intestino	TG e colesterol exógenos	A1 / B48 / C1 / C2 / C3
VLDL	0,96 – 1,006	30 – 80	Fígado	TG endógeno	B100 / C1 / C2 / C3 / E
IDL	1,006 – 1,019	25 – 35	Fígado	TG endógeno e ésteres de colesterol	B100 / E
LDL	1,019 – 1,063	19 – 25	Fígado	Ésteres de colesterol	B100
HDL	1,063 – 1,210	5 – 12	Fígado e intestino	Fosfolipídeos	A1 / A2
Lp (a)	1,040 – 1,130	25 – 30	Fígado	Ésteres de colesterol e fosfolipídeos	B100

TG: triglicérides; VLDL: lipoproteína de muito baixa densidade; IDL: lipoproteína de densidade intermediária; LDL: lipoproteína de baixa densidade; HDL: lipoproteína de alta densidade; Lp(a): lipoproteína(a).

Fonte: Adaptado de Nelson DL [1].

O conteúdo lipídico de cada lipoproteína é descrito a seguir e apresentado na Figura 6.2 [3].

- **Quilomicrons:** são as maiores lipoproteínas, carreiam os lipídeos da dieta. Têm papel central no metabolismo exógeno do colesterol, são ricas em triglicerídeos e apresentam como principais apoliproteínas em sua superfície Apo B48, CI, CII, CIII e E.
- **VLDL (lipoproteína de muita baixa densidade):** carreiam uma grande quantidade de triglicerídeos e pequena quantidade de colesterol. Iniciam o metabolismo endógeno do colesterol. As principais lipoproteínas associadas são B-100, CI, CII, CIII e E.
- **IDL (lipoproteína de densidade intermediária):** também chamada de "VLDL remanescente", carreia ésteres de colesterol e triglicérides e tem como principais lipoproteínas B-100, C-III e E.
- **LDL (lipoproteína de baixa densidade):** carreia 50% dos ésteres de colesterol e tem como principais lipoproteínas associadas B-100 e C-III.
- **Lipoproteína (a) (Lp(a)):** Lp(a) é uma partícula semelhante ao LDL, diferenciando-se por uma única ligação covalente da apoB ao dissulfureto. Essa lipoproteína carreia o gene semelhante ao plasminogênio, sintetizada pelo fígado, sofre pouca influência da alimentação e parece ter um potencial aterogênico pior que o LDL. Lp(a) ≥ 50 mg/dL é considerado um emergente marcador de risco cardiovascular. No entanto, sua dosagem é questionável principalmente em mulher com colesterol normal.
- **HDL (lipoproteína de elevada densidade):** composta por 50% de proteínas e 30% de ésteres de colesterol, tem papel central na metabolização endógena do colesterol, doando apolipoproteína e fazendo o transporte reverso do colesterol. As apolipoproteínas associadas são A-I, A-II, C-I, C-II, C-III, D e E. Pode ser subcategorizado em HDL II e HLD III de acordo com suas propriedades físico-químicas.

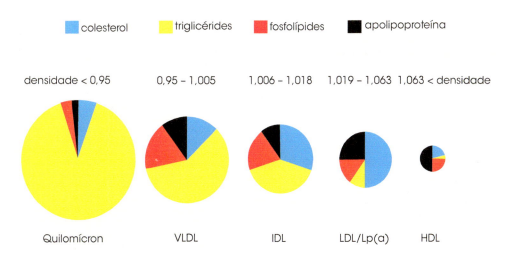

Figura 6.2 Conteúdo lipídico de cada lipoproteína.
Fonte: Adaptado de Tada H, et al. [4].

METABOLISMO DO COLESTEROL

O conhecimento do metabolismo do colesterol é fundamental para o entendimento das dislipidemias e dos fármacos utilizados no seu tratamento. Apesar da complexidade das reações químicas, focaremos no essencial para o entendimento da gênese da dislipidemia e da aterosclerose.

O metabolismo do colesterol pode ser dividido em exógeno e endógeno, sendo o primeiro iniciado com absorção dos lipídeos na dieta.

VIA EXÓGENA

Inicia-se com a absorção dos lipídeos pelas células intestinais. Após processo digestório pela bile e pelo suco pancreático, monoglicerol, ácidos graxos livres e colesterol são absorvidos nos enterócitos em micelas. No enterócito, o colesterol é esterificado pela colesterol acetilcoenzima A (ACAT) e os triglicerídeos são formados pela união de três moléculas de ácidos graxos livres e uma de monoglicerol. Neste momento, ApoB48 é produzida pelos enterócitos.

Temos, então, a formação dos quilomícrons que, ao entrar na circulação, recebem do HDL as ApoC II e ApoE. A ApoB48 impede que os quilomícrons se liguem ao receptor do LDL, evitando seu *clearance* precoce na circulação. Apo C II permite a ação da lipase lipoproteica, hidrolisando os triglicerídeos e liberando ácido graxo livre na circulação que é armazenado ou usado como energia.

Com isso, formam-se os quilomícrons remanescentes, com core lipídico menor, que, através da ApoE, é internalizado no hepatócito, sendo as proteínas de sua membrana usadas na formação do HDL, e o core lipídico, armazenado ou usado como energia. Essa fase do metabolismo é responsável por 25 a 30% do colesterol no nosso organismo [5].

Diversos fármacos atuam nessa fase do metabolismo do colesterol. A ezetimiba deve a sua função à interação e, consequentemente, ao bloqueio do transportador Niemann-Pick C1-like 1 (NPC1L1), localizado na membrana da bordadura em escova das células epiteliais dos enterócitos, inibindo, dessa forma, seletivamente a absorção de colesterol e não interferindo na absorção de ácidos graxos e nem de vitaminas lipossolúveis. As resinas sequestradoras de ácidos biliares, como a colestiramina, atuam como resinas impedindo a absorção de sais biliares e, como consequência, de lipídeos.

VIA ENDÓGENA

Os hepatócitos sintetizam o colesterol e triglicerídeos a partir de hidratos de carbono e ácidos graxos, necessitando para tal da ativação da enzima 3-hidroxi-3metilglutaril Coenzima A-redutase (HMG-CoA-redutase).

A inibição da HMG-CoA-redutase é justamente o mecanismo de ação das estatinas que reduzem a síntese do colesterol no fígado, funcionando como inibidores específicos, reversíveis, competitivos e dose-dependentes da HMG-CoA-redutase hepática. Esta enzima é responsável pela conversão da HMG-CoA a CoA e mevalonato. Este último é um precursor do colesterol, sendo como tal a substância limitante para a biossíntese de colesterol no fígado.

A via endógena começa com a produção de VLDL nos hepatócitos. O VLDL contém 60% de triglicerídeos e 20% de ésteres de colesterol, ApoB 100, ApoE e ApoC II como principais apolipoproteínas. Já na circulação, através da lipase lipoproteica (LPL) e liberação de ácidos graxos livres, o VLDL se torna VLDL remanescente ou IDL. Nesse momento, estruturas da superfície como ApoC e ApoE são transferidas para o HDL.

O IDL como destino, pode, então, liberar colesterol na glândula suprarrenal para produção de hormônios ou voltar para os hepatócitos ou formar LDL, sob a ação da lipase lipoproteica.

O LDL com menos triglicerídeos, é rico em ApoB 100, que é um ligante do receptor de LDL. Ele pode ser internalizado por células hepáticas e não hepáticas entregando colesterol para produção de hormônios e síntese de membranas celulares ou é armazenado na forma de éster de colesterol. No fígado, forma a bile, voltando para o intestino.

Parte do LDL que vai ao tecido para exercer funções fisiológicas pode ser modificado, oxidado e, em um ambiente pró-inflamatório, ser internalizado por macrófagos e outras células através dos receptores *scavenger*. A partir daí, ocorre a formação da célula espumosa e o início da aterosclerose.

O metabolismo do colesterol ocorre de acordo com um mecanismo de *feed-back* negativo nos hepatócitos. O excesso de colesterol sinaliza uma diminuição na produção de colesterol pela inibição da enzima HMG-CoA-redutase. A ativação da ACAT ou supressão dos receptores de LDL estimulam a sua síntese [5].

A seguir, podemos observar um esquema ilustrativo do transporte exógeno e endógeno do colesterol no organismo (Figura 6.3) [5].

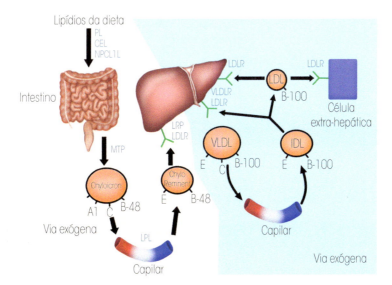

Figura 6.3 Transporte de colesterol exógeno e de colesterol de novo requer uma diversidade de lipoproteínas e proteínas.

PL: lipase pancreática; CEL: lipase carboxil éster; NPCL1L: proteína Niemanm-pickc1-like 1; MTP: proteína transferência de triglicerídeos microssomal; LPL: lipoproteína lipase; VLDL: lipoproteína de muito baixa densidade; VLDL-R: receptor de lipoproteína de muito baixa densidade; LDL: lipoproteína de baixa densidade; RLDL: receptor de lipoproteína de baixa densidade; IDL: lipoproteína de densidade intermédia; LRP: receptor da proteína derivada das lipoproteínas; A1: apolipoproteína A1; B-48: apolipoproteína B-48; B-100: apolipoproteína B-100; C: apolipoproteína C; E: apolipoproteína E.

Fonte: Adaptado de Botham KM and Mayes PA. [7].

! Os receptores LDL têm importante papel na regulação do colesterol. Hipercolesterolemias familiares geralmente são relacionadas a defeitos nesses receptores. Eles têm afinidade maior pela ApoE e menor pela ApoB 100, determinando um tempo maior do LDL na circulação sanguínea.

A principal função biológica da enzima PCSK9 é a regulação da homeostase do colesterol, atuando por meio da aceleração da degradação dos receptores de LDL (Figura 6.4). Os inibidores da PSCK9 são fármacos recentes e promissores na redução do LDL colesterol e do risco cardiovascular [6].

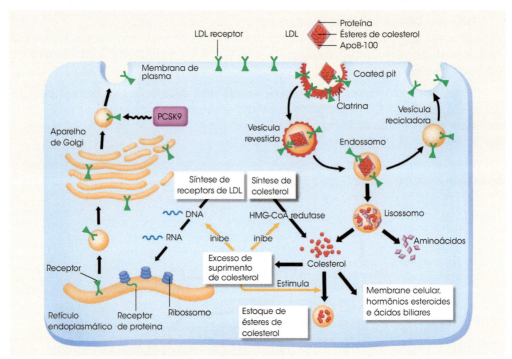

Figura 6.4 Via do receptor de LDL e de regulação do metabolismo do colesterol. As setas amarelas mostram três funções reguladoras do colesterol intracelular livre: (1) supressão da síntese de colesterol por inibição da HMG-CoA-redutase; (2) estimulação do armazenamento do excesso de colesterol como ésteres; e (3) inibição da síntese de receptores de LDL. PCSK9 causa degradação intracelular dos receptores de LDL nas células hepáticas, reduzindo o nível de receptores de LDL na membrana celular.

HMG-CoA-redutase: 3-hidroxi-3-metilglutaril-coenzima A-redutase; LDL: lipoproteína de baixa densidade; PCSK9: proproteína convertase subtilisina / cexina tipo 9.
Fonte: Adaptado de Botham KM and Mayes PA. [5].

HDL E A VIA DO TRANSPORTE REVERSO DO COLESTEROL

A síntese do HDL envolve a produção de partículas nascentes produzidas pelo fígado e pelo intestino compostas por fosfolipídeos e apolipropoteínas, a aquisição apoliproteínas dos quilomícrons e VLDL remanescentes e a incorporação de colesterol livre dos tecidos, macrófagos e outras lipoproteínas.

A captação periférica de colesterol pelo HDL nascente inicia-se com a atividade da proteína de membrana ABCA1, captando colesterol para a membrana da lipoproteína. APO A-I tem papel fundamental nesse processo. Variação na genética da proteína ABCA1 pode interferir na formação do HDL e na sua concentração sérica na população em geral.

Após a aquisição do colesterol, a lecitina colesterol acetiltransferase (LCAT) tem papel na esterificação do colesterol. Com isso, o HDL atua como um receptor de colesterol dos tecidos e de outras moléculas. Sequencialmente, os ésteres de colesterol podem então ser transferidos para lipoproteínas constituídas por apoB-100 por intermédio da ação da proteína de transferência de ésteres de colesterol (CETP).

O mecanismo reverso de transporte de colesterol permite a remoção de colesterol das células, diminuindo o risco de progressão e desenvolvimento do processo aterosclerótico (Figura 6.5). No entanto, medicações inibidoras da CETP, como dalcetrapibe, evacetrapibe e anacetrapibe, que aumentam o HDL em até 30%, não mostraram benefício efetivo na redução de eventos cardiovasculares [7-9].

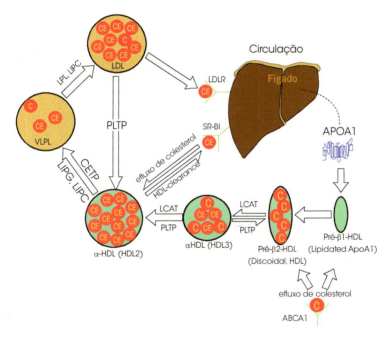

Figura 6.5 Via reversa de transporte de colesterol. As setas são indicativas do movimento do colesterol e da maturação das partículas. Moléculas de colesterol são rotuladas como "C" e ésteres de colesterol como "CE".
C: colesterol; CE: ésteres de colesterol; LDLR: receptor de LDL; ABCA1: ATP binding cassette A1; LCAT: lecitina-colesterol aciltransferase; SR-BI: scavenger receptor BI; PLTP: proteína de transferência de fosfolipídios; CETP: proteína de transferência de éster de colesterol; LIPG: lipase endotelial; LIPC: lipase hepatica;

Fonte: Adaptado de Daniels TF, et al. [12].

Outros fármacos atuam em diferentes vias do metabolismo do colesterol, visando a redução dos triglicerídeos. Os fibratos e o ácido nicotínico atuam por mecanismos diferentes reduzindo principalmente os triglicerídeos séricos [3,5]. A seguir, um esquema que ilustra o metabolismo e o transporte de colesterol e em que atuam os principais fármacos para o controle da dislipidemia (Figura 6.6).

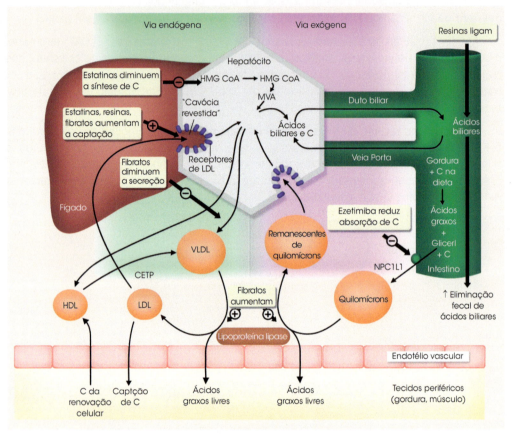

Figura 6.6 Vias do metabolismo lipoproteico.
Fonte: Adaptado de Torrinha JMQLF and Pimenta A. [8].

DISLIPIDEMIA

 As dislipidemias resultam de um distúrbio do metabolismo lipoproteico, tendo como consequência alterações na função ou nos níveis das lipoproteínas plasmáticas.

Uma definição é baseada nos níveis séricos das lipoproteínas de acordo com sexo, idade e origem. Valores de LDL, triglicerídeos, lipoproteína A acima do percentil 90º ou HDL ou apo A-1 abaixo do percentil 10º são considerados alterados. A Tabela 6.2 mostra os níveis considerados alterados de LDL, HDL e triglicerídeos, de acordo com sexo, idade e raça.

Tabela 6.2 Níveis de LDL, HDL e triglicerídeos alterados, de acordo com sexo, idade e raça.

	Idade	Colesterol total (90)	LDL (90)	Triglicérides (90)	HDL (10)
Homens brancos	20-34	236	165	199	34
	35-44	258	176	241	30
	45-54	268	187	228	31
	55-64	274	194	280	31
	65-74	270	185	256	31
	≥ 75	257	186	219	32
Mulheres brancas	20-34	229	155	164	38
	35-44	242	155	209	37
	45-54	279	182	212	38
	55-64	291	189	213	37
	65-74	290	192	253	37
	≥ 75	287	197	248	39
Homens brancos não hispânicos		260	179	248	30
Mulheres brancas não hispânicas		271	176	228	37
Homens americanos-mexicanos		257	172	266	33
Mulheres americanas-mexicanas		258	166	240	37
Homens negros não hispânicos		252	186	171	35
Mulheres negras não hispânicas		262	174	162	40

Fonte: Adaptado de Mach F, et al. [11].

Uma classificação tradicional e bastante utilizada é a de Fredrickson que faz uma divisão fenotípica de acordo com a anormalidade encontrada (Quadro 1).

Quadro 6.1 Classificação de Fredrickson para os distúrbios lipídicos.

Hiperlipoproteinemia	Lipoproteína elevada	Padrão lipídico sérico
Tipo I	Quilomícrons	TG elevado
Tipo IIa	LDL	Colesterol elevado
Tipo IIb	LDL e VLDL	TG e colesterol elevados
Tipo III	IDL e quilomícrons remanescentes	TG e colesterol elevados
Tipo IV	VLDL	TG elevado
Tipo V	Quilomícrons e VLDL	TG e colesterol elevados

Fonte: Adaptado de Mach F, et al. [11].

As dislipidemias são geralmente classificadas em dois grandes grupos: as dislipidemias primárias ou genéticas; e as dislipidemias secundárias ou adquiridas. No entanto, as dislipidemias têm frequentemente origem multifatorial, resultando da interação de fatores genéticos e ambientais.

- As **dislipidemias primárias** podem ser monogênicas ou poligênicas e podem acometer qualquer lipoproteína, como o LDL ou os quilomícrons. Em relação à hipercolesterolemia, a poligênica familiar é a mais comum em 85% dos casos.
- As **dislipidemias secundárias ou adquiridas** encontram-se normalmente associadas a patologias como diabetes *mellitus*, hipotireoidismo, doenças renais e hepáticas. No entanto, outros fatores externos como obesidade, menopausa, dieta rica em ácidos graxos, sedentarismo, tabagismo e alcoolismo são normalmente associados à dislipidemia, bem como o uso de determinados fármacos, como contraceptivos orais e diuréticos.

O Quadro 6.2 mostra as principais condições clínicas associadas a distúrbios dos lipídeos.

Quadro 6.2 Condições clínicas associadas à dislipidemia.

Condição	Padrão lipídico sérico
Diabetes	TG aumentado, HDL reduzido
Obesidade	TG aumentado, HDL reduzido
Hipotireoidismo	LDL aumentado, TG aumentado
Doença renal crônica	LDL aumentado, HDL reduzido, TG aumentado
Abuso de álcool	TG aumentado, HDL aumentado
Colestase	LDL aumentado

Fonte: Adaptado de Mach F, et al. [11].

DISLIPIDEMIAS E DOENÇA ARTERIAL CORONARIANA

DISLIPIDEMIA COMO CAUSA DE DAC

A relação entre os níveis de colesterol plasmático e a doença arterial coronariana é antiga. Estudos experimentais em animais relacionaram a formação da placa de ateroma com o aumento dos níveis plasmáticos de colesterol. Estudos observacionais foram positivos ao relacionar o aumento dos níveis plasmáticos de colesterol total e LDL com eventos cardiovasculares.

A alteração no metabolismo das lipoproteínas é um dos fatores mais relacionados com a aterosclerose. Nos pacientes com DAC precoce, é estimado que a dislipidemia esteja presente em 70% dos pacientes.

Outros importantes fatores de risco como tabagismo e resistência insulínica geram um ambiente pró-inflamatório e aumentam a oxidação do LDL e a formação de células espumosas.

ESTRATIFICAÇÃO DE RISCO DA DISLIPIDEMIA EM PACIENTES COM DAC

Em geral, quando abordamos um paciente com dislipidemia, avaliamos a probabilidade do mesmo apresentar um evento cardíaco a médio e longo prazo.

O paciente com DAC estabelecida já pode ser considerado de alto risco ou muito alto risco cardiovascular.

Os Quadros 6.3 e 6.4 mostram as definições de risco para eventos cardiovasculares das diretrizes europeia [11] e americana [12], respectivamente.

Quadro 6.3 Categorias de risco para eventos cardiovasculares segundo a diretriz europeia.

Baixo risco	♦ SCORE < 1% para risco de morte cardiovascular em 10 anos.
Moderado risco	♦ Pacientes jovens (DM tipo 1 < 35 anos; DM tipo 2 < 50 anos) com duração do DM < 10 anos, sem outros fatores de risco.
	♦ SCORE entre 1 e 5% para risco de morte cardiovascular em 10 anos.
Alto risco	Pessoas com:
	♦ Fatores de risco únicos marcadamente elevados, em particular colesterol total > 310 mg/dL, LDL-C > 190 mg/dL ou PA > 180 × 110 mmHg;
	♦ Hipercolesterolemia familiar sem outros fatores de risco importantes;
	♦ DM sem lesão de órgão-alvo, DM com duração > 10 anos ou com outro fator de risco adicional;
	♦ Doença renal crônica moderada (*clearance* de creatinina entre 30 e 59 mL/min);
	♦ SCORE entre 5 e 10% para risco de morte cardiovascular em 10 anos.
Muito alto risco	Pessoas com uma das seguintes características:
	♦ Doença cardiovascular aterosclerótica documentada, seja clinicamente, seja por método de imagem;
	♦ DM com lesão de órgão-alvo ou pelo menos um de três fatores de risco ou início precoce de DM tipo 1 de longa duração (> 20 anos)- Doença renal crônica grave (*clearance* de creatinina < 30 mL/min);- Hipercolesterolemia familiar com doença cardiovascular aterosclerótica ou outro fator de risco importante;
	♦ SCORE > 10% para risco de morte cardiovascular em 10 anos.

SCORE: escore de risco de Framingham; DM: diabetes *mellitus*.
Fonte: Adaptado de Mach F. et al. [11].

Quadro 6.4 Categorias de risco segundo a diretriz americana.

Eventos cardiovasculares ateroscleróticos maiores
◆ síndrome coronariana aguda recente (< 12 meses)
◆ história de IAM
◆ história de AVC isquêmico
◆ doença arterial periférica sintomática
Condições de alto risco
◆ idade > 65 anos
◆ hipercolesterolemia familiar heterozigótica
◆ história de cirurgia de revascularização miocárdica ou intervenção coronariana percutânea
◆ diabetes
◆ hipertensão
◆ doença renal crônica (*clearance* de creatinina 15-60 mL/min)
◆ tabagismo ativo
◆ LDL persistentemente elevado (> 100 mg/dia) apesar do uso de terapia hipolipemiante em dose máxima tolerada
◆ história de insuficiência cardíaca congestiva

AVC = Acidente vascular cerebral; IAM: Infarto agudo do miocárdio; AVC: acidente vascular cerebral.
Fonte: Adaptado de Grundy SM, et al. [12].

TRATAMENTO DA DISLIPIDEMIA EM PACIENTES COM DAC

A redução do LDL-C com uso de estatinas promove uma redução de eventos cardiovasculares a médio e longo prazo. A magnitude do benefício é mais evidente nos pacientes de maior risco, como os pacientes com DAC estabelecida.

O estudo 4S [13], de 1994, foi o primeiro a avaliar o efeito das estatinas na prevenção de eventos cardiovasculares e morte.. Com um seguimento médio de 5,4 anos, redução média de 30% do LDL basal e uma dose de sinvastatina que variou de 10 a 40 mg/dia, foi demonstrada uma redução relativa de 30% no risco de morte. No entanto, o estudo apresenta graves limitações metodológicas, a saber:

1. trata-se de um estudo truncado, ou seja, interrompido precocemente em decorrência da detecção do benefício estatisticamente significante. Simulações estatísticas sugerem que estes estudos superestimam a magnitude do benefício do tratamento que está sendo avaliado. Em artigo publicado no JAMA [14], identificou-se que o risco-relativo (risco droga/risco placebo) dos artigos truncados foi 29% menor do que o risco relativo dos artigos não truncados. Lembre-se que quanto menor o risco relativo, maior o efeito benéfico da droga. Portanto, isto indica que a magnitude do efeito do tratamento é superestimada em 29% quando o estudo é interrompido precocemente;

2. o estudo 4S é o único ensaio clínico publicado avaliando o efeito da sinvastatina no contexto bem definido de prevenção pós-IAM. Deve-se notar, no entanto, que

o estudo foi conduzido em campo pela equipe do patrocinador e que o principal estatístico do estudo pertencia à equipe do patrocinador, o que seria inaceitável nos dias de hoje.

Depois do 4S, vários trabalhos demonstraram benefícios em prevenção secundária, como os estudos CARE [15] e LIPID [16]. O estudo CARE avaliou o efeito da redução dos níveis de LDL na incidência de eventos coronarianos em pacientes com doença coronariana conhecida e níveis moderados de colesterol. Os autores concluíram que o tratamento desses pacientes com pravastatina reduziu significativamente o risco do desfecho composto de morte por doença coronariana ou infarto do miocárdio não fatal quando comparado ao placebo. Esta diferença foi impulsionada por uma redução na taxa de IAM não fatal, uma vez que não houve diferença significativa na mortalidade por doença coronariana. No entanto, o estudo não foi desenhado para detectar um efeito significativo sobre a mortalidade geral ou mesmo sobre a mortalidade por doença coronariana.

Além disso, uma análise mais atenta do estudo mostra que, apesar do efeito estatisticamente benéfico da pravastatina, o efeito clínico é apenas modesto. A redução de risco absoluto (RRA) para o desfecho primário foi de apenas 3%, com NNT de 33. A RRA para IAM não fatal (que pesou favoravelmente no desfecho primário) foi de apenas 1,8.

O estudo LIPID, por sua vez, foi um dos poucos, juntamente com o 4S, que mostraram redução de mortalidade, seja cardiovascular, seja por todas as causas, com a estatina (pravastatina *versus* placebo). No entanto, a redução de risco absoluto com pravastatina foi de apenas 2,3%.

O Alliance Study [17], por sua vez, comparou atorvastatina em alta dose (80 mg/dia) contra o cuidado usual (dieta, exercícios, terapia hipolipemiante). Após 51,5 meses de seguimento, o estudo mostrou que o tratamento agressivo com atorvastatina foi associado a níveis significativamente mais baixos de LDL (de 147 mg/dL para 95 mg/dL) do que no grupo cuidados usuais (de 146 mg/dL para 111 mg/dL). Essa maior redução no colesterol LDL foi acompanhada por redução de risco relativo no desfecho primário composto cardiovascular (-17% com atorvastatina *versus* cuidados usuais; p = 0,02) e no desfecho infarto do miocárdio não fatal (-47% com atorvastatina *versus* cuidados usuais; p = 0,0002). No entanto, o estudo não informa a taxa de eventos em cada grupo, o que não permite o cálculo da RRA e do NNT. Ainda, a curva de Kaplan-Meier do estudo mostra que tanto os cuidados usuais quanto atorvastatina em altas doses proporciona redução no desfecho primário.

A Tabela 6.3 mostra as doses e a intensidade das diferentes estatinas disponíveis.

Em 2015, o estudo IMPROVE-IT [18] mostrou que a associação de sinvastatina ao ezetimibe reduz o desfecho primário de morte cardiovascular, evento cardiovascular maior ou AVC não fatal quando comparada com sinvastatina apenas (34,7% *versus* 32,7%; p = 0,016) [12]. Todavia, há que se destacar que a redução de risco absoluto foi de apenas 1,7%, com número necessário para tratar de 59, ou seja, muito modesto. Além disso, 42% dos pacientes descontinuaram a medicação do estudo prematuramente, com proporção igual em ambos os grupos. E, por fim, o estudo não mostrou redução de morte por todas as causas ou morte cardiovascular com o uso da terapia combinada.

Tabela 6.3 Intensidade de dose de diferentes estatinas.

	Alta intensidade	Moderada intensidade	Baixa intensidade
Redução de LDL	> 50%	30-40%	< 30%
Estatinas	Atorvastatina 80 mg	Atorvastatina 10 mg (20 mg)	Sinvastatina 10 mg
	Rosuvastatina 20 mg (40 mg)	Rosuvastatina 5 mg (10 mg)	Pravastatina 10-20 mg
		Sinvastatina 20-40 mg*	Lovastatina 20 mg
		Pravastatina 40 mg (80 mg)	Fluvastatina 20-40 mg
		Lovastatina 40 mg (80 mg)	
		Fluvastatina XL 80 mg	
		Fluvastatina 40 mg duas vezes/dia	
		Pitavastatina 1-4 mg	

*Sinvastatina na dose de 80 mg não é recomendada em virtude do risco aumentado de miopatias, incluindo rabdomiólise.

Fonte: Adaptado de Mach F, et al. [11].

Com o surgimento dos inibidores da PCSK9, conseguiu-se uma redução dos níveis plasmáticos de LDL jamais vista. Diversos estudos clínicos foram realizados para avaliar o impacto real dessa redução de colesterol na ocorrência de eventos cardiovasculares.

O estudo FOURIER [19] testou o evolocumabe contra placebo em mais de 27 mil pacientes com doença cardiovascular documentada. A droga proporcionou uma redução de 60% do LDL comparada com placebo. O estudo, apesar de mostrar uma redução estatisticamente significativa no desfecho primário (morte cardiovascular, IAM, AVC, hospitalização por angina instável ou revascularização) com evolocumabe em relação ao placebo (9,8% versus 11,3%; p < 0,001), não mostrou um impacto clínico significante (redução de risco absoluto de apenas 1,5%, com NNT de 66,7). Além disso, é digno de nota o questionamento sobre quais seriam os efeitos colaterais de tamanha redução de LDL.

O estudo ODISSEY LONG TERM [20], por sua vez, comparou alirocumabe ao placebo. O estudo demonstrou que, em 2.341 pacientes com alto risco de eventos cardiovasculares, em virtude de um diagnóstico confirmado de hipercolesterolemia familiar heterozigótica, doença coronariana estabelecida ou doença coronariana equivalente, o uso do anticorpo monoclonal alirocumabe, além da terapia com estatina (alta intensidade em 50%), resultou em uma redução adicional de 62% no LDL, sem aumento significativo nos eventos adversos. Uma análise *post hoc* demonstrou uma redução do risco absoluto de 2% em eventos cardiovasculares adversos maiores.

> Apesar dos resultados encorajadores do ODYSSEY LONG TERM, é importante notar que o estudo não foi planejado para avaliar desfechos cardiovasculares prospectivamente e, portanto, esses resultados devem ser interpretados com cautela.

Nesse sentido, o estudo ODYSSEY OUTCOMES [21] foi planejado especificamente para investigar os efeitos do alirocumabe sobre desfechos cardiovasculares durante o seguimento de longo prazo. O estudo mostrou uma redução do desfecho primário composto de morte por DAC, IAM não fatal, AVC isquêmico fatal ou não fatal ou angina instável com necessidade de hospitalização (9,5% *versus* 11,1%, RR = 0,85, IC 95% 0,78-0,93, p < 0,001). Além disso, mostrou uma redução de morte por todas as causas com alirocumabe (3,5% *versus* 4,1%, RR = 0,85, IC 95% 0,73-0,98). No entanto, uma análise mais crítica do estudo nos faz concluir que a diferença estatisticamente demonstrada não se traduz em benefício clínico. A RRA para o desfecho primário e morte com alirocumabe foi de 1,6% e 0,6%, respectivamente, com NNT de 62,5 e 166,7, respectivamente.

DOENÇA ARTERIAL CORONARIANA E HDL

O HDL tem importante papel no metabolismo do colesterol. Trata-se de um verdadeiro doador de apolipoproteinas, fazendo parte do metabolismo do transporte reverso do colesterol.

A fama do HDL se origina da sua relação inversa com a doença cardiovascular. A DAC precoce está associada a baixos níveis de HDL em estudos observacionais. Níveis baixos de HDL entre 25 e 40 mg/dL têm uma estreita associação com a doença. A Figura 6.7 ilustra essa associação [22].

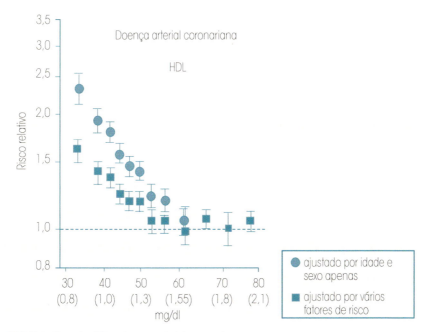

Figura 6.7 Relação entre HDL e doença arterial coronariana.
Fonte: Adaptado de Emerging Risk Factors Collaboration, Di Angelantonio E, et al. [22].

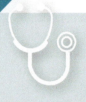

Exercício físico e consumo de ácidos graxos poli-insaturados, como azeite, e o consumo moderado de álcool são medidas não farmacológicas que aumentam os níveis de HDL. Fármacos como estatinas e fibratos têm ação discreta no aumento dos níveis de HDL. Recentemente, estudos clínicos têm mostrado que os inibidores da CETP são capazes de aumentar o HDL na ordem de 30%, porém sem benefícios clínicos.

O estudo REVEAL [23] comparou anacetrapibe (um inibidor da CETP) ao placebo em pacientes com DAC estabelecida. Houve redução do desfecho composto primário (morte por causa coronariana, IAM ou revascularização coronariana) com anacetrapibe em relação ao placebo (10,8% versus 11,8%; p = 0,004). No entanto, a redução de risco absoluto para o desfecho primário foi de apenas 1%, com número necessário para tratar de 100, ou seja, um efeito muito pequeno.

Outro estudo, chamado ACCELERATE [24], também mostrou que outro inibidor da CETP (evacetrapibe) reduz significativamente o LDL e aumenta significativamente o HDL, porém sem proporcionar redução de desfechos cardiovasculares.

DAC E TRIGLICERÍDEOS

Diversas são as causas de hipertrigliceridemia e sua relação com a DAC tem sido debatida ao longo dos anos. O Quadro 6.5 mostra as principais causas de hipertrigliceridemias. A herança poligênica parece ter uma relação maior com a DAC.

Quadro 6.5 Possíveis causas de hipertrigliceridemia.

Predisposição genética
Obesidade
Diabetes tipo 2
Consumo de álcool
Dieta rica em carboidratos simples
Doença renal
Hipotireoidismo
Gravidez
Paraproteinemia e distúrbios autoimunes como lúpus eritematoso sistêmico
Medicamentos: • corticosteroides   • estrógenos • tamoxifeno   • betabloqueadores, diuréticos • isotretinoína   • ciclosporina • antirretrovirais   • antipsicóticos de 2ª geração

Fonte: Adaptado de Mach F, et al. [11].

Pode-se considerar hipertrigliceridemia grave quando os níveis séricos encontram-se acima de 800 mg/dL e leve entre 150 mg/dL e 800 mg/dL. O risco de pancreatite, apesar de proporcionalmente baixo, aumenta na hipertrigliceridemia grave.

As lipoproteínas ricas em triglicerídeos são maiores do que o LDL, e presume-se que sua penetração nas paredes arteriais seja limitada a situações biofísicas. No entanto, tanto a apoB100 quanto a apoB48 podem ser extraídas da placa aterosclerótica [25]. A evidência experimental acumulada sugere que a VLDL pode penetrar na íntima do vaso, contribuindo para o desenvolvimento da aterosclerose, enquanto os quilomícrons são grandes demais para penetrar na camada endotelial.

Além disso, as lipoproteínas ricas em triglicerídeos não precisam sofrer modificação oxidativa para serem incorporadas aos macrófagos porque estes reconhecem a apolipoproteína E na superfície das lipoproteínas, desencadeando a captação de lipoproteínas [26]. Portanto, é biologicamente plausível que as lipoproteínas ricas em triglicerídeos sejam aterogênicas. Além disso, os triglicerídeos estão significativamente associados ao risco de doença cardiovascular aterosclerótica, mesmo em pacientes com hipercolesterolemia familiar (HF), causada principalmente pela disfunção do receptor LDL, em que o colesterol LDL aumenta criticamente o risco de DAC [27].

No entanto, diversos estudos que avaliaram o papel da redução dos níveis de triglicerídeos na redução de eventos cardiovasculares têm sido desapontadores.

 O controle do peso corporal e a modificação da dieta são tratamentos eficazes para o controle da hipertrigliceridemia [28]. Isso pode incluir a restrição da ingesta de carboidratos, álcool e ácidos graxos ômega-3 [29].

Os medicamentos podem ser considerados para pacientes com níveis elevados de triglicerídeos que não respondem às mudanças de estilo de vida.

 Os fibratos são considerados a 1ª linha de tratamento, com base nos ensaios clínicos randomizados, incluindo o Helsinki Heart Study [30], o BIP [31], o FIELD [32] e o DAIS [33]. No entanto, apesar da redução de triglicerídeos, os fibratos não mostraram eficácia na redução de eventos cardiovasculares.

Um novo modulador do receptor α (PPARα) ativado por proliferador de peroxissomo (SPPARMα, denominado "pemafibrato", mostrou maior potência e seletividade para ativação do PPARα em comparação com o fenofibrato [34]. Este novo medicamento está associado a menos efeitos adversos e maior redução dos níveis de triglicerídeos [35]. Todavia, não há evidências até o momento de que essa classe de medicação reduza eventos cardiovasculares.

Mas também o efeito benéfico dos ácidos graxos poliinsaturados ômega-3 (PUFA n-3) na prevenção da doença cardiovascular aterosclerótica tem sido controverso. Embora os dados acumulados dos ensaios clínicos randomizados não tenham fornecido evidências definitivas na redução de eventos cardiovasculares com o uso de PUFA n-3, muitos estudos até o momento apresentaram vários problemas metodológicos.

O mais recente estudo que avaliou os efeitos cardiovasculares dos ácidos graxos ômega-3 na redução de eventos cardiovasculares foi o REDUCE-IT [36]. O objetivo do estudo era avaliar se o *icosapent ethyl* (ácido graxo ômega-3), combinado com uma terapia com estatina, seria superior à terapia com estatinas apenas, na prevenção de eventos cardiovasculares de longo prazo em pacientes de alto risco com dislipidemia mista. A redução de risco relativo (RRR) foi de 25% com o *icosapent ethyl* em relação ao placebo (17,2% *versus* 22%, IC 95% 0,75 (0,68-0,83), p < 0,001). No entanto, a redução de risco absoluto (RRA) para o desfecho primário foi de apenas 4,8%. A RRR de IAM foi de 31%, porém a RRA foi de apenas 2,6%. E, finalmente, a RRR de morte CV foi de 20%, com RRA de apenas 0,9%. Todavia, há de se destacar que o NNT para o desfecho primário foi de 21, o que mostra que a intervenção realmente teve um efeito benéfico. Outro dado importante é que a maioria dos pacientes do estudo (70%) tinha doença aterosclerótica estabelecida e o benefício da intervenção foi atenuado na coorte de prevenção primária. Assim, ao que parece, o real benefício do *icosapent ethyl* é em pacientes com aterosclerose manifesta em uso de estatinas (não isoladamente).

CHECK-LIST

- [ ] Conhecer o metabolismo do colesterol para o entendimento da aterosclerose e o conhecimento dos principais fármacos que atuam na dislipidemia e DAC.
- [ ] Identificar pacientes com DAC e dislipidemia, que são de alto risco para eventos cardiovasculares em geral, necessitando de um tratamento clínico intensivo.
- [ ] Compreender a importância das estatinas como as principais drogas que atuam na redução do LDL. Diversos estudos demonstraram o benefício da sua utilização principalmente nos pacientes com maior risco intrínseco para eventos cardiovasculares. Entretanto, não se mostrou claramente que as estatinas são capazes de reduzir morte cardiovascular ou morte por todas as causas.
- [ ] Conhecer novas drogas, como ezetimibe e os inibidores de PCSK9, que conseguiram reduzir o LDL adicionalmente às estatinas, porém sem reduzir de forma contundente eventos cardiovasculares.
- [ ] Identificar a utilidade do uso de altas doses de ômega-3 em pacientes com hipertrigliceridemia, como mostrado no estudo REDUCE-IT. Todavia, a causa da redução de eventos cardiovasculares ainda não está totalmente clara.

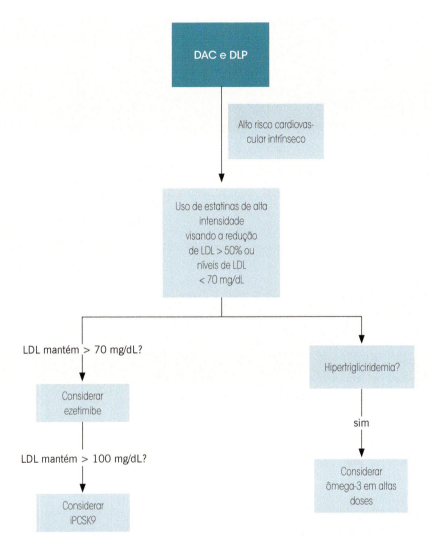

Figura 6.8 Fluxograma de tratamento de pacientes com dislipidemia e DAC.

iPCSK9: inibidores de PCSK9; DAC: doença arterial coronariana; DLP: dislipidemia.
Fonte: Desenvolvido pela autoria.

REFERÊNCIAS

1. Nelson DL and Cox MM. Lehninger principles of biochemistry. 5 ed. New York: W. H. Freeman and Company; 2008. p. 343-389, p.831-50.

2. Kumar V, Abbas AK, Aster JC. Genetic and pediatric diseases. Robbins Basic Pathology. 10 ed. Philadelphia: Elsevier, 2017. Capítulo 7, 243-97.

3. Rifai N, Bachorik PS, Alberts JJ. Lipids, lipoproteins, and apolipoproteins. In: Burtis CA, Ashwood ER (eds). Tietz - textbook of clinical chemistry. 3 ed. Philadelphia: Saunders; 1999. p. 809-61.

4. Tada H, et al. Serum triglycerides and atherosclerotic cardiovascular disease: insights from clinical and genetic studies. Nutrients 2018;10(11):1789.

5. Botham KM, Mayes PA. Cholesterol synthesis, transport & excretion. In: Murray RK, Granner DK and Rodwell VW. Harper's illustrated biochemistry. USA: The McGraw-Hill Companies, Inc; 2006; p. 230-40.

6. Torrinha JMQLF, Pimenta A. Inibidores PCSK9. Nova Estratégia para o Tratamento da Hipercolesterolemia. Porto: Universidade Fernando Pessoa, Faculdade de Ciências da Saúde; 2015.

7. Lincoff AM, Nicholls SJ, Riesmeyer JS, et al. Evacetrapib and cardiovascular outcomes. In: High-Risk Vascular Disease. N Eng J Med 2017;376:1933-42.

8. Schwartz GG, Olsson AG, Abt M, et al. Effects of dalcetrapib in patients with a recent acute coronary syndrome. N Eng J Med 2012;367:2089-99.

9. The HPS3-TIMI 55 - REVEAL Collaborative Group. Effects of anacetrapib in patients with atherosclerotic vascular disease. N Eng J Med 2017;377:1217-27.

10. Daniels TF, Killinger KM, Michal JJ, et al. Lipoproteins, cholesterol homeostasis and cardiac health. Int J Biol Sci 2009;5(5):474-88.

11. Mach F, Baigent C, Catapano AL, et al. 2019 ESC/EAS Guidelines for the management of dyslipidaemias: lipid modification to reduce cardiovascular risk. Eur Heart J 2020;41(1):111-88.

12. Grundy SM, Stone NJ, Bailey AL, et al. 2018 AHA / ACC / AACVPR / AAPA / ABC / ACPM / ADA / AGS / APhA / ASPC / NLA / PCNA Guideline on the Management of Blood Cholesterol: a report of the American College of Cardiology / American Heart Association Task Force on Clinical Practice Guidelines. Circulation 2019;139:e1082-e1143.

13. Randomised trial of cholesterol lowering in 4444 patients with coronary heart disease: the Scandinavian Simvastatin Survival Study (4S). Lancet 1994;344:1383-9.

14. Bassler D, et al. Stopping randomized trials early for benefit and estimation of treatment effects: systematicreview and meta-regression analysis. JAMA 2010;303(12):1180-7.

15. Sacks FM, Pfeffer MA, Moye LA, et al. The effect of pravastatin on coronary events after myocardial infarction in patients with average cholesterol levels. Cholesterol and Recurrent Events Trial investigators. N Engl J Med 1996;335(14):1001-9.

16. Long-Term Intervention with Pravastatin in Ischaemic Disease (LIPID) Study Group. Prevention of cardiovascular events and death with pravastatin in patients with coronary heart disease and a broad range of initial cholesterol levels. N Engl J Med 1998;339(19):1349-57.

17. Koren MJ. Statin use in a "real-world" clinical setting: aggressive lipid lowering compared with usual care in the aggressive lipid-lowering initiation abates new cardiac events (ALLIANCE) trial. Am J Med 2005;118Suppl12A:16-21.

18. Cannon CP, Blazing MA, Giugliano RP, et al. Ezetimibe added to statin therapy after acute coronary syndromes. N Engl J Med 2015;375(25):2387-97.

19. Sabatine MS, Giugliano RP, Keech AC, et al. Evolocumab and clinical outcomes in patients with cardiovascular disease. N Engl J Med 2017;376(18):1713-22.

20. Robinson JG, Farnier M, Krempf M, et al. Efficacy and safety of alirocumab in reducing lipids and cardiovascular events. N Eng J Med 2015;372(16):1489-99.

21. Schwartz GG, Steg PG, Szarek M, et al. Alirocumab and cardiovascular outcomes after acute coronary syndrome. N Engl J Med 2018;379:2097-2107.

22. Emerging Risk Factors Collaboration, Di Angelantonio E, Sarwar N, Perry P, et al. Major lipids, apolipoproteins, and risk of vascular disease. JAMA 2009;302(18):1993-2000.

23. The HPS3/TIMI55-REVEAL Collaborative Group Effects of Anacetrapib in Patients with Atherosclerotic Vascular Disease. N Engl J Med 2017;377:1217-27.

24. Lincoff AM, Nicholls SJ, Riesmeyer JS, et al. Evacetrapib and cardiovascular outcomes in high-risk vascular disease. N Engl J Med 2017;376:1933-42.

25. Proctor SD, Mamo JC. Intimal retention of cholesterol derived from apolipoprotein B100- and apolipoprotein B48-containing lipoproteins in carotid arteries of Watanabe heritable hyperlipidemic rabbits. Arterioscler Thromb Vasc Biol 2003;23(9):1595-600.

26. Tomono S, Kawazu S, Kato N, et al. Uptake of remnant like particles (RLP) in diabetic patients from mouse peritoneal macrophages. J Atheroscler Thromb 1994;1(2):98-102.

27. Tada H, Kawashiri MA, Nohara A, et al. Remnant-like particles and coronary artery disease in familial hypercholesterolemia. Clin Chim Acta 2018;482:120-23.

28. Appel LJ, Sacks FM, Carey VJ, et al. OmniHeart Collaborative Research Group. Effects of protein, monounsaturated fat, and carbohydrate intake on blood pressure and serum lipids: results of the OmniHeart randomized trial. JAMA 2005;294(19):2455-64.

29. Rimm EB, Appel LJ, Chiuve SE, et al. Seafood long-chain n-3 polyunsaturated fatty acids and cardiovascular disease: a science advisory from the American Heart Association. American Heart Association Nutrition Committee of the Council on Lifestyle and Cardiometabolic Health; Council on Epidemiology and Prevention; Council on Cardiovascular Disease in the Young; Council on Cardiovascular and Stroke Nursing; and Council on Clinical Cardiology. Circulation 2018;138(1):e35-e47.

30. Frick MH, Elo O, Haapa K, et al. Helsinki Heart Study: primary-prevention trial with gemfibrozil in middle-aged men with dyslipidemia. Safety of treatment, changes in risk factors, and incidence of coronary heart disease. N Engl J Med 1987;317(20):1237-45.

31. Bezafibrate Infarction Prevention (BIP) study. Secondary prevention by raising HDL cholesterol and reducing triglycerides in patients with coronary artery disease. Circulation 2000;102(1):21-7.

32. Keech A, Simes RJ, Barter P, et al. Effects of long-term fenofibrate therapy on cardiovascular events in 9795 people with type 2 diabetes mellitus (the FIELD study): randomised controlled trial. Lancet 2005;366:1849-61.

33. Diabetes Atherosclerosis Intervention Study Investigators. Effect of fenofibrate on progression of coronary-artery disease in type 2 diabetes: the diabetes atherosclerosis intervention study, a randomised study. Lancet 2001; 357(9260):905-10.

34. Fruchart JC. Pemafibrate (K-877), a novel selective peroxisome proliferator-activated receptor alpha modulator for management of atherogenic dyslipidaemia. Cardiovasc Diabetol 2017;16(1):124.

35. Arai H, Yamashita S, Yokote K, et al. Efficacy and safety of pemafibrate versus fenofibrate in patients with high triglyceride and low hdl cholesterol levels: a multicenter, placebo-controlled, double-blind, randomized trial. J Atheroscler Thromb 2018;25(6):521-38.

36. Bhatt DL, Steg PG, Miller M, et al. Cardiovascular risk reduction with icosapent ethyl for hypertriglyceridemia. N Engl J Med 2019;380:11-22.

7
INFLAMAÇÃO E DOENÇA ARTERIAL CORONARIANA

André Franci

INTRODUÇÃO

"In some particularly violent cases, the softening manifests itself even in the arteries not as the consequence of a really fatty process, but as a direct product of inflammation."

Rudolf Virchow, 1858

Há mais de 150 anos, por meio dessa constatação, Virchow reconhecia a natureza inflamatória das placas ateroscleróticas, além do entendimento da aterosclerose como um processo ativo de reação tecidual à deposição gordurosa na parede vascular. No entanto, o conceito que prevaleceu ao longo do último século foi o que considerava a aterosclerose uma simples patologia relacionada à deposição passiva de colesterol e aos debris trombóticos na parede vascular. Apenas nos anos 1960 e 1970, com o desenvolvimento da biologia celular aplicada à aterosclerose e a descrição da proliferação de células musculares lisas e de elementos da matriz extracelular, incluindo colágeno, fibras elásticas e proteoglicanas em lesões ateroscleróticas focais, o conceito então vigente começou a ser revisto.

Ainda era século XIX quando Ilya Mechnikov inaugurou o campo da imunidade inata após a descoberta da fagocitose e Paul Ehrlich propôs o conceito de complementaridade antígeno-anticorpo (análogos a uma junção chave-fechadura), promovendo o nascimento do campo da imunidade adaptativa. No entanto, foi apenas na década de 1980 que a identificação de macrófagos (células fundamentalmente relacionadas à imunidade inata) e linfócitos T (células associadas à imunidade adaptativa) na placa aterosclerótica reacendeu o conceito de que imunidade e inflamação ocupavam papéis centrais no desenvolvimento e na progressão da placa aterosclerótica [1].

INFLAMAÇÃO, ATEROGÊNESE E ATEROTROMBOSE

O evento inicial da aterogênese decorre da agressão gerada ao endotélio vascular por fatores de risco ateroscleróticos, como a hipertensão arterial ou a hipercolesterolemia, levando as células endoteliais a produzirem citocinas e outros mediadores pró-inflamatórios (Figura 7.1), além da expressão de moléculas de adesão celular.

Monócitos e, em menor grau, linfócitos T se ligam às moléculas de adesão celular, sendo transportados para a camada íntima vascular. Ao entrarem em contato com o fator estimulante de colônia de macrófagos, os monócitos se transformam em macrófagos teciduais, passam a expressar receptores depuradores que participam da internalização de partículas de lipoproteínas dando origem às células espumosas. Estas, por sua vez, passam a secretar citocinas pró-inflamatórias e espécies reativas de oxigênio que amplificam a resposta inflamatória local e promovem o aumento de metaloproteinases intersticiais implicadas na degradação de macromoléculas da matriz extracelular, notadamente o colágeno, principal responsável pela estabilidade biomecânica da capa fibrosa do ateroma.

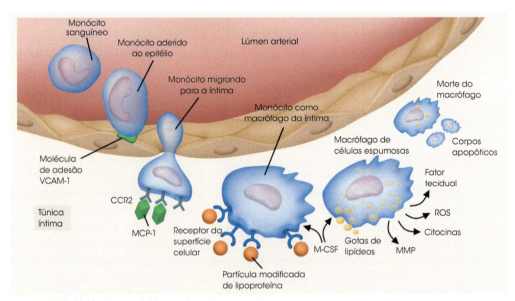

Figura 7.1 Moléculas envolvidas na aterogênese.
CCR2: receptor de quimiocinas CC tipo 2; MCP-1: proteína quimiotática de monócitos 1; M-CSF: fator estimulador de colônias de marcófagos humano; ROS: espécies reativas de oxigênio.
Fonte: Adaptado de Mayer FJ, Binder CJ. [3].

A morte de macrófagos por apoptose leva à formação do núcleo necrótico da placa aterosclerótica. Sugere-se que a morte celular seja decorrente de um gradiente de concentração do fator estimulante de colônia de macrófagos, fundamental para a vida dos monócitos, que é menor no centro do ateroma e maior nas extremidades da placa aterosclerótica em progressão em virtude de intensa ativação celular dessas regiões.

Por fim, a ruptura ou fissura de uma capa fibrosa fina e desgastada por ação de toda essa reação inflamatória permite o contato do sangue com o colágeno da matriz subendotelial e o núcleo lipídico altamente trombogênico. Os elevados níveis de fator tecidual liberado por macrófagos e células musculares lisas levam à ativação e agregação plaquetária, com subsequente ativação da cascata de coagulação, geração de trombina e formação do trombo intravascular [2].

BIOMARCADORES INFLAMATÓRIOS E RISCO CARDIOVASCULAR

Há mais de 30 anos, a inflamação é reconhecidamente uma das protagonistas tanto do desenvolvimento e da progressão da aterosclerose como do desencadeamento da manifestação clínica mais grave da doença, o evento aterotrombótico. Isso motivou a busca por biomarcadores inflamatórios que pudessem auxiliar na estratificação clínica de risco e, eventualmente, se tornassem parâmetros de monitorização de eficácia terapêutica.

No final da década de 1990, demonstrou-se que elevações discretas de biomarcadores como a proteína C-reativa (PCR) estavam associadas ao aumento de eventos cardiovasculares futuros em pessoas aparentemente saudáveis. No entanto, as flutuações de PCR que prediziam um risco cardiovascular aumentado encontravam-se na faixa de normalidade para o exame e bem abaixo dos valores vistos em pacientes com patologias agudas. O desenvolvimento de um ensaio laboratorial de alta sensibilidade, denominado "PCR ultrassensível" (PCRus), permitiu a utilização desse biomarcador como uma ferramenta promissora para melhorar a estratificação de risco cardiovascular.

No algoritmo de Framingham, por exemplo, a inclusão da PCRus mostra incremento semelhante a fatores de risco clássicos como colesterol total e pressão arterial sistólica na predição de risco para ocorrência de eventos cardiovasculares [4].

PCRUS GUIANDO A TERAPÊUTICA NA PREVENÇÃO PRIMÁRIA

A dúvida se o uso dos biomarcadores inflamatórios poderia auxiliar na discriminação de pacientes que, em princípio, não preencheriam critérios para receber tratamentos já estabelecidos, como as estatinas, mas que, eventualmente, poderiam se beneficiar dessa intervenção terapêutica, motivou uma análise *post hoc* do estudo AFCAPS/TexCAPS [5]. Nessa população de indivíduos sem doença cardiovascular estabelecida, a estratificação em quatro grupos (LDL acima e abaixo da mediana e PCRus acima e abaixo da mediana) mostrou: 1) indivíduos com LDL alto se beneficiavam do uso de estatinas, independentemente dos valores de PCRus; 2) indivíduos com LDL e PCRus baixos não se beneficiavam do uso de estatinas; 3) aqueles com LDL baixo, porém PCRus alta, apresentavam benefício clínico do uso de estatinas idêntico aos grupos com LDL alto. Esses dados sugeriram que, mesmo nos indivíduos com valores de LDL baixo, nos quais uma intervenção medicamentosa não estaria indicada, o tratamento com estatinas poderia trazer benefício quando os níveis de PCRus estivessem elevados.

Com base nos dados supracitados, o estudo JUPITER [6] comparou o uso de rosuvastatina 20 mg/dia contra placebo em quase 18 mil indivíduos sem doença aterosclerótica manifesta e LDL < 130 mg/dL, porém PCRus > 2 mg/L. O estudo foi interrompido precocemente após uma redução de 44% no desfecho primário que incluía a ocorrência de eventos vasculares graves. Em análise pré-especificada, os indivíduos que mais se beneficiaram do tratamento foram aqueles que atingiram reduções significativas tanto de LDL como de PCRus. Todavia, há que se destacar que o estudo JUPITER apresenta limitações metodológicas importantes, que colocam os achados do estudo em cheque. São elas:

1. trata-se de um estudo truncado e, portanto, pode ter superestimado o efeito do tratamento;
2. a maioria dos pacientes que apresentavam hipertensão estava inadequadamente controlada;
3. não havia indicação clara de que uma elevação de PCRus fosse necessária para que a rosuvastatina conferisse benefício, uma vez que indivíduos com PCRus < 2 mg/L não foram avaliados;
4. o estudo mostra que houve uma redução de morte por qualquer causa (embora não tenha poder suficiente para estabelecer isso como conclusivo). Mas, em se tratando de um estudo que avalia desfechos cardiovasculares, estamos interessados no desfecho morte cardiovascular, até porque deve-se perguntar qual seria o impacto das estatinas sobre a morte por causas não cardiovasculares. Este, provavelmente, é nenhum, e o resultado encontrado deve ter ocorrido por acaso. Chama a atenção a proporção de infarto do miocárdio fatal (9 para rosuvastatina e 6 para placebo) e de infarto do miocárdio não fatal (22 e 62) incrivelmente baixa, especialmente no grupo placebo. Uma análise mais atenta dos desfechos permite-nos ver que a taxa do desfecho primário, um composto de cinco condições (infarto do miocárdio não fatal, acidente vascular cerebral (AVC) não fatal, hospitalização por angina instável, revascularização arterial ou morte por causas cardiovasculares), foi de apenas 0,77% ao ano no braço rosuvastatina e 1,36% no braço placebo. Essas taxas traduzem-se em uma redução do risco absoluto de apenas 0,59% por ano, ou 1,2% ao longo dos 2 anos do estudo. Esse número é obviamente muito menos impressionante para o leitor casual do que a redução do risco relativo de 44%. Se considerarmos o resultado mais importante e costumeiro de eventos coronarianos maiores, incluindo infarto do miocárdio fatal ou não fatal, a taxa anual nos dois braços foi de 0,17% e 0,37%, respectivamente, resultando em uma redução absoluta de risco de apenas 0,20% ao ano. No entanto, a redução do risco relativo correspondente foi de impressionantes 54%. Ao lidar com baixas taxas de eventos, até mesmo uma pequena diferença absoluta nas taxas pode parecer dramática quando expressa em termos relativos. Assim, o

NNT para o desfecho primário foi de, pasmem, 169 para 1 ano de tratamento. Para eventos coronarianos maiores, NNT de 500;

5. outro detalhe: o JUPITER foi um estudo patrocinado pela indústria e, por isso, o leitor deve estar ciente dos interesses potenciais de marketing ao avaliar os resultados do estudo. Interesses podem não necessariamente se alinhar com as metas de saúde pública. A estratégia de interromper o estudo precocemente e a escolha de apresentar as estimativas de efeitos de forma relativa em vez de absoluta estão alinhadas com os objetivos da indústria de disseminar os resultados rapidamente e da maneira mais favorável, maximizando lucros potenciais e, ao mesmo tempo, minimizando os custos da pesquisa. Promover o uso de drogas para pessoas saudáveis, um enorme mercado potencial, é uma poderosa estratégia de negócios para corporações farmacêuticas que precisam mostrar um crescimento sustentado do lucro para seus acionistas e buscar estender a vida de suas patentes. Os profissionais da área médica devem estar cientes das implicações comerciais dos estudos patrocinados pela indústria, que infelizmente representam a maioria dos ensaios clínicos atuais. Assim, é imperativo avaliar cuidadosa e criticamente os dados gerados por eles, uma vez que esses dados ditam as diretrizes internacionais e as práticas médicas baseadas em evidência.

RISCO COLESTEROLÊMICO RESIDUAL E RISCO INFLAMATÓRIO RESIDUAL

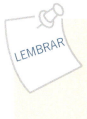

Atividade física regular, manutenção de hábitos alimentares saudáveis, controle pressórico e glicêmico, cessação do tabagismo e redução agressiva dos níveis de colesterol são intervenções fundamentais para a redução de risco cardiovascular. No entanto, mesmo com o controle de todos esses fatores de risco convencionais, muitos pacientes ainda apresentam recorrência de novos eventos cardiovasculares.

Vinte e cinco anos após o estudo 4S concluir que o tratamento com estatinas estava associado à redução da ocorrência de novos eventos cardiovasculares em pacientes dislipidêmicos, muitos ensaios clínicos em diferentes cenários têm tentado mostrar esse benefício. No entanto, apesar do amplo uso das estatinas, pacientes continuam a evoluir com eventos cardiovasculares graves, uma questão que passou a ser descrita como "risco residual".

A batalha contra o "risco residual" elegeu, como alvo inicial, o colesterol. Nesse contexto, o estudo PROVE-IT [7] demonstrou que a redução dos níveis de LDL de forma mais intensiva com atorvastatina associou-se à maior redução de eventos cardiovasculares, e o IMPROVE-IT [8] mostrou que a associação de ezetimibe ao tratamento com estatinas promoveu uma redução ainda maior dos níveis de LDL, novamente se relacionando à redução de eventos.

Mais recentemente, os estudos ODYSSEY (alirocumabe) e FOURIER (evolocumabe) demonstraram que, em pacientes já em uso de doses otimizadas de estatinas, uma redução ainda maior nos níveis de LDL com o uso de inibidores da PCSK9 provocava uma redução adicional na incidência de eventos cardiovasculares.

Mesmo com os avanços na redução do "risco colesterolêmico residual", devemos lembrar que, além das propriedades hipolipemiantes, as estatinas detêm, ainda, uma atividade anti-inflamatória, ponto de grande importância conforme descrita previamente neste capítulo (relação entre biomarcadores inflamatórios e risco cardiovascular).

Nesse contexto, dados de uma subanálise pré-especificada do PROVE-IT [9] sugeriram que o benefício das estatinas seria decorrente da diminuição dos níveis de LDL, mas também de um efeito anti-inflamatório independente dessa redução, evidenciado pela queda dos níveis de PCRus. Nesse estudo, os pacientes que atingiram tanto níveis de LDL < 70 mg/dL como PCRus < 2 mg/L apresentaram as menores incidências do desfecho primário. Pacientes com LDL < 70 mg/dL e PCRus ≥ 2 mg/L apresentaram risco equivalente a pacientes com LDL ≥ 70 mg/dL e PCRus < 2 mg/L.

Análises similares dos estudos A to Z [10] e do IMPROVE-IT [11] corroboraram esses achados, confirmando que existia maior risco para ocorrência de eventos cardiovasculares nos pacientes que mantinham níveis elevados de PCRus, mesmo após reduções importantes do LDL com o uso de estatinas (Figura 7.2). Essas observações embasaram a criação do termo "risco inflamatório residual", o outro lado da moeda do "risco residual" [12] (Figura 7.3).

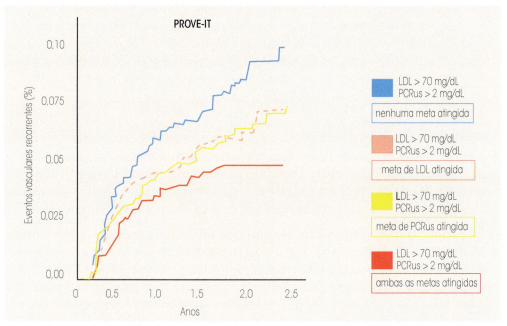
Figura 7.2 Taxa de eventos cardiovasculares de acordo com as metas de LDL e PCRus atingidas ou não após o início de estatina (PROVE-IT) ou após a combinação de estatina e ezetimibe (IMPROVE-IT). (*Continua*)

INFLAMAÇÃO E DOENÇA ARTERIAL CORONARIANA

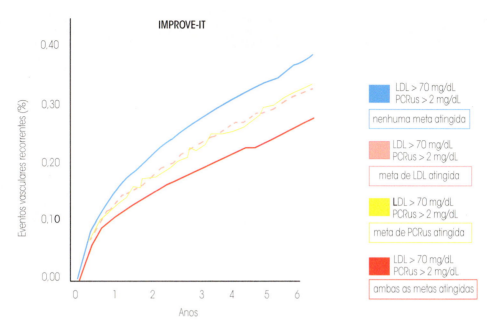

Figura 7.2 Taxa de eventos cardiovasculares de acordo com as metas de LDL e PCRus atingidas ou não após o início de estatina (PROVE-IT) ou após a combinação de estatina e ezetimibe (IMPROVE-IT). (*Continuação*)

Fonte: Adaptado de Bohula EA, et al. [11].

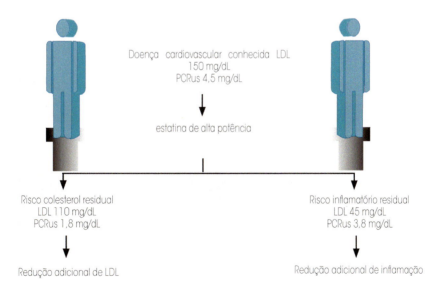

Figura 7.3 Opções de tratamento diferencial para prevenção secundária em pacientes com risco colesterol residual e risco inflamatório residual.

Fonte: Desenvolvido pela autoria.

> O reconhecimento de que o "risco residual" é composto por esses dois "lados" é fundamental. Além da bivalência das estatinas, por exemplo, pode-se buscar terapias individualizadas (e, eventualmente, mais potentes) direcionadas especificamente para cada um desses fatores.

> Os inibidores da PCSK9 são exemplos de terapia hipolipemiante que promove importante redução adicional dos níveis de LDL, sem impacto na redução de parâmetros inflamatórios, ao passo que o inibidor da interleucina-1β (IL-1β) canakinumabe reduz significativamente os níveis de PCRus sem provocar alteração dos valores de LDL, ambos relacionados à redução da ocorrência de eventos cardiovasculares.

HIPÓTESE INFLAMATÓRIA DA ATEROTROMBOSE: A COMPROVAÇÃO

Há evidências crescentes de que a inflamação vascular desempenha papel crítico na fisiopatologia da aterosclerose. É amplamente aceito que as respostas imunes inatas e adaptativas são importantes para o início e a progressão da aterosclerose. Além disso, biomarcadores inflamatórios, como a proteína C-reativa de alta sensibilidade e a interleucina-6, são conhecidos por prever eventos cardiovasculares futuros. Assim, a compreensão atual dos mecanismos inflamatórios da aterosclerose ocasionou a exploração de novas abordagens terapêuticas para reduzir a inflamação vascular e, consequentemente, diminuir as taxas de eventos cardiovasculares.

Até recentemente, nenhuma evidência concreta mostrava que a redução da inflamação vascular, na ausência de redução concomitante do colesterol, reduzia a ocorrência de eventos cardiovasculares. Portanto, a hipótese inflamatória da aterotrombose permanecia sem comprovação, até a publicação do estudo CANTOS [13], em 2017. Mais de 10 mil pacientes com infarto agudo do miocárdio (IAM) prévio, em uso de dose otimizada de estatina e PCRus ≥ 2 mg/L, foram randomizados para o inibidor da IL-1β canakinumabe ou placebo.

> A IL-1β é uma citocina-chave para a resposta inflamatória, participa da via de sinalização da IL-6, é um dos fatores mais importantes de indução da imunidade inata e está relacionada ao crescimento da placa aterosclerótica e sua subsequente ruptura. O canakinumabe é um anticorpo humano monoclonal direcionado contra a IL-1β e, até então, aprovado apenas para o uso clínico em pacientes com doenças reumatológicas.

Em estudos de fase 2, o canakinumabe reduziu os níveis plasmáticos de IL-6 e PCRus sem promover alterações nos níveis de LDL. No estudo CANTOS, após mediana de seguimento de quase 4 anos, o canakinumabe foi responsável por uma redução entre 35 e 40% dos níveis de IL-6 e PCRus e uma redução de 15% na incidência de eventos cardiovasculares graves (IAM, AVC e morte cardiovascular). Importante salientar que, por um lado, pacientes randomizados para canakinumabe que atingiram níveis de PCRus < 2 mg/L após a primeira dose da medicação, tiveram redução de 26% na ocorrência de eventos cardiovasculares graves e 31% na mortalidade cardiovascular. Por outro lado, pacientes que mantiveram PCRus ≥ 2 mg/L não apresentaram redução significativa de eventos em comparação ao placebo.

Apesar dos resultados animadores do estudo CANTOS, cabem aqui algumas ressalvas. O estudo, apesar de sua importância na comprovação de um mecanismo fisiopatológico, tem pouca aplicação clínica. A redução de risco absoluta no desfecho primário combinado de morte cardiovascular, AVC não fatal e IAM foi de 1,8% com um NNT de 56, o que implica que 56 pacientes devem ser tratados por uma mediana de 3,7 anos para evitar um desfecho primário. Esse modesto benefício clínico associado ao alto preço da medicação ($ 200.000 dólares ao ano) desfavorece seu uso rotineiro em pacientes com doença arterial coronariana. Um cálculo simples de custo-efetividade projeta que seriam necessários 36,6 milhões de dólares para prevenir um desfecho primário (morte cardiovascular (CV), IAM não fatal, AVC não fatal) em 3 anos. Vale ressaltar que, apesar do grande número amostral de 10 mil pacientes, a medicação não demonstrou benefício em mortalidade por todas as causas. Além disso, por se tratar de apenas um estudo, são necessárias mais evidências para conhecer a segurança do uso prolongado desse medicamento.

Além disso, apesar do CANTOS ter produzido evidência mecanicística de que a inibição da via IL-1/IL-6 da imunidade inata tem papel importante no tratamento da aterosclerose, não é possível afirmar que a inibição de outras vias inflamatórias produzirá o mesmo benefício.

ESTUDOS QUE TESTARAM A HIPÓTESE INFLAMATÓRIA

A colchicina é uma droga com propriedades anti-inflamatórias amplas, que conta ainda com um efeito antitubulina que inibe a polimerização de microtúbulos, bloqueando a migração e a ativação de neutrófilos.

O estudo australiano LoDoCo [14] avaliou o efeito da administração de colchicina 0,5 mg ao dia, contra placebo, em 532 pacientes com doença aterosclerótica estável há mais de 6 meses. Após 3 anos de acompanhamento, o desfecho primário composto (síndrome coronariana aguda, AVC não embólico ou PCR extra-hospitalar) foi reduzido em 67% nos pacientes randomizados para colchicina com NNT 11. Limitações como o fato de ser um estudo unicêntrico e aberto, além de 11% dos pacientes randomizados para colchicina não tolerarem nem sequer as doses iniciais da medicação em decorrência de efeitos gastrointestinais indesejáveis, impediram que a colchicina ganhasse maior destaque nesse contexto.

O LoDoCo2 [15] foi um estudo multicêntrico duplo-cego, controlado por placebo, muito maior, que incluiu 5.522 pacientes recrutados na Austrália e na Holanda. A idade média foi de 66 anos; a maioria tinha história de IAM ou intervenção coronariana percutânea (ICP). Todos se mostraram tolerantes a um ensaio de 30 dias com colchicina 0,5 mg por dia. Uma ocorrência significativamente menor de eventos cardiovasculares foi observada em pacientes com DAC crônica que receberam colchicina em baixas doses em comparação com aqueles que receberam placebo. No geral, entre os pacientes com DAC crônica, 0,5 mg de colchicina uma vez ao dia resultou em um risco relativo 31% menor de morte cardiovascular, IAM espontâneo, AVC isquêmico ou revascularização coronariana guiada por isquemia (o objetivo primário) do que o placebo, com um risco relativo de 0,69. O benefício foi impulsionado principalmente por reduções significativas no risco de IAM e revascularização induzida por isquemia. Portanto, a colchicina não foi capaz de reduzir morte por todas as causas, morte cardiovascular e nem mesmo AVC isquêmico. As limitações incluem um recrutamento menor do que o esperado de mulheres e falta de coleta de dados sobre pressão arterial, perfil lipídico ou estado inflamatório.

O estudo COLCOT [16] avaliou o uso da colchicina contra placebo em 4.747 pacientes com IAM há menos de 30 dias. A colchicina reduziu o desfecho cardiovascular combinado em 33%, entretanto, além de representar um benefício clínico questionável dado um NNT de 66,5, essa redução foi guiada principalmente por menores taxas de angina ocasionando a revascularização de urgência.

O metotrexato é uma droga anti-inflamatória e antiproliferativa que inibe uma série de citocinas, além da IL-1, e que foi associada à redução de eventos cardiovasculares em pacientes com artrite reumatoide.

O estudo CIRT [17] avaliou a administração de dose baixa metotrexato contra placebo em quase 5 mil pacientes com IAM prévio ou DAC multiarterial associada a diabetes ou síndrome metabólica. Após pouco mais de 2 anos de acompanhamento, o uso do metotrexato não ocasionou a redução dos níveis de IL-1β, IL-6 e PCRus e não promoveu a redução do desfecho primário composto de IAM, AVC ou óbito cardiovascular.

Apesar da clara participação de mecanismos inflamatórios na aterotrombose, o resultado favorável do CANTOS (canakinumabe) e os resultados neutros do CIRT (metotrexato), STABILITY [18], SOLID-TIMI-52 [19] (inibidor da fosfolipase-A2, darapladibe) e do LATITUDE-TIMI-60 [20] (bloqueador da p38 MAP-quinase, losmapimod) sugerem que a redução de eventos cardiovasculares possa estar relacionada à inibição de uma determinada via inflamatória. O bloqueio da via IL-1β/IL-6/PCR iniciada ao nível do inflamassoma NLRP3 e inibida pelo canakinumabe é a única associada à redução de eventos cardiovasculares até o presente momento.

ANTI-INFLAMATÓRIOS NÃO ESTEROIDAIS E RISCO CARDIOVASCULAR

Os anti-inflamatórios não esteroidais (AINE) estão entres as classes farmacológicas de drogas mais prescritas e usadas no mundo. No entanto, desde a publicação do estudo

VIGOR [21], os AINE têm sido associados ao aumento da ocorrência de eventos cardiovasculares. Nesse estudo, o inibidor seletivo da ciclo-oxigenase-2 (IS-Cox-2), rofecoxibe (Vioxx®), foi associado à menor incidência de eventos gastrointestinais quando comparado ao tradicional AINE naproxeno. No entanto, os pesquisadores foram surpreendidos com um aumento inesperado da incidência de IAM com o rofecoxibe.

Em seguida, o estudo APPROVe [22], que comparou o rofecoxibe com placebo na prevenção de recorrência de pólipos colorretais, confirmou o aumento de eventos trombóticos graves com o rofecoxibe, principalmente IAM e AVC. Os mecanismos relacionados a este aumento ainda não estão bem estabelecidos, porém considera-se como causa mais provável um desbalanço entre a inibição da ciclo-oxigenase-1 (Cox-1) e da Cox-2. A primeira é responsável pela síntese de tromboxane A2 nas plaquetas, que detêm efeito trombogênico, vasoconstrictor e estimula a proliferação de células musculares lisas, enquanto a segunda é responsável pela síntese de prostaciclina no endotélio vascular, que apresenta propriedades vasodilatadora, antiagregante plaquetária, além de inibir a proliferação de células musculares lisas.

Assim, drogas com efeito seletivo na inibição da Cox-2 poderiam amplificar efeitos pró-trombóticos e vasoconstrictores, contribuindo para aumento de eventos cardiovasculares, especialmente em pacientes já com antecedentes de doença aterosclerótica. Citam-se, ainda, um componente de hipertensão arterial relacionado à inibição da Cox-2 renal, efeitos deletérios nas células endoteliais e redução da produção de óxido nítrico como causas subjacentes.

Uma grande metanálise [23], publicada em 2013, utilizou dados de estudos randomizados comparando diferentes AINE, IS-Cox-2 e placebo em uma população de baixo risco (apenas 9% dos pacientes tinham antecedentes de doença cardiovascular estabelecida) e mostrou o seguinte panorama:

1. o uso de IS-Cox-2 ou diclofenaco em doses altas foi associado ao aumento significativo de 40% na incidência de eventos cardiovasculares graves (IAM, AVC ou morte vascular);
2. aumento semelhante, porém não significativo, foi observado com ibuprofeno em doses altas;
3. o naproxeno não foi associado ao aumento de eventos cardiovasculares graves;
4. houve tendência de aumento da mortalidade por causas vasculares com os IS-Cox-2, diclofenaco e ibuprofeno, porém sem atingir significância estatística;
5. não houve aumento do risco de morte vascular com o uso de naproxeno;
6. em pacientes de baixo risco cardiovascular, o uso dos IS-Cox-2, diclofenaco e ibuprofeno resultou em dois eventos cardiovasculares graves a cada 1.000 pacientes tratados por um ano.

Por fim, o estudo PRECISION [24] incluiu mais de 24 mil pacientes com osteoartrite e artrite reumatoide, e os randomizou para o IS-Cox-2 celecoxibe, ibuprofeno ou naproxeno. Nessa população de maior risco, um quarto tinha doença cardiovascular estabelecida e os demais apresentavam risco moderado ou alto. Com doses diárias médias de 200 mg de celecoxibe, 850 mg de naproxeno e 2.000 mg de ibuprofeno, não houve diferenças na incidência de eventos cardiovasculares graves entre os grupos.

O uso da grande maioria dos AINE, incluindo os IS-Cox-2, está associado ao aumento da incidência de eventos cardiovasculares, tanto em pacientes com doença cardiovascular já estabelecida como também nos pacientes sem doença cardiovascular. Para minimizar o risco de ocorrência de efeitos adversos cardiovasculares, os AINE, quando prescritos, devem ser utilizados na menor dose efetiva para o controle dos sintomas e pelo menor período possível, idealmente menos de 30 dias.

PERSPECTIVAS

Ainda com foco na via IL-1β/IL-6/PCR, inibidores orais do inflamassoma NLRP3 já foram estudados em animais e são considerados uma potencial terapia para um futuro breve. Inibidores da IL-6 como o tocizilumabe e o sirukumabe também são considerados promissores. Saindo do campo da imunidade inata, a perspectiva é o desenvolvimento de vacinas direcionadas para a ativação de componentes anti-inflamatórios da resposta imune adaptativa. Por fim, a inibição seletiva dos receptores do fator de crescimento epidérmico pelo erlotinibe limitou a progressão da aterosclerose em ratos e pode, também, vir a ser avaliado em humanos no futuro [25].

REFERÊNCIAS

1. Libby P. Inflammation in atherosclerosis. Arterioscler Thromb Vasc Biol 2012;32(9):2045-51.
2. Geovanini GR, Libby P. Atherosclerosis and inflammation: overview and updates. Clin Sci (Lond) 2018;132(12):1243-52.
3. Mayer FJ, Binder CJ. Atherosclerosis. In: Geiger M. (eds). Fundamentals of vascular biology. Learning Materials in Biosciences. Springer, Cham; 2019.
4. Kaptoge S, Di Angelantonio E, Lowe G, et al. Emerging risk factors collaboration. C-reactive protein concentration and risk of coronary heart disease, stroke, and mortality: an individual participant meta-analysis. Lancet 2010; 375(9709):132-40.
5. Libby P, Ridker PM, Hansson GK. Inflammation in atherosclerosis: from pathophysiology to practice. J Am Coll Cardiol 2009;54:2129-38.
6. Ridker PM, Danielson E, Fonseca FA, et al. Rosuvastatin to prevent vascular events in men and women with elevated C-reactive protein. N Eng J Med 2008;359(21):2195-207.
7. Cannon CP, Braunwald E, McCabe, et al. Intensive versus moderate lipid lowering with statins after acute coronary syndromes. N Eng J Med 2004;350(15):1495-504.
8. Cannon CP, Blazing MA, Giugliano RP, et al. Ezetimibe added to statin therapy after acute coronary syndromes. N Engl J Med 2015;372(25):2387-97.
9. Ridker PM, Cannon CP, Morrow D, et al. C-reactive protein levels and outcomes after statin therapy. N Eng J Med 2005;352(1):20-8.
10. Morrow DA, de Lemos JA, Sabatine MS, et al. Clinical relevance of C-reactive protein during follow-up of patients with acute coronary syndromes in the Aggrastat-to-Zocor Trial. Circulation 2006;114(4):281-8.
11. Bohula EA, Giugliano RP, Cannon CP, et al. Achievement of dual low-density lipoprotein cholesterol and high-sensitivity C-reactive protein targets more frequent with the addition of ezetimibe to simvastatin and associated with better outcomes in IMPROVE-IT. Circulation 2015;132(13):1224-33.
12. Ridker PM. Residual inflammatory risk: addressing the obverse side of the atherosclerosis prevention coin. Eur Heart J 2016;37:1720-2.

13. Ridker PM, Everett BM, Thuren T, et al. Antiinflammatory therapy with canakinumab for atherosclerotic disease. N Engl J Med 2017;377(12):1119-31.

14. Nidorf SM, Eikelboom JW, Budgeon CA, Thompson PL. Low-dose colchicine for secondary prevention of cardiovascular disease. J Am Coll Cardiol 2013;61(4):404-10.

15. Nidorf SM, Fiolet ATL, Eikelboom JW, et al; LoDoCo2 Investigators. The effect of low-dose colchicine in patients with stable coronary artery disease: the LoDoCo2 trial rationale, design, and baseline characteristics. Am Heart J 2019;218:46-56.

16. Tardif J-C, Kouz S, Waters DD, et al. Efficacy and safety of low-dose colchicine after myocardial infarction. New England Journal of Medicine 2019;381:2497-505.

17. Ridker PM, Everett BM, Pradhan A, et al. Low-dose methotrexate for the prevention of atherosclerotic events. N Engl J Med 2019;380(8):752-62.

18. The STABILITY Investigators. Darapladib for preventing ischemic events in stable coronary heart disease. N Engl J Med 2014;370:1702-11.

19. O'Donoghue ML, Braunwald E, White HD, et al. Effect of darapladib on major coronary events after an acute coronary syndrome: the SOLID-TIMI 52 randomized clinical trial. JAMA 2014;312(10):1006-15.

20. O'Donoghue M, Glaser R, Cavender MA et al. Effect of losmapimod on cardiovascular outcomes in patients hospitalized with acute myocardial infarction. JAMA 2016;315(15):1591-9.

21. Bombardier C, Laine L, Reicin A, et al; VIGOR Study Group. Comparison of upper gastrointestinal toxicity of rofecoxib and naproxen in patients with rheumatoid arthritis. VIGOR Study Group. N Engl J Med 2000;343(21):1520-8.

22. Bresalier RS, Sandler RS, Quan H, et al; Adenomatous Polyp Prevention on Vioxx (APPROVe) Trial Investigators. Cardiovascular events associated with rofecoxib in a colorectal adenoma chemoprevention trial. N Engl J Med 2005;352(11):1092-102.

23. Bhala N, Emberson J, Merhi A, et al. Coxib and traditional NSAID Trialists (CNT) Collaboration. Vascular and upper gastrointestinal effects of non-steroidal anti-inflammatory drugs: meta-analyses of individual participant data from randomised trials. Lancet 2013;382(9894):769-79.

24. Nissen SE, Yeomans ND, Solomon DH, et al. Cardiovascular safety of celecoxib, naproxen, or ibuprofen for arthritis. N Engl J Med 2016;375(26):2519-29.

25. Ridker PM. Clinician's guide to reducing inflammation to reduce atherothrombotic risk. J Am Coll Cardiol 2018;72:3320-31.

8

FIBRILAÇÃO ATRIAL E DOENÇA ARTERIAL CORONARIANA

João Gabriel Batista Lage

INTRODUÇÃO

A fibrilação atrial (FA) é a arritmia sustentada mais frequente na prática médica. Tem prevalência crescente com a idade e os indivíduos afetados apresentam risco de complicações que reduzem a qualidade e a expectativa de vida. A incidência anual da FA é menor do que 1% em indivíduos com menos de 60 anos, atingindo 10% nos pacientes com 80 anos de idade. Há dados que estimam que 1 em cada 4 indivíduos desenvolverá FA a partir da quarta década de vida.

FA NA DAC ESTÁVEL

A FA está diretamente implicada na ocorrência de acidente vascular cerebral isquêmico (AVCi) e em outros eventos cardiovasculares. Em pacientes com FA, é frequente a presença de doença arterial coronariana (DAC).

Aproximadamente 30% dos pacientes com FA são portadores de DAC, dos quais até 15% necessitarão de intervenção coronariana percutânea (ICP) durante sua vida. Já os pacientes com DAC submetidos à ICP são de alto risco para eventos trombóticos, sendo necessário o tratamento com dupla antiagregação plaquetária. Ainda, 5 a 8% dos pacientes submetidos à ICP têm FA concomitante e indicação adicional para anticoagulação oral.

TERAPIA ANTITROMBÓTICA

O tratamento antitrombótico, constituído por anticoagulante e agentes antiplaquetários, é necessário para melhorar os desfechos clínicos em pacientes com FA ou DAC. No entanto, torna-se cada vez mais complexo em pacientes com FA e DAC, especialmente naqueles que são submetidos à ICP. Qual terapia antitrombótica prescrever e quanto tempo deve durar o tratamento? Nos últimos anos, vários estudos clínicos randomizados foram publicados e as diretrizes de tratamento antitrombótico para esses pacientes têm sido sistematicamente modificadas frente às novas evidências.

O estudo AFIRE [2] foi um dos poucos estudos que avaliaram o papel da dupla terapia em pacientes com DAC estável e FA. Este estudo multicêntrico e aberto envolveu 2.236 pacientes com FA que foram submetidos à ICP (70% dos pacientes) ou à cirurgia de revascularização do miocárdio (CRM) (11%) há mais de 1 ano ou que tinham DAC e que foram mantidos em tratamento clínico. Esses pacientes foram randomizados para receber monoterapia com rivaroxabana (na dose-padrão aprovada no Japão) ou terapia combinada com rivaroxabana mais um antiagregante plaquetário (aspirina ou um antagonista do receptor P2Y12). Aproximadamente 25% dos pacientes receberam clopidogrel. O estudo foi interrompido precocemente, após um seguimento médio de 23 meses em decorrência de maior incidência de morte por qualquer causa no grupo terapia combinada. A taxa do desfecho composto de morte, AVC, embolia sistêmica, infarto do miocárdio ou angina instável com necessidade de revascularização foi de 4,14% no grupo monoterapia e 5,75% no grupo terapia combinada (RR = 0,72; IC 95% 0,55 a 0,95; p < 0,001 para não inferioridade). A monoterapia também foi superior à terapia combinada em relação à taxa de sangramento maior (1,62% e 2,76%, respectivamente). Na análise final, houve mais mortes por causas não cardiovasculares (30% vs. 15%) e mais mortes cardiovasculares (43% vs. 26%) no grupo terapia combinada.

Um outro estudo, OAC-ALONE [3], que incluiu pacientes com DAC estável e FA, randomizou os pacientes para receberem anticoagulante oral (antagonista da vitamina K ou anticoagulante oral direto) isoladamente ou em combinação com aspirina ou clopidogrel. O desfecho primário de morte por qualquer causa, infarto do miocárdio, AVC ou embolia sistêmica (seguimento médio de 2,5 anos) ocorreu em 15,7% no grupo monoterapia e em 13,6% no grupo terapia combinada (RR = 1,16; IC 95% 0,79 a 1,72; p = 0,20 para não inferioridade). Sangramento maior ocorreu em 7,8% e 10,4% dos pacientes, respectivamente. O estudo foi interrompido precocemente em consequência de baixa taxa de inscrição.

A combinação de FA com DAC aguda (síndrome coronariana aguda (SCA) recenteICP recente ou ambas) tem sido o foco de vários ensaios clínicos randomizados, e de uma metanálise envolvendo mais de 10 mil pacientes [4]. Nesta metanálise, os autores mostraram que a razão de chances para sangramento maior foi de 0,58 (IC 95% 0,31 a 1,08) para o antagonista da vitamina K mais um inibidor de P2Y12; 0,49 (IC 95% 0,30 a 0,82) para a dose-padrão de um anticoagulante oral direto mais um inibidor de P2Y12 e 0,70 (IC 95% 0,38 a 1,23) para um anticoagulante oral direto mais terapia antiplaquetária dupla, em comparação com um regime de antagonista da vitamina K mais terapia antiplaquetária dupla. Em comparação com um antagonista da vitamina K mais terapia antiplaquetária dupla, a razão de chances para um evento cardiovascular maior adverso foi de 0,96 (IC 95% 0,60 a 1,46) para um antagonista da vitamina K mais um inibidor de P2Y12; 1,02 (IC 95% 0,71 a 1,47) para um anticoagulante oral direto mais um inibidor de P2Y12 e 0,94 (IC 95% 0,60 a 1,45) para um anticoagulante oral direto mais terapia antiplaquetária dupla.

> A incidência de hemorragia intracraniana foi maior com regimes contendo aspirina do que com regimes que não continham aspirina.

> Com base nesses dados, as diretrizes atuais recomendam um curto período de terapia tripla (anticoagulante oral mais aspirina e um inibidor de P2Y12), seguido de terapia dupla com um anticoagulante oral mais um inibidor de P2Y12 por um período que varia de 1 a 12 meses [5-7].

No entanto, essas recomendações se aplicam apenas a pacientes que têm uma combinação de FA e DAC aguda. Elas não abordam pacientes com FA e DAC estável. Os dados coletivos dos estudos AFIRE e OAC-ALONE fornecem orientações definitivas para os médicos que estão tratando pacientes nessa população? Em verdade, eles acrescentam um elemento de apoio às diretrizes atuais [8] e destacam o efeito potencial dos anticoagulantes orais diretos na fisiopatologia da DAC e dos eventos cardioembólicos em pacientes com FA [9], mas não conseguem garantir nível de evidência 1 e classe A. Mais evidências são necessárias.

FA NA SÍNDROME CORONARIANA AGUDA

A incidência de FA em pacientes com síndrome coronariana aguda (SCA) varia de 10% a 21% e aumenta com a idade e gravidade do quadro clínico.

> Há dados que demonstram que a FA neste contexto está associada a aumento da mortalidade hospitalar, mortalidade em 30 dias e mortalidade em 1 ano.

Pacientes que desenvolvem FA durante a hospitalização têm pior prognóstico do que aqueles com FA prévia. As taxas de AVC são maiores em pacientes com SCA e FA do que naqueles sem FA. Portanto, a FA é um preditor independente de mau prognóstico a longo prazo em pacientes com SCA.

TERAPIA ANTIPLAQUETÁRIA DUPLA E TRIPLA

Os pacientes tratados para SCA normalmente requerem terapia antiplaquetária dupla (DAPT), com aspirina e algum agente inibidor do receptor P2Y12 e podem requerer a adição de varfarina ou novo anticoagulante oral (NOAC), compondo a chamada "terapia tripla", para prevenção de eventos tromboembólicos em pacientes com FA e risco elevado.

> Recentemente, algumas evidências têm mostrado que é seguro manter "terapia dupla" (anticoagulante oral mais um inibidor P2Y12, sem a aspirina).

O uso de DAPT isoladamente pode ser considerado para pacientes com SCA que têm FA e um escore CHA2DS2-VASc de 0 ou 1.

O conjunto de estudos randomizados neste contexto, que compararam terapia dupla *versus* tripla em pacientes submetidos à ICP, não estratificou os pacientes por sexo (não levou em consideração a diferença de pontuação entre homens e mulheres). Portanto, a recomendação é baseada no escore CHA2DS2-VASc (≥ 2 = alto risco), independentemente do sexo.

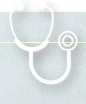

> Para pacientes com SCA e FA com risco aumentado de tromboembolismo sistêmico (CHA2DS2-VASc $\geq$ 2), a anticoagulação é recomendada, exceto quando o risco de sangramento é maior do que o benefício esperado. O escore HAS-BLED pode ser usado para avaliar o risco de sangramento em pacientes para os quais a anticoagulação está sendo considerada. Esta recomendação incorpora os dados dos estudos WOEST [10], PIONEER AF-PCI [11], RE-DUAL PCI [12] e AUGUSTUS [13].

Se a terapia tripla for prescrita para pacientes com FA e risco aumentado de AVC (CHA2DS2-VASc $\geq$ 2) submetidos à ICP, é razoável escolher o clopidogrel em detrimento do prasugrel. A terapêutica tripla com prasugrel foi associada a uma maior incidência de eventos hemorrágicos, achado corroborado pelo estudo TRANSLATE-ACS [14].

O estudo WOEST [10] mostrou que, em comparação com a terapia tripla (aspirina, clopidogrel e varfarina), a dupla terapia com varfarina e clopidogrel foi associada a uma menor taxa de sangramento, sem aumentar o risco de eventos isquêmicos.

Outros dois registros [15,16] mostraram, de maneira semelhante, que a terapia dupla com varfarina e clopidogrel não foi associada a maior risco de isquemia coronariana do que a terapia tripla. Além disso, um estudo de coorte retrospectiva de base hospitalar constatou que a dupla terapia com varfarina e ticagrelor foi associada a taxas de eventos isquêmicos e de sangramento semelhantes às observadas com a terapia tripla [17].

Da mesma forma, conforme mostrado pelo estudo PIONEER AF-PC [11], em doentes com FA e risco aumentado de AVC que foram submetidos à ICP, a dupla terapia com inibidores P2Y12 e doses baixas de rivaroxabana (15 mg/dia ou 2,5 mg duas vezes ao dia) foi razoável em reduzir o risco de sangramento em comparação com a terapia tripla, sendo que o inibidor de P2Y12 mais utilizado foi o clopidogrel (> 90%). As taxas de morte por causas cardiovasculares, infarto do miocárdio ou AVC foram semelhantes nos grupos. Todavia, é importante frisar que a dose de rivaroxabana usada nesse estudo foi menor do que a dose recomendada para a profilaxia de AVC na FA.

Recomendação semelhante pode-se fazer com relação à dabigatrana. O estudo RE--DUAL PCI [12] mostrou que pacientes com FA e risco aumentado de AVC submetidos à ICP beneficiam-se da dupla terapia com um inibidor P2Y12 e dabigatrana (150 mg ou 110 mg, duas vezes ao dia) quanto à redução do risco de sangramento quando comparada à terapia tripla. O clopidogrel foi o inibidor P2Y12 mais utilizado (88%).

O estudo AUGUSTUS [13] foi especificamente desenhado para avaliar o efeito independente da anticoagulação e da terapia antiplaquetária em pacientes com FA e SCA recente ou DAC estável submetidos à ICP. O estudo randomizou os pacientes para apixabana *versus* antagonista de vitamina k e aspirina *versus* placebo. Todos os grupos utilizavam um inibidor P2Y12, sendo o clopidogrel o mais usado (90%). A apixabana ensejou menor incidência de sangramento e do desfecho composto de morte e hospitalização, impulsionado por uma menor incidência na taxa de hospitalização. A incidência global de eventos isquêmicos foi semelhante nos dois grupos. A aspirina ocasionou maior incidência de hemorragia do que o placebo, e as taxas de morte ou hospitalização e de eventos isquêmicos foram semelhantes nos dois grupos. Além disso, observou-se um maior número de eventos isquêmicos coronarianos no grupo aspirina em relação ao grupo placebo. Todavia, o estudo apresenta sérias limitações:

1. a comparação apixabana *versus* antagonista da vitamina K foi aberta;
2. os usuários de antagonista de vitamina K apresentaram INR na faixa terapêutica em apenas 59% do tempo;
3. o risco de eventos trombóticos coronarianos incluindo infarto do miocárdio, revascularização urgente e trombose de *stent* foi maior (embora não significativamente maior) no grupo placebo do que no grupo aspirina, e a incidência de trombose de *stent* foi quase duas vezes maior no grupo placebo. Seria incorreto interpretar a falta de um valor significativo de p como nenhuma diferença porque, embora o estudo AUGUSTUS tenha sido um grande trabalho que avaliou essa questão, foi, no entanto, substancialmente insuficiente para avaliar eventos isquêmicos coronarianos;
4. o período de maior risco para eventos isquêmicos coronarianos ocorre nos dias e semanas após o evento-índice. Os pacientes não foram incluídos neste estudo até uma média de 1 semana (e até 2 semanas) após o evento ou ICP índice, período durante o qual os pacientes estavam recebendo aspirina. Assim, o efeito da retirada muito precoce da aspirina ainda permanece incerto;
5. finalmente, em razão de seu perfil de sangramento mais baixo, o clopidogrel foi o inibidor de P2Y12 mais usado na terapia antitrombótica dupla, e há incerteza quanto à sua variabilidade e eficácia de resposta, particularmente sem aspirina.

Por fim, o estudo ENTRUST-AF PCI [18] comparou edoxabana + clopidogrel *versus* antagonista de vitamina K + dupla antiagregação plaquetária em pacientes com FA e DAC estável ou aguda submetidos à ICP. Terapia dupla foi não inferior para sangramento em relação à terapia tripla, com resultados isquêmicos semelhantes. No entanto, este é o único estudo que não mostrou superioridade em relação à taxa de sangramento de um novo anticoagulante oral em comparação com uma estratégia baseada em antagonista da vitamina K.

Os estudos PIONEER-AF PCI [11] e AUGUSTUS [13] documentaram a segurança da anticoagulação com um novo anticoagulante oral + um único antiplaquetário oral no primeiro ano após a ICP. As evidências mais atuais sustentam que um novo anticoagulante oral mais um único antiplaquetário é seguro para pacientes com FA submetidos à ICP.

Uma metanálise que incluiu apixabana, dabigatrana e rivaroxabana mostrou que a terapia dupla baseada em um novo anticoagulante oral reduz sangramento sem aumentar eventos isquêmicos [4].

Segundo os desenhos dos estudos PIONEER-AF PCI [11] e RE-DUAL [12], é impossível determinar se o menor risco de sangramento observado no grupo dos NOAC resultou do uso do novo agente, da dose reduzida do agente (PIONEER AF-PCI) ou da descontinuação da aspirina. No estudo AUGUSTUS [13], a segurança e eficácia da apixabana, em comparação à varfarina, foram confirmadas na dose recomendada para pacientes com FA e mostram que o efeito da ausência da aspirina na incidência de sangramento parece ser ainda maior do que o benefício do uso de apixabana em comparação com a varfarina.

> Comparações entre os vários agentes precisam ser feitas com cuidado, pois os ensaios nesse cenário diferem em tamanho da amostra, critérios de inclusão e desenho.

Alguns dados da história clínica do paciente com FA submetido à ICP podem ser determinantes para optar entre tripla ou dupla terapia inicial, conforme listado a seguir [19].

Situações clínicas que favorecem a **tripla** terapia:

- Trombose prévia de *stent* em DAPT adequada;
- Angioplastia de artéria derradeira;
- Doença de múltiplos vasos (especialmente em diabéticos);
- Três ou mais *stents* implantados;
- Três ou mais lesões tratadas;
- Bifurcação com dois *stents* implantados;
- Malha total de *stent* implantada > 60 mm;
- Tratamento de oclusão arterial crônica;
- IAM com supradesnivelamento de ST.

Situações clínicas que favorecem a dupla terapia:

- Baixa expectativa de vida;
- Neoplasia maligna sem proposta curativa;
- Má adesão terapêutica;
- Síndrome demencial avançada;
- Doença renal em estágio final;
- AVC hemorrágico ou sangramento maior prévio;
- Alcoolismo;
- Anemia importante;
- Sangramento prévio importante com dupla antiagregação plaquetária (DAPT).

Em resumo, os dados até o momento sobre as comparações da terapia dupla *versus* tripla têm demonstrado que a terapia dupla reduz significativamente o risco de sangramento sem aumentar a incidência de eventos isquêmicos. No entanto, vale lembrar que nenhum dos estudos relatados neste texto foi desenhado com o objetivo de avaliar primariamente tais eventos, não tendo poder estatístico para tal. Com relação às dosagens estudadas, apenas os estudos WOEST [10], RE-DUAL [12] e AUGUSTUS [13] utilizaram as doses antitrombóticas conhecidas para reduzir o risco de tromboembolismo sistêmico em pacientes com FA.

PROTOCOLO
Se a terapia tripla for prescrita para pacientes com FA e SCA, uma transição para a terapia dupla em 4 a 6 semanas pode ser considerada, conforme dados do estudo ISAR-TRIPLE [20], em que os pacientes receberam anticoagulante e aspirina concomitantes, foram randomizados para 6 semanas *versus* 6 meses de clopidogrel. Não houve diferença entre os dois grupos em termos do desfecho composto primário de morte, IAM, trombose de *stent*, AVC, ou sangramento maior.

O estudo Bern PCI [21] é um registro suíço, prospectivo de pacientes consecutivos com DAC estável ou SCA submetidos à ICP. Dos 568 pacientes com indicação de anticoagulação oral, 245 (43%) receberam alta com tripla terapia por 1 mês e 323 (57%), com tripla terapia por > 1 mês (média de 5,1 meses). O desfecho primário foi um composto de morte cardíaca, infarto do miocárdio, AVC, trombose definitiva do *stent* ou sangramento grave pelo escore TIMI em 1 ano. Pacientes com terapia tripla por 1 mês, em comparação com terapia tripla por > 1 mês, eram comumente mulheres, tinham DAC estável, escore HAS-BLED mais alto e frequentemente recebiam menos *stents* farmacológicos. Nas análises multivariadas, o desfecho primário não diferiu entre os grupos. Os resultados foram consistentes nas análises estratificadas em relação à apresentação clínica com SCA (38%) e ICP com *stents* farmacológicos (79%). Não houve diferenças nas taxas de sangramento entre os grupos.

Embora tanto o estudo ISAR-TRIPLE [20] como o registro Bern PCI [21] apresentem limitações metodológicas, tornou-se evidente que não é mais indicado o uso de *stents* metálicos, em vez dos *stents* farmacológicos, com o objetivo de encurtar a duração da DAPT. Dos pacientes tratados com terapia tripla por 1 mês no registro suíço, 60% foram tratados com *stent* farmacológico.

Na recomendação de 2018 da Sociedade Europeia de Cardiologia (ESC) [19], ainda se admite a extensão da terapia tripla até 6 meses em pacientes com alto risco trombótico, especialmente aqueles com SCA, submetidos à ICP de alto risco.

Algumas medidas podem ser adotadas para minimizar o risco de sangramento nestes pacientes, tais como:

- Utilizar NOAC sempre que possível;
- O inibidor P2Y12 de escolha é o clopidogrel;
- Usar a menor dose possível de aspirina ($\leq$ 100 mg/dia);

- Uso rotineiro de inibidor de bomba de prótons enquanto estiver em terapia anticoagulante. Para aqueles que utilizam apenas antiagregantes plaquetários (sobretudo DAPT), convém prescrever inibidor da bomba de prótons nas seguintes situações:
  - História de hemorragia gastrointestinal;
  - Uso crônico de anti-inflamatório não esteroidal;
  - Usuário crônico de corticosteroides;
- Dois ou mais dos seguintes fatores: idade ≥ 65 anos, dispepsia, doença de refluxo gastresofágico, infecção por *H. pylori* e uso crônico de álcool.
- Utilizar tripla terapia pelo menor tempo possível (de preferência até 4 a 6 semanas);
- Manter INR entre 2 e 2,5 naqueles pacientes que usam varfarina.

Baseando-se nas evidências mais recentes e levando-se em consideração as recomendações das sociedades Americana [5] e Europeia [19] de Cardiologia, pode-se propor o fluxograma a seguir (Figura 8.1) para manejo da terapia antitrombótica em pacientes com FA que sejam submetidos à ICP.

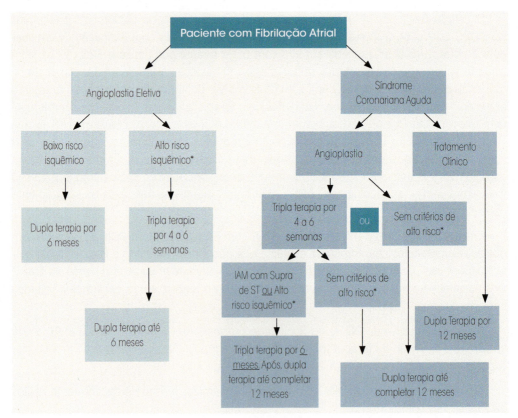

Figura 8.1 Fluxograma para manejo da terapia antitrombótica em pacientes com FA que sejam submetidos à ICP.

*Alto risco se pelo menos 1 dos seguintes: 1) Trombose prévia de *stent* em uso adequado de DAPT; 2) Angioplastia da artéria derradeira; 3) Doença de múltiplos vasos (especialmente diabéticos); 4) Três ou mais *stents* implantados ou três ou mais lesões tratadas; 5) Bifurcação com dois *stents* implantados; 6) Malha total de *stent* implantada > 60 mm; 7) Tratamento de oclusão arterial crônica. Fonte: Desenvolvido pela autoria.

CONCLUSÃO

A terapia tripla tem sido usada para pacientes com FA submetidos à ICP nas últimas décadas. No entanto, ela deve ser evitada ou limitada até 4 a 6 semanas de duração na maioria desses pacientes. Futuras investigações fornecerão a melhor estratégia antitrombótica e formas de estratificação de risco.

REFERÊNCIAS

1. Benjamin EJ, Wolf PA, D'Agostino RB, et al. Impact of atrial fibrillation on the risk of death: The Framingham Heart Study. Circulation 1998;98:946-52.
2. Yasuda S, Kaikita K, Akao M. Antithrombotic therapy for atrial fibrillation with stable coronary disease. N Eng J Med 2019;381(12):1103-13.
3. Matsumura-Nakano Y, Shizuta S, Komasa A, et al. Open-label randomized trial comparing oral anticoagulation with and without single antiplatelet therapy in patients with atrial fibrillation and stable coronary artery disease beyond 1 year after coronary stent implantation. Circulation 2019;139:604-16.
4. Lopes RD, Hong H, Harskamp RE, et al. Safety and efficacy of antithrombotic strategies in patients with atrial fibrillation undergoing percutaneous coronary intervention. JAMA Cardiol 2019;4(8):747-55.
5. January CT, Wann LS, Calkins H, et al. 2019 AHA/ACC/HRS focused update of the 2014 AHA/ACC/HRS guideline for the management of patients with atrial fibrillation: a report of the American College of Cardiology/American Heart Association task force on clinical practice guidelines and the Heart Rhythm Society. J Am Coll Cardiol 2019;74:104-32.
6. Valgimigli M, Bueno H, Byrne RA, et al. 2017 ESC focused update on dual antiplatelet therapy in coronary artery disease developed in collaboration with EACTS: the task force for dual antiplatelet therapy in coronary artery disease of the European Society of Cardiology (ESC) and of the European Association for Cardio-Thoracic Surgery (EACTS). Eur Heart J 2018;39:213-60.
7. Mehta SR, Bainey KR, Cantor WJ, et al. 2018 Canadian Cardiovascular Society/Canadian Association of Interventional Cardiology focused update of the guidelines for the use of antiplatelet therapy. Can J Cardiol 2018;34:214-33.
8. Lip GYH, Collet JP, Haude M, et al. 2018 Joint European consensus document on the management of antithrombotic therapy in atrial fibrillation patients presenting with acute coronary syndrome and/or undergoing percutaneous cardiovascular interventions: a joint consensus document of the European Heart Rhythm Association (EHRA), European Society of Cardiology Working Group on Thrombosis, European Association of Percutaneous Cardiovascular Interventions (EAPCI), and European Association of Acute Cardiac Care (ACCA) endorsed by the Heart Rhythm Society (HRS), Asia-Pacific Heart Rhythm Society (APHRS), Latin America Heart Rhythm Society (LAHRS), and Cardiac Arrhythmia Society of Southern Africa (CASSA). Europace 2019;21:192-3.
9. Feldmann K, Grandoch M, Kohlmorgen C, et al. Decreased M1 macrophage polarization in dabigatran-treated Ldlr-deficient mice: implications for atherosclerosis and adipose tissue inflammation. Atherosclerosis 2019;287:81-88.] [Lee J, Nakanishi R, Li D, et al. Randomized trial of rivaroxaban versus warfarin in the evaluation of progression of coronary atherosclerosis. Am Heart J 2018;206:127-30.
10. Dewilde WJM, Oirbans T, Verheugt FWA, et al. Use of clopidogrel with or without aspirin in patients taking oral anticoagulant therapy and undergoing percutaneous coronary intervention: an open-label, randomised, controlled trial. Lancet 2013;381:1107-15.
11. Gibson CM, Mehran R, Bode C, et al. Prevention of bleeding in patients with atrial fibrillation undergoing PCI. N Engl J Med 2016;375:2423-34.
12. Cannon CP, Bhatt DL, Oldgren J, et al. Dual antithrombotic therapy with dabigatran after PCI in atrial fibrillation. N Engl J Med 2017;377:1513-24.

13. Lopes RD, Heizer G, Aronson R, et al. Antithrombotic therapy after acute coronary syndrome or pci in atrial fibrillation. N Engl J Med 2019;380:1509-24.

14. Bagai A, Petersen ED, McCoy LA, et al. Association of measured platelet reactivity with changes in P2Y12 receptor inhibitor therapy and outcomes after myocardial infarction: Insights into routine clinical practice from the TReatment with ADP receptor iNhibitorS: Longitudinal Assessment of Treatment Patterns and Events after Acute Coronary Syndrome (TRANSLATE-ACS) study. Am Heart J 2017;187:19-28.

15. Lamberts M, Gislason GH, Olesen JB, et al. Oral anticoagulation and antiplatelets in atrial fibrillation patients after myocardial infarction and coronary intervention. J Am Coll Cardiol 2013;62:981-9.

16. Rubboli A, Schlitt A, Kiviniemi T, et al. One-year outcome of patients with atrial fibrillation undergoing coronary artery stenting: an analysis of the AFCAS registry. Clin Cardiol 2014;37:357-64.

17. Braun OÖ, Bico B, Chaudhry U, et al. Concomitant use of warfarin and ticagrelor as an alternative to triple antithrombotic therapy after an acute coronary syndrome. Thromb Res 2015;135:26-30.

18. Vranckx P, Valgimigli M, Eckardt L, et al. Edoxaban-based versus vitamin K antagonist-based antithrombotic regimen after successful coronary stenting in patients with atrial fibrillation (ENTRUST-AF PCI): a randomised, open-label, phase 3b trial. Lancet. 2019;394(10206):1335-43.

19. Neumann F-J, Sousa-Uva M, Ahlsson A, et al, ESC Scientific Document Group; 2018 ESC/EACTS Guidelines on myocardial revascularization. Eur Heart J 2019;40(2):87-165.

20. Fiedler KA, et al. Duration of triple therapy in patients requiring oral anticoagulation after drug-eluting stent implantation. J Am Coll Cardiol 2015;65(16):1619-30.

21. Koskinas KC, Räber L, Zanchin T, Pilgrim T, et al. Duration of triple antithrombotic therapy and outcomes among patients undergoing percutaneous coronary intervention. JACC Cardiovasc Interv 2016;9(14):1473-83.

9

TABAGISMO E DOENÇA ARTERIAL CORONARIANA

Fernando Faglioni Ribas

INTRODUÇÃO

Estudos epidemiológicos têm estabelecido associação entre tabagismo, infarto agudo do miocárdio e morte de causa coronariana. Números alarmantes da Organização Mundial da Saúde (OMS) mostram a presença de quase 1,1 bilhão de fumantes pelo mundo atualmente, tornando este um dos temas mais importantes no estudo da doença aterosclerótica [1-4]. No Brasil, a prevalência de tabagismo, segundo dados da Pesquisa Nacional de Saúde de 2019 [5], é de 12,8% das pessoas com 18 anos ou mais.

Todo ano, cerca de 8 milhões de pessoas morrem vitimas do tabagismo, e a maioria delas, cerca de 80%, em países pobres ou em desenvolvimento. Cerca de 1,2 milhão destas mortes está relacionado ao tabagismo passivo, considerado também um problema de saúde pública [6]. Estudos têm mostrado que exposição a cerca de 1 centésimo da fumaça de um tabagista ativo gera aumento de 30% no risco relativo de doenças cardiovasculares. Os riscos do tabaco envolvem não apenas doenças cardiovasculares, como também respiratórias, gastrointestinais, oncológicas, entre outras.

TABAGISMO E ATEROSCLEROSE

O fumante está predisposto a diversas síndromes ateroscleróticas, desde formas agudas e crônicas de coronariopatia e acidente vascular cerebral (AVC), até alterações aórticas e arteriais periféricas resultando em aneurismas e claudicação [7]. Isto se comprovou não apenas por meio de estudos angiográficos, mas também de imagem ultrassonográfica tanto de aorta como de carótidas. O estudo *Atherosclerosis Risk in Communities* [8], por exemplo, demonstrou, por intermédio da ultrassonografia, aumento de 50% de aterosclerose em carótidas de fumantes comparadas às de não fumantes.

Dos componentes deflagradores e perpetuadores da aterosclerose, tanto a disfunção vasomotora como a inflamação e os distúrbios lipídicos são influenciados pelo tabagismo [9]. Anormalidades na vasodilatação pelo tabagismo ativo e passivo foram demonstradas por estudos em animais e humanos, em leitos macro e microvasculares. Tal efeito decorre da disfunção endotelial.

Ocorre redução da disponibilidade de óxido nítrico no endotélio, possivelmente por inibição da enzima responsável pela sua síntese. A depleção de óxido nítrico também desregula a inflamação, a adesão leucocitária, a ativação plaquetária e a trombose. A inflamação é evidente, com percepção de aumento em 20 a 25% na contagem leucocitária dos pacientes fumantes, juntamente com marcadores de inflamação, como proteína C-reativa, interleucina-6 e TNF-alfa. As proteínas de interação com endotélio, como a VCAM-1, ICAM-1 e E-selectina, estão aumentadas nos fumantes. Já foi demonstrada elevação de 90% na adesão leucocitária destes pacientes.

> O perfil lipídico de tabagistas *versus* não tabagistas apresenta um padrão favorável à geração de placa aterosclerótica, sendo registrados maiores níveis de colesterol total e LDL e menores níveis de HDL nesta população, embora seja difícil descartar interferências do padrão da dieta para estabelecer esta ligação.

Estudos mais recentes têm documentado apenas reduções de níveis de HDL nesta população. Além de um perfil lipídico aterogênico, o cigarro provoca oxidação de partículas de LDL, facilitando seu reconhecimento por macrófagos, etapa crucial para o processo aterosclerótico. Finalmente, há a descrição da predisposição genética quanto aos efeitos do tabagismo na gênese da aterosclerose, como polimorfismos de enzimas produtoras de óxido nítrico não suscetíveis às alterações desencadeadas pela toxicidade do tabaco [10-12].

TABAGISMO E EVENTOS CARDIOVASCULARES AGUDOS

Além da relação com a formação e progressão da aterosclerose, o tabagismo está associado ao infarto agudo do miocárdio (IAM), ou seja, à instabilização da placa aterosclerótica.

Estudos anatomopatológicos em pacientes vítimas de morte súbita reconheceram o tabagismo como fator independente para ruptura de placa aterosclerótica e trombose aguda de placas finas ricas em colesterol. Além disso, o cigarro sabidamente atua no tônus vascular, podendo reduzir o fluxo coronariano e provocar vasoespasmo, situações que podem provocar isquemia e

> Alguns estudos apontam um risco de infarto agudo do miocárdio três a seis vezes maior em fumantes de um ou mais maços ao dia.

infarto, bem como tornar o ambiente pró-trombótico. Este efeito pró-trombótico de fato ocorre em tabagistas e explica-se não apenas pelas alterações relacionadas às disfunções vasomotoras, mas também pela disfunção plaquetária, modificações em fatores trombóticos, como o fator tecidual e o fibrinogênio e inibição de fatores antitrombóticos. Por fim, o cigarro eleva de modo crônico os níveis de hematócrito e, consequentemente, a viscosidade sanguínea.

Diversas substâncias, como a nicotina e o monóxido de carbono, foram implicadas como causadoras das alterações no tônus vascular e no sistema de coagulação. Entretanto, as alterações parecem ser principalmente provenientes do estresse oxidativo de radicais livres e menos da ação direta de qualquer uma das substâncias estudadas.

Importante mencionar também que estudos prévios como o Nurse´s Health Study mostraram que a interrupção do tabagismo reduz o risco de eventos cardiovasculares (DAC e AVC), como podemos observar na Figura 9.1

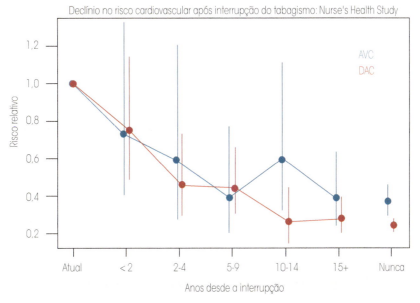

Figura 9.1 Risco de DAC e AVC em tabagistas após interrupção quando comparados com não tabagistas.
DAC: doença arterial coronariana; AVC: acidente vascular cerebral.
Fonte: Adaptado de Kawachi I., et al. [13]

CIGARROS ELETRÔNICOS

A prevalência do consumo de cigarros eletrônicos, conhecidos como *e-cigarettes* ou *vaping*, vem crescendo em todo o mundo. Há diversos tipos de *eletronic delivery systems* (EDS); entre eles, os que liberam apenas nicotina (*eletronic nicotine delivery system* ou ENDS), os que liberam outras substâncias não nicotina (ENNDS) e os que liberam tabaco

> Embora alguns estudos mostrem que os aparelhos eletrônicos liberam menos substâncias tóxicas para o organismo, há publicações que têm demonstrado toxicidade cardiovascular associada ao uso destes dispositivos [13].

líquido aquecido (HTP, *heated tobacco products*). Enquanto os ENDS contêm apenas nicotina, os HTP são um produto do tabaco e contêm milhares de substâncias tóxicas, como o cigarro.

Lee et al. demonstraram o impacto destas substâncias na disfunção endotelial, em um estudo *in vitro* [14]. Bhatta et al. mostraram uma incidência aumentada de IAM em usuários diários de cigarros eletrônicos [15]. Além disso, há diversos relatos de acometimento pulmonar pelos produtos eletrônicos, incluindo síndrome do desconforto respiratório do adulto (SDRA).

Em 2013, os cigarros eletrônicos foram testados quanto ao seu poder de auxílio na cessação do tabagismo [16]. O estudo não mostrou diferença significativa em relação a outros produtos liberadores de nicotina, como os adesivos. Além disso, o estudo apresentou graves falhas metodológicas, como mais de 30% da população utilizando dois dos métodos testados. Em 2019, foi publicado um estudo favorável ao uso dos aparelhos eletrônicos, com 18% de cessação de tabagismo contra 9,9% na reposição por adesivo [17]. A crítica é que, ao final do seguimento, 80% dos pacientes ainda utilizavam o cigarro eletrônico, e não há dados em relação à segurança do uso a longo prazo de tais aparelhos.

> Mesmo que se considere o cigarro eletrônico mais seguro que o cigarro convencional, há grande preocupação com o aspecto social. A grande quantidade de adolescentes aderindo ao uso de tais dispositivos evidencia uma clara tendência destes aparelhos atuarem como ponte para o tabagismo convencional, com a possibilidade de haver uma epidemia mundial. Tais dados, aliados aos riscos pulmonares e cardiovasculares e ausência de dados de uso a longo prazo, devem ser levados em consideração no momento do aconselhamento à cessação do tabagismo.

IMPACTO DA CESSAÇÃO DO TABAGISMO NA DOENÇA ARTERIAL CORONARIANA

A cessação do tabagismo é a medida de mudança de estilo de vida de maior impacto nos desfechos cardiovasculares de pacientes portadores de doença aterosclerótica (Figura 9.2).

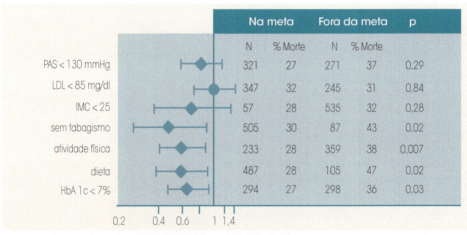

Figura 9.2 Subanálise do estudo COURAGE demonstrando efeito das mudanças no estilo de vida na redução de mortalidade, com a cessação do tabagismo.

PAS: pressão arterial sistólica; IMC: índice de massa corpórea; HbA1c: hemoglobina glicada.
Fonte: Adaptado de Boden WE, et al. [18].

Dados do registro europeu EUROASPIRE [19] demonstram que, embora 85% dos pacientes tenham recebido ofertas de ajuda para parar de fumar, apenas 23% tentaram de fato a interrupção e apenas 5% compareceram a um serviço especializado.

Em pacientes coronariopatas, tal efeito é bem evidente: no período pós-IAM, houve redução de quase 40% de mortalidade em pacientes que cessaram o tabagismo *versus* os que não cessaram. Da mesma maneira, pacientes submetidos à cirurgia de revascularização miocárdica e permaneceram fumando tiveram 70% mais risco de morte, e pacientes submetidos à intervenção coronariana percutânea (ICP) tiveram 80% mais risco de morte e duas vezes mais de infarto do miocárdio.

> Embora o infarto agudo do miocárdio seja um evento de grande importância na saúde do indivíduo, cerca de 55% dos pacientes mantêm o consumo de tabaco no mês seguinte ao infarto.

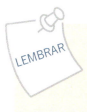

LEMBRAR: Mesmo pacientes sem doença aterosclerótica ou coronariana estabelecida obtêm redução da ordem de 7 a 47%m em eventos cardiovasculares com a cessação do tabagismo. Tais benefícios aparecem já precocemente, após a interrupção, e amplificam-se com o passar do tempo.

Acredita-se que a redução na taxa de eventos se deva a uma provável reversão da disfunção endotelial causada pelo tabagismo. Isso se evidencia, por exemplo, nas taxas de AVC, que se reduzem drasticamente cerca de 2 a 4 anos após a cessação do tabagismo. Além disso, há estudos comprovando melhora na qualidade de vida do grupo que cessou o tabagismo.

Neste sentido, o risco de doença cardiovascular de ex-fumantes se aproxima ao de não fumantes após cerca de 10 a 15 anos da cessação, embora nunca se igualem [20].

ESTRATÉGIAS PARA CESSAÇÃO DO TABAGISMO

A cessação do tabagismo envolve políticas públicas de saúde e também atitude individual. Estratégias governamentais como proibição de tabagismo em determinados locais seguramente trazem bons resultados. Tais medidas conseguiram reduzir em até 17% a chance de infarto do miocárdio na população. Já no âmbito individual, diversas estratégias são descritas na literatura. Podemos dividi-las em comportamentais e farmacológicas. Atualmente considera-se boa prática a combinação de ambas as estratégias para obtenção de melhores resultados [21].

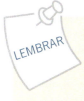

LEMBRAR: Cessar o tabagismo é um grande desafio da medicina ambulatorial, uma vez que há pesquisas que demonstram que apenas 1 em cada 5 pacientes tabagistas atendidos em ambulatório estaria disposto a cessar o tabagismo com ajuda multiprofissional e farmacológica. Além disso, mesmo com a terapia otimizada, apenas 25 a 35% dos pacientes conseguem se manter abstêmios por 6 meses ou mais.

Independentemente das estratégias escolhidas, o primeiro passo para o tratamento é obter um diagnóstico preciso quanto ao *status* do paciente quanto à sua disposição de cessar o tabagismo, que pode ser dividida em cinco fases, conforme mostra o Quadro 9.1 [22].

Uma consulta de tabagismo pode ser sumarizada com a estratégia dos "5 A" [23,24] (Figura 9.3):

1. **Abordar** (perguntar) sobre tabagismo;
2. **Aconselhar** a cessação;
3. **Avaliar** a prontidão do paciente para parar de fumar;
4. **Apoiar** os que estão prontos (mediante estratégias farmacológicas e comportamentais);
5. **Acompanhar** o paciente (seguimento).

Quadro 9.1 Fases da cessação do tabagismo.

Fase	Características
Pré-contemplação	Quando o fumante não vislumbra a possibilidade de parar de fumar e não se preocupa com isto
Contemplação	Quando o fumante já admite que o tabagismo é um problema e planeja mudar de comportamento
Ação	Quando medidas de mudança de comportamento são adotadas, como abandono progressivo do cigarro e certas modificações ambientais
Manutenção	Quando o indivíduo já cessou o tabagismo. É uma fase de trabalho e apoio contínuos que visam a prevenção de recaídas
Recaída	Quando há falha na estratégia de manutenção e a pessoa volta a fumar

Fonte: Desenvolvido pela autoria.

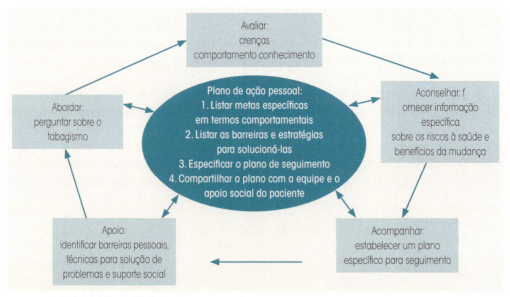

Figura 9.3 Estratégia dos "5 A".
Fonte: Adaptado de Whitlock E, et al. [24].

Nos pacientes que claramente não estão prontos para interromper o uso do cigarro, algumas técnicas são descritas para ajudar o paciente neste sentido. Uma regra chamada de "5 R" revisa alguns pontos importantes:

1. **Relevância** dos benefícios;
2. **Riscos** de continuar;
3. **Recompensas** – avaliar os benefícios;
4. **Resistências** – identificar barreiras ou causas de falhas passadas;
5. **Repetição** – repetir a intervenção nos demais encontros com o paciente.

ESTRATÉGIAS COMPORTAMENTAIS

Nos pacientes que estão prontos para iniciar o tratamento, a estratégia comportamental consiste inicialmente na informação sobre o que esperar durante as tentativas de suspensão do cigarro, em especial sobre a abstinência da nicotina. A terapia mais utilizada é a cognitivo-comportamental para identificar e evitar gatilhos (por exemplo, álcool, café etc.) e como lidar com situações que possam trazer de volta o hábito de fumar [25]. O mnemônico EME pode ajudar:

- **Evitar** situações de alto risco;
- **Mudar** situações de alto risco (para quando o fumante não conseguiu evitar a recaída);
- **Escapar** de situações de alto risco (para quando o fumante não conseguiu evitar a recaída ou não conseguiu mudar).

Uma serie de estratégias de enfrentamento cognitivo-comportamentais é descrita: exercício físico; frequentar áreas de não fumantes; exercícios repetitivos como desenhos ou crochê; fazer listas; movimentos orais (mascar chicletes, tomar água ou comer pequenos lanches de cenoura ou pepino cru); falar consigo mesmo positivamente; entre outras.

PROTOCOLO
A equipe deve ajudar o paciente a formular um plano: estabelecer uma data para a interrupção, geralmente em cerca de 2 semanas do encontro. Os familiares, amigos e colegas do paciente devem, se possível, estar cientes da situação para ajudá-lo. Todos os ambientes frequentados devem ser modificados e quaisquer itens que possam trazer a antiga rotina de volta devem ser removidos. Uma vez alcançada a data, a abstinência deve ser total, e não parcial ou regressiva.

Encontros com equipe multiprofissional e reuniões em grupo são também estratégias muito utilizadas.

ESTRATÉGIAS FARMACOLÓGICAS

Os efeitos da abstinência da nicotina são uma das grandes causas de falha na cessação do tabagismo. O pico dos sintomas se dá nos primeiros 3 dias, mas se mantém ainda durante a primeira semana. Ocorrem aumento de apetite, ganho de peso, mudanças no humor – disforia ou depressão –, insônia, irritabilidade, ansiedade, dificuldade de concentração e indisposição. A terapia farmacológica ajuda muito no combate a esses efeitos relacionados à abstinência.

Atualmente, são consideradas 1ª linha de terapia farmacológica a terapia de reposição de nicotina (TRN) [26], a bupropiona e a vareniclina, enquanto a nortriptilina e a clonidina são fármacos de 2ª linha (Tabela 9.1).

Tabela 9.1 Eficácia dos medicamentos para tratamento do tabagismo (usados em monoterapia).

Medicação	Odds ratio	Taxa de abstinência em 6 meses
Goma de nicotina ou pastilha	2,2 (1,5-3,2)	26,1 (19,7-33,6)
Nicotina inalatória	2,1 (1,5-2,9)	24,8 (19,1-31,6)
Spray nasal de nicotina	2,3 (1,7-3,0)	26,7 (21,5-32,7)
Adesivos de nicotina	1,9 (1,7-2,2)	23,4 (21,3-25,8)
Bupropiona	2,0 (1,8-2,2)	24,2 (22,2-26,4)
Vareniclina	3,1 (2,5-3,8)	33,2 (28,9-37,8)

Fonte: Adaptado de Anthenelli RM, et al. [26].

Para a recomendação da terapia farmacológica, é necessário quantificar a dependência química do paciente, e uma das escalas mais utilizadas para isto é a de Fagerström (Tabela 9.2). O DSM-IV [27] também tem critérios para a dependência de nicotina (Quadro 9.2).

Tabela 9.2 Escala de Fagerström para dependência de nicotina.

Teste de Fagerström
Quanto tempo após acordar você fuma um cigarro? Dentro de 5 minutos = 3 Entre 6 e 30 minutos = 2 Entre 31 e 60 minutos = 1 Após 60 minutos = 0
Você acha difícil não fumar em lugares proibidos como igrejas, cinemas, ônibus etc.? Sim = 1 Não = 0
Qual o cigarro do dia que traz mais satisfação? O primeiro da manhã = 1 Outros = 0
Quantos cigarros você fuma por dia? Menos de 10 = 0 De 11 a 20 = 1 De 21 a 30 = 2 Mais de 31 = 3

(Continua)

Tabela 9.2 Escala de Fagerström para dependência de nicotina. (*Continuação*)

Teste de Fagerström
Você fuma mais frequentemente pela manhã? Sim = 1 Não = 0
Você fuma mesmo doente, quando precisa ficar de cama? Sim = 1 Não = 0
Grau de dependência 0 a 2 pontos: muito baixa 3 a 4 pontos: baixa 5 pontos: média 6 a 7 pontos: alta 8 a 10 pontos: muito alta

Fonte: Adaptado de American Psychiatric Association [27].

Quadro 9.2 Critérios do DSM-IV para dependência de nicotina.

1. Consumo diário de nicotina por semana.
2. Sintomas com a súbita interrupção ou com acentuada redução do consumo de nicotina por 24 horas ou mais: estado depressivo ou humor disfórico, insônia, irritabilidade, ansiedade, dificuldade para se concentrar, inquietude, queda da frequência cardíaca, aumento do apetite e/ou do peso.
3. Sintomas descritos no critério 2 que produzem mal-estar clinicamente significativo, com deterioração social, laboral ou em áreas importantes da atividade do indivíduo.
4. Os sintomas não se originam de uma doença clínica, nem se explicam pela presença de outro transtorno mental.

Fonte: Adaptado de American Psychiatric Association [27].

Pacientes com escala de Fagerström com cinco ou mais pontos são candidatos à terapia farmacológica. Também são critérios para indicação de tratamento medicamentoso: consumo diário superior a 10 cigarros; falha prévia em tentativa de cessação com terapia mínima.

Terapia de reposição de nicotina

A TRN atualmente dobra as taxas de cessação em comparação com placebo. Tem duas formas de apresentação (Quadro 9.3): lenta (adesivos transdérmicos); e rápida (goma, inalador, *spray* nasal e pastilhas).

As apresentações rápidas são mais efetivas no controle da fissura. As gomas mais utilizadas são as de 4 mg. Um cigarro contém em média 1 mg de nicotina. Portanto, um fumante de 20 cigarros/dia deve iniciar o tratamento com adesivos de 21 mg. Classicamente, tenta-se apenas uma das formas – lenta ou rápida –, mas havendo insucesso, pode-se optar pela associação.

A terapia é segura em cardiopatas. Se for identificada intoxicação (náusea, salivação, palidez, dor abdominal, sudorese, cefaleia, tontura, tremores etc.), a terapia deve ser suspensa. Isso geralmente ocorre se a pessoa fumou concomitantemente. A duração da reposição recomendada é de 8 a 10 semanas para o adesivo e 12 semanas para as gomas.

Quadro 9.3 Prescrição de nicotina de acordo com a diretriz brasileira de cessação de tabagismo.

Gomas de 2 ou 4mg	Prescrição: 1 goma a intervalos de 1-2 horas ou se houver fissura.
	Dose média: de 8-12 gomas/dia. Não ultrapassar 24 unidades.
	Recomendação: não ingerir bebidas ou alimentos 15 minutos antes ou durante o uso.
	Protocolo: mascar até surgir o sabor característico, em seguida repousar entre a gengiva e a bochecha. Repetir as manobras durante 30 minutos.
Adesivos com 21, 14 ou 7 mg	Prescrição: 21 mg/dia (4 semanas), 14 mg (4 semanas) e 7 mg (2 semanas).
	Dose: > 21 mg em fumantes com maior dependência.
	Protocolo: colar ao despertar em área coberta e sem pelos (entre o pescoço e a cintura), no dia escolhido para deixar de fumar, trocando a cada 24 horas (ou retirando após 16 horas de uso, à noite, ao deitar) e fazer rodízio entre os locais de aplicação.

Fonte: Desenvolvido pela autoria.

Bupropiona

Trata-se de um antidepressivo atípico, com ação na dopamina e noradrenalina e com provável ação antagonista de nicotina, resultando em redução da compulsão e concomitante tratamento antidepressivo. O tratamento deve-se iniciar 1 semana antes de o paciente parar de fumar.

PRESCRIÇÃO
As recomendações para o uso da bupropiona são:
- Dose máxima de 300 mg/dia.
- Comprimidos de 150 mg de liberação prolongada.
- Iniciar com 150 mg, uma vez ao dia, por 3 dias. No 4º dia, aumentar a dose para 150,mg, duas vezes ao dia. Recomenda-se o uso até 12 semanas.

Vareniclina

A vareniclina se liga a receptores colinérgicos nicotínicos, com efeito agonista parcial. Isso justifica o alívio de sintomas de fissura e abstinência e, ao mesmo tempo, impede a satisfação ao fumar. É eficaz, segura e bem tolerada. Seus resultados nos estudos clínicos têm sido superiores às demais terapias citadas, porém o alto custo é um fator limitante importante.

PRESCRIÇÃO

As recomendações para o uso da vareniclina são:

- Comprimidos de 0,5 e 1 mg.
- Dose:
  - Do 1o ao 3o dia: 1 comprimido (cp) de 0,5 mg, uma vez ao dia.
  - Do 4o ao 7o dia: 1 cp de 0,5 mg a cada 12 horas.
  - Do 8o até o final do tratamento: 1cp de 1 mg a cada 12 horas.
- Recomenda-se o uso até 12 semanas. A extensão por mais de 12 semanas pode aumentar a probabilidade de abstinência continuada a longo prazo.

Terapias farmacológicas de 2ª linha

Em relação às terapias de 2ª linha, destacam-se nortriptilina e clonidina. A nortriptilina é um antidepressivo tricíclico, e seus efeitos se justificam pelo aumento da noradrenalina nas sinapses. Reduz sintomas de abstinência e tem ação ansiolítica.

PRESCRIÇÃO

A dose inicial da nortriptilina é de 25 mg/dia e deve ser aumentada progressivamente até 75 a 100 mg/dia, com a interrupção do tabagismo só ocorrendo após alcançados os níveis terapêuticos. As vantagens são a disponibilidade e o menor risco de crise convulsiva em relação à bupropiona.

A clonidina é um agonista alfa-2 central, utilizada como anti-hipertensivo, mas com efeito na abstinência à nicotina. Tem eficácia similar à TRN e bupropiona, porém com efeitos adversos que limitam o seu uso: boca seca; sedação; sonolência; hipotensão ortostática; depressão; constipação; e distúrbios do sono.

PRESCRIÇÃO

A clonidina deve ser iniciada na dose de 0,1 mg/dia até 0,4 mg/dia. O indivíduo deve parar de fumar após 3 dias do início da medicação. Manter o tratamento durante 4 semanas e retirar gradualmente para evitar hipertensão rebote.

REFERÊNCIAS

1. Jonas MA, Oates JA, Ockene JK, Hennekens CH. Statement on smoking and cardiovascular disease for health care professionals. American Heart Association. Circulation 1992;86:1664-9.

2. Centers for Disease Control and Prevention. Annual smoking attributable mortality, years of potential life lost, and economic costs – United States, 1995-1999. MMWR Morb Mortal Wkly Rep 2002;51(14):300-3.

3. Global Burden of Disease Collaborative Network. Global Burden of Disease Study 2015 (GBD 2015) Smoking Prevalence 1980-2015. Seattle, United States: Institute for Health Metrics and Evaluation (IHME), 2017.

4. WHO report on the global tobacco epidemic, 2017: monitoring tobacco use and prevention policies. Geneva: World Health Organization; 2017. License: CC BY-NC-SA 3.0 IGO.

5. Disponível em: https://biblioteca.ibge.gov.br/visualizacao/livros/liv101764.pdf

6. Glantz SA, Parmley WW. Passive smoking and heart disease: epidemiology, physiology, and biochemistry. Circulation 1991;83:1-12.

7. Ding N, Sang Y, Chen J, et al. Cigarette smoking, smoking cessation, and long-term risk of 3 major atherosclerotic diseases. J Am Coll Cardiol 2019;74(4):498-507.

8. Howard G, Wagenknecht LE, Burke GL, et al. Cigarette smoking and progression of atherosclerosis: the atherosclerosis risk in communities (ARIC) study. JAMA 1998;279(2):119-24.

9. Price JF, Mowbray PI, Lee AJ, et al. Relationship between smoking and cardiovascular risk factors in the development of peripheral arterial disease and coronary artery disease: Edinburgh artery study. Eur Heart J 1999;20:344-53.

10. Celermajer DS, Sorensen KE, Georgakopoulos D, et al. Cigarette smoking is associated with dose-related and potentially reversible impairment of endothelium-dependent dilation in healthy young adults. Circulation 1993;88:2149-55.

11. Barua RS, Ambrose JA, Eales-Reynolds LJ, et al. Dysfunctional endothelial nitric oxide biosynthesis in healthy smokers with impaired endothelium-dependent vasodilatation. Circulation 2001;104:1905-10.

12. Celermajer DS, Sorensen KE, Georgakopoulos D, et al. Cigarette smoking is associated with dose-related and potentially reversible impairment of endothelium-dependent dilation in healthy young adults. Circulation 1993;88(5 Pt 1):2149-55.

13. Shahab L, Goniewicz ML, Blount BC, et al. Nicotine, carcinogen, and toxin exposure in long-term e-cigarette and nicotine replacement therapy users: a cross-sectional study. Ann Intern Med 2017;166:390-400.

14. Lee WH, Ong SG, Zhou Y, et al. Modeling cardiovascular risks of e-cigarettes with human-induced pluripotent stem cell-derived endothelial cells. J Am Coll Cardiol 2019;73(21):2722-37.

15. Bhatta DN, Glantz SA. Electronic cigarette use and myocardial infarction among adults in the us population assessment of tobacco and health. J Am Heart Assoc 2019;8(12):e012317.

16. Bullen C, Howe C, Laugesen M, et al. Electronic cigarettes for smoking cessation: a randomised controlled trial. Lancet 2013;382(9905):1629-37.

17. Hajek P, Phillips-Waller A, Przulj D, et al. A randomized trial of e-cigarettes versus nicotine-replacement therapy. N Engl J Med 2019;380:629-37.

18. Boden WE, O'Rourke RA, Teo KK, et al. Optimal medical therapy with or without PCI for stable coronary disease. N Engl J Med 2007;356(15):1503-16.

19. Snaterse M, Deckers JW, Lenzen MJ, et al. Smoking cessation in European patients with coronary heart disease. Results from the EUROASPIRE IV survey: a registry from the European Society of Cardiology. Int J Cardiol 2018;258:1-6.

20. Rosenberg L, Kaufman DW, Helmrich SP, Shapiro S. The risk of myocardial infarction after quitting smoking in men under 55 years of age. N Engl J Med 1985;313:1511-4.

21. Stead LF, Koilpillai P, Fanshawe TR, Lancaster T. Combined pharmacotherapy and behavioural interventions for smoking cessation. Cochrane Database Syst Rev 2016;(3):CD008286.

22. Reichert J, Araújo AJ de, Gonçalves CMC, et al. Diretrizes para cessação do tabagismo – 2008. Jornal Brasileiro de Pneumologia 2008;34(10):845-80.

23. Clinical Practice Guideline Treating Tobacco Use and Dependence 2008 Update Panel, Liaisons, and Staff. A clinical practice guideline for treating tobacco use and dependence: 2008 update. A U.S. Public Health Service Report. Am J Prev Med 2008;35(2):158-76.

24. Whitlock EP, Orleans CT, Pender N, Allan J. Evaluating primary care behavioral counseling interventions: an evidence-based approach. Am J Prev Med 2002;22(4):267-84.

25. Stead LF, Koilpillai P, Lancaster T. Additional behavioural support as an adjunct to pharmacotherapy for smoking cessation. Cochrane Database Syst Rev 2015; (10):CD009670.

26. Anthenelli RM, Benowitz NL, West R, et al. Neuropsychiatric safety and efficacy of varenicline, bupropion, and nicotine patch in smokers with and without psychiatric disorders (EAGLES): a double-blind, randomised, placebo-controlled clinical trial. Lancet 2016;387(10037):2507-20.

27. American Psychiatric Association. Diagnostic and statistical manual of mental disorders: DSM-IV [Internet]. 4 ed. Washington (DC): American Psychiatric Association; 1994. Disponível em: http://www.psychiatryonline.com/DSMPDF/dsm-iv.pdf.

10

ÁLCOOL E DOENÇA ARTERIAL CORONARIANA

Pedro Henrique de Moraes Cellia | Carlos Vicente Serrano Jr.
Eduardo Gomes Lima

INTRODUÇÃO

É documentada em diversos estudos observacionais a relação entre o consumo moderado de álcool e a redução de aterosclerose. Essa relação é observada em modelos animais [1], em humanos por angiografia [2], bem como em estudos observacionais (Figura 10.1) que mostraram redução do risco cardiovascular global por diversos mecanismos antiateroscleróticos. Apesar dessas evidências, há uma carência de grandes ensaios clínicos sobre o assunto, o que enseja questionamentos quanto a essa relação.

De toda forma, é fundamental para o cardiologista orientar com segurança e esclarecer o paciente quanto aos riscos e benefícios deste hábito, uma vez que cerca de 50% da população adulta mundial faz uso de bebida alcoólica.

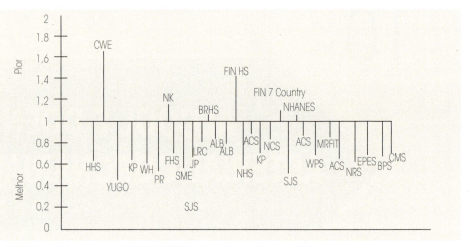

Figura 10.1 Estudos de coorte de 1968-1993 de ingestão de álcool e DAC.

HHS: Honolulu Heart Study; CWE: Chicago Western Electric Company Study; YUGO: Yugoslavia Cardiovascular Disease Study; KP: Kaiser Permanente Matched Cohorts Study; WH: Whitehall Study; PR: Puerto Rico Heart Health Program; NK: North Karelia Project; FHS: Framingham Heart Study; SME: Study of Massachusetts Elderly; JP: Study of Japanese Physicians; LRC: Lipid Research Clinics Follow-up Study; BRHS: British Regional Heart Study; ALB: Albany Study; FIN HS: Finnish Mobile Clinic Health Survey; NHS: Nurses's Health Study; ACS: American Cancer Society Prospective Study, mulheres; KP: Kaiser Permanente Cohort Study; NCS: Nutrition Canada Survey Cohort Study; FIN 7 Country: Finnish rural cohorts of the Seven Countries Study; SJS: St James Survey; NHANES: Epidemiologic Follow-up Study; ACS: American Cancer Society Prospective Study, homens; WPS: Health Professionals Follow-up Study; MRFIT: Multiple Risk Factor Intervention Trial; ACS: Alameda County Study; NRS: Normative Aging Study; EPES: Established Populations for Epidemiologic Study of the Elderly; BPS: Busselton Population Study; CMS: Copenhagen Male Study.

Fonte: Adaptado de Maclure M [3].

O PARADOXO FRANCÊS

 O termo "paradoxo francês" foi cunhado no final da década de 1980, quando se observou, em estudos epidemiológicos, que, embora a França tivesse alto consumo diário de colesterol e gorduras saturadas, a mortalidade por doenças coronarianas era proporcionalmente mais baixa quando comparada à de outros países industrializados e com dietas menos gordurosas [4,5].

Um dos principais fatores encontrados para explicar o paradoxo foi o alto consumo de vinho pelos franceses. Desde então, muitos estudos científicos foram realizados consolidando a relação entre o consumo moderado de vinho e menor risco cardiovascular [6-9], bem como menor carga de aterosclerose documentada [2,10].

A relação do consumo de bebida alcoólica e o risco de doenças cardiovasculares não obedece a um padrão retilíneo de dose-resposta. O que encontramos é um padrão de curva em "J", em que há redução da incidência de desfechos cardiovasculares até certa dose diária e, então, elevação progressiva dos desfechos conforme aumenta o consumo diário(Figura 10.2) [11].

 O padrão não linear do benefício atribuído ao consumo de vinho também está documentado em pacientes com doença cardiovascular estabelecida e para o consumo de outras bebidas alcoólicas [12,13].

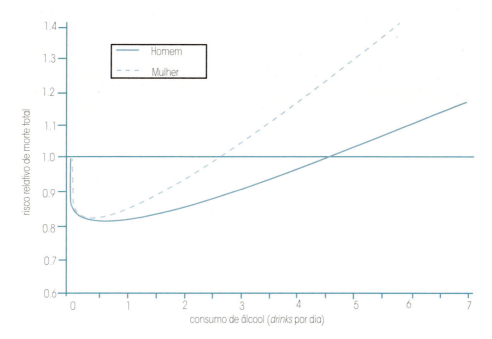

Figura 10.2 Consumo de álcool e mortalidade por todas as causas em homens e mulheres.

Fonte: Adaptado de Di Castelnuovo A. et al. [11].

FISIOPATOLOGIA

O consumo moderado de etanol age positivamente em cada um dos pilares da aterosclerose, conforme demonstrado no Quadro 10.1 [14].

Quadro 10.1 Mecanismos biológicos do álcool e aterosclerose.

Alvo fisiopatológico	Mecanismos biológicos
Perfil de colesterol	Elevação do HDL
	Diminuição da oxidação do LDL
Inflamação	Redução da proteína-C reativa (PCR)
	Redução da adesão leucocitária
	Redução da liberação de interleucinas pró-inflamatórias
Função endotelial	Aumento da liberação de óxido nítrico/aumento da reatividade vascular
Coagulação	Redução da agregabilidade plaquetária
	Redução do fibrinogênio
Diabetes	Aumento da sensibilidade à insulina

Fonte: Adaptado de Haseeb S. et al. [14].

Observam-se maiores níveis de HDL colesterol nos pacientes que fazem consumo moderado de álcool e redução do LDL oxidado, embora seu valor absoluto não se altere significativamente (Figura 10.3) [15-17]. Já o consumo abusivo está associado à elevação dos triglicérides.

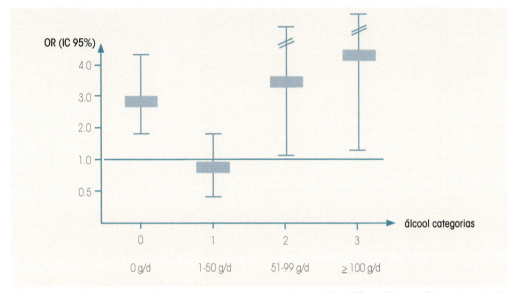

Figura 10.3 Risco de aterosclerose associado com altos níveis de LDL (150 mg/dL) em várias categorias de consumo regular de álcool (n = 780).

A Figura mostra que altos níveis de LDL são associados com alto risco em abstêmios, consumidores moderados e pesados, mas não em consumidores de baixas quantidades de álcool (< 50 g/dia).

Fonte: Adaptado de Kiechi S, et al. [18].

 A inflamação desempenha papel crucial para a formação, o desenvolvimento e a instabilização da placa aterosclerótica [19,20]. O consumo moderado de álcool tem efeito anti-inflamatório com redução da proteína C-reativa e interleucina-6, bem como redução em outros marcadores inflamatórios [21-24].

Vliegenthart R et al. mostraram também que o consumo de até dois *drinks* de álcool por dia é inversamente associado com calcificação coronariana extensa. Os autores mostraram que o risco de calcificação coronariana extensa foi 50% menor em indivíduos que consumiam um a dois *drinks* por dia do que nos não consumidores de álcool [25].

Além disso, são demonstrados em estudos experimentais tanto redução da agregabilidade plaquetária como efeito anticoagulante e trombolítico do álcool [26-29]. A redução do fibrinogênio sérico e da agregabilidade plaquetária é o mecanismo mais frequente nos estudos observacionais. Em última análise, esta pode ser uma das explicações fisiopatológicas para redução de infarto agudo do miocárdio (IAM) em usuários moderados de álcool, bem como o aumento de AVC hemorrágico naqueles que fazem uso abusivo. Outro pilar antiaterogênico envolvendo o álcool é a resistência à insulina. O consumo de quantidades moderadas de álcool mostrou aumentar a sensibilidade à insulina nas 12 a 24 horas subsequentes [29]. As concentrações de insulina em jejum e pós-prandial são reduzidas com duas doses por dia [30-32].

Por fim, o consumo moderado de vinho também aumenta a produção de NO, o que induz vasodilatação e reversão da disfunção endotelial. No que tange à hipertensão, o consumo de álcool com moderação está ligado a uma redução tanto dos valores sistólico como diastólico da pressão arterial. Entretanto, o consumo abusivo de bebida alcoólica está associado à hipertensão arterial.

CONSUMO MODERADO

Esta não é uma definição consensual na literatura e varia entre as entidades reguladoras. Os limites para o consumo moderado de bebidas alcoólicas com base na dose de álcool etílico variam entre as diretrizes. O consenso da *US National Institute on Alcohol Abuse and Alcoholism* (NIAAA) padroniza como consumo moderado até duas doses diárias para homens (equivalente a 28 g de etanol) e uma dose para mulheres (14 g) (Quadro 10.2).

A diferença das doses para homens, mulheres e idosos é explicada basicamente por dois motivos principais:

- menor volume de distribuição em mulheres e idosos;
- menor taxa de degradação do álcool na mucosa gastrointestinal nas mulheres.

Quadro 10.2 Classificação dos padrões de consumo de etanol pela NIAAA Valores de acordo com as diretrizes da NIAAA 2015-2020.

Consumo moderado (baixo risco para desordens relacionadas ao álcool)	Doses com 14 g de etanol
Homens	até 2 doses ao dia
Mulheres e idosos (> 65 anos)	até 1 dose ao dia
Consumo pesado (alto risco para desordens relacionadas ao álcool)	**Doses de 14 g de etanol**
Homens	> 14 doses na semana ou consumo no padrão *Binge Drinking*
Mulheres	> 7 doses na semana ou consumo no padrão *Binge Drinking*
Binge Drinking	**Doses de 14 g**
Homens	5 ou mais doses em 2 horas
Mulheres	4 ou mais doses em 2 horas

Considera-se *Binge Drinking* um consumo suficiente para produzir uma alcoolemia 0,08 g/dL.

Fonte: Desenvolvido pela autoria.

As Tabelas 10.1 e 10.2 mostram como realizar o cálculo da dose de álcool em gramas e as doses equivalentes de diferentes bebidas alcoólicas, respectivamente.

Tabela 10.1 Fórmula para conversão da dose de etanol.

Fórmula para cálculo da dose de álcool em gramas
Dose(g) = FC X GA X V
(FC) fator de correção = 0,79
(GA) graduação alcoólica em %
(V) volume da bebida em mL

Fonte: Desenvolvido pela autoria.

Tabela 10.2 Doses equivalentes de vinho, destilados e cerveja.

Bebida	Graduação alcoólica habitual	Volume referente a 1 dose (14 g de álcool etílico)
Vinho	12%	150 mL
Cerveja	5%	360 mL
Destilados (cachaça, vodca, uísque)	40%	45 mL

Fonte: Desenvolvido pela autoria.

CONSUMO DE VINHO E DE DIFERENTES TIPOS DE BEBIDAS

Grande parte das evidências no tocante ao consumo moderado de álcool foi estabelecida estudando-se o consumo de vinho tinto, sendo, portanto, esta a bebida que mais claramente se correlaciona aos benefícios citados.

Diferentemente de outras bebidas, no vinho – principalmente os tintos –, há dezenas de polifenóis que também estão relacionados ao benefício antiaterogênico; entre essas moléculas destaca-se o resveratrol. Ensaios clínicos em animais e em humanos puderam demonstrar que ambos os componentes desta bebida (álcool e polifenóis) têm efeito antiaterogênico [7,9]. Em razão da presença desses compostos adicionais, pensou-se que o benefício cardiovascular observado na descrição do "paradoxo francês" seria limitado aos vinhos tintos. Entretanto, dezenas de outros estudos demonstraram que o benefício cardiovascular pode ser atribuído também ao consumo de outras bebidas. Grandes estudos observacionais encontraram o mesmo padrão de curva em "J" para fermentados e destilados [33-36].

Um estudo avaliou a associação do consumo de álcool com o risco de infarto do miocárdio em 38.077 profissionais de saúde do sexo masculino, sem doenças cardiovasculares e câncer [13]. Foi avaliado o consumo de cerveja, de vinho tinto, de vinho branco e de licor, separadamente, a cada 4 anos, usando-se questionários de frequência alimentar validados. Durante 12 anos de seguimento, houve 1.418 casos de infarto do miocárdio. Em comparação com homens que consumiram álcool menos de uma vez por semana, homens que consumiram álcool 3 a 4 ou 5 a 7 dias por semana tiveram riscos diminuídos de infarto do miocárdio (RR = 0,68, IC 95% 0,55 a 0,84) e (RR = 0,63, IC 95% 0,54 a 0,74), respectivamente. O risco foi semelhante entre os homens que consumiram menos de 10 g de álcool por dia e aqueles que consumiram 30 g ou mais. Um aumento de 12,5 g no consumo diário de álcool durante o período de seguimento de 4 anos foi associado a um risco relativo de infarto do miocárdio de 0,78 (IC 95% 0,62 a 0,99).

UMA VISÃO DIFERENTE SOBRE "PARADOXO FRANCÊS"

Este campo do conhecimento carece de grandes ensaios clínicos randomizados; quase todo conhecimento advém de estudos observacionais ou de pequenos ensaios clínicos com desfechos substitutos. Como é de se esperar, esses estudos estão sujeitos a muitos vieses e, portanto, o conceito do benefício do consumo moderado de álcool é, muitas vezes, contestado.

Ao se analisarem os dados de estudos observacionais, deve-se atentar a possíveis fatores de confusão. Por exemplo, o uso moderado de bebida alcoólica pode estar relacionado a práticas saudáveis de estilo de vida, visto que pessoas com capacidade de manter um hábito moderado seriam mais preocupadas com a saúde e mais disciplinadas. Contra esse argumento, foi feito um estudo com indivíduos sem doença aterosclerótica conhecida, não tabagistas, com pressão arterial controlada, que praticam exercício físico regularmente; e observou-se que, ainda assim, o consumo moderado de álcool se associou a menores taxas de desfechos cardiovasculares [15].

Outro fator de confusão possível no grupo de "não bebedores" é ter alocado indivíduos que já fizeram uso de álcool e pararam devido a alguma doença. Dessa forma, seria natural que nesse grupo haja mais desfechos, pois nele se encontra uma população mais grave. Um estudo foi desenhado para minimizar esse viés, incluindo, como não bebedores, pacientes que nunca fizeram uso de bebida alcoólica. Nesse trabalho, o padrão de curva em "J" se manteve.

O CONSUMO DE ÁLCOOL ALÉM DO MODERADO

A quase totalidade do que vimos até aqui diz respeito ao consumo moderado e regular de bebida alcoólica. Entretanto, é imperativo lembrar que o álcool etílico é a droga de maior acessibilidade e penetrância em nossa população.

Como exposto previamente, o efeito antiaterogênico do álcool não é linear com a dose; na realidade, obedece a um padrão em que, a partir de um nadir, a curva de desfechos se

> O uso abusivo de álcool está relacionado a efeitos adversos, como alcoolismo, distúrbios de comportamento, síndrome alcoólico fetal, AVC hemorrágico, hipertensão arterial, arritmia, miocardiopatia, morte súbita, mortes violentas e problemas sociais.

eleva progressivamente. Dessa forma, acima da dose recomendada como moderada, não há um valor seguro de consumo diário.

ACONSELHAMENTO AO PACIENTE

Dúvidas sobre a segurança e dosagem ideal do consumo de bebidas alcoólicas são muito comuns no dia a dia da prática médica. Pesando-se potenciais riscos e benefícios, não se aconselha a iniciar ou aumentar o consumo de álcool a um paciente que não tem esse hábito. Para aqueles que o consomem de forma abusiva, tenham antecedente de dependência etílica, ou com repercussões patológicas do consumo, como uma miocardiopatia alcoólica, recomenda-se a redução ou abstinência.

Diante das evidências atuais, não se recomenda a suspensão do consumo de bebidas alcoólicas para pacientes com doença arterial coronariana estável desde que se mantenha um padrão de consumo moderado e regular de até duas doses diárias para homens e uma dose para mulheres e idosos. A escolha da bebida (vinho, cerveja ou destilado) fica a critério das preferências do paciente.

CONCLUSÕES

O consumo moderado de álcool, entendido como duas doses ao dia para homens e uma dose para mulheres e idosos, está associado à redução de risco cardiovascular.

O vinho tinto foi a bebida mais estudada com fins de benefício cardiovascular. Entretanto, há evidências suficientes para sustentar a hipótese de que este benefício também se estende a destilados e cerveja na mesma proporção. O benefício cardiovascular do consumo de álcool não é linear com o aumento da dose, obedecendo a um padrão de curva em "J".

O consumo abusivo de álcool está associado a um aumento de mortalidade, tanto por cirrose hepática como por causas cardiovasculares.

Uma vez que nem todos os consumidores fazem uso moderado de bebida alcoólica, não é aconselhável orientar o paciente a iniciar o seu consumo visando proteção cardiovascular, nem mesmo orientar aqueles que o fazem de forma abusiva a continuar o consumo.

REFERÊNCIAS

1. Luz PL, Serrano Jr. CV, Chacra AR, et al. The effect of red wine on experimental atherosclerosis: lipid-independent protection. Exp Mol Pathol 1999;65:150-9.

2. Pyörälä K. Relationship of glucose tolerance and plasma insulin to the incidence of coronary heart disease: results from two population studies in Finland. Diabetes Care 1979;2(2):131-41.

3. Maclure M. Demonstration of deductive meta-analysis: ethanol intake and risk of myocardial infarction. Epidemiol Review 1993;15:328-51.

4. Renaud S, de Lorgeril M. Wine, alcohol, platelets, and the French paradox for coronary heart disease. Lancet 1992;339(8808):1523-6.

5. Ferrieres J. The French paradox: lessons for other countries. Heart 2004;90(1):107-11.
6. Chiva-Blanch G, Arranz S, Lamuela-Raventos RM, Estruch R. Effects of wine, alcohol and polyphenols on cardiovascular disease risk factors: evidences from human studies. Alcohol 2013;48:270-7.
7. Serra Arranz, et al. Wine, beer, alcohol and polyphenols on cardiovascular disease and cancer. Nutrients 2012;4:759-81.
8. Mukamal KJ, Chen CM, Rao SR, Breslow RA. Alcohol consumption and cardiovascular mortality among U.S. adults, 1987 to 2002. J Am Coll Cardiol 2010;55:1328-35.
9. Chiva-Blanch G, et al. Differential effects of polyphenols and alcohol of red wine on the expression of adhesion molecules and inflammatory cytokines related to atherosclerosis: a randomized clinical trial. Am J ClinNutr 2012;95:326-34.
10. Marfella R, Cacciapuoti F, Siniscalchi M, et al. Effect of moderate red wine intake on cardiac prognosis after recent acute myocardial infarction of subjects with type 2 diabetes mellitus. Diabetic Medicine 2006;23:974-81.
11. Di Castelnuovo A, Costanzo S, Bagnardi V, et al. Alcohol dosing and total mortality in men and women: an updated meta-analysis of 34 prospective studies. Arch Intern Med 2006;166:2437-45.
12. Costanzo S, Di Castelnuovo A, Donati MB, et al. Cardiovascular and overall mortality risk in relation to alcohol consumption in patients with cardiovascular disease. Circulation 2010;121:1951-9.
13. Mukamal KJ, Conigrave KM, Mittleman MA, et al. Roles of drinking pattern and type of alcohol consumed in coronary heart disease in men. N Engl J Med 2003;348:109-18.
14. Haseeb S, Alexander B, Baranchuk A. Wine and cardiovascular health. A comprehensive review. Circulation 2017;136:1434-48.
15. Mukamal KJ, Jensen MK, Grønbaek M, et al. Drinking frequency, mediating biomarkers, and risk of myocardial infarction in women and men. Circulation 2005;112:1406-13.
16. Rimm EB, Williams P, Fosher K, Criqui M, Stampfer MJ. Moderate alcohol intake and lower risk of coronary heart disease: meta-analysis of effects on lipids and haemostatic factors. BMJ 1999;319(7224):1523-8.
17. Suh I, Shaten BJ, Cutler JA, Kuller LH. Alcohol use and mortality from coronary heart disease: the role of high-density lipoprotein cholesterol. The Multiple Risk Factor Intervention Trial Research Group. Ann Intern Med 1992;116:881-7.
18. Kiechi S, Willeit J, Rungger G, et al. Alcohol consumption and atherosclerosis: what is the relation? Prospective Results From the Bruneck Study. Stroke 1998;29:900-7.
19. Libby P. Inflammation in atherosclerosis. Nature 2002;420:868-74.
20. Pai JK, Pischon T, Ma J, Manson JE, et al. Inflammatory markers and the risk of coronary heart disease in men and women. N Engl J Med 2004;351:2599-610.
21. Albert MA, Glynn RJ, Ridker PM. Alcohol consumption and plasma concentration of C-reactive protein. Circulation 2003;107:443-7.
22. Volpato S, Pahor M, Ferrucci L, et al. Relationship of alcohol intake with inflammatory markers and plasminogen activator inhibitor-1 in well-functioning older adults: the health, aging, and body composition study. Circulation 2004;109:607-12.
23. Maraldi C, Volpato S, Kritchevsky SB, et al. Impact of inflammation on the relationship among alcohol consumption, mortality, and cardiac events: the health, aging, and body composition study. Arch Intern Med 2006;166:1490-7.
24. Stote KS, Tracy RP, Taylor PR, Baer DJ. The effect of moderate alcohol consumption on biomarkers of inflammation and hemostatic factors in postmenopausal women. Eur J Clin Nutr 2016;70:470-4.
25. Vliegenthart R, Oei HH, van den Elzen AP, et al. Alcohol consumption and coronary calcification in a general population. Arch Intern Med 2004;164(21):2355-60.

26. Renaud SC, Beswick AD, Fehily AM, et al. Alcohol and platelet aggregation: the Caerphilly prospective heart disease study. Am J ClinNutr 1992;55:1012-7.

27. Lacoste L, Hung J, Lam JY. Acute and delayed antithrombotic effects of alcohol in humans. Am J Cardiol 2001;87:82-5.

28. 28. Meade TW, Chakrabarti R, Haines AP, et al. Characteristics affecting fibrinolytic activity and plasma fibrinogen concentrations. Br Med J 1979;1:153-6.

29. Haut MJ, Cowan DH. The effect of ethanol on hemostatic properties of human blood platelets. Am J Med 1974;56:22-33.

30. Turner BC, Jenkins E, Kerr D, et al. The effect of evening alcohol consumption on next-morning glucose control in type 1 diabetes. Diabetes Care 2001;24:1888-93.

31. Mukamal KJ, Mackey RH, Kuller LH, et al. Alcohol consumption and lipoprotein subclasses in older adults. J Clin Endocrinol Metab 2007;92:2559-66.

32. 32. Davies MJ, Baer DJ, Judd JT, et al. Effects of moderate alcohol intake on fasting insulin and glucose concentrations and insulin sensitivity in postmenopausal women: a randomized controlled trial. JAMA 2002;287:2559-62.

33. Kenneth J, Kronmal RA, Mittleman MA, et al. Alcohol consumption and carotid atherosclerosis in older adults the cardiovascular health study. Arterioscler Thromb Vasc Biol 2003;23:2252-9.

34. Mostofsky E, Mukamal KJ, Giovannucci EL, et al. Key Findings on alcohol consumption and a variety of health outcomes from the nurses' health study. Am J Public Health 2016;106:1586-91.

35. Gemes K, Janszky I, Laugsand LE, et al. Alcohol consumption is associated with a lower incidence of acute myocardial infarction: results from a large prospective population-based study in Norway. J Intern Med 2016;279(4):365-75.

36. Rocrcckc M, Rehm J. Alcohol consumption, drinking patterns, and ischemic heart disease: a narrative review of meta-analyses and a systematic review and meta-analysis of the impact of heavy drinking occasions on risk for moderate drinkers. BMC Med 2014;12:182.

11

ATIVIDADE FÍSICA E REABILITAÇÃO CARDIOPULMONAR NA DOENÇA ARTERIAL CORONARIANA

Eduardo Bello Martins

INTRODUÇÃO

Os benefícios da atividade física são amplamente conhecidos. De fato, o conceito de que exercício e saúde estão intimamente conectados já existe desde a época de Hipócrates [1]. A atividade física reduz mortalidade geral e cardiovascular de forma dose-dependente, tanto em homens como em mulheres [2-4]. Está também associada a menor incidência de câncer, acidente vascular encefálico (AVC), diabetes *mellitus* e outras doenças cardiovasculares, além de melhorar o perfil metabólico [2,5]. Ainda assim, estima-se que cerca de um terço da população mundial seja fisicamente inativa, sendo essa prevalência maior em mulheres e idosos [6].

No contexto da doença arterial coronariana (DAC), devem-se destacar os dados obtidos pelo estudo INTERHEART [7], um estudo de caso-controle desenhado para avaliar os fatores de risco para infarto do miocárdio (IM). Nesse estudo, composto essencialmente de pessoas com mais de 40 anos de idade, a prevalência da prática de atividade física não ultrapassou 20% mesmo nos controles. Além disso, estimou-se que a falta de atividade física teve associação com 12,2% dos infartos, estimativa esta que chegou a 27,6% na América Latina.

Em pacientes com DAC estabelecida, a atividade física é parte integral do tratamento e é recomendada tanto em pacientes com angina estável como após infarto agudo do miocárdio [8-11]. Após um quadro de IM, ou mesmo após uma revascularização cirúrgica do miocárdio, essa recomendação habitualmente assume a forma de reabilitação cardiovascular (RCV).

Nesses pacientes, o benefício principal é a redução de mortalidade cardiovascular e re-hospitalização [12]. Todavia, apenas uma minoria de pacientes pós-IM é encaminhada para programas de reabilitação, e apenas metade destes de fato participa do programa [13,14]. Isso pode estar relacionado à má aderência, ausência de serviços estruturados de RCV e falta de conhecimentos da comunidade médica sobre os benefícios dessa terapia.

DEFINIÇÕES E TERMINOLOGIA

Atividade física é qualquer movimento do corpo por músculos esqueléticos que demande gasto energético. Exercício físico é um tipo de atividade física planejada, estruturada e repetitiva, cujo objetivo é melhorar ou manter o condicionamento físico. Pessoas sedentárias são aquelas que passam mais de 4 horas por dia sentadas, e estima-se que 41,5% dos adultos sejam sedentários [6].

A atividade física pode ser graduada quanto à intensidade, geralmente aferida em equivalente metabólico (MET) (Tabela 11.1). Um MET equivale a um consumo de 3,5 mL/kg/min de oxigênio, e corresponde ao consumo energético de uma pessoa em repouso. Atividades que consumam 3 a 6 MET são consideradas moderadas e, a partir de 6 MET, vigorosas [15]. É comum encontrar na literatura valores em mL/kg/min para quantificar a quantidade de energia gasta com atividade física durante certo período, o chamado de volume de atividade física. A capacidade máxima de exercício de uma pessoa é aferida pelo consumo máximo de oxigênio (VO_2 máximo, em mL/min ou mL/kg/min), calculado em testes cardiopulmonares.

Tabela 11.1 Correspondência em MET das atividades físicas mais comuns.

Atividades físicas de baixa intensidade	
1) Dormir	< 3 METS
2) Assistir à televisão	
3) Escrever, digitar, lavar/passar roupas	
4) Andar lentamente (2,7 a 4 km/h)	
Atividades físicas de moderada intensidade	
1) Andar (4,5 a 5,5 km/h)	3-6 METS
2) Exercícios domiciliares leves-moderados. Exercício em bicicletas (< 16 km/h)	
3) Fazer faxina, mudar móveis de lugar, varrer a garagem ou a casa	
Atividades físicas de forte intensidade	
1) Correr, jogging	≥ 6 METS
2) Futebol, basquete, natação	
3) Pular corda, subir ladeira de bicicleta	

Fonte: Desenvolvido pela autoria.

MECANISMOS DOS EFEITOS DA ATIVIDADE FÍSICA: DA FISIOLOGIA AOS BENEFÍCIOS CLÍNICOS

MECANISMOS FISIOPATOLÓGICOS

A atividade física traz diversos benefícios ao endotélio. Um dos mecanismos é o aumento da produção de óxido nítrico (NO), uma substância vasodilatadora produzida pelo endotélio. O aumento das forças de cisalhamento produzido pela atividade física estimula a expressão de eNOS (óxido nítrico sintase endotelial) e SOD (superóxido dismutase). Enquanto a primeira é responsável pela síntese de NO, a segunda catalisa a degradação de espécies reativas de oxigênio (substância oxidativa que inativa NO). Outro contribuinte da função endotelial é o ambiente anti-inflamatório criado pelas miocinas, detalhadas mais adiante [16].

> As coronárias, bem como outras artérias, passam por um processo de remodelamento e de aumento do diâmetro luminal, cujo resultado é possivelmente o aumento da reserva de fluxo coronariano e proteção contra lesões limitadoras de fluxo sanguíneo. Postula-se que o exercício estimule o desenvolvimento de colaterais, apesar de os dados disponíveis na literatura serem questionáveis. Apesar do estudo inicial de Eckstein, em 1957, ter demonstrado a formação de colaterais em modelo animal em resposta à atividade física, análises posteriores não conseguiram reproduzir esses resultados em humanos na avaliação angiográfica [17].

Nas placas ateroscleróticas, o exercício aumenta o conteúdo de colágeno e elastina, independentemente dos efeitos lipídicos. Ele relaciona-se também a lesões com menor núcleo necrótico e maior espessura da capa fibrótica. A resultante é um aumento do fenótipo de "placa estável" [16].

Atividade física regular também age no equilíbrio autonômico, pelo aumento do tônus parassimpático e redução da atividade simpática. Ocorrem redução da sensibilidade e expressão dos receptores β2-adrenérgicos. Em conjunto, isso proporciona proteção contra fibrilação ventricular [16].

O pré-condicionamento cardíaco, isto é, o efeito protetor de períodos breves de isquemia, também aumenta com a atividade física. Os mecanismos envolvidos incluem melhor capacidade para tolerar o estresse oxidativo e adaptações mitocondriais [16].

O músculo esquelético produz e libera no organismo miocinas, tal qual o tecido adiposo produz e libera adipocinas. Acredita-se que estas miocinas medeiem diversos efeitos benéficos, como o antiaterogênico, o anti-inflamatório e o sensibilizador de insulina. Entre essas substâncias, incluem-se interleucina 6 (IL-6), irisina, proteína semelhante à meteorina (METRNL) e o fator de crescimento de fibroblasto 21 (FGF21). Curiosamente, a IL-6 é uma citocina pró-inflamatória associada a várias doenças crônicas, porém, quando é liberada em decorrência do exercício, exerce atividade anti-inflamatória [16].

CONTROLE DE FATORES DE RISCO CARDIOVASCULARES

Além dos mecanismos fisiopatológicos descritos previamente, diversas evidências demonstram a importância da atividade física regular no controle dos fatores de risco cardiovasculares classicamente relacionados com a presença da doença arterial coronariana (DAC): hipertensão arterial; obesidade; dislipidemia; e resistência insulínica (Figura 11.1).

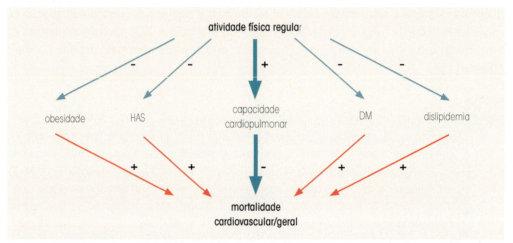

Figura 11.1 Impacto da atividade física regular na mortalidade e na prevenção primária. Baixa aptidão cardiorrespiratória, obesidade, hipertensão arterial, diabetes mellitus e dislipidemia contribuem para o aumento da mortalidade (+). Atividade física regular melhora a aptidão (+) e neutraliza o desenvolvimento de fatores de risco. HAS: hipertensão arterial sistêmica; DM: *diabetes mellitus*.

Fonte: Desenvolvido pela autoria.

Exercícios físicos estão relacionados ao melhor controle pressórico, com redução nos níveis de pressão sistólica e diastólica. Metanálise publicada em 2002 com 2.419 indivíduos demonstrou redução pressórica independentemente da redução de peso ou de níveis pressóricos basais com a atividade física [18]. Esses benefícios são provavelmente ocasionados pela redução da atividade simpática e alterações estruturais dos vasos periféricos, com consequente redução na resistência vascular sistêmica.

Em relação ao controle lipídico, ocorrem discreto aumento dos níveis de HDL e discreta redução do LDL e triglicerídeos, alterações estas que decorrem principalmente da perda de peso ocasionada pela prática dos exercícios físicos. Estima-se que a atividade física isolada tenha efeito discreto na perda de peso, com redução aproximada de 2 a 3 kg. Apesar disso, a combinação de exercícios com dieta está associada a substanciais reduções e manutenção do peso a longo prazo. Apesar de os exercícios terem efeitos discretos sobre os níveis de LDL, ocorrem mudanças nessas partículas, que passam a ter características menos aterogênicas [19].

Deve-se se destacar também os benefícios dos exercícios na homeostase e no metabolismo glicêmico, incluindo melhora na resistência insulínica e redução da produção hepática de glicose.

Uma importante revisão de 14 estudos clínicos demonstrou que a prática de exercícios físicos por pelo menos 8 semanas reduz a hemoglobina glicada em aproximadamente 0,6% independentemente da perda de peso [20].

A PRÁTICA DE ATIVIDADE FÍSICA NO PACIENTE COM DAC
PROGRAMAS DE REABILITAÇÃO CARDIOVASCULAR

O paciente com DAC estabelecida deve ser cuidadosamente orientado sobre terapias farmacológicas e não farmacológicas que apresentam impacto sobre a qualidade de vida e redução dos eventos cardiovasculares.

Nesse cenário, a RCV é essencial, e todo paciente com diagnóstico de DAC, aguda ou crônica, obrigatoriamente deve ser avaliado para inclusão em um programa RCV.

Atualmente, a RCV é compreendida não apenas como a prática de exercícios físicos, mas como um tratamento multidisciplinar e individualizado, envolvendo aconselhamento nutricional, suporte psicológico, perda de peso, controle dos fatores de risco cardiovasculares e orientação medicamentosa [21].

Na avaliação inicial para inclusão de um paciente em programas de RCV, duas etapas são fundamentais: Identificar presença de possíveis contraindicações; e realizar a estratificação de risco (Quadro 11.1).

As principais contraindicações absolutas para inclusão na reabilitação cardiovascular são:

- insuficiência cardíaca descompensada;
- angina instável ou infarto agudo do miocárdio (IAM) não estabilizados;
- doença valvar sintomática grave;
- endocardite aguda ou tromboembolismo venoso agudo;
- pericardite ou miocardite aguda;
- arritmias complexas induzidas pelo esforço;
- pressão arterial sistólica ≥ 200 mmHg ou diastólica ≥ 100 mmHg;
- bradiarritmias avançadas sem marca-passo;
- dissecção aguda de aorta;
- outras comorbidades que limitem a segurança da atividade física.

Quadro 11.1 Estratificação de risco cardiovascular.

Pacientes com baixo risco (deve incluir todas as seguintes):	Pacientes com risco intermediário/alto (qualquer uma das seguintes):
♦ Classe funcional I ou II da New York Heart Association	♦ Classe funcional III ou IV da New York Heart Association
♦ Capacidade funcional > 6 MET	♦ Capacidade funcional ≤ 6 MET
♦ Ausência de isquemia ou angina ao repouso e até 6 MET	♦ Angina ou isquemia com esforço ≤ 6 MET
♦ Resposta adequada da pressão arterial ao esforço	♦ Taquicardia ventricular não sustentada ao esforço
♦ Ausência de arritmias complexas ao esforço ou repouso	♦ Queda de pressão arterial ao esforço
♦ Capacidade adequada de automonitorização da atividade física	♦ Outras comorbidades a critério clínico

Fonte: Desenvolvido pela autoria.

A reabilitação cardiovascular classicamente pode ser estruturada em três fases distintas, descritas a seguir.

Primeira fase

A primeira fase se refere ao manejo do paciente no ambiente intra-hospitalar, logo após evento coronariano agudo ou procedimento de revascularização do miocárdio, uma vez que o repouso prolongado e a inatividade decorrentes da internação aumentam o risco de descondicionamento físico, infecções hospitalares, depressão e tromboembolismo venoso, aumentando o tempo de internação e de morbimortalidade hospitalar. Durante essa fase, também se iniciam as orientações sobre medicações, nutrição, atividade laboral e de lazer, além de se implementar uma transição para a etapa seguinte.

Segunda fase

Na segunda fase, com duração aproximada de 12 semanas e 36 sessões (podendo variar conforme o quadro clínico), foca-se no controle dos fatores de risco cardiovasculares e na realização de exercícios físicos estáticos e dinâmicos supervisionados, com a intenção de melhorar o condicionamento físico.

Esta fase inicia-se aproximadamente 2 a 3 semanas após alta hospitalar, ou em pacientes com DAC crônica avaliados em ambiente ambulatorial. Nesta etapa, recomenda-se realização de teste ergométrico ou ergoespirométrico com avaliação da capacidade funcional, limiares ventilatórios, resposta cronotrópica e hemodinâmica, presença de arritmias induzidas pelo esforço e presença ou ausência de isquemia.

Para condução das atividades físicas, pode-se utilizar a escala de Borg (Tabela 11.2), objetivando intensidade de exercício 12-13 nessa escala. Outra opção que pode ser utilizada nos pacientes com isquemia detectável é orientar atividade física 10 batimentos abaixo do limiar isquêmico e entre 75 e 85% da frequência cardíaca máxima ou 50 a 70% do VO_2 pico.

Essas orientações devem sempre contar, se possível, com a presença de um fisioterapeuta ou educador físico.

Tabela 11.2 Escala de Borg.

06	Nenhum
07	Muito fácil
08	
09	Fácil
10	
11	Relativamente fácil
12	
13	Ligeiramente cansativo
14	
15	Cansativo
16	
17	Muito cansativo
18	
19	Extremamente cansativo
20	Máximo

Fonte: Escala de Borg original

Terceira fase

A terceira e última fase corresponde à manutenção de longo prazo. Nesta fase, desenvolve-se um programa com a intenção de que o processo de reabilitação perpetue-se por toda a vida do paciente.

 Sabe-se que, durante a fase inicial da RCV, a maioria dos pacientes sente-se insegura para realização de atividades físicas não supervisionadas, e será nesta fase que as orientações devem tentar induzir a maior independência funcional possível, com a manutenção de todas as modificações de estilo de vida orientadas nas fases anteriores.

Essas orientações são importantes principalmente para pacientes idosos frágeis, obesos, portadores de doenças pulmonares ou periféricas avançadas. O objetivo final é que o paciente realize atividades ao menos três vezes por semana com duração de 45 a 60 minutos com intensidade superior à obtida na fase II e abaixo do limiar isquêmico. Por último, devemos sempre lembrar que o paciente deve ser orientado quanto ao uso correto das medicações, principalmente os anti-hipertensivos e antianginosos, já que estes podem influenciar o limiar isquêmico durante a prática de atividade física.

Tem-se demonstrado que a realização de exercícios físicos no ambiente domiciliar, após orientação adequada, produz benefícios semelhantes ao realizados por grupos de RCV supervisionados por profissionais de saúde [22].

EVIDÊNCIAS CIENTÍFICAS DO BENEFÍCIO DA ATIVIDADE FÍSICA NA DAC

A evidência do benefício dos programas de RCV tem aumentado nos últimos anos, principalmente no cenário do IAM ou revascularização miocárdica recente. Uma metanálise publicada em 2004 que incluiu 48 estudos e 8.940 pacientes demonstrou redução de 25% na mortalidade cardiovascular em 3 anos, benefício este semelhante ao alcançado pelas estatinas.

Outra metanálise que incluiu 63 estudos e 14.486 pacientes também demonstrou redução de mortalidade cardiovascular, além de redução na taxa de readmissão hospitalar [12].

Em 2019, um estudo com 1.280 pacientes pós-síndrome coronariana aguda ou revascularização do miocárdio e seguimento de longo prazo (5 anos) demonstrou redução de mortalidade cardiovascular, de mortalidade por qualquer causa e de hospitalização por insuficiência cardíaca com a aplicação de um programa de RCV realizado em ambiente ambulatorial [23].

> Os pacientes com DAC crônica e sem revascularização prévia também devem ser avaliados para inclusão em programas de RCV, porém a evidência de benefício nesse contexto ainda é escassa. Publicada em 2018 [24], uma revisão sistemática de 7 estudos e 581 pacientes não encontrou benefício da RCV nessa população. Apesar disso, os próprios autores concluíram que o pequeno número de pacientes e o risco de viés, em virtude da baixa qualidade dos estudos, inviabilizam qualquer conclusão sobre o tema.

REFERÊNCIAS

1. Berryman JW. Exercise is medicine: a historical perspective. Curr Sports Med Rep 2010;9(4):195-201.
2. Wen CP, Wai JP, Tsai MK, et al. Minimum amount of physical activity for reduced mortality and extended life expectancy: a prospective cohort study. Lancet 2011;378(9798):1244-53.
3. Zhao G, Li C, Ford ES, et al. Leisure-time aerobic physical activity, muscle-strengthening activity and mortality risks among US adults: the NHANES linked mortality study. Br J Sports Med 2014;48(3):244-9.
4. Imboden MT, Harber MP, Whaley MH, et al. Cardiorespiratory fitness and mortality in healthy men and women. J Am Coll Cardiol 2018;72(19):2283-92.

5. Carson V, Ridgers ND, Howard BJ, et al. Light-intensity physical activity and cardiometabolic biomarkers in US adolescents. PLoS One 2013;8(8):e71417.

6. Hallal PC, Andersen LB, Bull FC, et al. Global physical activity levels: surveillance progress, pitfalls, and prospects. Lancet 2012;380(9838):247-57.

7. Yusuf S, Hawken S, Ounpuu S, et al. Effect of potentially modifiable risk factors associated with myocardial infarction in 52 countries (the INTERHEART study): case-control study. Lancet 2004;364(9438):937-52.

8. Task Force M, Montalescot G, Sechtem U, et al. 2013 ESC guidelines on the management of stable coronary artery disease: the task force on the management of stable coronary artery disease of the European Society of Cardiology. Eur Heart J. 2013;34(38):2949-3003.

9. Piegas LS, Timerman A, Feitosa GS, et al. V Diretriz da Sociedade Brasileira de Cardiologia sobre Tratamento do Infarto Agudo do Miocárdio com Supradesnível do Segmento ST. Arquivos Brasileiros de Cardiologia. 2015;105(2):1-105.

10. Ibanez B, James S, Agewall S, et al. 2017 ESC Guidelines for the management of acute myocardial infarction in patients presenting with ST-segment elevation. Rev Esp Cardiol 2017;70(12):1082.

11. O'Gara PT, Kushner FG, Ascheim DD, et al. 2013 ACCF/AHA guideline for the management of ST-elevation myocardial infarction: executive summary: a report of the American College of Cardiology Foundation/American Heart Association Task Force on Practice Guidelines. J Am Coll Cardiol 2013;61(4):485-510.

12. Anderson L, Oldridge N, Thompson DR, et al. Exercise-based cardiac rehabilitation for coronary heart disease: Cochrane systematic review and meta-analysis. J Am Coll Cardiol 2016;67(1):1-12.

13. Parashar S, Spertus JA, Tang F, et al. Predictors of early and late enrollment in cardiac rehabilitation, among those referred, after acute myocardial infarction. Circulation 2012;126(13):1587-95.

14. De Luca L, Temporelli PL, Lucci D, et al. Current management and treatment of patients with stable coronary artery diseases presenting to cardiologists in different clinical contexts: a prospective, observational, nationwide study. Eur J Prev Cardiol 2018;25(1):43-53.

15. Organization WH. Global recommendations on physical activity for health. Switzerland 2010.

16. Fiuza-Luces C, Santos-Lozano A, Joyner M, et al. Exercise benefits in cardiovascular disease: beyond attenuation of traditional risk factors. Nat Rev Cardiol 2018;15(12):731-43.

17. Eckstein RW. Effect of exercise and coronary artery narrowing on coronary collateral circulation. Circ Res 1957;5(3):230-5.

18. Whelton SP, Chin A, Xin X, He J. Effect of aerobic exercise on blood pressure: a meta-analysis of randomized, controlled trials. Ann Intern Med 2002;136(7):493-503.

19. Kraus WE, Houmard JA, Duscha BD, et al. Effects of the amount and intensity of exercise on plasma lipoproteins. N Engl J Med 2002;347(19):1483-92.

20. Boule NG, Haddad E, Kenny GP, Wells GA, Sigal RJ. Effects of exercise on glycemic control and body mass in type 2 diabetes mellitus: a meta-analysis of controlled clinical trials. JAMA 2001;286(10):1218-27.

21. Balady GJ, Ades PA, Comoss P, et al. Core components of cardiac rehabilitation/secondary prevention programs: a statement for healthcare professionals from the American Heart Association and the American Association of Cardiovascular and Pulmonary Rehabilitation Writing Group. Circulation 2000;102(9):1069-73.

22. Miller NH, Haskell WL, Berra K, DeBusk RF. Home versus group exercise training for increasing functional capacity after myocardial infarction. Circulation 1984;70(4):645-9.

23. Doimo S, Fabris E, Piepoli M, et al. Impact of ambulatory cardiac rehabilitation on cardiovascular outcomes: a long-term follow-up study. Eur Heart J 2019;40(8):678-85.

24. Long L, Anderson L, Dewhirst AM, et al. Exercise-based cardiac rehabilitation for adults with stable angina. Cochrane Database Syst Rev 2018;2:CD012786.

12

DIETA E CONTROLE DE PESO NA DOENÇA ARTERIAL CORONARIANA

Mateus de Oliveira Laterza Ribeiro

INTRODUÇÃO

A prevalência de excesso de peso e obesidade está aumentando em um ritmo alarmante em muitos países. Em âmbito mundial, entre 1980 e 2014, a proporção de obesos mais que duplicou. O aumento da prevalência de obesidade encontra explicações nas mudanças comportamentais ocorridas nas últimas décadas, sobretudo devido à alimentação inadequada e ao sedentarismo [1]. Nos países de renda média, os sistemas de vigilância têm encontrado tendências temporais de aumento da obesidade [2].

No Brasil, as estimativas de prevalência de obesidade, segundo o Sistema de Vigilância de Fatores de Risco e Proteção para Doenças Crônicas por Inquérito Telefônico (VIGITEL) [3], aumentaram de 15 para 18% de 2010 a 2014, em ambos os sexos. Na Pesquisa de Orçamentos Familiares (POF), a prevalência de obesidade entre os homens aumentou de 9,3% (POF 2002-2003) [4] para 12,7% (POF 2008-2009) [5]. No caso das mulheres, a prevalência de obesidade passou de 14 para 17,5%, nas respectivas pesquisas.

Existem diferentes maneiras de mensuração da obesidade, sendo o índice de massa corporal (IMC) o principal indicador na avaliação do estado nutricional em adultos. O indicador é obtido por meio da razão entre o peso e o quadrado da altura do indivíduo.

Segundo a classificação da Organização Mundial de Saúde (OMS), proposta em 1995 [6]:

- valores maiores ou iguais a 25 kg/m² indicam excesso de peso;
- valores maiores ou iguais a 30 kg/m² caracterizam obesidade.

> Pacientes com IMC > 35 kg/m² apresentam até 2,5 vezes maior mortalidade em relação aos indivíduos com IMC normal [7]. Nesse sentido, a maior parte da morbimortalidade provocada por esta condição tem causas cardiovasculares e neoplásicas [8].

RISCO CARDIOVASCULAR AUMENTADO

Múltiplas complicações cardiovasculares estão associadas à obesidade, especialmente à obesidade central/abdominal, sendo que as síndromes coronarianas agudas (SCA), acidente vascular encefálico (AVE), fibrilação atrial e morte súbita são as principais descritas na literatura médica. Esse fato reflete os diversos componentes do sistema cardiovascular acometidos por esse processo patológico. Neste capítulo, destacaremos a aterosclerose e a DAC estável.

Os tradicionais fatores de risco cardiovasculares como dislipidemia, diabetes *mellitus*, hipertensão arterial, síndrome metabólica, presentes com mais frequência nos indivíduos obesos em relação à população com peso normal, explicam parcialmente a maior taxa de eventos cardiovasculares nos obesos, bem como a maior incidência de doença arterial coronariana (DAC) [9]. Além disso, resistência à insulina, apneia do sono e estado inflamatório sistêmico potencialmente estão relacionados à aterosclerose precoce nesses indivíduos.

Recentemente, novos marcadores de DAC foram descritos, sendo o escore de cálcio coronariano (CAC) um dos mais específicos. Obesos apresentam maior tendência a CAC aumentado, bem como maior progressão da calcificação coronariana, quando comparados à população normal [10].

Para saber quais são os demais marcadores de DAC, acesse o link para visualizar o estudo: https://qrgo.page.link/eVGfJ

PATOGÊNESE DA OBESIDADE

A etiologia da obesidade é multifatorial. Os contribuintes para sua patogênese incluem fatores genéticos, ambientais, socioculturais, fisiológicos, médicos, comportamentais e epigenéticos.

Mais de 140 regiões genéticas cromossômicas relacionadas à obesidade foram identificadas. Os genes relacionados ao IMC e à adiposidade geral são altamente expressos no sistema nervoso central (SNC) [11].

Pensa-se que os genes da obesidade agem dentro do regulador do balanço energético homeostático hipotalâmico e dentro dos circuitos neurais relacionados à tomada de decisão baseada em recompensa, aprendizado e memória, descontos atrasados e orientação espacial [11].

A microbiota intestinal também tem um papel na promoção da adiposidade aumentada. A sinalização pró-inflamatória gerada em resposta ao lipopolissacarídeo bacteriano pode afetar os centros cerebrais neurocomportamentais e afetar adversamente a função dos adipócitos, resultando em adiposopatia e aumento do risco de doença metabólica.

> O risco epigeneticamente aumentado da obesidade adulta também pode ser transmitido às gerações futuras [11].

Adiposopatia refere-se ao aumento patogênico das células adiposas e do tecido adiposo que resulta em anormalidades anatômicas e funcionais, levando a doenças metabólicas e aumento do risco de doenças cardiovasculares. Especificamente, adiposopatia é definida como disfunção de tecido adiposo causada por equilíbrio calórico positivo e estilo de vida sedentário em indivíduos genética e ambientalmente suscetíveis [12].

No Quadro 12.1, apresentamos as principais manifestações da adiposopatia.

Quadro 12.1 Manifestações da adiposopatia.

Manifestações anatômicas	Manifestações fisiopatológicas
Hipertrofia de adipócitos	Adipogênese comprometida
Aumento da adiposidade visceral, pericárdica e perivascular	Disfunção patológica dos adipócitos
Crescimento do tecido adiposo além de seu suprimento vascular com isquemia, morte celular e inflamação	Aumento de ácidos graxos livres circulantes
Aumento das células imunes do tecido adiposo	Respostas endócrinas e imunológicas patogênicas do tecido adiposo
Depósitos ectópicos de gordura em outros órgãos	Interação patogênica com outros órgãos

Fonte: Desenvolvido pela autoria.

As alterações apresentadas no Quadro 12.1 resultam em várias manifestações clínicas, incluindo glicemia alta, resistência à insulina, hipertensão, dislipidemia adiposopática, síndrome metabólica, aterosclerose e uma série de outras patologias.

OBESIDADE E INFLAMAÇÃO

A obesidade promove inflamação sistêmica, e a inflamação pode levar à adipogênese. A inflamação sistêmica crônica, juntamente com o aumento do acúmulo de tecido adiposo epicárdico, foi observada em pessoas com obesidade [13].

A inflamação sistêmica promove a expressão de um fenótipo pró-inflamatório na gordura epicárdica, particularmente o tecido adiposo que circunda as artérias coronárias. A inflamação crônica e o acúmulo de gordura epicárdica estão fortemente associados à presença, gravidade e progressão da doença arterial coronariana, independentemente da adiposidade visceral [13]. Por um lado, os adipócitos epicárdicos normais são semelhantes aos adipócitos do tecido adiposo marrom, que queimam ácidos graxos e nutrem os tecidos adjacentes. Eles secretam adiponectina, que minimiza a inflamação e fibrose nas artérias coronárias e no miocárdio. Por outro lado, a gordura epicárdica em pessoas obesas é mais propensa à lipólise, provocando liberação de ácidos graxos e inflamação reativa. Na obesidade, a secreção de adiponectina da gordura epicárdica é reduzida e adipocinas pró-inflamatórias são liberadas, promovendo a infiltração de macrófagos, a destruição de sistemas microvasculares e a ativação de vias fibróticas (Figura 12.1) [13].

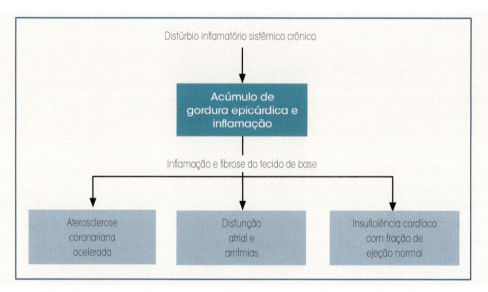

Figura 12.1 Inflamação do tecido adiposo epicárdico pode causar disfunção e inflamação dos tecidos de base, ocasionando aterosclerose nas artérias coronárias, bem como distúrbios microcirculatórios e fibrose nos átrios e ventrículos, o que pode causar taquiarritmias atriais e insuficiência cardíaca com fração de ejeção preservada.

Fonte: Adaptado de Packer M. [13].

O distúrbio miocárdico mais comum em pessoas com obesidade é a insuficiência cardíaca com fração de ejeção preservada (Figura 12.2), caracterizada por fibrose ventricular e diminuição da distensibilidade, juntamente com volume cardíaco modestamente aumentado, níveis relativamente baixos de peptídeo natriurético e função renal comprometida. Mesmo uma modesta sobrecarga de volume leva a um enchimento excessivo cardíaco e a um aumento desproporcional das pressões de enchimento cardíaco [13].

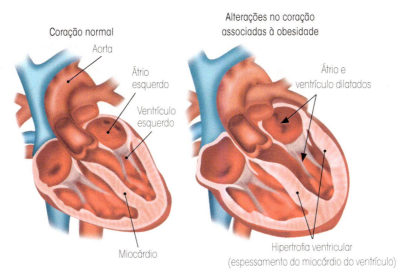

Figura 12.2 Mudanças no coração associadas com a obesidade.

Fonte: Adaptado de Jin J. [14].

A obesidade é caracterizada por excesso de tecido adiposo, com consequente ganho de peso, e associada a diversas comorbidades. Antes considerado mero e passivo depósito de triacilglicerol e ácidos graxos livres, hoje o tecido adiposo é visto como importante órgão endócrino e parácrino, produtor de diversas substâncias pró-inflamatórias [15].

No processo de diferenciação dos pré-adipócitos em adipócitos maduros, estes adquirem a capacidade de produção de centenas de proteínas: enzimas, citocinas, fatores de crescimento e hormônios envolvidos em diversos eventos metabólicos [16].

Componentes envolvidos na adipogênese incluem a lipase lipoproteica, angiotensinogênio, adipsina, adiponectina, IL-6, prostaglandinas, TNF-alfa e óxido nítrico. Essas moléculas têm ação moduladora dos depósitos lipídicos e distribuição corporal de gordura [17].

Mais recentemente, o tecido adiposo vem sendo considerado uma fonte de mediadores pró-inflamatórios que contribuem para injúria vascular, resistência insulínica e aterogênese. As adipocinas incluem: TNF-alfa; IL-6; leptina; inibidor do ativador de plasminogênio (PAI)-1; angiotensinogênio; resistina; e proteína C-reativa (PCR). Algumas apresentam ação protetora contra inflamação vascular e resistência insulínica, entre as quais figuram a adiponectina e o óxido nítrico [18].

As adipocinas estão elevadas em pacientes obesos e com resistência insulínica, sendo mais produzidas em tecido adiposo abdominal do que em outros locais. A perda de peso está associada à diminuição dos níveis dessas substâncias [19].

TRATAMENTO

A perda de peso é recomendada para todos os pacientes com sobrepeso ou obesos com comorbidades, como pré-diabetes, diabetes, hipertensão, dislipidemia e DAC [20], apesar de algumas evidências de uma relação inversa entre sobrepeso/obesidade e mortalidade, frequentemente denominada "o paradoxo da obesidade".

O reconhecimento do potencial patogênico do tecido adiposo pode proporcionar uma justificativa mais clara para recomendar a redução de peso para pacientes com excesso de peso. Em outras palavras, discutir como o ganho de peso faz com que a gordura fique "doente" e como a perda de peso corporal faz com que a gordura fique mais "saudável" pode ser mais produtivo do que discutir os componentes de diagnóstico individuais que definem a síndrome metabólica.

> Essa relação paradoxal entre obesidade e desfechos em saúde foi observada em estudos que utilizaram análises retrospectivas de diversas populações, incluindo pacientes com DAC, insuficiência cardíaca, hipertensão e doença arterial periférica [21]. As explicações fisiológicas, no entanto, permanecem sem elucidação.

Os objetivos do manejo de adultos com sobrepeso ou obesidade são melhorar a saúde, a qualidade de vida, o peso e a composição corporal. Devido à heterogeneidade da etiologia e fisiopatologia da obesidade, a resposta ao tratamento varia entre os pacientes.

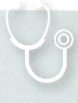

> A taxa de perda de peso inicial é o fator mais consistente que prediz sucesso na perda de peso a longo prazo [11]. Recomenda-se uma meta de peso inicial de 5 a 10% em 6 meses, com ênfase em mudanças na dieta, aumento da atividade física e modificação de comportamento. por uma equipe multidisciplinar. Intervenções adicionais incluem medicamentos para perda de peso, dispositivos médicos e cirurgia bariátrica [11].

DIETAS E DOENÇA CARDIOVASCULAR

O objetivo do tratamento dietético é essencialmente reduzir o número de calorias ingeridas, sendo sugerido escolher um padrão dietético que enfatize nutrientes mais saudáveis, como a dieta DASH e a dieta mediterrânea, em vez de focar em um nutriente específico. Inicialmente, a meta de perda de peso deve ser em torno de 5 a 7% do peso corporal total, sendo esta perda já capaz de reduzir a carga de doença cardiovascular [22].

> Recomenda-se adotar dietas com valores calóricos diários de cerca de 800 a 1.200 kcal, uma vez que dietas com muito baixo valor calórico (< 400 Kcal/dia) não demonstraram diferença em perda de peso quando comparadas com dietas de baixo teor calórico, possivelmente pelo estado de baixo metabolismo induzido.

Especificamente quanto à DAC, pelo menos dois estudos demonstraram um efeito favorável da perda de peso no desenvolvimento da doença em indivíduos de alto risco e no prognóstico na população acometida. O primeiro é um estudo observacional de perda de peso intencional em pacientes recrutados para receber aconselhamento nutricional de um nutricionista [23]. Entre 1.669 pacientes, a perda de peso intencional previu uma menor incidência de DAC ao longo de 4 anos. Em outra análise com 377 participantes de reabilitação cardiopulmonar, estudou-se o efeito da perda de peso sobre o desfecho composto de mortalidade total, infarto agudo do miocárdio (IAM), acidente vascular cerebral (AVC) ou internação por insuficiência cardíaca congestiva (ICC) [24]. Pacientes que perderam 1 kg ou mais na reabilitação cardiopulmonar tiveram menor taxa de desfecho composto em relação àqueles que não perderam peso (24% *versus* 37%, p < 0,05). Os resultados foram ajustados para possíveis fatores de confusão, mas a possibilidade de viés residual permanece de tal forma que são necessários estudos controlados e randomizados mais definitivos.

Em estudos com indivíduos com DM tipo 2, um grupo com risco particularmente alto de desenvolver DAC, uma intervenção no estilo de vida com exercícios e aconselhamento dietético provou ser uma estratégia de tratamento eficaz. Além disso, estudos sugerem que o DM tipo 2 pode ser prevenido ou remetido parcialmente [25] e a necessidade de medicação cardiopreventiva pode ser minimizada [26].

Dieta DASH

Essencialmente, a dieta DASH é composta por 4 a 5 porções diárias de frutas e vegetais, duas a três porções de laticínios de baixa caloria. Menos de 25% das calorias são provenientes de alimentos lipídicos. Além disso, são preferidos alimentos integrais e 4 a 5 porções de oleaginosas. Trata-se de dieta com alto teor de potássio, magnésio e cálcio e foi associada com 14% de redução de desenvolvimento de hipertensão arterial [27].

Dieta mediterrânea

A dieta mediterrânea inclui um alto nível de ingestão de gorduras monoinsaturadas em relação à gordura saturada. Há moderado consumo de álcool, especialmente vinho. Recomenda-se alto consumo de vegetais, azeite, legumes e grãos integrais. Consumo moderado de laticínios, especialmente na forma de queijo também compõe este padrão dietético. Há ainda recomendação de ingestão de carnes magras, especialmente peixe, em detrimento de carne vermelha.

O estudo espanhol multicêntrico PREDIMED [28] comparou a adoção por cerca de 5 anos de dieta mediterrânea *versus* dieta controle em indivíduos sob alto risco de doença cardiovascular e demonstrou redução na incidência de desfechos cardiovasculares maiores com a dieta mediterrânea.

Ensaios epidemiológicos dos anos 1960 sugeriram que a chamada "dieta mediterrânea" estava associada à diminuição das taxas de doença cardiovascular. Vários estudos demonstraram um benefício de mortalidade de uma dieta mediterrânea ou semelhante à do Mediterrâneo após um infarto do miocárdio, incluindo o estudo DART (1989) e o *Cardioprotective Diet Study* (1992). O *Lyon Diet Heart Study* (1999) demonstrou que uma dieta mediterrânea reduz os eventos CV recorrentes em 50 a 70% nos pacientes com IAM. O papel da dieta mediterrânea na prevenção primária da doença cardiovascular não estava bem estabelecido. O estudo PREDIMED randomizou 7.447 pacientes com alto risco de DCV para uma de três dietas: 1) dieta mediterrânea suplementada com azeite de oliva extravirgem; 2) dieta mediterrânea suplementada com nozes; ou 3) uma dieta controle com pouca gordura. O estudo foi encerrado precocemente após um seguimento médio de 4,8 anos e demonstrou que ambos os grupos de dieta mediterrânea atingiram uma redução estatisticamente significativa na taxa do desfecho primário composto de morte cardiovascular, IAM ou AVC. Isso correspondeu a uma redução absoluta em três eventos cardiovasculares (CV) por 1.000 pacientes-ano, ou uma redução de 30% no risco relativo.

No entanto, dos componentes individuais do resultado primário, apenas a taxa de AVC foi significativamente reduzida. É importante ressaltar que o estudo Look AHEAD (publicado mais tarde em 2013) randomizou 5.145 pacientes com sobrepeso ou obesidade e diabetes tipo 2 para uma intervenção intensiva de perda de peso por meio de exercícios físicos e restrição calórica (com < 30% do total de calorias provenientes de gordura) ou uma intervenção com foco no apoio geral e educação sobre a gestão do DM. O grupo intensivo teve uma taxa aumentada de perda de peso, embora não tenha havido diferença na taxa de doença cardiovascular (DCV) ou de suas complicações em ~ 10 anos de seguimento.

Embora este estudo não tenha abordado diretamente o papel da dieta mediterrânea no DM-2, ela surgiu como uma terapia potencial para o controle glicêmico em diabéticos. Um estudo de 2014 realizado por Esposito constatou que pacientes diabéticos recém-diagnosticados e incluídos em uma dieta mediterrânea tiveram um período de tempo mais longo até o início dos medicamentos hipoglicêmicos do que aqueles submetidos a uma dieta controle [29].

Em 2018, a publicação original do PREDIMED foi retirada e substituída por uma versão revisada por vários motivos. Primeiro, havia > 400 participantes que estavam compartilhando uma casa com outro participante já matriculado e que foram designados de forma não aleatória ao mesmo grupo que o membro da casa. Esse detalhe era conhecido pelos autores, mas não foi relatado no manuscrito original. Segundo, 1 dos 11 centros (que tinha 11 clínicas) parou de usar o esquema de randomização e randomizou clínicas inteiras para uma intervenção, e não pacientes individuais para uma intervenção. Isso afetou > 450 (6%) dos participantes. Terceiro, outro local que registrou quase 600 participantes usava inconsistentemente tabelas de randomização. Por fim, foi revelado que a ocultação da randomização não foi utilizada neste estudo. A ocultação impede que o indivíduo que está realizando a randomização conheça a designação em grupo da próxima pessoa randomizada. É considerado um componente essencial dos ensaios clínicos randomizados e minimiza o viés de seleção nos estudos.

A ocultação inadequada pode ser associada ao exagero do efeito do tratamento. Uma pesquisa encontrou uma razão de chances 30% menor ("melhor") com a intervenção de interesse entre os ensaios sem ocultação adequada [30]. No apêndice suplementar fornecido com o manuscrito revisado, os autores documentam a incapacidade de confirmar esquemas de randomização apropriados em todos os locais, devido à falta de documentação e ao tempo decorrido desde que o estudo foi publicado. Os autores realizaram várias análises complicadas para tentar controlar essas deficiências (seis modelos são apresentados na página 17 do apêndice suplementar) que parecem confirmar os achados originais deste estudo.

No entanto, dados os vários desvios do esquema de randomização documentado no protocolo original, os achados sólidos iniciais estão agora abertos a um exame mais aprofundado. Além disso, podemos citar outras graves limitações do estudo, a saber:

1) o protocolo da dieta controle com baixa gordura foi alterado durante o estudo e a menor intensidade da intervenção alimentar pode ter introduzido viés;

2) a perda de seguimento no grupo dieta controle com pouca gordura pode gerar resultados distorcidos;

3) uma verdadeira dieta com pouca gordura não foi alcançada pelo grupo controle;

4) trata-se de um estudo truncado. Embora o estudo tenha randomizado o número planejado, o seguimento dos pacientes foi reduzido pela metade, reduzindo o número de desfechos para muito abaixo do inicialmente planejado. O cálculo amostral foi baseado na expectativa de 12% de desfechos no grupo controle. No entanto, alcançou apenas 4,4% de eventos, o que reduz o poder estatístico do estudo. O plano era de 6 anos de acompanhamento para todos os pacientes, porém mais da metade teve menos de 5 anos de acompanhamento (mediana = 4,8 anos). O estudo, portanto, tem um poder estatístico menor, aumentando a possibilidade de o resultado ser decorrente do erro tipo I;

5) trata-se de um estudo *open-label*. O estudo ideal é o cego, pois previne efeito placebo, interpretação duvidosa de desfechos e viés de performance;

6) é de se estranhar o tamanho do efeito do estudo PREDIMED – 30% de redução do risco relativo do desfecho primário. Ioannidis publicou uma revisão sobre estudos com mínimos tamanhos de efeito [31]. Nesta revisão, o tipo de estudo mais prevalente entre esses minitamanhos de efeito foram os de nutrição. Mesmo quando se demonstra um benefício em ensaio clínico randomizado, este efeito é mínimo. Isso torna os resultados do PREDIMED pouco verídicos.

Dietas com baixo teor de carboidratos

As dietas com baixo teor de carboidratos (60 a 130 g/dia) e muito baixo teor de carboidratos (0 a 60 g/dia) apresentam mecanismo de perda de peso rápido por degradação de glicogênio e perda de fluidos, em vez de degradação de gordura. O estado cetogênico induzido quando se adota ingesta inferior a 50 g/dia também pode estar envolvido com maior gasto energético. Devem ser incorporadas ao padrão dietético escolhas saudáveis de fontes proteicas (peixe, castanhas, leguminosas) e lipídicas (poli-insaturadas).

> Apesar de eficaz para perda rápida de peso a curto prazo, metanálise recente não demonstrou que a perda de peso se sustenta em 12 meses [32].

Atividade física

Apesar de menos potente do que a adoção de dietas para perda de peso, aumentar o gasto energético basal é um importante preditor de manutenção da perda de peso.

> Recomenda-se cerca de 30 minutos diários de atividade física, cinco a sete vezes por semana, com exercícios aeróbios intercalados com atividades resistidas musculares.

> Uma análise individual com as características de peso, idade e risco cardiovascular deve ser realizada antes da prescrição da atividade física.

TRATAMENTO FARMACOLÓGICO

O tratamento medicamentoso, em adição à modificação de estilo de vida, dieta e exercício físico, deve ser considerado em pacientes com IMC de 25 a 29,9 kg/m² com comorbidades ou com IMC > 30 kg/m² que não apresentaram perda de pelo menos 5% do peso corporal com tratamento não farmacológico em 6 meses [33].

A seguir, mencionamos algumas classes medicamentosas utilizadas no tratamento da obesidade, sendo que no Brasil estão autorizados orlistat, liraglutide e sibutramina [34].

Drogas que alteram a digestão de gorduras

Principal representante é o **orlistat**. Seu mecanismo de ação consiste em inibir as lipases pancreáticas com aumento da excreção fecal de gordura, e o paciente deve reduzir cerca de 25 a 30% das calorias ingeridas como gordura. Apresenta eficácia comprovada com perda de peso de aproximadamente 8% em relação à dieta padrão. Além disso, contribui também com auxílio no controle pressórico, redução discreta de LDL colesterol e da trigliceridemia pós-prandial. A dose recomendada é de 120 mg, três vezes ao dia.

Apresenta como efeitos colaterais meteorismo intestinal, incontinência fecal com *spotting* oleoso, cólicas abdominais, redução da absorção de vitaminas lipossolúveis (A, D, E, K), aumento da incidência de nefrolitíase por oxalato de cálcio. Apresenta contraindicação na gestação, em pacientes com colestase, antecedente de litíase renal por oxalato de cálcio e má absorção crônica.

Agonistas do receptor de GLP-1

Liraglutide é o principal representante, utilizado em dose de 1,8 a 3 mg/dia com aplicação subcutânea. Atua com bloqueio de receptor de GLP-1 aumentando a quantidade de peptídeos gastrointestinais que estimulam a liberação de insulina com mecanismo glicogênio-dependente. Apresenta também eficácia comprovada com médias de perda de peso relatadas de até 5,8 a 7,2 kg.

O estudo LEADER [35], disponível no link a seguir, demonstrou que este medicamento apresenta benefícios cardiovasculares em pacientes diabéticos tipo 2, com a redução da incidência de morte cardiovascular, de infarto do miocárdio não fatal e de acidente vascular encefálico quando comparado ao placebo.

Sibutramina

Bloqueia a recaptação de noradrenalina e serotonina com redução do apetite e da ingesta alimentar. Mostrou-se mais eficaz do que placebo em perda de peso, com médias de 2 a 4,8 kg. Entretanto, não há evidência para se recomendar o uso além de 2 anos. Apresenta como efeitos colaterais a elevação pressórica e da frequência cardíaca. O estudo SCOUT [36] demonstrou aumento de 16% da incidência de desfechos cardiovasculares não fatais em pacientes com DAC ou diabéticos com fatores de risco, tendo sido a medicação proibida na Europa.

Medicamentos de uso off-label no Brasil

- Fluoxetina: pode proporcionar perda de peso transitória, mas com reganho frequente, motivo pelo qual não é considerada uma medicação de escolha.
- Topiramato: atua sobre diversos neurotransmissores, inibe receptores de glutamato em canais de sódio e cálcio dependentes de voltagem, modulação de canais de potássio e receptores GABA-A. Há eficácia comprovada de perda de peso em tratamento superior a 1 ano,

> Os principais efeitos adversos do liraglutide são náuseas, vômitos, diarreia, com baixa incidência de pancreatite relatada. Foram relatados aumento da incidência de tumores benignos e malignos de células C da tireoide. Sendo assim, as contraindicações para uso da medicação são gestação e antecedente pessoal de câncer medular da tireoide ou neoplasia endócrina múltipla tipo 2A ou 2B.

> A sibutramina não deve ser utilizada na população com antecedente de doença cardiovascular aterosclerótica. A Anvisa ainda permite o uso em obesos sem cardiopatias comprovadas.

na dose de 64-384 mg/dia. Entretanto, são descritos vários efeitos adversos como parestesias, alterações de memórias, disfunção cognitiva, litíase renal e miopia aguda. É contraindicado em pacientes com glaucoma de ângulo fechado e apresenta risco de teratogenicidade fetal.

- Associação de bupropiona com naltrexona: a bupropiona atua sobre receptores adrenérgicos e dopaminérgicos no hipotálamo, e a naltrexona é um antagonista de receptor de opioide. Em combinação, doses de liberação longa de 90 mg de bupropiona com 8 mg de naltrexona, até de 2 comprimidos, duas vezes ao dia, há sinergismo por atuação nos neurônios que expressam pró-opiomelanocortina (POMC). Há perda de peso aproximada de 4,8%. Os efeitos adversos mais comuns são náuseas, vômitos, constipação e tontura.

TRATAMENTO CIRÚRGICO

O tratamento cirúrgico da obesidade está indicado em pacientes com IMC > 40 kg/m^2 (obesidade grau III) ou naqueles com IMC > 35 kg/m^2 com comorbidades relacionadas. Recentes diretrizes internacionais inclusive recomendam essa modalidade terapêutica para pacientes diabéticos com controle inadequado e IMC > 30 kg/m^2 [33].

Trata-se de um método extremamente eficaz de perda de peso e manutenção de peso a longo prazo. A quantidade de peso perdida depende da técnica utilizada, sendo, por exemplo, a bandagem gástrica e o *bypass* gástrico em Y-Roux associados a 47% e 62% de perda de excesso de peso, respectivamente [37-39].

A intervenção cirúrgica pode inclusive estar associada à desaceleração do processo aterosclerótico (Figura 12.3).

Dados do estudo POSCH [40] demonstraram que pacientes do braço cirúrgico avaliados por cateterismo cardíaco seriado apresentaram menor taxa de aterosclerose coronariana em 10 anos quando comparados ao grupo controle. Além disso, dados do *Utah Obesity Study* [41] também sinalizaram menores escores de cálcio coronariano em pacientes submetidos a *bypass* gástrico 5 anos antes do estudo em relação ao grupo não cirúrgico.

Há informações de estudos observacionais que apontam para redução de mortalidade e desfechos cardiovasculares maiores em pacientes submetidos à intervenção cirúrgica [44]. Veja um desses estudos no link a seguir.

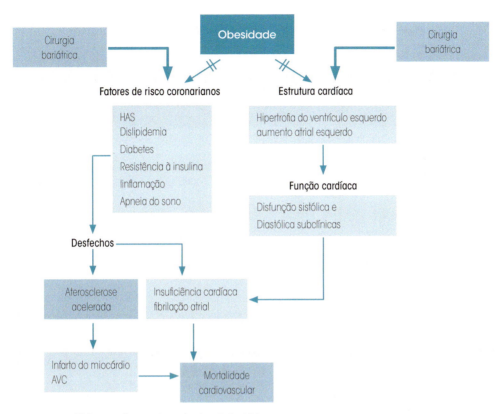

Figura 12.3 Efeitos cardiovasculares da cirurgia bariátrica.

AVC: acidente vascular cerebral.

Fonte: Adaptado de Benraoune F, Litwin SE [43].

CHECKLIST

☐ Pacientes com excesso de peso ou obesidade apresentam até 2,5 vezes maior mortalidade em relação aos indivíduos com IMC normal.

☐ Múltiplas complicações cardiovasculares estão associadas à obesidade, especialmente à obesidade central/abdominal, sendo as mais comuns a SCA, o AVE, a fibrilação atrial e a morte súbita.

☐ A obesidade promove inflamação sistêmica. A inflamação do tecido adiposo epicárdico pode causar disfunção e inflamação dos tecidos de base, provocando aterosclerose nas artérias coronárias, bem como distúrbios microcirculatórios e fibrose nos átrios e ventrículos, o que pode causar taquiarritmias atriais e insuficiência cardíaca com fração de ejeção preservada.

☐ Os objetivos do manejo de adultos com sobrepeso ou obesidade são melhorar a saúde, a qualidade de vida, o peso e a composição corporal.

☐ A meta de perda de peso deve ser em torno de 5 a 7% do peso corporal total, sendo esta perda já capaz de reduzir a carga de doença cardiovascular.

- [ ] Estudos demonstraram um efeito favorável da perda de peso no desenvolvimento de DAC em indivíduos de alto risco e no prognóstico na população com DAC.
- [ ] O tratamento medicamentoso, em adição à modificação de estilo de vida, dieta e exercício físico, deve ser considerado em pacientes com IMC de 25 a 29,9 kg/m^2 com comorbidades ou com IMC > 30 kg/m^2 que não apresentaram perda de pelo menos 5% do peso corporal com tratamento não farmacológico em 6 meses.
- [ ] As classes medicamentosas mais utilizadas no tratamento da obesidade no Brasil são orlistat, liraglutide e sibutramina.
- [ ] orlistat, liraglúrgico da obesidade está indicado em pacientes com IMC > 40 kg/m^2 (obesidade grau III) ou naqueles com IMC > 35 kg/m^2 com comorbidades relacionadas.

CONCLUSÕES

A obesidade está relacionada a maior morbimortalidade, especialmente cardiovascular, inclusive com processo aterosclerótico acelerado. Nesse sentido, o controle de peso constitui etapa fundamental no tratamento de pacientes com DAC. Estratégias não farmacológicas, como dieta e atividade física, tratamento farmacológico e cirúrgico quando corretamente aplicados podem promover proteção cardiovascular.

REFERÊNCIAS

1. World Health Organization. Global status report on noncommunicable diseases 2014. Genebra: World Health Organization; 2015.
2. Popkin BM. The nutrition transition and obesity in the developing world. J Nutr 2001;131(3):871S-3S.
3. BRASIL. Ministério da Saúde. Vigilância de fatores de risco e proteção para doenças crônicas por inquérito telefônico. Brasília: Ministério da Saúde, Agência Nacional de Saúde Suplementar; 2017.
4. Instituto Brasileiro de Geografia e Estatística. Pesquisa de orçamentos familiares 2002-2003: Análise da disponibilidade domiciliar de alimentos e do estado nutricional no Brasil. Rio de Janeiro: Instituto Brasileiro de Geografia e Estatística; 2004.
5. Instituto Brasileiro de Geografia e Estatística. Pesquisa de orçamentos familiares 2008-2009: análise do consumo alimentar pessoal no Brasil. Rio de Janeiro: Instituto Brasileiro de Geografia e Estatística; 2011.
6. World Health Organization. Physical status: the use and interpretation of anthropometry. Technical Report Series, nº 854. Genebra: World Health Organization; 1995.
7. Benraoune F, Litwin SE. Reductions in cardiovascular risk after bariatric surgery. Curr Opin Cardiol 2011;26(6): 555-61.
8. Poirier P, Giles TD, Bray GA, et al. Obesity and cardiovascular disease: pathophysiology, evaluation, and effect of weight loss: an update of the 1997 American Heart Association Scientific Statement on Obesity and Heart Disease from the Obesity Committee of the Council on Nutrition, Physical Activity, and Metabolism. Circulation 2006;113(6):898-918.
9. See R, Abdullah SM, McGuire DK, et al. The association of differing measures of overweight and obesity with prevalent atherosclerosis: the Dallas Heart Study. J Am Coll Cardiol 2007;50(8):752-9.

10. Kronmal RA, McClelland RL, Detrano R, et al. Risk factors for the progression of coronary artery calcification in asymptomatic subjects: results from the multi-ethnic study of atherosclerosis (MESA). Circulation 2007;115(21):2722-30.

11. Gadde KM, Martin CK, Berthoud HR, et al. Obesity: pathophysiology and management. J Am Coll Cardiol 2018;69-84.

12. Bays H. Adiposopathy, "sick fat," Ockham's razor, and resolution of the obesity paradox. Curr Atheroscler Rep 2014;16:409.

13. Packer M. Epicardial adipose tissue may mediate deleterious effects of obesity and inflammation on the myocardium. J Am Coll Cardiol 2018;71:2360-72.

14. Jin J. Obesity and the Heart. JAMA 2013;310(19):2113.

15. Mazurek T, Zhang L, Zalewski A. Human epicardial adipose tissue is a source of inflammatory mediators. Circulation 2003;108;2460-6.

16. Lau D, Dhillon B, Yan H, Szmitko P, Verma S. Adipokines: molecular links between obesity and atherosclerosis. Am J Heart Circ Physiol 2005;288:2031-41.

17. Reilly MP, Rohatgi A, McMahon K, et al. Plasma cytokines, metabolic syndrome, and atherosclerosis in humans. J Invest Med 2007;55:26-35.

18. Bergman R, Mittelman S. Central role of the adipocyte in insulin resistence. J Basic Clin Physiol Pharmacol 1998;9:205-21.

19. Lau D, Yan H, Abdel-Hafez M, Kermouni A. Adipokines and the paracrine control of their production in obesity and diabetes. Int J Obes Relat Metab Disord 2002;26:S111.

20. Foy AJ, Mandrola J, Liu G, et al. Relation of obesity to new-onset atrial fibrillation and atrial flutter in adults. Am J Cardiol 2018;121:1072-5.

21. Ades PA, Savage PD. The obesity paradox: perception vs knowledge. Mayo Clin Proc 2010;85:112-4.

22. Douketis JD, Macie C, Thabane L, Williamson DF. Systematic review of long-term weight loss studies in obese adults: clinical significance and applicability to clinical practice. Int J Obes (Lond) 2005;29:1153-67.

23. Eilat-Adar S, Eldar M, Goldbourt U. Association of intentional changes in body weight with coronary heart disease event rates in overweight subjects who have an additional coronary risk factor. Am J Epidemiol 2005;161:352-8.

24. Sierra-Johnson J, Wright SR, Lopez-Jimenez F, Allison TG. Relation of body mass index to fatal and nonfatal cardiovascular events after cardiac rehabilitation. Am J Cardiol 2005;96:211-4.

25. Ades PA, Savage PD, Marney AM, Harvey J, Evans KA. Remission of recently diagnosed type 2 diabetes mellitus with weight loss and exercise. J Cardiopulm Rehabil Prev 2015;35:193-7.

26. Diabetes Prevention Program Research Group. Long-term safety, tolerability, and weight loss associated with metformin in the diabetes prevention program outcomes study. Diabetes Care 2012;35:731-7.

27. Appel LJ, Moore TJ, Obarzanek E, et al. A clinical trial of the effects of dietary patterns on blood pressure. DASH Collaborative Research Group. N Engl J Med 1997;336:1117-24.

28. Estruch R, Ros E, Salas-Salvadó J, et al. Retraction and republication: primary prevention of cardiovascular disease with a mediterranean diet. N Engl J Med 2013;368:1279-90. N Engl J Med 2018;378(25):2441-2.

29. Esposito K, Maiorino MI, Petrizzo M, et al. The effects of a Mediterranean diet on the need for diabetes drugs and remission of newly diagnosed type 2 diabetes: follow-up of a randomized trial. Diabetes Care 2014;37(7):1824-30.

30. Jüni P, Altman DG, Egger M. Systematic reviews in health care: Assessing the quality of controlled clinical trials. BMJ 2001;323:42-6.

31. Siontis CMG, Ioannidis JPA. Risk factors and interventions with statistically significant tiny effects. Int J Epidemiol 2011;40(5):1292-307.

32. Tsai AG, Wadden TA. The evolution of very-low-calorie diets: an update and meta-analysis. Obesity (Silver Spring) 2006;14:1283-93.

33. Ryan DH,Kahan S. Guideline recommendations for obesity management. Med Clin N Am 2018;102:49-63.

34. Mancini MC, et al. Associação Brasileira para o Estudo da Obesidade e da Síndrome Metabólica. Diretrizes brasileiras de obesidade 2016/ABESO [] Associação Brasileira para o Estudo da Obesidade e da Síndrome Metabólica. 4 ed. São Paulo; 2016.

35. Marso SP, Daniels GH, Brown-Frandsen K, et al.; on behalf of the LEADER Trial Investigators. Liraglutide and cardiovascular outcomes in type 2 diabetes. *N Engl J Med* 2016;375:311-22.

36. Torp-Pedersen C, Caterson I, Coutinho W, et al; SCOUT Investigators Cardiovascular responses to weight management and sibutramine in high-risk subjects: an analysis from the SCOUT trial. Eur Heart J 2007;28:2915-23.

37. Sjostrom L, Lindroos AK, Peltonen M, et al. Lifestyle, diabetes, and cardiovascular risk factors 10 years after bariatric surgery. N Engl J Med 2004;351(26):2683-93.

38. Adams TD, Pendleton RC, Strong MB, et al. Health outcomes of gastric bypass patients compared to nonsurgical, nonintervened severely obese. Obesity (Silver Spring) 2010;18(1):121-30.

39. Buchwald H, Avidor Y, Braunwald E, et al. Bariatric surgery: a systematic review and meta-analysis. JAMA 2004;292(14):1724-37.

40. Buchwald H, Varco RL, Matts JP, et al. Effect of partial ileal bypass surgery on mortality and morbidity from coronary heart disease in patients with hypercholesterolemia. Report of the program on the surgical control of the hyperlipidemias (POSCH). N Engl J Med 1990;323(14):946-55.

41. Priester T, Ault T, Adams TD, et al. Coronary calcium scores ae lower 5 years after bariaric surgery: Evidence for slowed progression of atherosclerosis? Circulation 2009;120:S341-S2.

42. Sjostrom L, Narbro K, Sjostrom CD, et al. Effects of bariatric surgery on mortality in Swedish obese subjects. N Engl J Med 2007;357(8):741-52.

43. Benraoune F, Litwin SE. Reductions in cardiovascular risk after bariatric surgery. Curr Opin Cardiol 2011;26(6):555-61.

44. Sjöström L, Narbro K, Sjöström CD, et al; Swedish Obese Subjects Study. Effects of bariatric surgery on mortality in Swedish obese subjects. N Engl J Med 2007;357(8):741-52.

13

TRANSTORNOS MENTAIS E DOENÇA ARTERIAL CORONARIANA

Leandro da Costa Lane Valiengo | Valéria de Paula Richinho

INTRODUÇÃO

As doenças cardiovasculares (DCV) são a principal causa de morte em quase todas as regiões do mundo [1,2]. Estima-se que a maioria dessas mortes é causada pela doença arterial coronariana (DAC) [1,3].

A doença mental também é um dos principais contribuintes para o ônus global da doença [2]. Por exemplo, mais de 300 milhões de pessoas de todas as idades sofrem de depressão em todo o mundo e espera-se que a doença se torne a principal causa de incapacidade mundial até 2030.

Parece existir uma intrigante relação entre doença mental e DAC [4]. Foi demonstrada maior prevalência de doenças mentais em pacientes com DAC. Também, as pessoas que sofrem de uma doença mental parecem ter um risco aumentado de DAC. Além disso, mecanismos fisiopatológicos comuns podem ligar as duas doenças.

ASPECTOS EPIDEMIOLÓGICOS

Os transtornos mentais são altamente prevalentes e estão entre as doenças mais incapacitantes [2,5]. Em todo o mundo, mais de 300 milhões de pessoas de todas as idades sofrem de depressão e 260 milhões de ansiedade, representando 4,4% e 3,6% da população mundial, respectivamente [6]. A depressão é a principal causa de incapacidade mundial [6].

> Depressão e ansiedade têm tido taxas de prevalência que aumentam a cada ano, principalmente em países de baixa e média renda, sendo comum a concomitância destas duas condições.

Os transtornos mentais estão relacionados a aumento da mortalidade. De acordo com uma metanálise [7], 14,3% de todas as mortes no mundo, ou aproximadamente 8 milhões de mortes a cada ano, são atribuíveis a transtornos mentais. Pessoas com transtorno mental grave, incluindo esquizofrenia, transtorno bipolar e transtorno depressivo maior, têm uma taxa de mortalidade média que é duas a três vezes maior do que a da população em geral, correspondendo a uma expectativa de vida reduzida entre 10 e 25 anos [8].

Assim como na população geral, a doença cardiovascular também é a causa mais comum de morte em pessoas com transtorno mental grave [8,9]. Uma metanálise [10] que incluiu mais de 3 milhões de pacientes e mais de 100 milhões de controles demonstrou que os pacientes com transtorno mental grave têm um risco estatisticamente aumentado de DAC em relação aos controles (aproximadamente 1,5 vez maior), em todas as regiões do mundo.

ASPECTOS FISIOPATOLÓGICOS DA RELAÇÃO ENTRE TRANSTORNOS MENTAIS E DOENÇA ARTERIAL CORONARIANA

Os transtornos mentais e a doença coronariana têm muitos mecanismos em comum. Um dos possíveis elos entre as alterações psiquiátricas e o aumento de eventos cardiovasculares está relacionado à ativação do sistema nervoso autônomo. Já foi mostrado que a hiperatividade do sistema simpático de forma contínua e crônica pode aumentar o risco de desfechos cardiovasculares adversos, incluindo a morte [11].

Os transtornos mentais estão associados à hiperativação do sistema nervoso simpático, o que resulta em uma série de alterações fisiológicas como:

- aumento dos batimentos cardíacos e da pressão arterial;
- diminuição da variabilidade da frequência cardíaca;
- aumento da variabilidade no intervalo QT;
- desregulação do eixo hipotálamo-hipófise-adrenal (HPA);
- inflamação;
- anormalidades no padrão lipídico;
- estresse oxidativo;
- aumento da reatividade plaquetária.

Esses processos fisiopatológicos desencadeados pela hiperativação simpática são os mesmos envolvidos no desenvolvimento e progressão da DAC [12-17].

Outro sinal da hiperatividade simpática pode ser visto por meio da variabilidade da frequência cardíaca (VFC). A diminuição

> Pacientes com transtornos mentais como depressão e ansiedade tendem a ter níveis mais altos de catecolaminas circulantes, um marcador de ativação simpática, o que causa aumento da frequência cardíaca e da pressão arterial, redução do fluxo sanguíneo coronariano e aumento da resistência vascular sistêmica [18].

da VFC, conhecida por ser um fator de risco independente para mortalidade cardíaca, é observada em vários transtornos mentais, incluindo depressão, transtorno bipolar, esquizofrenia e transtornos de ansiedade, e também está presente em pacientes com DAC [19].

Quadros de ansiedade e depressão podem ativar a amigdala, que, por sua vez, leva a uma ativação do hipotálamo e do eixo hipotálamo-pituitária-adrenal (HPA). Este mecanismo é bem estabelecido em episódios depressivos e de ansiedade, mas menos evidente em quadros psicóticos ou de mania. A ativação do eixo HPA aumenta os níveis séricos de cortisol de forma crônica, o que contribui para o desenvolvimento da aterosclerose [18].

Outro aspecto em comum entre as doenças cardiovasculares e os transtornos mentais é a ativação de mecanismos pró-inflamatórios. O papel da inflamação no desenvolvimento e prognóstico da DAC tem sido descrito extensivamente na literatura, tendo sido demonstrado que a inflamação contribui para o desenvolvimento, sustentação e progressão da aterosclerose [11,16,20]. A inflamação crônica ocasiona a disfunção endotelial, um evento patológico precoce no desenvolvimento da DAC [11]. Níveis aumentados de biomarcadores pró-inflamatórios, como interleucina-1 e interleucina-6 e proteína C-reativa, foram demonstrados na depressão, esquizofrenia e transtorno bipolar [21-24].

LEMBRAR: O tratamento antidepressivo tende a ter um efeito normalizador nos estados pró-inflamatórios observados na depressão [20].

O aumento da reatividade plaquetária é um dos principais mecanismos envolvidos na produção de placas ateroscleróticas [25], e a disfunção plaquetária é mais um mecanismo que liga a depressão à DAC [16,26,27]. Estudos sustentam a hipótese de que o transtorno depressivo maior esteja associado ao aumento da reatividade plaquetária [28]. Outro aspecto interessante é que uma boa parte dos antidepressivos tem uma ação serotoninérgica em sistema nervoso central (SNC). Sabe-se que as plaquetas são as células com maior estoque de serotonina no corpo e, quando as plaquetas são ativadas, elas liberam essa serotonina no plasma [29].

TRANSTORNOS MENTAIS
DEPRESSÃO E TRANSTORNO AFETIVO BIPOLAR

O transtorno depressivo maior consiste em episódios depressivos em que o paciente tem humor deprimido e/ou anedonia com outros sintomas associados como alteração do sono ou do apetite, fadiga, falta de energia, dificuldade de concentração, entre outros sintomas. Isso leva a grande sofrimento psíquico e emocional podendo provocar pensamentos de morte ou até mesmo suicídio.

O transtorno bipolar caracteriza-se por episódios depressivos e de mania ou hipomania, que consistem em episódios de aumento de energia, menor fatigabilidade, menor necessidade de sono e euforia.

A prevalência da depressão é, em comparação com a população geral, significativamente maior em pacientes com DAC [16,20]. Mais de um quinto de todos os pacientes com DAC estão deprimidos e até um terço destes relatam sintomas depressivos maiores. Casos mais graves de DAC apresentam maior risco de depressão [30,31].

A associação entre depressão e DAC tem uma relação bidirecional, ou seja, tanto a depressão pode ocasionar a DAC como o contrário também é verdadeiro [18,33]. Essa associação pode envolver não apenas causalidade bidirecional, mas também uma fisiopatologia comum [18,30].

> A prevalência de depressão em mulheres com DAC é maior do que em homens com DAC; porém, a depressão está mais fortemente relacionada a um pior prognóstico cardíaco em homens [32].

A depressão, quando presente, pode ocasionar o aumento de eventos cardiovasculares recorrentes e de mortalidade [31]. Esses efeitos aumentam conforme a gravidade da DAC e dos sintomas depressivos [15]. Uma revisão sistemática com 25 anos de seguimento de pacientes pós-infarto do miocárdio demonstrou uma chance de eventos cardíacos 2,7 vezes maior em pacientes com depressão comparados àqueles sem depressão [34].

A American Heart Association considera a depressão um fator de risco independente para mau prognóstico após síndromes coronarianas agudas [35]. Isso é comprovado por vários estudos recentes, com controle dos fatores de confusão, demonstrando que a depressão é um fator de risco independente para incidência de morbimortalidade por DAC [20,36].

A associação entre transtorno afetivo bipolar (TAB) e DAC é menos reconhecida. Há menos dados disponíveis na literatura médica e aqueles existentes apresentam resultados conflitantes [17].

Várias revisões sistemáticas e metanálises mostraram que o risco de morte relacionada à doença cardiovascular pode dobrar na presença de TAB [37,38]. Apesar de estudos controversos, 35 a 45% das mortes de pacientes com TAB são devidas à doença cardiovascular, e esses pacientes têm maior propensão à aterosclerose acelerada e à DAC [17].

ESQUIZOFRENIA

Esquizofrenia é um transtorno mental grave em que os pacientes têm uma perda do contato com a realidade durante seu desenvolvimento (geralmente durante o início da vida adulta), com surtos psicóticos. Nesses surtos, os pacientes podem apresentar alucinações, delírios, desorganização do pensamento, isolamento social e dificuldade de expressar as emoções.

LEMBRAR Pacientes com esquizofrenia e outros quadros psicóticos têm um risco maior de morbimortalidade cardiovascular do que a população geral [8,9,39].

Uma metanálise de estudos de coorte (com mais de 400 mil pacientes) observou que a esquizofrenia está significativamente associada a um risco aumentado de doença cardiovascular, mas sem aumento significativo de risco para DAC (RR = 1,20, IC 95% 0,93-1,53) [40]. Um estudo recente mostrou que pacientes com esquizofrenia, comparados com a população geral, morrem 10 anos antes em decorrência de doenças cardiovasculares, incluindo DAC [41]. E por fim, uma metanálise recente (com 190 mil pacientes com esquizofrenia e 4 milhões de controles) demonstrou um risco aumentado de DAC (OR = 1,52, IC 95% 1,48-1,56) nos pacientes com esquizofrenia em relação aos controles [10].

TRANSTORNOS DE ANSIEDADE

Os transtornos de ansiedade são quadros psiquiátricos em que os pacientes vivenciam angústia e/ou preocupações persistentes não justificadas ao seu estímulo. Pacientes com transtornos de ansiedade têm maior prevalência de DAC. Síndrome de pânico acomete mais de 20% dos pacientes com DAC crônica e piora a morbimortalidade cardiovascular [42-44]. Essa associação parece acontecer com outros transtornos de ansiedade, como transtorno de ansiedade generalizada [5]. Até mesmo os sintomas de ansiedade podem estar associados a um risco aumentado de DAC, com metanálises mostrando um risco aumentado de 41% (RR = 1,41, IC 95% 1,23-1,61) [44-46].

TRANSTORNO DE ESTRESSE PÓS-TRAUMÁTICO

O transtorno de estresse pós-traumático (TEPT) caracteriza-se por um quadro de alteração comportamental após um trauma importante durante a vida. Os eventos cardíacos súbitos, seguidos por uma experiência invasiva de tratamentos como cirurgia coronariana, podem ser potencialmente traumáticos, levando ao desenvolvimento de TEPT [47]. Assim, a DAC pode ser um evento médico importante capaz de causar TEPT.

De acordo com uma revisão sistemática, com 150 estudos, a prevalência de TEPT induzido por doença cardíaca tem uma variação de 0 a 38%, com média de 4 a 16% [47]. Sintomas de TEPT ocorrem em 10 a 25% dos pacientes com síndrome coronariana aguda (SCA) [11]. O desenvolvimento de sintomas de TEPT clinicamente significativos devido à SCA duplica o risco (RR = 2, IC 95% 1,69-2,37) de ocorrer uma nova SCA ou morte em 1 a 3 anos, em comparação com pacientes cardíacos que não desenvolvem esses sintomas [48]. O oposto também parece ser verdadeiro.

Experiências de estresse persistente ou intenso e TEPT podem estar independentemente associadas a um aumento do risco de desenvolver DAC em um período relativamente curto. Uma metanálise recente mostrou que pacientes com TEPT tinham um risco aumentado de 1,27 para desenvolver DAC [12]. Um estudo com 281 gêmeos idênticos demonstrou que a incidência de DAC era mais do que o dobro em gêmeos com TEPT (22,6%), em comparação com aqueles sem TEPT (8,9%), durante um seguimento médio de 13 anos e com controle de todos os fatores de risco cardiovasculares e de estilo de vida [49].

OUTROS TRANSTORNOS MENTAIS

Aparentemente o risco para pacientes com transtornos mentais desenvolverem DAC não se limita aos quadros psiquiátricos graves, mas pode estar presente em qualquer quadro mental. Um estudo sueco com mais de 1 milhão de voluntários mostrou que a associação entre doença mental e DAC está presente em uma ampla gama de patologias, incluindo transtornos de ajustamento, personalidade, relacionados ao álcool e ao uso de substâncias, variando de 35 a 92% [50].

MEDICAÇÕES

O uso de medicação antipsicótica e, em menor grau, o de antidepressivos e estabilizadores de humor podem aumentar o risco de DAC por diversos mecanismos diferentes [8,51,52]. O mais óbvio é o aumento da obesidade provocado por algumas medicações (Tabela 13.1). Isso geralmente ocorre pois essas medicações aumentam o apetite, e algumas até induzem episódios de compulsão alimentar. Contudo, alguns antipsicóticos atípicos estão associados a efeitos cardiovasculares independentemente do controle por fatores de risco cardiovascular como obesidade, hipertensão e tabagismo [53].

Tabela 13.1 Risco de ganho de peso com psicotrópicos.

Medicação	Baixo	Moderado	Alto
Antidepressivos	Bupropiona	Venlafaxina	Tricíclicos
	Vortioxetina	Desvenlafaxina	Mirtazapina
	Duloxetina	Sertralina	Paroxetina
	Trazodona	Escitalopram	
	Fluoxetina	Fluvoxamina	
		Citalopram	
Antipsicóticos	Lurasidona	Risperidona	Clozapina
	Aripiprazol	Haloperidol	Quetiapina
	Ziprasidona		Olanzapina
Estabilizadores do humor/ fármacos antiepilépticos	Topiramato	Carbamazepina	Lítio
	Oxcarbazepina	Fenitoína	Divalproato
	Lamotrigina	Pregabalina	
	Levetiracetam	Gabapentina	

Fonte: Desenvolvido pela autoria.

MECANISMOS COMPORTAMENTAIS

O comportamento dos pacientes com transtornos mentais também é um fator de risco para DAC. Mais especificamente, eles exibem comportamentos geralmente não saudáveis (dieta rica em gordura, tabagismo, uso de álcool ou outras substâncias, sedentarismo), que também são fatores de risco bem estabelecidos para a DAC. Além disso, esses pacientes costumam não aderir aos tratamentos médicos [16,20,42,49].

> Além disso, falta de atividade física adequada, muito comum entre pacientes com transtornos mentais, pode aumentar o risco de doenças cardiovasculares [16].

COMORBIDADES

A associação entre transtornos mentais e DAC é frequentemente complicada por condições comórbidas. Vários transtornos mentais estão correlacionados com obesidade, hipertensão, dislipidemia, intolerância à glicose ou resistência à insulina, todas condições sabidamente associadas a um risco aumentado de DAC. Essas anormalidades são as principais características da síndrome metabólica, que confere maior risco de mortalidade por DAC [9].

MANEJO E PREVENÇÃO

Perguntas ativas para sintomas como tristeza, anedonia, alterações de sono, ansiedade e preocupações devem ser feitas rotineiramente. O diagnóstico precoce permite o rápido início do tratamento, e a redução do risco de eventos cardiovasculares adversos em pacientes com DAC.

> É importante que o médico faça uma busca ativa por transtornos mentais em pacientes com DAC, principalmente ansiedade e depressão, dadas as suas elevadas incidências.

Encaminhamento ao psiquiatra e à psicoterapia podem ajudar tanto no diagnóstico como no tratamento. Importante evitar psicofármacos que aumentem o ganho de peso como visto na Tabela 13.1.

> Pacientes com transtornos mentais e sem doenças cardíacas devem sempre ser estimulados a mudanças de estilo de vida como dieta adequada, praticar exercícios físicos e cessar tabagismo. Aqui sempre é importante evitar também psicofármacos que possam piorar a obesidade.

Um estudo em pacientes com esquizofrenia demonstrou que, ao se iniciar um antipsicótico atípico, a associação de metformina ocasionou ganho de peso significativamente menor em relação ao grupo que não fez uso do hipoglicemiante oral [54]. Uma metanálise recente demonstrou que a metformina leva uma perda de peso de 3,3 Kg nos pacientes com esquizofrenia em relação ao grupo placebo [55].

Uma abordagem possível é o desenvolvimento de um serviço clínico que rastreie e forneça cuidados aprimorados para transtornos mentais comuns, e não apenas depressão, a todos os pacientes internados por motivos cardiológicos. Esta abordagem foi testada no estudo MOSAIC [56] e demonstrou reduções significativas de depressão em pacientes com insuficiência cardíaca e DAC.

Outro estudo avaliou cuidados colaborativos para depressão liderados por enfermeiros com gerenciamento simultâneo dos fatores de risco cardiovascular [57]. Houve reduções significativas nos sintomas depressivos (0,4 pontos no SCL-20) e controle de fatores de risco para doença cardiovascular (7 mg/dL no LDL, 5 mmHg na pressão arterial sistólica) e uma boa relação custo-benefício com esta intervenção.

CONCLUSÃO

A mortalidade diferencial em pessoas com transtornos mentais não só decorre de vários fatores comportamentais e de estilo de vida (ou qualidade dos cuidados de saúde ou falta de acesso a ele), mas também de fatores biológicos. Estudos futuros devem, portanto, abordar os mecanismos subjacentes ao aumento do risco de DAC em pessoas com transtorno mental, pois a maior conscientização da relação entre a doença coronariana e os transtornos mentais pode ajudar a desenvolver estratégias mais eficazes de prevenção e de tratamento e contribuir significativamente para diminuir esse risco.

REFERÊNCIAS

1. Foley JR, Plein S, Greenwood JP. Assessment of stable coronary artery disease by cardiovascular magnetic resonance imaging: current and emerging techniques. World J Cardiol 2017;9(2):92-108.
2. Benziger CP, Roth GA, Moran AE. The Global Burden of Disease Study and the Preventable Burden of NCD. Glob Heart 2016;11(4):393-7.
3. Mozaffarian D, Benjamin EJ, Go AS, et al. Executive summary: heart disease and stroke statistics □ 2016 update: a report from the American Heart Association. Circulation 2016;133(4):447-54.
4. Nasiłowska-Barud A, Zapolski T, Barud M, Wysoki□ski A. Overt and covert anxiety as a toxic factor in ischemic heart disease in women: the link between psychological factors and heart disease. Med Sci Monit 2017;23:751-8.
5. Player MS, Peterson LE. Anxiety disorders, hypertension, and cardiovascular risk: a review. Int J Psychiatry Med 2011;41(4):365-77.
6. Friedrich MJ. Depression is the leading cause of disability around the world. JAMA 2017;317(15):1517.
7. Walker ER, McGee RE, Druss BG. Mortality in mental disorders and global disease burden implications: a systematic review and meta-analysis. JAMA Psychiatry 2015;72(4):334-41.
8. Correll CU, Detraux J, De Lepeleire J, De Hert M. Effects of antipsychotics, antidepressants and mood stabilizers on risk for physical diseases in people with schizophrenia, depression and bipolar disorder. World Psychiatry 2015;14(2):119-36.

9. De Hert M, Correll CU, Bobes J, et al. Physical illness in patients with severe mental disorders. I. Prevalence, impact of medications and disparities in health care. World Psychiatry 2011;10(1):52-77.

10. Correll CU, Solmi M, Veronese N, et al. Prevalence, incidence and mortality from cardiovascular disease in patients with pooled and specific severe mental illness: a large-scale meta-analysis of 3,211,768 patients and 113,383,368 controls. World Psychiatry 2017;16(2):163-80.

11. Levine AB, Levine LM, Levine TB. Posttraumatic stress disorder and cardiometabolic disease. Cardiology 2014;127(1):1-19.

12. Edmondson D, Kronish IM, Shaffer JA, Falzon L, Burg MM. Posttraumatic stress disorder and risk for coronary heart disease: a meta-analytic review. Am Heart J 2013;166(5):806-14.

13. Marshe VS, Pira S, Mantere O, et al. C-reactive protein and cardiovascular risk in bipolar disorder patients: a systematic review. Prog Neuropsychopharmacol Biol Psychiatry 2017;79(Pt B):442-51.

14. Craske MG, Stein MB, Eley TC, et al. Anxiety disorders. Nat Rev Dis Primers 2017;3:17024.

15. Fiedorowicz JG. Depression and cardiovascular disease: an update on how course of illness may influence risk. Curr Psychiatry Rep 2014;16(10):492.

16. De Hert M, Detraux J, Vancampfort D. The intriguing relationship between coronary heart disease and mental disorders. Dialogues Clin Neurosci 2018;20(1):31-40.

17. Goldstein BI, Carnethon MR, Matthews KA, et al. Major depressive disorder and bipolar disorder predispose youth to accelerated atherosclerosis and early cardiovascular disease: a scientific statement from the American Heart Association. Circulation 2015;132(10):965-86.

18. Adibfar A, Saleem M, Lanctot KL, Herrmann N. Potential biomarkers for depression associated with coronary artery disease: a critical review. Curr Mol Med 2016;16(2):137-64.

19. Moon E, Lee SH, Kim DH, Hwang B. Comparative study of heart rate variability in patients with schizophrenia, bipolar disorder, post-traumatic stress disorder, or major depressive disorder. Clin Psychopharmacol Neurosci 2013;11(3):137-43.

20. Whooley MA, Wong JM. Depression and cardiovascular disorders. Annu Rev Clin Psychol 2013;9:327-54.

21. Libby P. Inflammation in atherosclerosis. Arterioscler Thromb Vasc Biol 2012;32(9):2045-51.

22. Khairova RA, Machado-Vieira R, Du J, Manji HK. A potential role for pro-inflammatory cytokines in regulating synaptic plasticity in major depressive disorder. Int J Neuropsychopharmacol 2009;12(4):561-78.

23. Potvin S, Stip E, Sepehry AA, Gendron A, Bah R, Kouassi E. Inflammatory cytokine alterations in schizophrenia: a systematic quantitative review. Biol Psychiatry 2008;63(8):801-8.

24. Muneer A. Bipolar disorder: role of inflammation and the development of disease biomarkers. Psychiatry Investig 2016;13(1):18-33.

25. Kim DA, McClure WG, Neighoff JB, Vaidya D, Williams MS. Platelet response to serotonin in patients with stable coronary heart disease. Am J Cardiol 2014;114(2):181-6.

26. Bousfield D, McEntyre J, Velankar S, et al. Patterns of database citation in articles and patents indicate long-term scientific and industry value of biological data resources. F1000Res 2016;5.

27. Williams MS. Platelets and depression in cardiovascular disease: a brief review of the current literature. World J Psychiatry 2012;2(6):114-23.

28. Benbadis SR. Teaching video neuroimages: complex partial seizure evolving into a psychogenic nonepileptic seizure: comment. Neurology 2011;76(19):1681.

29. Brenner B, Harney JT, Ahmed BA, et al. Plasma serotonin levels and the platelet serotonin transporter. J Neurochem 2007;102(1):206-15.

30. Seligman F, Nemeroff CB. The interface of depression and cardiovascular disease: therapeutic implications. Ann N Y Acad Sci 2015;1345:25-35.

31. Cohen BE, Edmondson D, Kronish IM. State of the art review: depression, stress, anxiety, and cardiovascular disease. Am J Hypertens 2015;28(11):1295-302.

32. Doyle F, McGee H, Conroy R, et al. Systematic review and individual patient data meta-analysis of sex differences in depression and prognosis in persons with myocardial infarction: a MINDMAPS study. Psychosom Med 2015;77(4):419-28.

33. Wu Q, Kling JM. Depression and the risk of myocardial infarction and coronary death: a meta-analysis of prospective cohort studies. Medicine (Baltimore) 2016;95(6):e2815.

34. Meijer A, Conradi HJ, Bos EH, Thombs BD, van Melle JP, de Jonge P. Prognostic association of depression following myocardial infarction with mortality and cardiovascular events: a meta-analysis of 25 years of research. Gen Hosp Psychiatry 2011;33(3):203-16.

35. Lichtman JH, Froelicher ES, Blumenthal JA, et al. Depression as a risk factor for poor prognosis among patients with acute coronary syndrome: systematic review and recommendations: a scientific statement from the American Heart Association. Circulation 2014;129(12):1350-69.

36. Gan Y, Gong Y, Tong X, et al. Depression and the risk of coronary heart disease: a meta-analysis of prospective cohort studies. BMC Psychiatry 2014;14:371.

37. LaFrance WC, Baird GL, Barry JJ, et al. Multicenter pilot treatment trial for psychogenic nonepileptic seizures: a randomized clinical trial. JAMA Psychiatry 2014;71(9):997-1005.

38. Hayes JF, Miles J, Walters K, King M, Osborn DP. A systematic review and meta-analysis of premature mortality in bipolar affective disorder. Acta Psychiatr Scand 2015;131(6):417-25.

39. Hayes JF, Marston L, Walters K, King MB, Osborn DPJ. Mortality gap for people with bipolar disorder and schizophrenia: UK-based cohort study 2000-2014. Br J Psychiatry 2017;211(3):175-81.

40. Fan Z, Wu Y, Shen J, Ji T, Zhan R. Schizophrenia and the risk of cardiovascular diseases: a meta-analysis of thirteen cohort studies. J Psychiatr Res 2013;47(11):1549-56.

41. Westman J, Eriksson SV, Gissler M, et al. Increased cardiovascular mortality in people with schizophrenia: a 24-year national register study. Epidemiol Psychiatr Sci 2018;27(5):519-27.

42. Tully PJ, Cosh SM, Baune BT. A review of the affects of worry and generalized anxiety disorder upon cardiovascular health and coronary heart disease. Psychol Health Med 2013;18(6):627-44.

43. Caldirola D, Schruers KR, Nardi AE, De Berardis D, Fornaro M, Perna G. Is there cardiac risk in panic disorder? An updated systematic review. J Affect Disord 2016;194:38-49.

44. Roest AM, Martens EJ, de Jonge P, Denollet J. Anxiety and risk of incident coronary heart disease: a meta-analysis. J Am Coll Cardiol 2010;56(1):38-46.

45. Tully PJ, Turnbull DA, Beltrame J, et al. Panic disorder and incident coronary heart disease: a systematic review and meta-regression in 1131612 persons and 58111 cardiac events. Psychol Med 2015;45(14):2909-20.

46. Emdin CA, Odutayo A, Wong CX, Tran J, Hsiao AJ, Hunn BH. Meta-analysis of anxiety as a risk factor for cardiovascular disease. Am J Cardiol 2016;118(4):511-9.

47. Vilchinsky N, Ginzburg K, Fait K, Foa EB. Cardiac-disease-induced PTSD (CDI-PTSD): a systematic review. Clin Psychol Rev 2017;55:92-106.

48. Edmondson D, Richardson S, Falzon L, Davidson KW, Mills MA, Neria Y. Posttraumatic stress disorder prevalence and risk of recurrence in acute coronary syndrome patients: a meta-analytic review. PLoS One 2012;7(6):e38915.

49. Vaccarino V, Goldberg J, Rooks C, et al. Post-traumatic stress disorder and incidence of coronary heart disease: a twin study. J Am Coll Cardiol 2013;62(11):970-8.

50. Gale CR, Batty GD, Osborn DP, Tynelius P, Rasmussen F. Mental disorders across the adult life course and future coronary heart disease: evidence for general susceptibility. Circulation 2014;129(2):186-93.

51. Yu ZH, Jiang HY, Shao L, Zhou YY, Shi HY, Ruan B. Use of antipsychotics and risk of myocardial infarction: a systematic review and meta-analysis. Br J Clin Pharmacol 2016;82(3):624-32.

52. Crump C, Sundquist K, Winkleby MA, Sundquist J. Comorbidities and mortality in bipolar disorder: a Swedish national cohort study. JAMA Psychiatry 2013;70(9):931-9.

53. Lin ST, Chen CC, Tsang HY, et al. Association between antipsychotic use and risk of acute myocardial infarction: a nationwide case-crossover study. Circulation 2014;130(3):235-43.

54. Rado J, von Ammon Cavanaugh S. A Naturalistic randomized placebo-controlled trial of extended-release metformin to prevent weight gain associated with olanzapine in a US community-dwelling population. J Clin Psychopharmacol 2016;36(2):163-8.

55. da Silva GM, Nogueira KC, Fukui RT, Correia MR, Dos Santos RF, da Silva ME. Short and long term effects of a DPP-4 Inhibitor versus bedtime NPH insulin as ADD-ON therapy in patients with type 2 diabetes. Curr Pharm Des 2016;22(44):6716-21.

56. Huffman JC, Mastromauro CA, Beach SR, et al. Collaborative care for depression and anxiety disorders in patients with recent cardiac events: the management of sadness and anxiety in cardiology (MOSAIC) randomized clinical trial. JAMA Intern Med 2014;174(6):927-35.

57. Katon WJ, Lin EH, Von Korff M, et al. Collaborative care for patients with depression and chronic illnesses. N Engl J Med 2010;363(27):2611-20.

14
TRATAMENTO MEDICAMENTOSO DA DOENÇA ARTERIAL CORONARIANA CRÔNICA

Thiago Luis Scudeler

INTRODUÇÃO

A história natural de pacientes com doença arterial coronariana (DAC) é impossível de ser observada em estudos epidemiológicos por razões éticas. Mesmo que os pacientes recusem intervenções coronarianas, eles ainda recebem terapia e instrução médica sobre modificações no estilo de vida, que resultam em mudanças na sua evolução clínica. Consequentemente, a evolução dos pacientes com DAC pode ser observada em estudos prospectivos e, especialmente, em grupos randomizados que incluem pacientes que receberam apenas terapia medicamentosa.

A evolução dos pacientes com DAC crônica e estável foi demonstrada em um importante estudo publicado em 1989 [1]. Nesse estudo, 150 pacientes com DAC estável, incluindo 92% com doença multiarterial e também pacientes com doença de tronco de coronária esquerda ou equivalente (39,3%), com indicação formal de revascularização cirúrgica coronariana, recusaram o procedimento. Eles foram acompanhados por 2 a 8 anos e tratados com betabloqueadores, nitratos, bloqueadores dos canais de cálcio, aspirina e dipiridamol. Diferentemente do tratamento atual, naquela época, os pacientes não foram tratados com inibidores da enzima conversora de angiotensina (IECA) ou com estatinas, importantes medicamentos da terapia atual. Apesar da complexidade anatômica, a sobrevida global estimada em 8 anos foi de 89%, o que representa uma taxa de mortalidade anual média de 1,37%. Destaca-se que apenas 10% dos pacientes tiveram infarto do miocárdio e 4% necessitaram de revascularização cirúrgica durante o seguimento.

Um dos primeiros estudos randomizados que compararam a terapia médica isolada com a cirurgia de revascularização miocárdica em pacientes com DAC estável foi o CASS (*Coronary Artery Surgery Study*) [2], publicado em 1983. Nesse trabalho, 780 pacientes com DAC foram randomizados para uma das duas estratégias e seguidos por 5 anos. A taxa média de mortalidade anual para pacientes randomizados para terapia medicamentosa foi de 1,6% e para cirurgia 1,1% (p = 0,34). Analisando apenas os pacientes com uma fração de ejeção ≥ 0,50 (75% de toda a população do estudo), aqueles randomizados para terapia medicamentosa tiveram taxas anuais de mortalidade de 1,1%, 0,6% e 1,2%, respectivamente, para doença uni, bi e triarterial. Pacientes com fração de ejeção ≥ 0,50 randomizados para cirurgia tiveram taxas de mortalidade semelhantes de 0,8%, 0,8% e 1,2%, respectivamente, para doença uni, bi e triarterial. Não houve diferença estatística entre as duas estratégias de tratamento.

A análise do seguimento de 10 anos dos pacientes do estudo CASS [3] mostrou uma sobrevida global de 79% e 82% nos grupos tratamento clínico e cirurgia, respectivamente, ou seja, uma taxa média de mortalidade anual de 2,1% e 1,8%, respectivamente (p = 0,25).

Os resultados desses estudos demonstram que as taxas anuais de mortalidade para pacientes com DAC estável com fração de ejeção normal são baixas e variam de 0,8% a 2,1%, mesmo naquelas com doença multiarterial. Além disso, esses estudos foram realizados durante um período em que os pacientes não receberam estatinas ou IECA, que são medicamentos com potencial para diminuir esse risco. Embora um grande número de pacientes nesses estudos apresentasse um perfil de baixo risco (função ventricular sistólica preservada, sintomas não limitantes estáveis e pacientes jovens), suas informações prognósticas são essenciais para a compreensão dos resultados de estudos sobre estratégias conservadoras e mesmo invasivas.

OBJETIVOS DO TRATAMENTO CLÍNICO NA DAC CRÔNICA

Os objetivos do tratamento de pacientes com diagnóstico de angina estável são os de redução dos sintomas e melhora no prognóstico a longo prazo. Tais objetivos podem ser obtidos por meio de modificações do estilo de vida, controle dos fatores de risco, terapia farmacológica e educação dos pacientes. Recomendações para mudança no estilo de vida (cessação de tabagismo, atividade física regular e vacinação anual contra a gripe) e controle rigoroso dos fatores de risco (hipertensão arterial, diabetes, dislipidemia, obesidade) também são fatores importantes no tratamento de pacientes com doença arterial coronariana crônica.

MEDICAMENTOS PARA PREVENÇÃO SECUNDÁRIA

Os medicamentos para prevenção secundária são medicamentos que comprovadamente reduzem o risco de infarto do miocárdio e morte de causa cardiovascular. A seguir, será abordado cada um deles.

ANTIPLAQUETÁRIOS

PRESCRIÇÃO
Todos os pacientes com coronariopatia crônica devem receber ácido acetilsalicílico (AAS) na dose de 75 a 325 mg/dia, na ausência de contraindicações.

Pacientes que apresentam sangramento gastrointestinal com AAS, depois de controlado o episódio, devem ser tratados com baixa dose de AAS (75 mg/dia) associada a inibidores da bomba de prótons. O AAS exerce efeito antiplaquetário por inibição da síntese da cicloxigenase e do tromboxano A2 plaquetário.

O *Antiplatelets Trialists Colaboration* [4] incluiu 287 estudos envolvendo mais de 135 mil pacientes de alto risco para eventos cardiovasculares, dos quais 3.471 apresentavam angina estável. Neste grupo de pacientes, o uso de AAS ocasionou a redução de 33% na taxa de eventos cardiovasculares (morte, infarto do miocárdio e acidente vascular cerebral [AVC]).

Importante destacar que muitos dos dados de benefícios da aspirina são derivados de pacientes com síndrome coronariana aguda (SCA). O único estudo randomizado e duplo-cego em paciente com angina estável foi o SAPAT (*Swedish Angina Pectoris Aspirin Trial*) [5]. Nesse estudo, 2.035 pacientes com idade entre 30 e 80 anos foram randomizados para receber 75 mg/dia de AAS ou placebo. No seguimento de 50 meses, o AAS reduziu a incidência de infarto do miocárdio fatal ou não fatal e morte súbita em 34% e a incidência de eventos vasculares secundários (infarto do miocárdio, AVC ou morte vascular) em 32%.

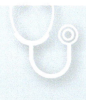

O clopidogrel é uma alternativa naqueles pacientes com absoluta contraindicação ao AAS. O clopidogrel, um derivado tienopiridínico, previne ativação plaquetária mediada pela adenosina difosfato (ADP). Além disso, reduz o nível de fibrinogênio circulante e bloqueia parcialmente os receptores de glicoproteína IIb/IIIa, impedindo sua ligação ao fibrinogênio e ao fator von Willebrand.

O CAPRIE [6] foi um estudo randomizado e cego, desenhado para avaliar a eficácia do clopidogrel (75 mg/dia) e AAS (325 mg/dia) em pacientes com diagnóstico prévio de infarto do miocárdio, AVC ou doença vascular periférica. Foram incluídos 19.185 pacientes, com seguimento médio de 1,91 anos. Pacientes tratados com clopidogrel obtiveram redução relativa anual de eventos combinados (AVC, infarto do miocárdio e morte vascular) de 8,7% (5,32% × 5,83%). No entanto, o benefício clínico observado se deu principalmente à custa da menor incidência de desfechos no subgrupo com doença arterial periférica.

Já no estudo CHARISMA [7], com 15.603 pacientes e seguimento médio de 28 meses, não houve diferença nos desfechos compostos primários de infarto do miocárdio, AVC e morte cardiovascular entre os grupos clopidogrel e AAS (75-162 mg/dia) *versus* placebo e AAS (6,8% × 7,3%; p = 0,22).

A ticlopidina, outro derivado tienopiridínico, tem tido indicação reduzida em virtude da possibilidade de produzir neutropenia e pancitopenia. Prasugrel e ticagrelor são ambos associados com significativa redução de desfechos cardiovasculares quando comparados com clopidogrel em pacientes com SCA [8,9]. No entanto, nenhum estudo clínico avaliou essas medicações em pacientes com DAC crônica.

ANTICOAGULANTES ORAIS

A função fibrinolítica pode estar prejudicada em pacientes com DAC, principalmente em decorrência da ativação da via de coagulação extrínseca levando à formação de trombina. A trombina, por sua vez, gera fibrina que promove a ativação e agregação de plaquetas, amplificando a atividade da coagulação e plaquetas [10,11]. Essas observações forneceram uma potencial justificativa para o uso da terapia antitrombótica em pacientes com DAC crônica.

Todavia, uma revisão sistemática de estudos randomizados com anticoagulantes orais (varfarina) com e sem terapia antiplaquetária em 20 mil pacientes com DAC não mostrou benefício da anticoagulação [12].

O estudo COMPASS [13] avaliou os efeitos cardiovasculares da rivaroxabana com ou sem aspirina em pacientes com doença cardiovascular estável. Trata-se de um estudo multicêntrico, randomizado, que incluiu 27.395 pacientes. O estudo mostrou que o uso de rivaroxabana em doses baixas, além da aspirina padrão, está associado a menos eventos cardiovasculares à custa de mais sangramentos. No entanto, duas críticas importantes ao estudo merecem ser destacadas:

- O estudo mostrou que pacientes que usaram rivaroxabana mais aspirina tiveram menos eventos cardiovasculares no seguimento de longo prazo. Houve redução de desfecho composto com o uso de rivaroxabana + aspirina de 5,4% para 4,1%. Não houve diferença em relação à aspirina *versus* rivaroxabana apenas. O que isso significa? Uma redução de risco absoluto de apenas 1,3% com um número necessário para tratar [NNT] de 77 (lembrando que um NNT entre 50 e 100 é considerado de relevância clínica pequena/moderada). Além disso, houve aumento na taxa de sangramento com o uso de rivaroxabana, de 1,9% para 3,1%. O que isso significa? Um número necessário para causa prejuízo [NNH] de 83;
- Trata-se de estudo truncado. Os autores interromperam o estudo antes do término previsto em virtude da detecção de benefício estatisticamente significante. Em artigo publicado no JAMA em 2010 [14], foi mostrado que o risco relativo (risco droga/risco placebo) dos artigos truncados é 29% menor do que o risco relativo dos artigos não truncados (quanto menor o risco relativo, maior o efeito benéfico da droga).

Portanto, isso indica que a magnitude do efeito do tratamento é superestimada em 29% quando o estudo é interrompido com um número de pacientes recrutado inferior ao inicialmente calculado com base nas premissas estatísticas iniciais. Dessa maneira, o papel dos anticoagulantes na prevenção de eventos cardiovasculares em pacientes com doença aterosclerótica estável ainda permanece incerta.

HIPOLIPEMIANTES

Estatinas

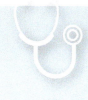

Segundo as diretrizes brasileiras, pacientes com doença coronariana estabelecida devem receber terapia com estatinas com objetivo de LDL < 50 mg/dL (grau de recomendação I, nível de evidência B) [15], embora nenhum estudo clínico randomizado, bem desenhado, tenha até o momento provado, nem sequer, que as estatinas reduzam mortalidade cardiovascular, quanto mais que níveis tão baixos de LDL tragam algum benefício clínico sem aumentar o risco de eventos adversos graves.

As estatinas atuam diminuindo os níveis de LDL-colesterol, implicados na patogênese do desenvolvimento da placa aterosclerótica. Além desses efeitos, esta classe de drogas reduz os níveis de proteína C-reativa, diminui a trombogenicidade e altera componentes inflamatórios do ateroma arterial.

A Tabela 14.1 mostra um resumo dos principais ensaios clínicos envolvendo estatinas no contexto da doença arterial coronariana crônica.

Tabela 14.1 Ensaios clínicos randomizados de redução de colesterol.

Estudo	Tamanho da amostra	Características da amostra	Intervenção	Seguimento médio	Redução do colesterol	Redução de eventos cardiovasculares
4S[16]	4.444	DAC crônica	Sinvastatina versus placebo	5,4 anos	25% no colesterol total e 35% no LDL	RRA de 3% de morte total (p = 0,0003; NNT = 30)
HOPE-3[17]	12.705	Risco CV intermediário	Rosuvastatina versus placebo	5,6 anos	26,5% no LDL	RRA de 1,1% de morte CV, IAM não fatal, AVC não fatal (p = 0,002; NNT = 91)
HPS[18]	20.536	DAC ou alto risco para DCV	Sinvastatina versus placebo	5 anos	35% no LDL	RRA de 1,8% de morte total (p = 0,0003; NNT = 55,6)
CARE[19]	4.159	DAC crônica	Pravastatina versus placebo	5 anos	28% no LDL	RRA de 3,0% de morte por doença coronária ou IAM não fatal (p = 0,003; NNT = 33,3); RRA de 0,9% de morte por doença coronariana (p = 0,10; NNT = 111)

(Continua)

Tabela 14.1 Ensaios clínicos randomizados de redução de colesterol. (*Continuação*)

Estudo	Tamanho da amostra	Características da amostra	Intervenção	Seguimento médio	Redução do colesterol	Redução de eventos cardiovasculares
LIPID[20]	9.014	DAC crônica	Prvastatina *versus* placebo	6,1 anos	25% no LDL	RRA de 1,9% de morte por doença coronariana (p < 0,001; NNT = 52,6)
PROSPER[21]	5.804	Risco CV alto	Pravastatina *versus* placebo	3,2 anos	34% no LDL	RRA de 2,1% de morte por doença coronariana, IAM não fatal e AVC fatal ou não fatal (p = 0,014; NNT = 47,6); RRA de 0,9% de morte por doença coronariana (p = 0,043; NNT = 111)
WOSCOPS[22]	6.595	Risco CV intermediário	Pravastatina *versus* placebo	4,9 anos	20% no colesterol total e 26% no LDL	RRA de 2,4% de IAM não fatal ou morte por doença coronariana (p < 0,001; NNT = 41,7); RRA de 0,5% de morte por doença coronariana (p = 0,13; NNT = 200)
TNT[23]	10.001	DAC crônica	Atorvastatina 80 *versus* 10 mg/dia	4,9 anos	24% no LDL	RRA de 2,2% de morte cardiovascular, IAM não fatal, PCR ou AVC não fatal (p < 0,001; NNT = 45,5)
IDEAL[24]	8.888	DAC crônica	Atorvastatina 80 *versus* sinvastatina 20 mg/dia	4,8 anos	20% no LDL	RRA de 1,1% de morte coronariana, IAM não fatal ou PCR com Ressuscitação (p = 0,07; NNT = 91); RRA de 0,1% de morte coronariana (p = NS)

(*Continua*)

Tabela 14.1 Ensaios clínicos randomizados de redução de colesterol. (*Continuação*)

Estudo	Tamanho da amostra	Características da amostra	Intervenção	Seguimento médio	Redução do colesterol	Redução de eventos cardiovasculares
FIELD[25]	9.795	DM e alto risco CV	Fenofibrato *versus* placebo	5 anos	12% no LDL	RRA de 1,3% de IAM não fatal ou morte coronariana (p = 0,16; NNT = 77)
CORONA[26]	5.011	DAC crônica e IC (FEVE < 40%)	Rosuvastatina *versus* placebo	2,7 anos	45% no LDL	RRA de 0,9% de morte cardiovascular, IAM não fatal ou AVC não fatal (p = 0,12; NNT = 111); RRA de 0,3% de morte CV (p = 0,60)
SEAS[27]	1.873	Estenose aórtica leve a moderada	Sinvastatina + ezetimibe *versus* placebo	4,4 anos	50% no LDL	RRA de 2,9% de morte CV, substituição de valva aórtica, IC, IAM não fatal, hospitalização por angina instável, cirurgia de revasc miocárdica, ICP ou AVC isquêmico (p = 0,59; NNT = 34,5)
JUPITER[28]	17.802	Pacientes com PCRus elevado	Rosuvastatina *versus* placebo	1,9 anos	49% no LDL	RRR de 44% de IAM não fatal, AVC não fatal, hospitalização por angina instável, revascularização arterial ou morte CV (p < 0,00001)
SHARP[29]	9.270	Doença renal crônica	Sinvastatina + ezetimibe *versus* placebo	4,9 anos	31% no LDL	RRA de 2,1% de IAM não fatal, morte coronariana, AVC isquêmico ou qualquer revascularização arterial (p = 0,0021; NNT = 48)

(*Continua*)

Tabela 14.1 Ensaios clínicos randomizados de redução de colesterol. (*Continuação*)

Estudo	Tamanho da amostra	Características da amostra	Intervenção	Seguimento médio	Redução do colesterol	Redução de eventos cardiovasculares
IMPROVE-IT[30]	18.444	DAC aguda	Sinvastatina + ezetimibe *versus* sinvastatina	6 anos	24% no LDL	RRA de 2% de morte CV, evento CV maior ou AVC não fatal (p = 0,016; NNT = 50)
FOURIER[31]	27.564	DCV aterosclerótica	Evolocumab *versus* placebo	2,2 anos	59% no LDL	RRA de 1,5% de morte CV, IAM, AVC, hospitalização por angina instável ou revascularização (p < 0,001; NNT = 66,7)
ODISSEY[32]	2.341	Dislipidemia	Alirocumab *versus* placebo	78 semanas	61% no LDL	RRA de 0,6% de morte coronariana (p = 0,26; NNT = 166,7)
ENHANCE[33]	720	Hipercolesterolemia familiar	Sinvastatina *versus* sinvastatina + ezetimibe	2 anos	55% no LDL	RRA de 0,0053% de mudança na medida ultrassonográfica na espessura da camada médio-íntima da carótida em relação à medida de base (p = 0,29) sem avaliação de desfechos clínicos
ACCELERATE[34]	12.092	DCV de alto risco	Evacetrapib *versus* placebo	26 meses	37% no LDL	RRA de 0,1% de morte CV, IAM, AVC, revascularização coronariana ou hospitalização por angina instável (p = 0,91)
SEARCH[35]	12.064		Sinvastatina 80 *versus* 20 mg/dia	6,7 anos	0,35 mmol/L no LDL	RRA de 1,2% de morte coronariana, IAM, AVC ou revascularização miocárdica (p = 0,10)

DAC: doença arterial coronariana; DM: diabetes *mellitus*; IAM: infarto agudo do miocárdio; CV: cardiovascular; DCV: doença cardiovascular; AVC: acidente vascular cerebral; PCR: proteína C-reativa; FEVE: fração de ejeção do ventrículo esquerdo; RRA: redução do risco absoluto; NNT: número necessário para tratar.

Fonte: Desenvolvido pela autoria.

Fibratos

São indicados para o tratamento da hipertrigliceridemia. No entanto, até o momento, não há nenhum estudo clínico que tenha demonstrado benefícios dessa classe de medicamentos na redução de eventos cardiovasculares. Pelo contrário, o estudo FIELD [25], que avaliou o efeito do fenofibrato 200 mg/dia sobre eventos cardiovasculares em 9.795 pacientes com diabestes *mellitus* tipo 2 (DM-2) com alto risco para doença cardiovascular, não mostrou superioridade em relação ao placebo quanto à redução de infarto do miocárdio não fatal ou de morte por doença coronariana (10,4 *versus* 11,7%, respectivamente, p = 0,16) ao longo do seguimento de 5 anos.

Ezetimibe

O ezetimibe inibe a absorção do colesterol nas vilosidades intestinais, inibindo a enzima Acetil-Coenzima-A, Acilcolesterol-Transferase (A-CAT).

Ezetimibe utilizado como monoterapia em pacientes com hipercolesterolemia demonstrou reduzir significativamente os níveis séricos de LDL, conforme evidenciado por uma metanálise de oito ensaios randomizados, duplos-cegos, controlados por placebo, que demonstrou que a monoterapia com ezetimibe produz uma redução média, estatisticamente significativa, no LDL de 18,58% em comparação com placebo [36].

Já quando usado com uma estatina proporciona uma potente redução nos níveis séricos de LDL. Numerosos ensaios demonstraram que estatina e ezetimibe em associação produzem uma redução maior nos níveis de LDL em comparação à monoterapia com estatina. Uma metanálise de 27 estudos abrangendo mais de 21 mil pacientes demonstrou uma redução de 15,1% no LDL em pacientes tratados com estatina e ezetimibe em combinação quando comparada com estatina apenas [37].

Apesar de demonstrada sua eficácia na redução dos níveis de LDL, ainda persistem dúvidas quanto aos benefícios clínicos do ezetimibe.

O ensaio clínico ENHANCE [33] avaliou se a adição de ezetimibe à sinvastatina 80 mg produziria uma redução significativa na espessura médio-intimal nas artérias carótidas e femorais de pacientes com hipercolesterolemia familiar. Esse estudo concluiu que, apesar da diminuição dos níveis de LDL no braço da sinvastatina/ezetimibe, não houve redução significativa da espessura médio-intimal nesse grupo em comparação com o braço sinvastatina apenas. Além disso, o estudo carece de dados sobre desfechos clínicos.

O estudo PRECISE-IVUS [38] avaliou os efeitos da combinação ezetimibe + atorvastatina *versus* atorvastatina apenas sobre a placa aterosclerótica em pacientes com doença arterial coronariana. Para isso foi utilizada ultrassonografia intravascular volumétrica em série para avaliar e comparar a carga da placa coronariana e a subsequente regressão da placa entre os dois braços de tratamento no início do estudo e 12 meses após o início do tratamento. O estudo mostrou que a combinação ezetimibe/atorvastatina proporcionou uma superior redução no volume da placa de ateroma (-1,4% *versus* -0,3%, p = 0,001) do que atorvastatina apenas, porém sem relatar qual o impacto clínico dessa redução. Além disso, podemos questionar aqui se realmente a redução de apenas 1,4% no volume da placa teria algum benefício clínico para estes pacientes.

Talvez o mais importante estudo clínico envolvendo ezetimibe seja o IMPROVE-IT [30]. Trata-se de um trabalho randomizado, prospectivo, duplo-cego, multicêntrico, que envolveu 18.144 pacientes com doença coronariana, com mediana de 6 anos de seguimento, que comparou sinvastatina apenas *versus* sinvastatina + ezetimimbe. Os autores concluíram que, quando adicionado à estatina, o ezetimibe resultou em redução incremental de LDL e melhorou desfechos cardiovasculares. No entanto, uma análise mais atenta nos diz o contrário. Publicado em 2015, o estudo IMPROVE-IT mostrou que a associação de sinvastatina + ezetimibe reduziu o desfecho primário de mortalidade cardiovascular, evento cardiovascular maior ou AVC não fatal (34,7% vs. 32,7%, p = 0,016; NNT = 50). Não houve redução na mortalidade por qualquer causa ou morte cardiovascular com sinvastatina + ezetimibe, embora tenha havido redução nas taxas de infarto do miocárdio e de AVC. Cerca de 42% dos pacientes descontinuaram a medicação do estudo por qualquer motivo prematuramente, com proporção igual em ambos os grupos. Além disso, o efeito geral do tratamento no desfecho primário composto foi muito modesto considerando o grande tamanho da amostra e o período de seguimento relativamente longo (NNT de 50 com redução de risco absoluto de apenas 2%). Portanto, temos aqui um bom exemplo de estudo que mostra a significância estatística de uma intervenção sem, contudo, determinar a significância clínica.

Portanto, não temos evidências fortes, até o momento, de que o ezetimibe reduza eventos cardiovasculares maiores na população de pacientes coronarianos.

Inibidores de PCSK9

Os inibidores de PCSK9 são agentes capazes de bloquear a decomposição do receptor de colesterol LDL depois de sua internalização no hepatócito. Dessa forma, aumentam a disponibilidade de receptores na superfície celular dos hepatócitos, reduzindo os níveis séricos de LDL. Evolocumabe é um anticorpo totalmente humanizado capaz de reduzir o LDL.

Desde a descoberta da enzima PCSK9 em 2003, diversos estudos foram iniciados para o desenvolvimento de drogas que atuassem em sua inibição, e grande atenção foi voltada a esta classe de medicamentos, na perspectiva de ampliar o arsenal terapêutico do tratamento das dislipidemias, numa era até então de predominância das estatinas. Estudos prévios de medicamentos da mesma classe como o GLAGOV [39], OSLER 1 e 2 [40] e ODYSSEY [32] já haviam indicado benefícios marcantes da droga na redução de LDL em cerca de 60%, porém, com redução discreta de eventos cardiovasculares.

O estudo FOURIER [31] apresenta-se, então, como divisor de águas no tratamento das dislipidemias, com uma amostra de grande magnitude, fornecendo evidência de benefício na redução adicional dos níveis de LDL abaixo dos alvos previamente estabelecidos, e com tradução em melhora de desfechos cardiovasculares. Porém, uma análise mais atenta do estudo levanta algumas questões importantes:

- Embora tenha havido diferença estatisticamente significante entre aqueles que usaram e aqueles que não usaram evolocumabe, tanto em relação ao desfecho primário como ao secundário, a diferença de risco absoluto para o desfecho primário foi de apenas 1,5%, mesmo percentual para o desfecho secundário. Assim, a diferença estatística não se traduziu em diferença clínica significativa. É um equívoco achar que um valor muito pequeno de *p* signifique que a diferença entre os grupos é altamente relevante. Ao olharmos para o valor de *p* isoladamente, nossa atenção é desviada do tamanho do efeito. Assim sendo, devemos nos concentrar no tamanho do efeito;
- O tempo de seguimento é relativamente curto (2,2 anos) para avaliar desfechos cardiovasculares em pacientes crônicos.

Ácidos graxos ômega-3

Ácidos graxos ômega-3 são poli-insaturados derivados do óleo de peixes e de certas plantas e nozes. O óleo de peixe contém tanto o ácido docosaexaenoico (DHA) como o ácido eicosapentaenoico (EPA), mas os óleos de origem vegetal contêm predominantemente o ácido alfalinolênico (ALA). Em altas doses (4 a 10 g ao dia), reduzem os triglicérides e aumentam discretamente o HDL, mas podem aumentar o LDL.

O estudo VITAL [41] avaliou se a suplementação de ômega-3 reduz o risco de doença cardiovascular, em homens com mais de 50 anos e mulheres com mais de 55 anos. O estudo não mostrou qualquer benefício na redução de infarto do miocárdio, de AVC ou de morte cardiovascular nos pacientes que receberam suplementação em relação àqueles que receberam placebo.

Ao passo que outro estudo chamado REDUCE-IT [42] avaliou se o uso do *icosapent ethyl*, um éster etílico do ácido eicosapentaenoico altamente purificado, reduz o risco cardiovascular em pacientes com doença cardiovascular estabelecida ou com DM e mais de um fator de risco cardiovascular adicional e níveis elevados de triglicérides em uso de estatinas. Os autores concluíram que, em pacientes com níveis elevados de triglicérides, apesar do uso de estatinas, o risco de eventos isquêmicos, incluindo morte cardiovascular, foi significativamente menor naqueles que receberam 2 g de *icosapent ethyl*, duas vezes ao dia, do que naqueles que receberam placebo. No entanto, uma análise mais detalhada do estudo mostra-nos que, embora a redução de risco relativo (RRR) tenha sido de 25% com o *icosapent ethyl* em relação ao placebo (17,2% vs. 22% IC 95% 0,75 [0,68-0,83], p < 0,001) para o desfecho primário (morte cardiovascular, infarto do miocárdio não fatal, AVC não fatal, revascularização coronariana ou angina instável), a redução de risco absoluto (RRA) foi de apenas 4,8%. A RRR de infarto do miocárdio foi de 31%, porém a RRA foi de apenas 2,6%. E, finalmente, a RRR de morte CV foi de 20%, com RRA de apenas 0,9%.

Portanto, mais estudos são necessários para avaliar o real benefício dos suplementos com ômega-3 na redução de eventos cardiovasculares, especialmente nos pacientes coronarianos ou com alto risco para doença cardiovascular.

BLOQUEIO DO SISTEMA RENINA-ANGIOTENSINA

Inibidores da Enzima Conversora de Angiotensina (IECA)

Os potenciais benefícios dos IECA incluem redução da hipertrofia ventricular esquerda, da hipertrofia vascular, além de potenciais efeitos favoráveis na relação oferta/demanda de O_2, hemodinâmica cardíaca e atividade simpática. Influenciam na função vasomotora endotelial coronariana em pacientes com DAC e podem reduzir sinais de inflamação.

Dois grandes estudos demonstraram que os IECA são eficazes em reduzir morbimortalidade em pacientes de alto risco cardiovascular.

O estudo HOPE [43] incluiu 9.297 pacientes com evidências de doença vascular ou diabetes (sem doença vascular clínica) sem disfunção ventricular esquerda, associado a um fator de risco cardiovascular. Os pacientes foram randomizados para ramipril (10 mg/dia) ou placebo. No seguimento de 4 anos, ramipril reduziu de forma significativa mortalidade por qualquer causa em 16%, infarto do miocárdio em 20% e AVC em 31%.

O estudo EUROPA [44] randomizou 12.218 pacientes com doença cardiovascular estabelecida para perindopril (8 mg/dia) ou placebo. No seguimento médio de 4,2 anos, observou-se redução de eventos primários combinados no grupo perindopril (morte cardiovascular, infarto do miocárdio ou parada cardíaca), à custa de uma redução significante em infarto do miocárdio não fatal. No entanto, não houve diferença significativa na mortalidade cardiovascular ou total.

Já no estudo PEACE [45], 8.290 pacientes com doença cardiovascular e fração de ejeção > 40% foram randomizados a trandolapril ou placebo e seguidos por 5 anos. Não se observou diferenças significantes nos desfechos primários e compostos (morte cardiovascular, infarto do miocárdio não fatal ou revascularização).

Analisando o resultado dos três estudos, a população do estudo EUROPA apresentava maior utilização de betabloqueadores e estatinas e um perfil de risco menor do que os do estudo HOPE (mortalidade do grupo placebo no estudo HOPE = 12% *versus* EUROPA = 7%), o que poderia explicar a redução insignificante na mortalidade no estudo EUROPA. O estudo PEACE mostrou uma mortalidade no grupo placebo ainda menor (1,6%), sugerindo que pacientes com DAC estável, sem fatores de risco, em tratamento clínico otimizado e com mortalidade anual similar à população geral, a introdução de IECA não altera favoravelmente o prognóstico.

Dessa forma, para pacientes com DAC conhecida, porém sem disfunção ventricular esquerda, diabetes, doença renal crônica, doenças vasculares ou hipertensão, seu uso é opcional.

Bloqueadores do receptor de angiotensina

São uma alternativa para os pacientes que não toleram IECA, já que nenhum estudo foi realizado com esse grupo de fármacos no contexto da doença coronariana estável.

TRATAMENTO PARA REDUZIR SINTOMAS E ISQUEMIA MIOCÁRDICA

BETABLOQUEADORES

Os efeitos benéficos dos betabloqueadores em pacientes com angina estável são mediados pela redução na demanda de oxigênio pelo miocárdio, pela diminuição da frequência cardíaca (FC), da contratilidade e do estresse da parede ventricular esquerda. Esta classe de droga melhora a capacidade de exercício, reduz a depressão do segmento ST induzida pelo exercício, diminui a frequência de episódios de angina e diminui a necessidade de uso de nitratos. Entretanto, há ausência de evidências do uso de betabloqueadores para melhorar a sobrevida ou reduzir a incidência de infarto do miocárdio em pacientes com angina estável na ausência de infarto do miocárdio prévio ou insuficiência cardíaca, sendo considerados nesta situação apenas como antianginosos.

Algumas características farmacológicas devem ser consideradas quando se escolhe um agente particular. Há drogas com metabolismo hepático (propranolol e metoprolol), que atingem altas concentrações no sistema nervoso central (SNC), e drogas com metabolismo renal (atenolol), atingindo baixas concentrações no SNC, diminuindo os efeitos neste sistema.

Agentes cardiosseletivos (atenolol, metoprolol, nadolol) bloqueiam preferencialmente os receptores beta-1, oferecendo a vantagem de não interferirem na broncodilatação ou vasodilatação periférica. Entretanto, há perda da seletividade em doses elevadas. Agentes com atividade simpaticomimética (pindolol, acebutolol) apresentam estimulação beta em baixo grau em repouso, ocasionando menor diminuição da FC em repouso. Estas drogas são raramente empregadas em pacientes com angina estável, exceto possivelmente em pacientes com bradicardia em repouso.

No estudo ASSIST [46], a incidência de episódios isquêmicos registrados pelo Holter de 48 horas após 4 semanas de tratamento com atenolol foi significativamente menor do que no grupo placebo. No grupo atenolol, os pacientes portadores de doença arterial coronariana crônica apresentaram redução significativa dos episódios isquêmicos, de arritmias ventriculares complexas, internações, infarto do miocárdio e necessidade de revascularização miocárdica.

O estudo TIBBS [47] comparou os efeitos do bisoprolol aos da nifedipina em pacientes com isquemia miocárdica silente e/ou sintomática. O número total de episódios isquêmicos, sintomáticos ou assintomáticos, registrado pelo Holter de 48 horas, foi significativamente menor nos pacientes medicados com bisoprolol.

> Os agentes com atividade simpaticomimética não devem ser utilizados em pacientes com infarto do miocárdio prévio ou insuficiência cardíaca. Agentes com bloqueio alfa (carvedilol, labetalol) apresentam propriedades vasodilatadoras como resultado do antagonismo alfa-1, reduzindo resistência vascular coronariana e periférica.

No estudo IMAGE [48], os efeitos do metoprolol foram comparados aos da nifedipina. Ambos os fármacos proporcionaram redução no número de crises de angina, além de aumento do tempo de exercício para o mesmo desnível do segmento ST (semelhantes limares isquêmicos). Contudo, o grupo tratado com metoprolol atingiu estágios mais elevados no teste ergométrico.

BLOQUEADORES DOS CANAIS DE CÁLCIO

Os bloqueadores dos canais de cálcio podem ser utilizados como terapia inicial para redução de sintomas quando betabloqueadores são contraindicados e/ou em combinação com estes quando a terapia inicial não é satisfatória, ou substituindo os betabloqueadores quando estes ocasionam efeitos colaterais inaceitáveis.

Há classes de bloqueadores dos canais de cálcio com diferentes mecanismos de ação, efeitos cardiovasculares e perfil de tolerabilidade. Os diidropiridínicos (nifedipina, anlodipina, felodipina, nicardipina) bloqueiam os canais de cálcio com maior seletividade para a musculatura lisa vascular, causando vasodilatação das artérias coronárias, redução da resistência coronariana, aumento do fluxo coronariano e facilitando o desenvolvimento de colaterais.

O verapamil apresenta efeito antianginoso por diminuir a demanda de oxigênio por meio dos efeitos cronotrópicos e inotrópicos negativos e diminuição da pressão arterial. Apresenta menor potência vasodilatadora comparada aos diidropiridínicos, com menor incidência dos efeitos colaterais. Entretanto, pode ocasionar bloqueios cardíacos, principalmente naqueles pacientes em uso de betabloqueadores. O diltiazem apresenta ação intermediária entre o verapamil e os diidropiridínicos. É potente vasodilatador coronariano, porém discreto vasodilatador arterial periférico. Apresenta efeito cronotrópico negativo, porém menos pronunciado do que o verificado com verapamil.

Os bloqueadores dos canais de cálcio são tão efetivos em reduzir angina e isquemia quanto os betabloqueadores, e a terapia combinada é mais efetiva do que a terapia isolada. Assim como os betabloqueadores, não proporcionam redução de morte ou infarto do miocárdio em pacientes com angina estável sem evento prévio [49-52].

Nitratos

Os nitratos são vasodilatadores potentes que atuam sobre veias, artérias periféricas e coronárias por meio do relaxamento da musculatura lisa vascular mediada pelo óxido nítrico (NO). Apesar de os nitratos dilatarem as artérias coronárias e aliviarem a isquemia, a importância clínica é incerta, uma vez que arteríolas em pacientes com estenose de coronária fluxo-limitante já se encontram dilatadas para manter o fluxo em repouso. Desta forma, muito da eficácia anti-isquêmica advém da habilidade em diminuir a demanda de oxigênio miocárdica pela vasodilatação sistêmica, da diminuição do retorno venoso e da diminuição do estresse da parede ventricular em vez de vasodilatação coronariana.

> O uso contínuo dos nitratos ocasiona redução do seu efeito farmacológico com o passar do tempo.

Como a tolerância ao nitrato ocorre ainda não é completamente entendida. Provavelmente resultada da atenuação do efeito vascular dos nitratos, e não por alterações na sua farmacocinética [53].

Várias estratégias têm sido tentadas para evitar a tolerância ao nitrato, sendo a mais eficaz a interrupção da medicação por cerca de 8 a 12 horas entre a última dose de um dia e a primeira dose do dia seguinte. Admite-se que um intervalo isento de nitratos permite a regeneração de grupos sulfidrilo reduzidos, restaurando desse modo a capacidade de resposta vascular aos nitratos.

Os nitratos podem ser classificados como:

- **Nitratos de curta ação:** exercem seus efeitos de forma imediata (1 a 3 minutos após sua ingestão) e seus efeitos vasodilatadores perduram por 30 a 45 minutos. São eles: dinitrato de isossorbida (conhecido como Isordil®) e o propatinilnitrato (conhecido como Sustrate®).
- **Nitratos de longa ação:** seu uso contínuo pode induzir tolerância medicamentosa, que pode ser contornada por meio de prescrições assimétricas, de tal forma a promover um período de 8 a 10 horas livre de nitrato. São eles: mononitrato de isossorbida (Monocordil®).

> Apesar de largamente utilizados, descreveu-se piora da disfuncão endotelial como potencial complicação do uso crônico dos nitratos de ação prolongada por ativação do sistema nervoso simpático e do sistema renina-angiotensina-aldosterona, além de aumento da produção de endotelina, da produção de superóxido e da atividade da fosfodiesterase, mesmo com seu uso de forma assimétrica [54, 55]. Em face desses achados, não se recomenda seu uso rotineiro como agente de 1ª linha.

TRIMETAZIDINA

A trimetazidina é o único agente anti-isquêmico metabólico disponível no Brasil. Inibe a betaoxidação de ácidos graxos ao bloquear a 3-cetoacilcoenzima A-tiolase de cadeia longa nas células miocárdicas isquêmicas, permitindo maior oxidação de glicose. Consequentemente, ocorre otimização da produção celular de energia, prevenindo a depleção de ATP, fundamental para a homeostase celular. Tem eficácia antianginosa comparável a dos betabloqueadores, sem nenhum efeito hemodinâmico apreciável (frequência cardíaca ou pressão arterial). Reduz as crises de angina e o consumo de nitrato sublingual, aumenta a capacidade funcional, a tolerância ao exercício e a função ventricular esquerda [56], com evidente melhora da qualidade de vida dos pacientes [57]. Tem excelente perfil de tolerabilidade, devendo ser evitada em indivíduos com doença de Parkinson.

Vários estudos mostraram que sua associação com betabloqueadores ou com bloqueadores dos canais de cálcio reduz a angina e a isquemia induzida pelo esforço físico [58, 59]. No entanto, trabalho realizado no Instituto do Coração do Hospital das Clínicas da Faculdade de Medicina da Universidade de São Paulo (InCor–HC-FMUSP) mostrou que a trimetazidina não acrescenta nenhum benefício no pré-condicionamento isquêmico de pacientes com doença arterial coronariana estável quando comparada com placebo [60].

RANOLAZINA

A ranolazina é um inibidor seletivo da corrente tardia de sódio que impede o aumento patológico de sódio no miócito isquêmico evitando, como via final, a sobrecarga de cálcio.

Com isso, promove melhora da função diastólica do ventrículo esquerdo e restaura o equilíbrio entre a oferta e o consumo de oxigênio do miocárdio.

Diversos estudos envolvendo pacientes com DAC estável mostraram que a ranolazina promove alívio significativo da angina, seja como monoterapia seja em adição à terapia medicamentosa convencional [61-63].

No estudo MARISA [64], a monoterapia com ranolazina resultou num aumento, dependente da dose, na duração do exercício sem angina e no tempo para o surgimento da angina, sendo que a dose de 1000 mg, duas vezes por dia, foi mais eficaz do que a dose mais baixa.

No estudo CARISA [65], 823 doentes que estavam recebendo terapêutica antianginosa (bloqueador do canal de cálcio ou atenolol) foram randomizados para placebo ou uma de duas doses de ranolazina (750 ou 1000 mg, duas vezes por dia). Após 12 semanas de terapia, ambas as doses de ranolazina aumentaram significativamente a duração do exercício, o tempo até o início da angina e o surgimento do infradesnível do segmento ST e reduziram a frequência de angina em 0,8 e 1,2 episódios por semana, comparadas ao placebo.

No estudo ERICA [66], 565 pacientes estáveis com mais de três episódios de angina por semana foram randomizados para ranolazina (1000 mg/dia) ou placebo. Todos os pacientes estavam tomando 10 mg de anlodipina por dia e foram autorizados a usar nitratos de ação prolongada, mas não betabloqueadores. A ranolazina melhorou significativamente o desfecho primário (episódios de angina por semana) em comparação ao placebo (2,88 *versus* 3,31).

No estudo TERISA [67], 949 pacientes com diabetes e angina estável tratados com uma a duas drogas antianginosas foram randomizados para ranolazina ou placebo por 8 semanas. A frequência semanal de angina foi menor com a ranolazina (3,8 *versus* 4,3 episódios; p = 0,008), assim como o uso semanal de nitroglicerina sublingual (1,7 *versus* 2,1 doses; p = 0,003). Embora estatisticamente significativos, os efeitos absolutos da ranolazina neste estudo foram modestos.

Nicorandil

Nicorandil é um ativador do canal de potássio com um mecanismo duplo de ação, como um ativador de canal de potássio e também com uma ação semelhante ao nitrato, proporcionando uma dilatação das artérias coronárias epicárdicas. Uma vez que os canais de potássio dependentes de ATP desempenham um papel no pré-condicionamento isquêmico, o nicorandil também pode imitar um processo natural de pré-condicionamento isquêmico, protegendo o coração de ataques isquêmicos subsequentes.

O efeito do nicorandil (20 mg, duas vezes por dia) foi avaliado no estudo IONA que envolveu pacientes com angina estável em uso de medicamentos padrão (antiplaquetários, betabloqueadores, bloqueadores dos canais de cálcio, estatinas e IECA) [68]. Após um seguimento médio de 1,6 anos, o nicorandil reduziu em 17% o desfecho primário (morte coronariana, infarto do miocárdio não fatal ou hospitalização não planejada por angina) (13% versus 15,5%, RR 0,83, IC 95% 0,72-0,97), porém, com uma redução de risco absoluto apenas discreta a modesta (RRA = 2,5%).

IVABRADINA

A ivabradina é o primeiro representante dos inibidores da corrente If das células do nó sinoatrial. Ao bloquear esta corrente, atenua a fase 4 do potencial de ação (despolarização diastólica), levando à redução da frequência cardíaca sem efeitos sobre a condução atrio-ventricular ou a contratilidade miocárdica. A menor frequência cardíaca determina maior tempo de diástole e melhor perfusão coronariana, particularmente vantajosas nos pacientes com angina estável [69]. Há dados experimentais sugerindo que o benefício sobre a perfusão miocárdica é apenas parcialmente dependente da redução da frequência cardíaca.

Teve seu uso aprovado para pacientes com angina estável intolerantes a (ou parcialmente controlados) betabloqueadores em ritmo sinusal e frequência cardíaca > 60 bpm.

Apesar do efeito antianginoso, seu efeito em redução de desfechos cardiovasculares permanece incerto e grandes ensaios clínicos falharam em demonstrar superioridade em relação ao placebo, seja em pacientes com disfunção ventricular esquerda [70], seja em pacientes sem insuficiência cardíaca [71].

ALOPURINOL

O uso do alopurinol como agente antianginoso, quando adicionado à terapia padrão, foi avaliado em um estudo *crossover* que randomizou 65 pacientes com doença arterial coronariana documentada para alopurinol 600 mg/dia ou placebo por 6 semanas antes do *crossover* [72]. O alopurinol, comparado ao placebo, aumentou significativamente o tempo para a depressão ST (298 *versus* 249 segundos, respectivamente, a partir de um basal de 232 segundos) e o tempo total de exercício (393 *versus* 307 segundos, respectivamente, a partir de um basal de 301 segundos).

Outro estudo com 80 pacientes com doença arterial coronariana estável em tratamento clínico otimizado randomizou os pacientes para alopurinol (600 mg/dia) ou placebo [73]. A droga melhorou significativamente as medidas de vasodilatação dependente do endotélio e aboliu completamente o estresse oxidativo.

Todavia, até o momento, nenhum estudo clínico bem conduzido avaliou e mostrou os benefícios clínicos do alopurinol no tratamento de pacientes com DAC crônica.

CHECK-LIST DO TRATAMENTO MEDICAMENTOSO PARA DAC CRÔNICA

Por fim, apresentamos algumas etapas essenciais para o tratamento medicamentoso da DAC crônica, como seê pode observar no *check-list* a seguir e na Figura 14.1.

- ☐ Aliviar a angina;
- ☐ Prevenir eventos cardiovasculares;
- ☐ Usar nitratos de curta ação como opções de 1ª linha para o tratamento;
- ☐ Utilizar betabloqueadores e antagonistas do canal de cálcio para o alívio dos sintomas;
- ☐ Adicionar medicamentos de 2ª linha se persistência de sintomas ou contraindicação/intolerância aos medicamentos de 1ª linha (nitrato de ação prolongada; ivabradina; nicorandil; ranolazina; trimetazidina);
- ☐ Prescrever aspirina em baixa dose e estatinas para prevenção de eventos cardiovasculares

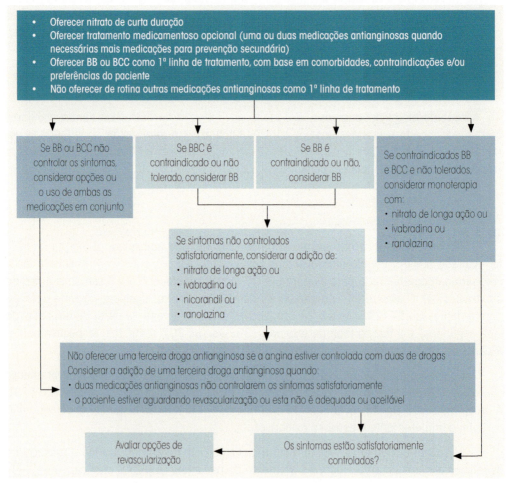

Figura 14.1 Algoritmo de tratamento medicamentoso para DAC crônica.

BB: betabloqueador; BCC: bloqueador de canal de cálcio.

Fonte: Desenvolvido pela autoria.

> Geralmente esses tratamentos são direcionados a pacientes com doença coronariana grave não passível de revascularização, e também com alto risco de mortalidade e repetidas internações hospitalares [74].

Em pacientes com doença coronariana avançada e angina persistente, otimizar o tratamento clínico é particularmente valioso.

INIBIDORES DA RHO-QUINASE

O fasudil é um pró-fármaco metabolizado em hidroxifasudil – um inibidor da Rho-cinase. Em dois pequenos estudos de pacientes sem tratamento prévio, a duração total do exercício melhorou significativamente com fasudil, a frequência cardíaca permaneceu inalterada e a pressão arterial sistólica foi reduzida [75]. Em virtude de seu efeito antianginoso muito restrito, o fasudil não parece oferecer nenhum benefício terapêutico adicional em relação àquelas medicações de uso corrente.

TERAPIA GÊNICA E TERAPIA COM CÉLULAS-TRONCO

Durante a última década, tem havido muito interesse no desenvolvimento de tratamentos que reconstruam a arquitetura vascular do miocárdio isquêmico para tratar a angina refratária [76-78].

O fator prototípico de crescimento endotelial vascular (VEGF) e o fator de crescimento de fibroblastos (FGF) são administrados diretamente como proteínas ou com um vetor de adenovírus que liga os genes nas células do miocárdio que produzem esses fatores de crescimento. Eles, quase sempre, são entregues intracoronariamente, mas outras vias também têm sido usadas, como administração pericárdica, perfusão coronariana retrógrada (através do seio coronariano) ou injeção intramiocárdica direta (com técnicas de orientação para localizar as áreas isquêmicas). Até o momento, nenhum ensaio clínico foi conclusivo, embora a administração intracoronária tenha sido considerada segura.

Poucos estudos avaliaram a injeção direta de fatores de crescimento na circulação coronariana de pacientes com angina refratária. Uma dose baixa ou alta de VEGF humano recombinante (rhVEGF) foi injetada em 178 pacientes, seguida de infusões de placebo ou intravenosas nos três dias subsequentes [79]. Após 120 dias, os pacientes que receberam altas doses tiveram menos ataques de angina, mas nenhum efeito foi observado no tempo de duração do exercício quando comparado com placebo.

No maior ensaio clínico randomizado que envoleu 337 pacientes, o tempo de duração do exercício não melhorou, mas a angina clínica melhorou significativamente aos 90 dias, mas não aos 180 dias com o rhVEGF comparado ao placebo [80].

Diversos autores estudaram a estimulação da angiogênese por meio de vetores de adenovírus ou injeção do plasmídeo no miocárdio. No estudo AGENT [81], 79 pacientes receberam FGF-4 ligado a um vetor de adenovírus 5 administrado por injeção intracoronária. O estudo mostrou alguma melhoria nos defeitos de perfusão reversíveis e uma tendência para melhorar o tempo de duração no exercício. Em outro estudo, 532 pacientes receberam uma única injeção de FGF-4 através de adenovírus 5 [82]. Um benefício significativo foi observado em mulheres, mas nenhuma diferença geral no tempo de duração do exercício foi observada entre terapia gênica e placebo.

A angiogênese terapêutica também pode ser alcançada com células-tronco. Células progenitoras endoteliais derivadas de medula óssea podem migrar e proliferar em células endoteliais locais, causando neorrevascularização em resposta à isquemia. Em um ensaio de fase inicial 1/2, 167 pacientes com angina refratária foram randomizados para placebo ou duas doses de células-tronco CD34 + injetadas diretamente no miocárdio [83]. Foram observadas melhoras significativas na frequência da angina e no tempo de duração do exercício nos pacientes tratados com terapia celular. Uma metanálise de cinco estudos sobre o uso de células-tronco para angina refratária relatou resultados semelhantes, sem aumento do risco de eventos adversos [84].

PERSPECTIVAS FUTURAS

Apesar da evolução da revascularização miocárdica e da intervenção coronariana percutânea (ICP) nos últimos 30 anos, com o uso de enxertos arteriais e cirurgias sem circulação extracorpórea, e o surgimento de *stents* farmacológicos, houve concomitantemente uma substancial melhora na terapia medicamentosa com o uso de antiplaquetários, betabloqueadores, IECA e estatinas.

Atualmente, essas medicações são a base do tratamento farmacológico da DAC, mas outras opções com mecanismos específicos de ação, como a ranolazina, o nicorandil e a ivabradina, também emergiram como terapia adjunta potencial. Ao indicar uma estratégia de tratamento para seu paciente, o médico clínico deve se atentar aos problemas técnicos das estratégias invasivas, como a falha do enxerto e a reestenose de *stents*. Além disso, as complicações clínicas das intervenções também acarretam riscos, especialmente AVC após a cirurgia e a possível necessidade de futuras intervenções com ICP. Mas também, alguns subgrupos específicos de pacientes com DAC podem se beneficiar de estratégias invasivas.

Assim, uma estratégia conservadora de tratamento clínico com controle dos múltiplos fatores de risco é uma opção segura para o tratamento da maioria dos pacientes com DAC, especialmente aqueles com função ventricular preservada. Estratégias invasivas são ferramentas importantes para o manejo de pacientes com DAC e devem ser reservadas particularmente para pacientes com sintomas refratários, para aqueles que desenvolvem síndromes coronarianas agudas e, possivelmente, para pacientes selecionados com insuficiência cardíaca isquêmica.

Dados de grandes ensaios clínicos randomizados envolvendo pacientes com angina crônica são limitados. O estudo ISCHEMIA, que compara tratamento clínico exclusivo ao tratamento invasivo em pacientes com DAC estável e presença isquemia moderada a importante, trará importantes informações sobre o manejo da doença nesse grupo de pacientes [85]. Existem poucos ensaios clínicos randomizados envolvendo terapias médicas para angina crônica em relação à segurança e eficácia em longo prazo [86].

Outro aspecto fundamental será a capacidade de identificar os preditores genéticos da DAC e, portanto, implementar a prevenção personalizada direcionada desde o início da vida. O tratamento curativo envolverá um ciclo curto de antitrombóticos potentes e reversíveis, mas a terapia a longo prazo dependerá da capacidade de estabilizar ou até mesmo de regredir a placa. A terapia antitrombótica dependerá de agentes altamente reversíveis (ou agentes com antagonistas tituláveis específicos) e de terapias personalizadas nas quais as doses, combinações e duração da terapia serão determinadas diferencialmente para cada paciente com base nas características clínicas, no perfil genético e nos biomarcadores. O principal desafio, nos próximos 20 anos, é provavelmente o fornecimento de cuidados efetivos a custos aceitáveis, sobretudo em países de baixa e média renda.

REFERÊNCIAS

1. Hueb W, Bellotti G, Ramires JA, Lemos da Luz P, Pileggi F. Two- to eight-year survival rates in patients who refused coronary artery bypass grafting. Am J Cardiol 1989;63:155-9.

2. CASS Principal Investigators and their Associates. Coronary artery surgery study (CASS): a randomized trial of coronary artery bypass surgery. Survival Data. Circulation 1983;68:939-50.

3. Alderman EL, Bourassa MG, Cohen LS, Davis KB, Kaiser GG, Killip T, Mock MB, Pettinger M, Robertson TL. Ten-year follow-up of survival and myocardial infarction in the randomized coronary artery surgery study. Circulation 1990;82:1629-46.

4. Antithrombotic Trialists' Collaboration. Collaborative meta-analysis of randomized trials of antiplatelet therapy for prevention of death, myocardial infarction, and stroke in high risk patients. BMJ 2002;324(7329):71-86.

5. Juul-Möller S, Edvardsson N, Jahnmatz B, et al. Double-blind trial of aspirin in primary prevention of myocardial infarction in patients with stable chronic angina pectoris. Lancet 1992;340:1421-25.

6. CAPRIE Steering Committee. A randomised, blinded, trial of clopidogrel versus aspirin in patients at risk of ischaemic events (CAPRIE). Lancet 1996;348(9038):1329-39.

7. Bhatt DL, Fox KA, Hacke W, et al. Clopidogrel and aspirin versus aspirin alone for the prevention of atherothrombotic events. N Engl J Med 2006;354(16):1706-17.

8. Wiviott SD, Braunwald E, McCabe CH, et al. Prasugrel versus clopidogrel in patients with acute coronary syndromes. N Eng J Med 2007;357:2001-15.

9. Cannon CP, Harrington RA, James S, et al. Comparison of ticagrelor with clopidogrel in patients with a planned invasive strategy for acute coronary syndromes (PLATO): a randomised double-blind study. Lancet 2010;375:283-93.

10. Byzova TV, Plow EF. Networking in the hemostatic system. Integrin alphaIIbbeta3 binds prothrombin and influences its activation. J Biol Chem 1997;272(43):27183-8.

11. Dahlback B. Blood coagulation. Lancet 2000;355:1627-32.

12. Anand SS, Yusuf S. Oral anticoagulants in patients with coronary artery disease. J Am Coll Cardiol 2003;41:62S-9S.

13. Eikelboom JW, Connolly SJ, Bosch J, et al. Rivaroxaban with or without Aspirin in Stable Cardiovascular Disease. N Engl J Med 2017;377:1319-30.

14. Bassler D, Briel M, Montori VM, et al. Stopping randomized trials early for benefit and estimation of treatment effects: systematic review and meta-regression analysis. JAMA 2010;303(12):1180-7.

15. Faludi AA, Izar MCO, Saraiva JFK, et al. Atualização da Diretriz Brasileira de Dislipidemias e Prevenção da Aterosclerose – 2017. Arq Bras Cardiol 2017;109(2Supl.1):1-76.
16. Pedersen TR, et al. Randomised trial of cholesterol lowering in 4444 patients with coronary heart disease: the Scandinavian simvastatin survival study (4S). Lancet 1994;344(8934):1383-9.
17. Yusuf S, et al. Cholesterol lowering in intermediate-risk persons without cardiovascular disease. N Engl J Med 2016;374:2021-31.
18. Collins R, et al. MRC/BHF heart protection study of cholesterol lowering with simvastatin in 20 536 high-risk individuals: a randomised placebo controlled trial. Lancet 2002; 360:7-22.
19. Sacks FM, Pfeffer MA, Moye LA, et al. The effect of pravastatin on coronary events after myocardial infarction in patients with average cholesterol levels. N Engl J Med 1996;335:1001-9.
20. LIPID study group writers. Prevention of cardiovascular events and death with pravastatin in patients with coronary heart disease and a broad range of initial cholesterol levels. The long-term intervention with pravastatin in ischaemic disease (LIPID) study group. N Eng J Med 1998;339(19):1349-57.
21. Shepherd J, Blauw GJ, Murphy MB, et al; PROSPER study group. PROspective Study of Pravastatin in the Elderly at Risk. Pravastatin in elderly individuals at risk of vascular disease (PROSPER): a randomised controlled trial. Lancet 2002;360(9346):1623-30.
22. Shepherd J, Cobbe SM, Ford I, et al. Prevention of coronary heart disease with pravastatin in men with hypercholesterolemia. N Eng J Med 1995;333(20):1301-8.
23. LaRosa JC, Grundy SM, Waters DD, et al. Intensive lipid lowering with atorvastatin in patients with stable coronary disease. N Engl J Med 2005;352:1425-35.
24. Pedersen TR, Faergeman O, Kastelein JJ, et al. High-dose atorvastatin vs usual-dose simvastatin for secondary prevention after myocardial infarction. The IDEAL study: A randomized controlled trial. JAMA 2005;294:2437-45.
25. Keech A, Simes RJ, Barter P, et al. Effects of long-term fenofibrate therapy on cardiovascular events in 9795 people with type 2 diabetes mellitus (the FIELD study): randomised controlled trial. Lancet 2005;366:1849-61.
26. Kjekshus J, Apetrei E, Barrios V, et al. Rosuvastatin in older patients with systolic heart failure. N Eng J Med 2007;357(22):2248-61.
27. Rossebø AB, Pedersen TR, Boman K, et al. Intensive lipid lowering with simvastatin and ezetimibe in aortic stenosis. N Engl J Med 2008;359:1343-56.
28. Ridker PM, Danielson E, Fonseca FA, et al. Rosuvastatin to prevent vascular events in men and women with elevated C-reactive protein. N Eng J Med 2008;359(21):2195-207.
29. Baigent C, Landray MJ, Reith C, et al. The effects of lowering LDL cholesterol with simvastatin plus ezetimibe in patients with chronic kidney disease. Lancet 2011;377:2181-92.
30. Cannon CP, Blazing MA, Giugliano RP, et al. Ezetimibe added to statin therapy after acute coronary syndromes. N Engl J Med 2015;375(25):2387-97.
31. Sabatine MS, Giugliano RP, Keech AC, et al. Evolocumab and clinical outcomes in patients with cardiovascular disease. N Engl J Med 2017;376:1713-22.
32. Robinson JG, Farnier M, Krempf M, et al. Efficacy and safety of alirocumab in reducing lipids and cardiovascular events. N Engl J Med 2015;372:1489-99.
33. Kastelein JJ, Akdim F, Stroes ES, et al. Simvastatin with or without ezetimibe in familial hypercholesterolemia. N Eng J Med 2008;358(14):1431-43.
34. Lincoff AM, Nicholls SJ, Riesmeyer JS, et al. Evacetrapib and cardiovascular outcomes in high-risk vascular disease. N Engl J Med 2017;376:1933-42.
35. Study of the Effectiveness of Additional Reductions in Cholesterol and Homocysteine (SEARCH) Collaborative Group, Armitage J, Bowman L, Wallendszus K, et al. Intensive lowering of LDL cholesterol with 80 mg versus 20 mg simvastatin daily in 12,064 survivors of myocardial infarction: a double-blind randomised trial. Lancet 2010;376(9753):1658-69.

36. Pandor A, Ara R, Tumur I, et al. Ezetimibe monotherapy for cholesterol lowering in 2,722 people: systematic review and meta-analysis. J Intern Med 2009;265(5):568-80.

37. Morrone D, Weintraub W, Toth P, et al. Lipid-altering efficacy of ezetimibe plus statin and statin monotherapy and identification of factors associated with treatment response: a pooled analysis of over 21,000 subjects from 27 clinical trials. Atherosclerosis 2012;223:251-61.

38. Tsujita K, Sugiyama S, Sumida H, et al. Impact of dual lipid-lowering strategy with ezetimibe and atorvastatin on coronary plaque regression in patients with percutaneous coronary intervention: the multicenter randomized controlled PRECISE-IVUS trial. J Am Coll Cardiol 2015;66(5):495-507.

39. Nicholls SJ, Puri R, Anderson T, et al. Effect of evolocumab on progression of coronary disease in statin-treated patients. JAMA 2016;316(22):2373-84.

40. Sabatine MS, Giugliano RP, Wiviott SD, et al. Efficacy and safety of evolocumab in reducing lipids and cardiovascular events. N Engl J Med 2015;372:1500-9.

41. Manson JE, Cook NR, Lee IM, et al. Marine n-3 fatty acids and prevention of cardiovascular disease and cancer. N Engl J Med 2019;380:23-32.

42. Bhatt DL, Steg PG, Miller M, et al. Cardiovascular risk reduction with icosapent ethyl for hypertriglyceridemia. N Engl J Med 2019;380:11-22.

43. The Heart Outcomes Prevention Evaluation Study Investigators. Effects of an angiotensin-converting-enzyme inhibitor, ramipril, on cardiovascular events in high-risk patients. N Engl J Med 2000;342:145-53.

44. Fox KM; EURopean trial On reduction of cardiac events with Perindopril in stable coronary Artery disease Investigators. Efficacy of perindopril in reduction of cardiovascular events among patients with stable coronary artery disease: randomised, double-blind, placebo-controlled, multicentre trial (the EUROPA study). Lancet 2003;362:782-88.

45. The PEACE Trial Investigators. Angiotensin-converting-enzyme inhibition in stable coronary artery disease. N Engl J Med 2004;351:2058-68.

46. Pepine CS, Cohn PF, Deedwania PC, et al. Effects of treatment on outcome in mildly symptomatic patients with ischemia during daily life. The Atenolol Silent Ischemia Study (ASIST). Circulation 1994;90(2):762-8.

47. Von Armin T. Prognostic significance of transient ischemic episodes: response to treatment shows prognosis. Results of the Total Ischemic Burden Bisoprolol Study. J Am Coll Cardiol 1996;28(1):20-4.

48. Savonitto S, Ardissiono D, Egstrup K, et al. Combination therapy with metoprolol and nifedipine versus monotherapy in patients with stable angina pectoris. Results of the International Multicenter Angina Exercise (IMAGE) Study. J Am Coll Cardiol 1996;27(2):311-6.

49. Ress-Jones DI, Oliver IM. A comparison of the antianginal efficacy of nifedipine alone and the fixed combination of atenolol and nifedipine. Br J Clin Pract 1994;48(4):174-7.

50. Stone PH, Gibson RS, Glasson SP, et al. Comparison of propranolol, diltiazem, and nifedipine in the treatment of ambulatory ischemia in patients with stable angina. Diferencial effects on ambulatory ischaemia exercise performance and angina symptoms. The ASIS Study Group. Circulation 1990;82(6):1962-72.

51. Davies RF, Habibi H, Klinke WP, et al. Effect of amlodipine, atenolol and their combination in myocardial ischemia during treadmill exercise and ambulatory monitoring. J Am Coll Cardiol 1995;25(3):619-25.

52. Weiner DA, McCabe CH, Cutler SS, Ryan TJ, Klein MD. The efficacy and safety of high-dose verapamil and diltiazem in the long-term treatment of stable exertional angina. Clin Cardiol 1984;76(12):48-53.

53. Parker JD, Parker JO. Nitrate therapy for stable angina pectoris. N Engl J Med 1998;338:520-31.

54. Rassaf T and Kelm M. Isosorbide-5-mononitrate and endotelial function: a wolf in sheep's clothing. Eur Heart J 2013;34:3173-4.

55. Fayers KE, Cummings Mh, Shaw KM and Laight DW. Nitrate tolerance and the links with endothelial dysfunction and oxidative stress. Br J Clin Pharmacol 2003;56(6):620-8.

56. Ciapponi A, Pizarro R, Harrison J. Trimetazidine for stable angina. Cochrane Database Syst Rev 2005;(4):CD003614.

57. César LA, Gowdak LH, Mansur AP. The metabolic treatment of patients with coronary artery disease: effects on quality of life and effort angina. Curr Pharm Des 2009;15:841-9.

58. Marzilli M, Klein WW. Efficacy and tolerability of trimetazidine in stable angina: a meta-analysis of randomized, double-blind, controlled trials. Coron Artery Dis 2003;14(2):171-9.

59. Manchanda SC, Krishnaswami S. Combination treatment with trimetazidine and diltiazem in stable angina pectoris. Heart 1997;78(4):353-7.

60. Costa LMA, Rezende PC, Garcia RMR, et al. Role of trimetazidine in ischemic preconditioning in patients with symptomatic coronary artery disease. Medicine 2015;94(33):e1161.

61. Kosiborod M, Arnold SV, Spertus JA, et al. Evaluation of ranolazine in patients with type 2 diabetes mellitus and chronic stable angina: results from the TERISA randomized clinical trial (type 2 diabetes evaluation of ranolazine in subjects with chronic stable angina). J Am Coll Cardiol 2013;61(20):2038-45.

62. Morrow DA, Scirica BM, Chaitman BR, et al. Evaluation of the glycometabolic effects of ranolazine in patients with and without diabetes mellitus in the MERLIN-TIMI 36 randomized controlled trial. Circulation 2009;119(15):2032-9.

63. Stone PH, Gratsiansky NA, Blokhin A, et al. Antianginal efficacy of ranolazine when added to treatment with amlodipine: the ERICA (efficacy of ranolazine in chronic angina) trial. J Am Coll Cardiol 2006;48(3):566-75.

64. Chaitman BR, Skettino SL, Parker JO, et al; MARISA Investigators. Anti-ischemic effects and long-term survival during ranolazine monotherapy in patients with chronic severe angina. J Am Coll Cardiol 2004;43(8):1375-82.

65. Chaitman BR, Pepine CJ, Parker JO, et al; Combination Assessment of Ranolazine In Stable Angina (CARISA) Investigators. Effects of ranolazine with atenolol, amlodipine, or diltiazem on exercise tolerance and angina frequency in patients with severe chronic angina: a randomized controlled trial. JAMA 2004;291(3):309-16.

66. Stone PH, Gratsiansky NA, Blokhin A, et al. Antianginal efficacy of ranolazine when added to treatment with amlodipine: the ERICA (efficacy of ranolazine in chronic angina) trial. J Am Coll Cardiol 2006;48(3):566-75.

67. Kosiborod M, Arnold SV, Spertus JA, et al. Evaluation of ranolazine in patients with type 2 diabetes mellitus and chronic stable angina: results from the TERISA randomized clinical trial (Type 2 Diabetes Evaluation of Ranolazine in Subjects With Chronic Stable Angina). J Am Coll Cardiol 2013;61:2038-45.

68. IONA Study Group. Effect of nicorandil on coronary events in patients with stable angina: the impact of nicorandil in angina (IONA) randomised trial. Lancet 2002;359:1269-75.

69. Canet E, Lerebours G, Vilaine JP. Innovation in coronary artery disease and heart failure: clinical benefits of pure heart rate reduction with ivabradine. Ann N Y Acad Sci 2011;1222:90-9.

70. Fox K, Ford I, Steg PG, et al. Ivabradine for patients with stable coronary artery disease and left-ventricular systolic dysfunction (BEAUTIFUL): a randomised, double-blind, placebo-controlled trial. Lancet 2008;372(9641):807-16.

71. Fox K, Ford I, Steg PG, et al. Ivabradine in stable coronary artery disease without clinical heart failure. N Engl J Med 2014;371(12):1091-9.

72. Noman A, Ang DS, Ogston S, et al. Effect of high-dose allopurinol on exercise in patients with chronic stable angina: a randomised, placebo controlled crossover trial. Lancet 2010;375:2161-7.

73. Rajendra NS, Ireland S, George J, et al. Mechanistic insights into the therapeutic use of high-dose allopurinol in angina pectoris. J Am Coll Cardiol 2011;58:820-8.

74. TJ Povsic, S Broderick, KJ Anstrom, et al. Predictors of long-term clinical endpoints in patients with refractory angina. J Am Heart Assoc 2015:4;e001287.

75. H Shimokawa, K Hiramori, H Iinuma, et al. Anti-anginal effect of fasudil, a Rho-kinase inhibitor, in patients with stable effort angina: a multicenter study. J Cardiovasc Pharmacol 2002;40:751-61.

76. Attanasio S, Schaer G. Therapeutic angiogenesis for the management of refractory angina: current concepts. Cardiovasc Ther 2011;29:e1-11.

77. Simons M, Bonow RO, Chronos NA, et al. Clinical trials in coronary angiogenesis: issues, problems, consensus: an expert panel summary. Circulation 2000;102:E73-E86.

78. Henry TD. Therapeutic angiogenesis. BMJ 1999;318:1536-9.

79. Henry TD, Annex BH, McKendall GR, et al., the VIVA Investigators. The VIVA trial: vascular endothelial growth factor in ischemia for vascular angiogenesis. Circulation 2003;107:1359-65.

80. Simons M, Annex BH, Laham RJ, et al. Pharmacological treatment of coronary artery disease with recombinant fibroblast growth factor-2: double-blind, randomized, controlled clinical Trial. Circulation 2002;105:788-93.

81. Grines CL, Watkins MW, Helmer G, et al. Angiogenic gene therapy (AGENT) trial in patients with stable angina pectoris. Circulation 2002;105:1291-7.

82. Henry TD, Grines CL, Watkins MW, et al. Effects of Ad5FGF-4 in patients with angina: an analysis of pooled data from the AGENT-3 and AGENT-4 trials. J Am Coll Cardiol 2007;50:1038-46.

83. Losordo DW, Henry TD, Davidson C, et al., the ACT34-CMI Investigators. Intramyocardial, autologous CD34+ cell therapy for refractory angina. Circ Res 2011;109:428-36.

84. Li N, Yang YJ, Zhang Q, Jin C, Wang H, Qian HY. Stem cell therapy is a promising tool for refractory angina: a meta-analysis of randomized controlled trials. Can J Cardiol 2013;29:908-14.

85. Reynolds HR, Picard MH, Hochman JS. Does ischemia burden in stable coronary artery disease effectively identify revascularization candidates? Ischemia burden in stable coronary artery disease does not effectively identify revascularization candidates. Circ Cardiovasc Imaging 2015;8(5):discussion p 9.

86. Husted SE, Ohman EM. Pharmacological and emerging therapies in the treatment of chronic angina. Lancet 2015;386:691-701.

15

TRATAMENTO INVASIVO DA DOENÇA ARTERIAL CORONARIANA

Jaime Paulo Pessoa Linhares Filho

INTRODUÇÃO

A revascularização cardíaca em pacientes com doença arterial coronariana (DAC) estável é uma importante intervenção terapêutica para a melhora dos sintomas e/ou prognóstico. Antes da revascularização, os pacientes devem receber terapia médica recomendada pelas diretrizes em virtude de seus benefícios estabelecidos [1,2]. Também notável é que os melhores resultados atuais da revascularização alcançados com a intervenção coronariana percutânea (ICP) são com *stents* farmacológicos de nova geração [3] e para cirurgia de revascularização do miocárdio (CRM) com uso máximo de enxertos arteriais.

Os vários estudos de revascularização comparando ICP e CRM não fornecem uma solução única para todo o espectro de pacientes com DAC estável. No entanto, a intervenção cirúrgica resulta em revascularização mais completa do que a ICP, particularmente na DAC multiarterial complexa.

INDICAÇÕES

Classicamente, a indicação de revascularização miocárdica na DAC estável objetiva o alívio de sintomas e/ou a melhora de prognóstico cardiovascular. De forma mais ampla, na tomada de decisão clínica, todo paciente com o diagnóstico de DAC deve ser avaliado considerando os seguintes parâmetros: sintomas; anatomia coronariana; função ventricular; e isquemia miocárdica (Figura 15.1).

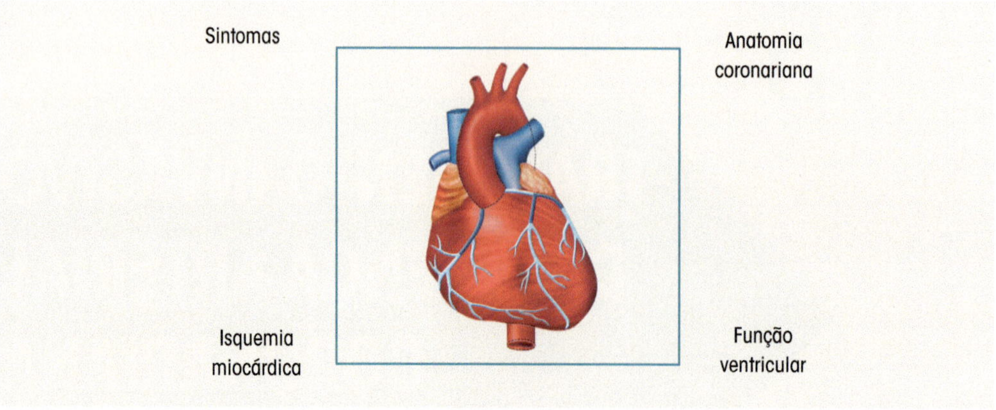

Sintomas

Anatomia coronariana

Isquemia miocárdica

Função ventricular

Figura 15.1 Parâmetros a serem considerados para definir a melhor estratégia de revascularização em pacientes com DAC.

Fonte: Desenvolvido pela autoria.

As indicações de revascularização miocárdica serão discutidas e pautadas nos cenários clínicos expostos (Figura 15.1). Em relação à escolha da estratégia intervencionista (percutânea *versus* cirúrgica), podemos utilizar alguns aspectos para auxílio na tomada de decisão: comorbidades/antecedentes; presença de disfunção ventricula; anatomia coronariana/SYNTAX escore; e risco cirúrgico.

Considerando os aspectos anatômicos, o escore SYNTAX classifica a DAC, em termos da complexidade angiográfica, em tercis: baixa (score 0-22); intermediária (23-32); e alta (≥ 33). O escore leva em consideração a complexidade da lesão (lesões ostiais ou em bifurcações, calcificadas, tortuosas) e o segmento coronariano afetado. Quanto maior a complexidade anatômica, maior a taxa de eventos cardiovasculares e mortalidade. A Figura 15.2 resume os principais parâmetros que favorecem a revascularização cirúrgica ou percutânea em pacientes com DAC.

Em geral, a presença de diabetes *mellitus*, antecedente de reestenose de *stent* ou contraindicação significativa para dupla antiagregação plaquetária são fatores que favorecem a indicação de revascularização cirúrgica. Enquanto idade avançada, síndrome de fragilidade e comorbidades graves contribuem para a indicação de revascularização percutânea.

Deve-se salientar que a presença do *Heart Team*, composto por cirurgiões cardíacos, cardiologistas clínicos e intervencionistas, além de uma equipe multidisciplinar, é fundamental para a escolha da melhor terapia em conjunto com o paciente. O *Heart Team* permite maior uniformização de condutas, o que reduz a indicação de procedimentos não recomendados pelas diretrizes e melhora a escolha centralizada para cada paciente. Em centros de angioplastia que não têm cirurgia cardíaca, são fundamentais protocolos com outras instituições com equipes cirúrgicas a fim de evitar intervenções percutâneas desnecessárias.

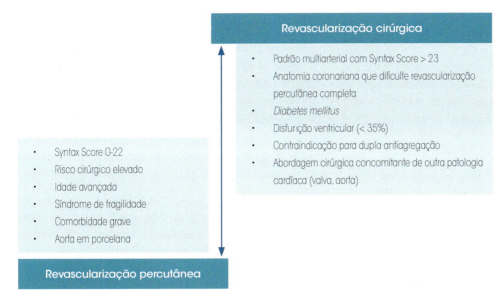

Figura 15.2 Variáveis que podem favorecer as diferentes estratégias de tratamento invasivo em pacientes com DAC crônica.

Fonte: Desenvolvido pela autoria.

Além disso, devemos levar em consideração que os estudos randomizados foram realizados em centros terciários com todo o material disponível, cirurgiões cardíacos e hemodinamicistas com experiência, além de cuidados pós-operatórios em unidades de terapia intensiva (UTI) com *expertise* em pacientes críticos. Desta maneira, para a tomada de decisão do método de revascularização, é preciso conhecer as taxas de morbimortalidade do serviço, a experiência do operador e se há material disponível para a realização adequada do método de intervenção.

DIABETES MELLITUS

Aproximadamente 25% de todos os pacientes submetidos à revascularização coronariana têm diabetes *mellitus* (DM). Vários estudos demonstraram que a CRM deve ser a estratégia preferida para revascularização em pacientes com diabetes. Nesse grupo, a CRM associa-se com melhores taxas de sobrevida e risco reduzido de infarto do miocárdio e revascularização repetida em comparação com a ICP.

No entanto, o primeiro estudo randomizado de revascularização coronariana em pacientes com DM (estudo CARDia) [4], com 510 pacientes, não mostrou superioridade significativa da CRM em comparação à ICP [*stent* convencional (31%) ou *stent* farmacológico (69%)]. O estudo, entretanto, não teve poder suficiente para concluir essa afirmação, uma vez que as taxas de eventos usadas para os cálculos do tamanho da amostra foram significativamente diferentes daquelas observadas no estudo. Esse também foi o caso do estudo VA CARDS [5], interrompido prematuramente devido ao recrutamento lento; nenhuma conclusão firme sobre a eficácia comparativa entre ICP e CRM foi possível.

O estudo AWESOME [6] randomizou 454 pacientes de alto risco para CRM ou ICP usando *stent* convencional. Os pacientes apresentavam pelo menos um fator de risco, incluindo CRM prévia, infarto agudo do miocárdio (IAM) em até 7 dias, fração de ejeção do ventrículo esquerdo (FEVE) < 35%, idade > 70 anos ou necessidade de estabilização com balão intra-aórtico. A sobrevida entre os 144 pacientes diabéticos (32%) não foi significativamente diferente (p = 0,27) ao longo de um período de seguimento de 5 anos entre os pacientes tratados com CRM e ICP (*stents* foram utilizados em 54%), mas houve menos angina instável recorrente e necessidade de nova revascularização com a CRM. A sobrevida livre de angina instável ou necessidade de nova revascularização em 3 anos foi de 59% vs. 38% nos grupos CRM e ICP, respectivamente (p = 0,001).

Já no estudo BARI [7], um subconjunto de 353 pacientes com DM submetidos à ICP teve quase o dobro de mortalidade em 5 anos em comparação com os que foram submetidos à CRM. No entanto, se apenas enxertos venosos tivessem sido usados, a mortalidade cardíaca teria sido semelhante à da ICP, demonstrando a importância do enxerto arterial.

Por um lado, o estudo BARI 2D [8] mostrou que a revascularização imediata reduz significativamente os desfechos cardiovasculares em comparação com o tratamento clínico intensivo isolado. Por outro lado, não houve diferença nos eventos cardiovasculares entre pacientes submetidos à ICP e pacientes que receberam apenas tratamento clínico intensivo. No estrato cirurgia, a taxa de eventos cardiovasculares maiores foi significativamente mais baixa no grupo intervenção (22,4%) do que no grupo tratamento clínico (30,5%, p = 0,01), sem diferenças em relação à taxa de mortalidade.

SAIBA MAIS O primeiro estudo a demonstrar claramente que a CRM deve ser a estratégia preferida de revascularização em pacientes com diabetes e doença multiarterial foi o FREEDOM [9], que randomizou 1.900 pacientes com DM e DAC multiarterial para ICP com *stent* farmacológico ou CRM. Os pacientes submetidos à CRM tiveram um risco reduzido de desfecho composto de morte por qualquer causa, infarto do miocárdio não fatal ou derrame não fatal durante 5 anos de seguimento.

Da mesma forma, em uma análise de subgrupo do estudo SYNTAX [10], com 452 pacientes com diabetes que foram randomizados para ICP ou CRM, mostrou um benefício de sobrevida para pacientes tratados com CRM. Além disso, nos pacientes diabéticos com doença triarterial (CRM, n = 143; ICP, n = 153), a taxa de eventos cardíacos e cerebrovasculares adversos em 5 anos foi duas vezes mais alta no grupo ICP que usou *stents* com paclitaxel do que no grupo CRM (RR = 2,30, IC 95% 1,50-3,55; p < 0,001). Curiosamente, uma maior incidência do desfecho morte, acidente vascular cerebral (AVC), IAM e nova revascularização também foi mais comum após ICP, enquanto as taxas de AVC foram semelhantes nos dois braços de tratamento [11].

Por fim, uma metanálise de oito estudos [12], incluindo 3.612 pacientes com DM e DAC multiarterial estável, comparou ICP *versus* CRM em termos de mortalidade por todas as causas. No seguimento de 5 anos, os pacientes do grupo CRM tiveram menor mortalidade por todas as causas do que o grupo ICP, e não houve diferenças nos desfechos quanto ao tipo de *stent* utilizado (convencional ou farmacológico). Juntando todos os estudos randomizados, não há até o momento nenhum que sugira uma vantagem de sobrevida da ICP sobre a CRM em pacientes com DM e DAC multiarterial.

Como 90% de todos os pacientes com diabetes são do tipo 2, os resultados dos estudos aqui mencionados não podem ser generalizados para pacientes com DM tipo 1 porque o tipo de diabetes não foi relatado. O tipo de diabetes pode ser de grande importância uma vez que o prognóstico a longo prazo após a CRM é péssimo em pacientes com DM tipo 1 em comparação com pacientes com DM tipo 2 que têm um prognóstico a longo prazo semelhante aos pacientes sem diabetes (Figura 15.3) [13].

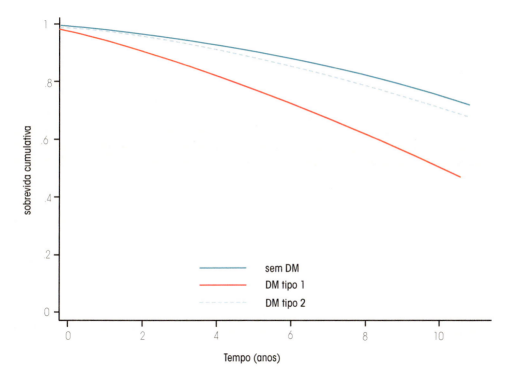

Figura 15.3 Curvas de sobrevida cumulativa ajustadas por idade em 39.235 pacientes (sem diabetes: n = 30.302; DM tipo 1: n = 725; DM tipo 2: n = 8.208) submetidos à CRM isolada na Suécia entre 2003 e 2013.
Fonte: Adaptado de Holzmann MJ, et al. [13].

 A razão para o pior prognóstico em pacientes com DM tipo 1 após CRM não é totalmente compreendida; outras comorbidades como doença renal crônica, doença arterial periférica e insuficiência cardíaca, assim como a duração do diabetes e o controle glicêmico, podem, em certa medida, explicar o pior prognóstico observado no DM tipo 1 [13].

Como a duração do diabetes em geral é muito mais longa em pacientes com DM tipo 1, o tempo de exposição à hiperglicemia é essencial. A hiperglicemia de longa data induz inflamação na parede do vaso, promovendo aterosclerose. Achados vasculares anormais (aterosclerose de início precoce, maior grau, mais disseminada e agressiva) são muito mais comuns em pacientes com DM tipo 1 em comparação com indivíduos sem diabetes [14].

Em dois estudos de coorte observacionais [15,16], foi demonstrado que, em pacientes com diabetes, o controle glicêmico deficiente antes da revascularização miocárdica está associado a um risco aumentado de morte ou eventos cardiovasculares maiores (MACE). Essa associação foi ainda mais pronunciada em pacientes com DM tipo 1, demonstrando uma relação entre HbA1c e morte ou MACE já nos níveis de HbA1c entre 7,1 e 8%, o que foi aumentado em 18% a cada aumento absoluto de 1% nos níveis de HbA1c (Figura 15.4) [16].

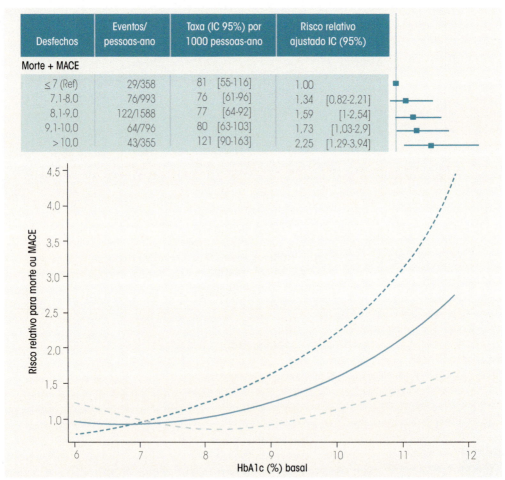

Figura 15.4 Relação entre o nível pré-operatório de HbA1c e mortalidade por todas as causas ou MACE. O gráfico mostra a taxa de risco ajustada (linha sólida) e intervalos de confiança de 95% (linhas tracejadas) para a associação entre a HbA1c basal e mortalidade por todas as causas e MACE. O nível de referência foi estabelecido em 7% para a estimativa das taxas de risco. O modelo de Cox foi ajustado para idade e sexo.

MACE = major cardiovascular and cerebrovascular events
Fonte: Adaptado de Nyström T, et al. [16].

REDUÇÃO DOS SINTOMAS

Independente da estratégia terapêutica adotada, cirúrgica ou percutânea, a melhora de sintomas (angina refratária ao tratamento clínico otimizado) é bem documentada na literatura. Além disso, há melhora na qualidade de vida, aumento na capacidade ao exercício e redução do uso de antianginosos, conforme evidenciado em vários estudos randomizados que compararam a estratégia intervencionista com o tratamento medicamentoso.

De forma simplificada, a angina representa a manifestação clínica final de uma sequência de alterações bioquímicas, metabólicas, eletrocardiográficas e dinâmicas no miocárdio secundárias à presença de isquemia. Sendo assim, o reestabelecimento de fluxo coronariano epicárdico permite a redução da isquemia miocárdica com consequente redução de sintomas.

> Há indicação de revascularização miocárdica em lesões hemodinamicamente significativas na presença de sintomas anginosos ou equivalentes e vigência de terapia médica otimizada.

Na prática clínica, o momento ideal da indicação do procedimento de revascularização dependerá do comprometimento da qualidade de vida do paciente, da tolerância ao tratamento medicamentoso otimizado, da aceitação do paciente ao procedimento proposto e da postura do médico assistente. Adicionalmente, a escolha do método de revascularização dependerá das comorbidades, da anatomia coronariana, *status* funcional e escolha do paciente, conforme discutido anteriormente.

PROGNÓSTICO BASEADO NA ANATOMIA
TRONCO DE CORONÁRIA ESQUERDA

A doença do tronco de coronária esquerda (TCE) é peculiar em relação aos demais vasos da árvore coronariana, uma vez que dá origem aos vasos que nutrem grande parte da massa miocárdica do ventrículo esquerdo (de 75 a 100%, dependendo da dominância da circulação coronariana) [17].

A sobrevida de paciente com lesões de TCE, no entanto, é variável e depende de uma série de fatores. Dados do registro CASS [18], em que 1.477 dos 20.137 pacientes apresentavam lesão em TCE (estenose ≥ 50%), confirmam isso. Desses pacientes, 53 (3,6%) eram assintomáticos. Os pacientes assintomáticos e sintomáticos eram semelhantes em relação a:

- gravidade da estenose da artéria coronária esquerda (67% vs. 70%);
- extensão da DAC proximal (sem diferenças no número ou gravidade das estenoses proximais);
- pressão diastólica final do ventrículo esquerdo (13 mmHg vs. 14 mmHg);
- escore de movimento da parede ventricular esquerda (9,1 vs. 8,7);
- número de segmentos da artéria coronária com estenose superior a 70% (4,4 vs. 4,8).

Entre os pacientes assintomáticos, 47% receberam tratamento clínico e 49%, tratamento cirúrgico. No grupo sintomático, 20% receberam tratamento clínico e 78%, terapia cirúrgica. A taxa de sobrevida 5 anos após a cirurgia foi de 84% para os pacientes sintomáticos e 88% para os pacientes assintomáticos (p = NS). O tratamento clínico da DAC com lesão de TCE produziu uma taxa de sobrevida em 5 anos de 57% para pacientes assintomáticos e 58% para pacientes sintomáticos. Dentro do subgrupo assintomático, 88% dos tratados com abordagem cirúrgica sobreviveram 5 anos, enquanto apenas 57% dos tratados clinicamente (p = 0,02) (Figura 15.5). Ou seja, esse importante estudo, único na literatura, mostrou que para pacientes com DAC e lesão de TCE, o percentual de pacientes assintomáticos é baixo (3,6%); pacientes assintomáticos e sintomáticos com TCE não apresentaram diferença significativa na gravidade da estenose do TCE, extensão da DAC geral ou da função ventricular esquerda.

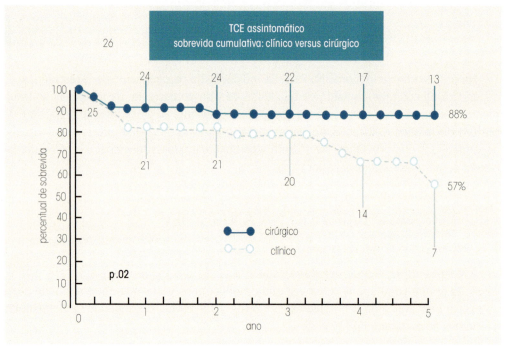

Figura 15.5 Sobrevida cumulativa em pacientes assintomáticos com lesão de TCE nos grupos tratamento clínico e cirúrgico.

TCE: tronco de coronária esquerda.
Fonte: Adaptado de Taylor HA, et al. [18].

Pacientes com doença de TCE não são, portanto, um grupo homogêneo. De fato, mesmo antes da atual era de tratamento clínico composto por aspirina, tienopiridínicos, estatinas, betabloqueadores, entre outros, aqueles com estenose de TCE entre 50 e 70% com função preservada do ventrículo esquerdo (VE) tiveram sobrevida mais favorável ao receber tratamento clínico isolado (66% em 3 anos) comparados àqueles com doença mais grave de TCE > 70% (41% de sobrevida em 3 anos) (Figura 15.6) ou com função reduzida do VE.

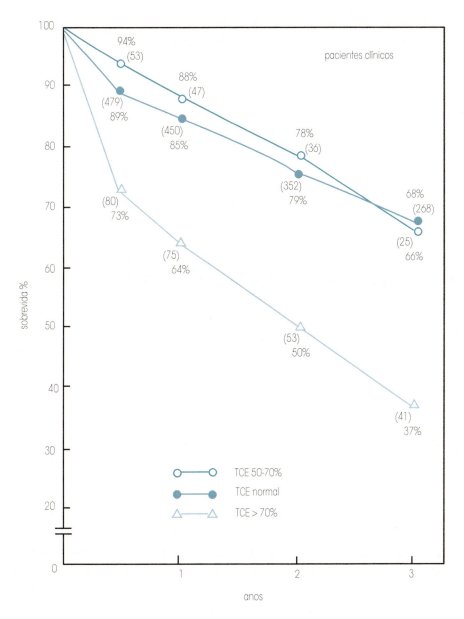

Figura 15.6 Sobrevida cumulativa de pacientes com DAC triarterial tratados clinicamente sem lesão de TCE, com lesão de TCE entre 50 e 70% e com lesão de TCE > 70%.

TCE: tronco de coronária esquerda.

Fonte: Adaptado de Conley MJ, et al. [19].

Mesmo esses estudos mais antigos, de 30 a 40 anos atrás, foram capazes de identificar pacientes com doença de TCE que eram de risco relativamente baixo em tratamento clínico, em comparação a pacientes com características de alto risco, como estenose > 70%, disfunção ventricular esquerda, pressão diastólica final do VE elevada ou infarto prévio do miocárdio [19-21].

Além disso, Conley et al. [19] relataram que a taxa de sobrevida em 1 ano de pacientes com estenose de TCE ≥ 70% não revascularizada variou entre 50 e 62% naqueles com histórico de insuficiência cardíaca congestiva, dor no peito em repouso, alterações da onda ST-T no eletrocardiograma (ECG) de repouso, disfunção do VE ou pressão diastólica final do VE > 15 mmHg, comparada a uma taxa de sobrevida de 81 a 95% na ausência dessas variáveis clínicas [19]. No entanto, mesmo as categorias de menor risco (taxa de mortalidade de 20 a 30% em 3 a 4 anos) deixam temeroso até o médico mais corajoso em adiar a revascularização, independentemente de avanços significativos na terapia médica moderna.

A maioria dos grandes ensaios clínicos randomizados contemporâneos que avaliaram desfechos clínicos da terapia médica *versus* revascularização excluiu pacientes com lesão de TCE. Portanto, permanece não comprovado se o tratamento clínico otimizado pode ser uma alternativa terapêutica segura e apropriada à revascularização em certos subconjuntos selecionados de pacientes de baixo risco com DAC estável e lesão de TCE.

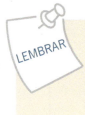

Após o advento da angioplastia com balão, foi avaliado o tratamento percutâneo de lesões ostiais em TCE, porém com altas taxas de reestenose e insucesso devido à presença de uma camada muscular mais importante, que aumentava o recuo elástico precoce. Apesar da redução do recuo elástico com o uso de *stents* convencionais, as altas taxas de reestenose tardia limitaram seu uso na prática clínica.

Após a introdução dos *stents* farmacológicos, com uma notável redução das taxas de reestenose e necessidade de revascularização adicional, o tratamento percutâneo voltou a ser utilizado mais amplamente e em cenários anatômicos mais complexos da doença do TCE. Esse fato foi impulsionado por vários estudos que compararam *stents* farmacológicos e convencionais, os quais mostraram resultados angiograficamente mais favoráveis no primeiro grupo. Dessa forma, houve um significativo interesse na utilização de angioplastia com *stents* farmacológicos como uma alternativa à cirurgia de revascularização do miocárdio.

Recomenda-se a CRM, e não a ICP, em pacientes com lesão de TCE e DAC multiarterial complexa, definida como SYNTAX escore alto, ou seja, acima de 33. Essa recomendação inicialmente baseou-se nos achados de subgrupo de pacientes com lesão de TCE do estudo SYNTAX [22-24], bem como de outros estudos randomizados menores, que foram, no entanto, insuficientes para fornecer uma resposta conclusiva sobre a estratégia ideal de revascularização, incluindo o estudo LEMANS (n = 100; com *stents* convencionais) [25-27] e estudo PRECOMBAT (n = 600; com *stents* com sirolimus) [28,29].

A ausência de evidência conclusiva motivou a realização de dois grandes ensaios clínicos randomizados que compararam CRM *versus* ICP em pacientes com lesão de TCE: estudos EXCEL [30] e NOBLE [31].

O estudo EXCEL [30] mostrou que a ICP com *stent* farmacológico (everolimus) é uma alternativa aceitável quando comparada com a CRM em pacientes com escore SYNTAX menor ou igual a 33. O estudo, no entanto, apresenta algumas críticas importantes:

1. os autores referem que testaram duas estratégias de tratamento em pacientes com lesão de TCE. Porém, muitos destes pacientes certamente não tinham lesão única de TCE. Ou seja, há pacientes com lesão única de TCE bem como pacientes com lesões multiarteriais, além da lesão em TCE;
2. os autores incluíram pacientes com DAC aguda e crônica. Como sabemos, essas duas entidades não são comparáveis, pois têm fisiopatologia e gravidade completamente distintas;
3. o estudo foi planejado originalmente para 2.600 pacientes. Como os autores não conseguiram este número de pacientes, a amostra foi drasticamente reduzida para 1.900 pacientes, o que enfraquece o estudo;
4. a escolha de AVC para composição do desfecho primário joga contra a cirurgia, uma vez que, como sabemos, a incidência de AVC no pós-operatório de cirurgia cardíaca é maior do que na angioplastia, resultado de mecanismos alheios à DAC. O mesmo cuidado devemos ter em relação ao desfecho IAM, pois como os autores consideraram o IAM periprocedimento, isso pode ter superestimado o desfecho no grupo cirurgia, no qual a liberação de marcadores cardíacos é maior do que na angioplastia, sem necessariamente haver IAM.

O estudo NOBLE [31], por sua vez, mostrou que a cirurgia de revascularização é superior à angioplastia em relação ao desfecho primário composto. Os tratamentos foram equivalentes no primeiro ano, porém, após esse período, a cirurgia apresentou nítido benefício sobre a angioplastia. Chamam a atenção no estudo a baixa taxa de complicação dos procedimentos e o uso de tecnologias por vezes não disponíveis nos hospitais brasileiros, devendo ser analisada com cautela a validade externa do estudo. Os estudos PRECOMBAT e SYNTAX não mostraram nenhuma diferença nas taxas de mortalidade entre angioplastia e CRM.

No entanto, os dados de 5 anos do EXCEL indicaram um risco elevado de mortalidade após angioplastia *versus* CRM (13% vs. 9,9%). No entanto, há que se dizer que nenhum desses estudos foi desenhado para avaliar diferenças na mortalidade entre as duas técnicas de tratamento invasivo para pacientes com lesão de TCE. Também é importante distinguir entre estenose isolada do TCE e doença no TCE acompanhada de envolvimento mais extenso e multiarterial. A esse respeito, a principal questão que vem à mente não é apenas como gerenciar de maneira ideal a lesão no TCE, mas também como o gerenciamento deve variar com a presença de DAC adicional multiarterial. Tanto o NOBLE como o EXCEL não tiveram poder suficiente para avaliar essa importante subpopulação. As taxas de eventos no grupo angioplastia no NOBLE foram mais altas do que as observadas no estudo EXCEL, apesar de envolver uma população de menor risco (80% de angina estável, mediana da pontuação SYNTAX de 22,5). Não está claro se isso se deve aos diferentes *stents* utilizados nos dois estudos – biolimus com polímero biodegradável no estudo NOBLE e everolimus com polímero durável Xience no estudo EXCEL –, embora nos estudos NEXT e COMPARE II os resultados clínicos tenham sido semelhantes entre o biolimus e everolimus.

A Tabela 15.1 resume os principais elementos dos principais ensaios clínicos randomizados que comparam CRM e ICP para revascularização do TCE. A maioria demonstrou resultados de longo prazo semelhantes de mortalidade ou infarto do miocárdio, embora com taxas consistentemente mais altas de revascularização repetida no grupo ICP. Alguns demonstraram melhora da sobrevida a longo prazo com CRM num grupo de pacientes de alto risco atribuível à anatomia coronariana complexa [23,24] ou pacientes com DM e DAC triarterial com TCE equivalente [32].

Tabela 15.1 Ensaios clínicos randomizados de ICP *versus* CRM em pacientes com lesão de TCE.

	LE MANS	Boudriot	PRECOMBAT	SYNTAX	EXCEL	NOBLE
DM (%)						
- ICP	19	40	34	26	30	15
- CRM	17	33	30	24	28	15
FEVE (%)						
- ICP	54	65	62	NR	57	60
- CRM	54	65	61		57	60
Tamanho da amostra	105	201	600	705	1905	1201
Estenose de TCE distal (%)						
- ICP	56	74	67	58	82	81
- CRM	60	69	62	64	79	81
DAC triarterial + TCE (%)						
- ICP	60	11	40,7	35,1	17,2	NA
- CRM	75	17	41,0	38,1	19,4	NA
SYNTAX médio						
- ICP	25,2	24,0	24,4	30,2	26,9	22,5
- CRM	24,7	23,0	25,8	29,6	26,0	22,4
Seguimento (anos)	10	1	5	5	3	3
Desfecho composto primário	Morte, IAM, AVC ou RVA	Morte, IAM ou revasc.	Morte, IAM, AVC ou RVA	Morte, IAM, AVC ou RVA	Morte, IAM ou AVC	Morte, IAM, AVC ou RVA
Resultados do desfecho primário	Não inferior (52,2% vs. 62,5%)	Inferior (19% vs. 13,9%)	Não inferior (17,5% vs. 14,3%)	Não inferior (36,9% vs. 31%)	Não inferior (15,4% vs. 14,7%)	Inferior (28% vs. 18%)

(Continua)

Tabela 15.1 Ensaios clínicos randomizados de ICP *versus* CRM em pacientes com lesão de TCE. (*Continuação*)

	LE MANS	Boudriot [33]	PRECOMBAT	SYNTAX	EXCEL	NOBLE
			SYNTAX médio			
Morte	Não inferior (21,6% vs. 30,2%)	Não inferior (2% vs. 5%)	Não inferior (5,7% vs. 7,9%)	Não inferior (12,8% vs. 14,6%)	Não inferior (8,2% vs. 5,9%)	Não inferior (11% vs. 9%)
Tipo de *stent*	Convencional	SES	SES	PES	EES	BES
Mamária no grupo CRM (%)	72	99	94	NR	99	96
CRM sem CEC (%)	1,9	46	64	NR	29	16

DM: diabetes *mellitus*; ICP: intervenção coronariana percutânea; CRM: cirurgia de revascularização do miocárdio; FEVE: fração de ejeção do ventrículo esquerdo; TCE: tronco de coronária esquerda; AVC: acidente vascular cerebral; RVA: revascularização do vaso-alvo; IAM: infarto agudo do miocárdio; SES: *stent* revestido por sirolimus; PES: *stent* revestido com paclitaxel; EES: *stent* revestido com everolimus; BES: *stent* revestido com biolimus.

Fonte: Desenvolvido pela autoria.

No entanto, nenhum ensaio clínico randomizado comparou os resultados de ICP *versus* CRM para lesão de TCE especificamente em pacientes com DM. Nas análises de subgrupos dos estudos com lesão de TCE, pacientes com DM tiveram desfechos clínicos semelhantes com ICP em comparação com CRM. A análise de subgrupo pré-especificada de pacientes com DM do estudo SYNTAX mostrou taxas significativamente mais altas de revascularização repetida com ICP, mas não houve diferença no desfecho composto da causa de morte, AVC ou infarto do miocárdio [10].

Pacientes com disfunção ventricular esquerda são outro grupo de alto risco para o qual faltam dados em relação ao modo ideal de revascularização, pois foram excluídos da maioria dos grandes estudos randomizados envolvendo pacientes com TCE ou TCE equivalente. No entanto, evidências de estudos mais antigos demonstram uma clara vantagem de sobrevida da revascularização sobre o tratamento médico em pacientes com TCE e disfunção do VE [19].

ARTÉRIA DESCENDENTE ANTERIOR PROXIMAL

A abordagem terapêutica da DAC na presença de acometimento proximal da artéria descendente anterior (ADA), seja isolado, seja em associação com doença multiarterial, é motivo de debate desde a década de 1970.

> Embora haja variação do conceito a depender da referência, a definição mais clássica de lesão de **ADA** proximal consiste na estenose entre o final do **TCE** e o primeiro grande ramo septal ou o primeiro ramo diagonal, considerando o mais proximal.

A prevalência do acometimento aterosclerótico nesta localização pode chegar a 41% em pacientes sob investigação de DAC. Acredita-se que a ADA é responsável pelo fluxo sanguíneo que chega até cerca de 70% da massa miocárdica ventricular esquerda.

Classicamente, em virtude da grande extensão de miocárdio em risco associado à estenose de ADA proximal, a abordagem intervencionista é a mais recomendada. O estudo CASS, no entanto, não demonstrou diferença de mortalidade entre tratamento clínico *versus* cirúrgico na presença de acometimento de ADA (30% da população apresentava lesão em ADA proximal). Já no estudo Europeu, o subgrupo de pacientes com estenose de ADA proximal acima de 50% mantido em tratamento medicamentoso apresentou maior mortalidade quando comparado ao grupo cirúrgico, principalmente na presença de DAC triarterial.

Desde então, a presença de lesão em ADA proximal tem sido associada a pior prognóstico em longo prazo, independentemente de número de artérias acometidas. Os dois estudos em questão, no entanto, foram realizados no período em que o tratamento clínico para DAC consistia em medicações sintomáticas, com pouco ou nenhum impacto prognóstico. Assim, uma pequena porcentagem de pacientes fazia uso de aspirina e nenhum deles usou bloqueadores do sistema renina-angiotensina-aldosterona e estatinas. Na presença de tratamento medicamentoso otimizado, no entanto, o benefício da estratégia intervencionista fica menos evidente.

Publicado em 1995, o estudo MASS I [34] comparou as três estratégias terapêuticas (cirurgia, angioplastia por balão e tratamento medicamentoso) em uma amostra de 214 pacientes com acometimento isolado de ADA proximal e função ventricular esquerda preservada. O estudo não mostrou diferença de mortalidade ou de infarto entre os três grupos. No grupo cirúrgico, houve redução do desfecho primário composto à custa de menor taxa de revascularização adicional.

Em subanálise do estudo COURAGE [35], a presença de lesão em ADA proximal, mesmo em pacientes triarteriais, não se associou a aumento do desfecho primário composto por morte, infarto e angina instável. Da mesma forma, quando comparada com o tratamento clínico isolado, a revascularização percutânea não se mostrou benéfica neste subgrupo de pacientes.

Metanálise de nove estudos randomizados que compararam as estratégias de revascularização em 1.210 pacientes com acometimento isolado de ADA proximal [36] não mostrou nenhuma diferença de mortalidade entre os grupos, mas constatou menor necessidade de revascularização adicional e maior alívio sintomático no braço cirúrgico. De forma similar, estudo retrospectivo com 6.064 indivíduos com acometimento isolado de ADA proximal submetidos à revascularização (CRM ou angioplastia com *stent* farmacológico) [37] não demonstrou diferença entre os grupos em relação à mortalidade ou ao desfecho composto de mortalidade, infarto e AVC. No grupo cirúrgico, no entanto, houve menor incidência de revascularização adicional no seguimento.

PROTOCOLO
Em indivíduos que não apresentam angina limitante e refratária ao tratamento medicamentoso otimizado, a abordagem terapêutica inicial com seguimento clínico regular e otimização de medicações constitui uma estratégia respaldada por evidências em

> **PROTOCOLO**
> pacientes com DAC associada a acometimento de ADA proximal. As orientações das diretrizes que recomendam revascularização nesse cenário com benefício prognóstico baseiam-se na diminuição da necessidade de revascularização adicional no seguimento, sem redução de mortalidade. Entretanto, uma vez decidido por revascularização miocárdica neste contexto (indicação de revascularização para melhora de sintomas, por exemplo), a escolha da melhor estratégia intervencionista (cirúrgica ou percutânea) ainda é motivo de dúvida na prática clínica.

ARTÉRIA DERRADEIRA

A revascularização miocárdica em pacientes com estenose grave em artéria derradeira é classe I de recomendação nas principais diretrizes nacionais e internacionais [38,39]. No entanto, tal recomendação baseia-se em fisiopatologia, e não em evidência clínica. De fato, um evento associado à artéria derradeira muito provavelmente se traduzirá em evento fatal.

> Define-se artéria derradeira como o único vaso coronariano patente com lesão acima de 50% associado à oclusão dos demais leitos coronarianos.

Em virtude das dificuldades metodológicas e éticas de randomizar pacientes neste cenário para tratamento clínico exclusivo, a indicação de intervenção apresenta nível de evidência C (opinião de especialistas). A seleção, porém, da melhor estratégia de revascularização deve ser baseada em aspectos angiográficos, presença de comorbidades e função ventricular esquerda.

PROGNÓSTICO BASEADO NA ISQUEMIA MIOCÁRDICA

Classicamente, a documentação de acometimento isquêmico de grau moderado a importante constitui uma indicação de revascularização miocárdica. Alguns estudos apoiam o conceito de que a isquemia miocárdica identifica pacientes com risco aumentado de morte e infarto do miocárdio, sinalizando que a revascularização miocárdica melhoraria o prognóstico.

Essa evidência, no entanto, é proveniente de estudos retrospectivos, sem desenho metodológico apropriado e com uma população heterogênea de pacientes. O principal exemplo desses estudos foi publicado em 2003 por Hachamovitch et al. [40]. Esse estudo utilizou dados observacionais de um registro de exames de cintilografia miocárdica e avaliou a relação entre a área isquêmica detectada e mortalidade cardiovascular.

Os pacientes foram divididos aleatoriamente em dois grupos, tratamento clínico (9.956 indivíduos) ou cirúrgico (678 pacientes), de acordo com o tratamento estabelecido após 60 dias da cintilografia. Observou-se que, nos pacientes com isquemia documentada acima de 10%, a taxa de mortalidade no grupo de terapia medicamentosa isolada foi de 4,8% *versus* 3,3% no grupo revascularização cirúrgica. Conforme exposto, trata-se de um estudo com coleta de dados de um registro e com pacientes submetidos ao exame de cintilografia sem uma indicação clara, limitando a inferência de relação causa-efeito.

Um recente estudo prospectivo e randomizado comparou angioplastia com *stents* farmacológicos guiada pela Reserva de Fluxo Fracionada (FFR, na sigla em inglês *Fractional Flow Reserve*), combinada com tratamento farmacológico, e o tratamento clínico isolado em pacientes com DAC estável [41]. As lesões com FFR < 0,8 foram tratadas com ICP. Houve uma redução do desfecho composto de mortalidade por todas as causas, infarto do miocárdio não fatal e hospitalização não planejada com nova revascularização em 2 anos. No entanto, essa redução deveu-se apenas à diminuição de revascularizações adicionais, sem impacto nas taxas de infarto do miocárdio ou mortalidade. Por outro lado, em pacientes com lesões anatomicamente significativas, mas sem isquemia evidenciada pela FFR, houve um excelente prognóstico apenas com o tratamento clínico. Há também algumas limitações desse estudo que merecem destaque. A interrupção precoce do recrutamento de pacientes após a análise de uma alta taxa de eventos no grupo controle pode ter superestimado os resultados encontrados. Além disso, médicos e pacientes não estavam cegos em relação ao grupo a que pertenciam. Esse fato pode ter influenciado o processo de tomada de decisão durante o acompanhamento.

Já no subestudo nuclear do ensaio clínico COURAGE [42], com 314 pacientes, encontrou-se uma aparente associação entre a extensão de isquemia miocárdica (moderada a grave) e morte ou infarto do miocárdio. Essa associação, no entanto, não persistiu após ajustes para as demais variáveis na análise multivariada.

Corroborando os resultados da subanálise do COURAGE [42], o estudo ISCHEMIA [43] reforçou as dúvidas quanto ao papel da isquemia quantificada por provas funcionais, em especial a cintilografia miocárdica. O estudo ISCHEMIA incluiu pacientes com DAC crônica e cintilografia com área isquêmica moderada a importante, sem lesão de tronco de coronária esquerda (identificada por angiotomografia) e randomizou-os para estratégia conservadora com tratamento medicamentoso exclusivo ou estratégia invasiva com cateterismo seguido de revascularização (CRM ou ICP). Na avaliação do desfecho composto de morte cardiovascular, infarto do miocárdio, hospitalização por angina instável, insuficiência cardíaca e parada cardíaca ressuscitada, não houve diferença entre os grupos avaliados. Dessa forma, o simples fato de encontrar uma grande área isquêmica na cintilografia não condiciona a necessidade de complementação com cateterismo e muito menos com necessidade de intervenção.

O estudo reforça que a taxa de eventos cardíacos parece ter mais associação com as características de instabilidade da placa aterosclerótica e menos correlação com a quantidade de músculo isquêmico avaliado pela cintilografia miocárdica.

PROGNÓSTICO BASEADO NA DISFUNÇÃO VENTRICULAR

A presença de disfunção ventricular confere pior prognóstico para pacientes com DAC. O objetivo da revascularização miocárdica nesse grupo de pacientes é a recuperação contrátil após o restabelecimento do fluxo coronariano e, consequentemente, a redução de eventos cardiovasculares e a melhora dos sintomas e da capacidade funcional.

> **LEMBRAR**: A DAC é a etiologia mais comum de insuficiência cardíaca com fração de ejeção reduzida.

A primeira evidência sobre o tratamento intervencionista da DAC na presença de disfunção ventricular veio com o clássico estudo CASS, que comparou o tratamento clínico *versus* CRM em 780 pacientes. Em uma análise de subgrupo de pacientes com fração de ejeção menor que 50%, observou-se melhor sobrevida nos pacientes submetidos ao tratamento cirúrgico (61% *versus* 79%; p = 0,01).

Muito tempo se passou até que, em 2011, foi publicado o estudo STICH [44] que comparou tratamento clínico *versus* CRM em 1.212 pacientes com DAC e fração de ejeção menor do que 35%. Após um seguimento de 5 anos, não se observou benefício do tratamento cirúrgico neste perfil de pacientes em termos de mortalidade geral. E o que poderia explicar tal fato? A análise cuidadosa do estudo STICH permite-nos inferir algumas causas. Como podemos analisar nos dados da população, a grande maioria dos pacientes não apresentava angina ou apresentava angina CCS 1, um parâmetro fraco, subjetivo, de avaliação de isquemia, mas que pode suscitar dúvida se esses pacientes tinham ou não isquemia. Não há a descrição de dados objetivos de isquemia como uma cintilografia miocárdica ou ecoestresse ou mesmo um teste ergométrico. A dúvida que fica é: Qual foi o perfil de pacientes revascularizado: aquele com miocárdio isquêmico ou simplesmente com miocárdio fibrótico? Isso poderia justificar, em parte, os resultados negativos encontrados.

Em uma análise *post hoc* do estudo STICH [45], identificou-se que o subgrupo de pacientes que apresentasse pelo menos dois dos seguintes critérios (presença de DAC triarterial, fração de ejeção abaixo de 27% e índice de volume sistólico final acima de 79 mL/m^2 – avaliado pela ressonância magnética cardíaca) possivelmente apresentaria benefício do tratamento cirúrgico inicial.

Adicionalmente, foram publicados os resultados de longo prazo do estudo STICH [46], os quais sinalizaram um benefício em mortalidade geral e mortalidade cardiovascular nos pacientes submetidos à CRM quando comparados com os que permaneceram em tratamento clínico.

Estudo publicado por Bangalore et al. [47] comparou CRM *versus* ICP com *stent* farmacológico (everolimus) em 4.616 indivíduos com fração de ejeção ≤ 35% e DAC multiarterial. Após uma mediana de seguimento de 2,9 anos, observou-se sobrevida semelhante entre os grupos, mas maior risco de infarto do miocárdio (RR = 2,16; IC 95% 3-28; p = 0,0003), menor risco de AVC (RR = 0,57; IC 95% 0,33-0,97; p = 0,04) e maior risco de revascularização adicional (RR = 2,54; IC 95% 1,88-3,44; p < 0,0001) no grupo submetido ao tratamento percutâneo. Esses dados, no entanto, devem ser interpretados com cautela, em virtude das dificuldades inerentes ao desenho metodológico do estudo (registro). Sendo assim, faltam estudos para validar a utilização de angioplastia como estratégia terapêutica neste subgrupo de pacientes.

A recomendação para pacientes com disfunção ventricular secundária à DAC multiarterial que permanece é de tratamento cirúrgico. Fatores como comorbidades, *status* clínico, viabilidade miocárdica, presença de miocárdio isquêmico, experiência dos cirurgiões, sintomatologia, complexidade anatômica e preferência do paciente devem ser considerados na tomada de decisão.

A Figura 15.7 apresenta o esquema de manejo da DAC estável.

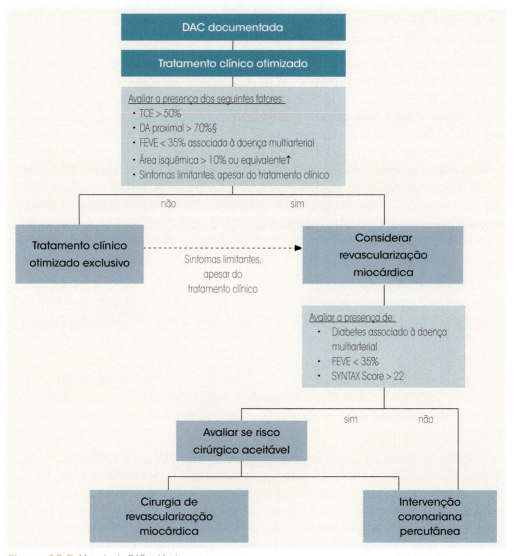

Figura 15.7 Manejo da DAC estável.

* Com isquemia documentada, FFR < 0,8 ou TCE > 70%. § Com isquemia documentada ou FFR < 0,8. ↑ Mais de três segmentos no ecocardiograma sob estresse ou ressonância cardíaca com perfusão.

TCE: tronco de coronária esquerda; DA: descendente anterior; FEVE: fração de ejeção do ventrículo esquerdo; DAC: doença arterial coronariana; FFR: fractional flow reserve.

Fonte: Adaptado de Azevedo DFC, et al. [48].

PERSPECTIVAS

O próximo passo na otimização da eficácia e da segurança da revascularização percutânea é avançar para uma abordagem mais focada na avaliação funcional das obstruções coronarianas. O objetivo deve ser a chamada "revascularização funcionalmente completa" em vez de revascularização angiograficamente completa.

O uso da FFR é um exemplo desta abordagem, permitindo uma avaliação funcional das estenoses coronarianas. Seu valor é determinado pela razão da pressão diastólica distal sobre a pressão da raiz da aorta em um estado de hiperemia miocárdica máxima induzida pelo uso de vasodilatador intracoronariano (adenosina ou papaverina). Seu uso está bem estabelecido em lesões coronarianas intermediárias detectadas pela cineangiocoronariografia, sinalizando uma indicação de ICP em lesões com reserva de fluxo reduzida (FFR < 0,8) e a manutenção do tratamento clínico em lesões fisiologicamente não importantes (FFR ≥ 0,8).

Além disso, novos avanços da tecnologia, como a melhora na composição do *stent* com malhas mais finas e biocompatíveis e polímeros biodegradáveis, uso de métodos complementares, como o ultrassom intracoronariano (IVUS) e a tomografia de coerência óptica (OCT) para auxílio no implante de *stents*, reduzem a necessidade de revascularização adicional e, consequentemente, complicações como reestenose e trombose.

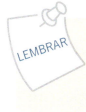

> Em relação ao tratamento cirúrgico, vale salientar o interesse de alguns serviços quanto ao procedimento híbrido de revascularização coronariana, o qual consiste na revascularização cirúrgica a partir de enxerto arterial de artéria torácica interna esquerda para a artéria descendente anterior associado ao tratamento percutâneo nas lesões residuais na coronária direita ou circunflexa ao mesmo tempo ou de forma estagiada.

O racional consiste na redução da morbidade decorrente da circulação extracorpórea e no tempo cirúrgico, a partir do não uso de enxertos venosos, aproveitando o maior benefício da patência do enxerto arterial. Estudo observacional que comparou o procedimento híbrido com o percutâneo não mostrou diferença no desfecho primário (eventos cardiovasculares combinados) após 12 meses. Estudos randomizados são necessários para uma maior disseminação desta estratégia na prática clínica.

REFERÊNCIAS

1. Authors/Task Force members, Windecker S, Kolh P, et al. 2014 ESC/EACTS Guidelines on myocardial revascularization: the task force on myocardial revascularization of the European Society of Cardiology (ESC) and the European Association for Cardio-Thoracic Surgery (EACTS). Developed with the special contribution of the European Association of Percutaneous Cardiovascular Interventions (EAPCI). *Eur Heart J* 2014;35:2541-619.

2. Fihn SD, Blankenship JC, Alexander KP, et al. 2014 ACC / AHA / AATS / PCNA / SCAI / STS focused update of the guideline for the diagnosis and management of patients with stable ischemic heart disease: a report of the

American College of Cardiology/American Heart Association Task Force on Practice Guidelines, and the American Association for Thoracic Surgery, Preventive Cardiovascular Nurses Association, Society for Cardiovascular Angiography and Interventions, and Society of Thoracic Surgeons. J Am Coll Cardiol 2014;64:1929-49.

3. Jiménez-Quevedo P, Sabaté M, Angiolillo DJ; DIABETES Investigators. Long-term clinical benefit of sirolimus-eluting stent implantation in diabetic patients with de novo coronary stenoses: long-term results of the DIABETES trial. Eur Heart J 2007;28:1946-52.

4. Kapur A, Hall RJ, Malik IS, et al. Randomized comparison of percutaneous coronary intervention with coronary artery bypass grafting in diabetic patients. 1-year results of the CARDia (coronary artery revascularization in diabetes) trial. J Am Coll Cardiol 2010;55:432-40.

5. Kamalesh M, Sharp TG, Tang XC, et al. Percutaneous coronary intervention versus coronary bypass surgery in United States veterans with diabetes. J Am Coll Cardiol 2013;61:808-16.

6. Sedlis SP, Morrison DA, Lorin JD, et al. Percutaneous coronary intervention versus coronary bypass graft surgery for diabetic patients with unstable angina and risk factors for adverse outcomes with bypass: outcome of diabetic patients in the AWESOME randomized trial and registry. J Am Coll Cardiol 2002;40:1555-66.

7. Influence of diabetes on 5-year mortality and morbidity in a randomized trial comparing CABG and PTCA in patients with multivessel disease: the bypass angioplasty revascularization investigation (BARI). Circulation 1997;96:1761-9.

8. BARI 2D Study Group, Frye RL, August P, et al. A randomized trial of therapies for type 2 diabetes and coronary artery disease. N Engl J Med 2009;360:2503-15.

9. Farkouh ME, Domanski M, Sleeper LA, et al. Strategies for multivessel revascularization in patients with diabetes. N Engl J Med 2012;367:2375-84.

10. Kappetein AP, Head SJ, Morice MC, et al. Treatment of complex coronary artery disease in patients with diabetes: 5-year results comparing outcomes of bypass surgery and percutaneous coronary intervention in the SYNTAX trial. Eur J Cardiothorac Surg 2013;43:1006-13.

11. Head SJ, Davierwala PM, Serruys PW, et al. Coronary artery bypass grafting vs percutaneous coronary intervention for patients with three-vessel disease: final five-year follow-up of the SYNTAX trial. Eur Heart J 2014;21:2821-30.

12. Verma S, Farkouh ME, Yanagawa B, et al. Comparison of coronary artery bypass surgery and percutaneous coronary intervention in patients with diabetes: a meta-analysis of randomised controlled trials. Lancet Diabetes Endocrinol 2013;1:317-28.

13. Holzmann MJ, Rathsman B, Eliasson B, et al. Long-term prognosis in patients with type 1 and 2 diabetes mellitus after coronary artery bypass grafting. J Am Coll Cardiol 2015;65:1644-52.

14. de Ferranti SD, de Boer IH, Fonseca V, et al. Type 1 diabetes mellitus and cardiovascular disease: a scientific statement from the American Heart Association and American Diabetes Association. Diabetes Care 2014;37:2843-63.

15. Kuhl J, Sartipy U, Eliasson B, Nyström T, Holzmann MJ. Relationship between preoperative hemoglobin A1c levels and long-term mortality after coronary artery bypass grafting in patients with type 2 diabetes mellitus. Int J Cardiol 2016;202:291-6.

16. Nyström T, Holzmann MJ, Eliasson B, Kuhl J, Sartipy U. Glycemic control in type 1 diabetes and long-term risk of cardiovascular events or death after coronary artery bypass grafting. J Am Coll Cardiol 2015;66:535-43.

17. Ramadan R, Boden W and Kinlay S. Management of left main coronary artery disease. J Am Heart Assoc 2018;7:e008151.

18. Taylor HA, Deumite J, Chaitman BR, et at. Asymptomatic left main coronary artery disease in the coronary artery surgery study (CASS) registry. Circulation 1989;79:1171-9.

19. Conley MJ, Ely RL, Kisslo J, et al. The prognostic spectrum of left main stenosis. Circulation 1978;57:947-52.

20. Murphy ML, Hultgren HN, Detre K, Thomsen J, Takaro T. Treatment of chronic stable angina. A preliminary report of survival data of the randomized Veterans Administration Cooperative study. N Engl J Med 1977;297:621-7.

21. Takaro T, Peduzzi P, Detre KM, et al. Survival in subgroups of patients with left main coronary artery disease. Veterans Administration Cooperative study of surgery for coronary arterial occlusive disease. Circulation 1982;66:14-22.

22. Serruys PW, Morice MC, Kappetein AP, et al. Percutaneous coronary intervention versus coronaryartery bypass grafting for severe coronary artery disease. N Engl J Med 2009;360:961-72.

23. Morice MC, Serruys PW, Kappetein AP, et al. Outcomes in patients with de novo left main disease treated with either percutaneous coronary intervention using paclitaxel-eluting stents or coronary artery bypass graft treatment in the synergy between percutaneous coronary intervention with TAXUS and cardiac surgery (SYNTAX) trial. Circulation 2010;121:2645-53.

24. Morice MC, Serruys PW, Kappetein AP, et al. Five-year outcomes in patients with left main disease treated with either percutaneous coronary intervention or coronary artery bypass grafting in the synergy between percutaneous coronary intervention with taxus and cardiac surgery trial. Circulation 2014;129:23-94.

25. Buszman PE, Buszman PP, Banasiewicz-Szkrobka I, et al. Left main stenting in comparison with surgical revascularization: 10-year outcomes of the (left main coronary artery stenting) LE MANS trial. JACC Cardiovasc Interv. 2016;9:318-27.

26. Buszman PE, Buszman PP, Kiesz RS, et al. Early and long-term results of unprotected left main coronary artery stenting: the LE MANS (left main coronary artery stenting) registry. J Am Coll Cardiol 2009;54:1500-11.

27. Buszman PE, Kiesz SR, Bochenek A, et al. Acute and late outcomes of unprotected left main stenting in comparison with surgical revascularization. J Am Coll Cardiol 2008;51:538-45.

28. Ahn JM, Roh JH, Kim YH, et al. Randomized trial of stents versus bypass surgery for left main coronary artery disease: 5-year outcomes of the PRECOMBAT study. J Am Coll Cardiol 2015;65:2198-2206.

29. Park SJ, Kim YH, Park DW, et al. Randomized trial of stents versus bypass surgery for left main coronary artery disease. N Engl J Med 2011;364:1718-27.

30. Stone GW, Sabik JF, Serruys PW, et al. Everolimus-eluting stents or bypass surgery for left main coronary artery disease. N Engl J Med 2016;375:2223-35.

31. Makikallio T, Holm NR, Lindsay M, et al. Percutaneous coronary angioplasty versus coronary artery bypass grafting in treatment of unprotected left main stenosis (NOBLE): a prospective, randomised, open-label, non-inferiority trial. Lancet 2016;388:2743-52.

32. Farkouh ME, Domanski M, Sleeper LA, et al. Strategies for multivessel revascularization in patients with diabetes. N Engl J Med 2012;367:2375-84.

33. Boudriot E, Thiele H, Walther T, et al. Randomized comparison of percutaneous coronary intervention with sirolimus-eluting stents versus coronary artery bypass grafting in unprotected left main stem stenosis. J Am Coll Cardiol 2011;57(5):538-45.

34. Hueb W, Soares PR, Almeida De Oliveira S, et al. Five-year follow-up of the medicine, angioplasty or surgery study (MASS): a prospective, randomized trial of medical therapy, balloon angioplasty or bypass surgery for single proximal left anterior descending artery stenosis. Circulation 1999;100:107-13.

35. Mancini BG, Hartigan PM, Bates ER, et al. Prognostic importance of coronary anatomy and left ventricular ejection fraction despite optimal therapy: assessment of residual risk in the clinical outcomes utilizing revascularization and aggressive DruG evaluation Trial. Am Heart J 2013;166(3):481-7.

36. Kapoor JR, Gienger AL, Ardehali R, et al. Isolated disease of the proximal left anterior descending artery comparing the effectiveness of percutaneous coronary interventions and coronary artery bypass surgery. JACC Cardiovasc Interv 2008;1(5):483-91.

37. Hannan EL, Zhong Y, Walford G, et al. Coronary artery bypass graft surgery versus drug-eluting stents for patients with isolated proximal left anterior descending disease. J Am Coll Cardiol 2014;64(25):2717-26.

38. Windecker S, Kolh P, Alfonso F, et al; Grupa Robocza Europejskiego Towarzystwa Kardiologicznego (ESC); Europejskie Stowarzyszenie Chirurgii Serca i Klatki Piersiowej (EACTS) do spraw rewaskularyzacji mi☐☐nia sercowego; European Association for Percutaneous Cardiovascular Interventions (EAPCI). [2014 ESC/EACTS Guidelines on myocardial revascularization]. Kardiol Pol 2014;72(12):1253-379.

39. Cesar LA, Ferreira JF, Armaganijan D, et al; Sociedade Brasileira de Cardiologia. Guideline for stable coronary artery disease. Arq Bras Cardiol 2014;103(2 Suppl 2):1-56.

40. Hachamovitch R, Hayes SW, Friedman JD, Cohen I, Berman DS. Comparison of the short-term survival benefit associated with revascularization compared with medical therapy in patients with no prior coronary artery disease undergoing stress myocardial perfusion single photon emission computed tomography. Circulation 2003;107(23):2900-7.

41. De Bruyne B, Fearon WF, Pijls NH, et al. Fractional flow reserve-guided PCI for stable coronary artery disease. N Engl J Med 2014;371(13):1208-17.

42. Shaw LJ, Berman DS, Maron DJ, et al; COURAGE Investigators. Optimal medical therapy with or without percutaneous coronary intervention to reduce ischemic burden: results from the clinical outcomes utilizing revascularization and aggressive drug evaluation (COURAGE) trial nuclear substudy. Circulation 2008;117(10):1283-91.

43. Maron DJ, Hochman JS, Reynolds HR, et al; ISCHEMIA Research Group. Initial Invasive or Conservative Strategy for Stable Coronary Disease. N Engl J Med 2020;382(15):1395-407.

44. Velazquez EJ, Lee KL, Deja MA, et al; STICH Investigators. Coronary-artery bypass surgery in patients with left ventricular dysfunction. N Engl J Med 2011;364(17):1607-16.

45. Panza JA, Velazquez EJ, She L, et al. Extent of coronary and myocardial disease and benefit from surgical revascularization in ischemic LV dysfunction. J Am Coll Cardiol 2014;64(6):553-61.

46. Velazquez EJ, Lee KL, Jones RH, et al; STICHES Investigators. Coronary-artery bypass surgery in patients with ischemic cardiomyopathy. N Engl J Med 2016;374(16):1511-20.

47. Bangalore S, Guo Y, Samadashvili Z, et al. Revascularization in patients with multivessel coronary artery disease and severe left ventricular systolic dysfunction: everolimus eluting stents vs. coronary artery bypass graft surgery. Circulation 2016;133(2):2132-40.

48. de Azevedo DFC, Lima EG, Ribeiro MOL, et al. Critical analysis of the classic indications for myocardial revascularization. Rev Assoc Med Bras 2019;64(3):319-25.

16

ANGINA REFRATÁRIA

Luciana Oliveira Cascaes Dourado

INTRODUÇÃO

Angina do peito típica é definida como dor retroesternal do tipo opressão, queimação ou peso, irradiada para o pescoço, mandíbula, epigástrio, ombros e membros superiores, precipitada pelo exercício, clima frio, estresse emocional ou mesmo dor noturna (associada à síndrome da apneia obstrutiva do sono), de duração média de 2 a 10 minutos, que é aliviada com o repouso ou com o consumo de nitrato. Sintomas atípicos ou angina-equivalente, como dispneia, também são comuns principalmente em idosos, mulheres e diabéticos. A gravidade da angina pode ser classificada pela classe funcional proposta pela Canadian Cardiovascular Society (CCS), variando de I a IV (Tabela 16.1).

Tabela 16.1 Classificação da angina estável de acordo com a Canadian Cardiovascular Society.

CCS 1	Angina aos esforços extenuantes
CCS 2	Angina aos esforços habituais
CCS 3	Angina aos esforços menores do que os habituais
CCS 4	Angina ao repouso

Fonte: Desenvolvido pela autoria.

A doença arterial coronariana (DAC) é a causa mais frequente de angina e ocorre em situações de desequilíbrio entre oferta e demanda de oxigênio miocárdico, gerando isquemia. A presença do sintoma de angina estável dobra a chance de eventos cardiovasculares maiores em pacientes com DAC.

Angina refratária (AR) é uma condição crônica, ou seja, com mais de 3 meses de duração, em que o sintoma de angina limitante (CCS II a IV) se mantém apesar do tratamento clínico otimizado, isto é, controle adequado de doenças associadas e fatores de risco cardiovasculares, e utilização de 3 ou mais drogas antianginosas (se toleradas), em que a revascularização miocárdica (percutânea ou cirúrgica) não é considerada possível, seja pela anatomia coronariana difusamente acometida, seja por risco cirúrgico proibitivo [1].

RED FLAG Embora a mortalidade dos pacientes portadores de AR seja relativamente baixa, de 3 a 4% ao ano, é uma condição que implica importante prejuízo da qualidade de vida, sendo este o foco principal do manejo desses pacientes [1].

PREVALÊNCIA DA ANGINA REFRATÁRIA

De acordo com o relatório da American Heart Association [2], com base em dados da Pesquisa Nacional de Saúde e Nutrição (NHANES), de 2009 a 2012, estima-se que 15,5 milhões de americanos com 20 anos ou mais de idade têm DAC, resultando em uma prevalência de 7,6 % para homens e 5% para mulheres. Com base no mesmo documento, em 2012, havia 8,2 milhões de americanos vivendo com angina de peito, com uma incidência estimada de 565 mil casos recém-diagnosticados a cada ano.

Existe forte associação entre o envelhecimento e a prevalência de angina, como mostra a Figura 16.1. A prevalência exata de angina em diferentes países do mundo é difícil de determinar devido à falta de estudos epidemiológicos em larga escala. Em um dos poucos estudos que examinaram essa questão em 52 países de todos os continentes, compreendendo mais de 210 mil participantes, a prevalência de angina variou de 2,44% na Tunísia a 23,89% no Chade [3].

No entanto, a incidência de angina refratária é estimada entre 5 e 15% dos pacientes submetidos a cateterismo cardíaco [1]. Em um estudo realizado há mais de 20 anos, a incidência de angina refratária foi determinada em 11,8% com base na anatomia coronariana, defeitos de perfusão do miocárdio e sintomas [4]. Um estudo brasileiro com mais de 60 mil indivíduos mostrou que a frequência de angina moderada a grave é de 4,2%, mais comum em mulheres (5,2%) do que nos homens (3%) [5].

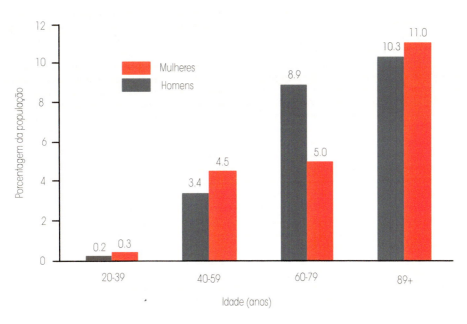

Figura 16.1 Prevalência de angina de peito por idade e sexo (National Health and Nutrition Examination Survey, 2009-2012; National Center for Health Statistics and National Heart, Lung, and Blood Institute).

Fonte: Adaptado de Mozaffarian D, et al. [2].

ABORDAGEM INICIAL DA ANGINA

A angina é tradicionalmente controlada com o adequado controle dos fatores de risco, medicações anti-isquêmicas e revascularização miocárdica (percutânea ou cirúrgica), sendo o tratamento baseado nos três princípios da cascata isquêmica: redução do consumo de oxigênio miocárdico; aumento do fluxo sanguíneo arterial coronariano; e maximização da capacidade sanguínea de transporte de oxigênio.

Inicialmente, medidas de mudança de estilo de vida, como a aderência à atividade física regular, devem ser incentivadas. A reabilitação cardiovascular baseada em exercícios é terapia adjuvante segura para os pacientes com angina estável, reduz mortalidade cardiovascular e hospitalização, além oferecer melhora do limiar de angina e da capacidade funcional.

Pacientes envolvidos nos programas de reabilitação aderem a hábitos de vida mais saudáveis, como abandono do tabagismo, controle do peso e da pressão arterial, potencializando o efeito do treinamento físico.

As drogas antianginosas devem ser consideradas sempre que houver o sintoma de angina ou seu equivalente. As diretrizes classificam as drogas antianginosas em 1ª linha (betabloqueadores, bloqueadores de canais de cálcio, nitratos de curta duração) ou 2ª linha (ivabradina, trimetazidina, ranolazina, nicorandil), com a recomendação de reservar as últimas para pacientes com contraindicações às de 1ª linha, ou que não as tolerem ou, ainda, se houver persistência da angina (Figura 16.2).

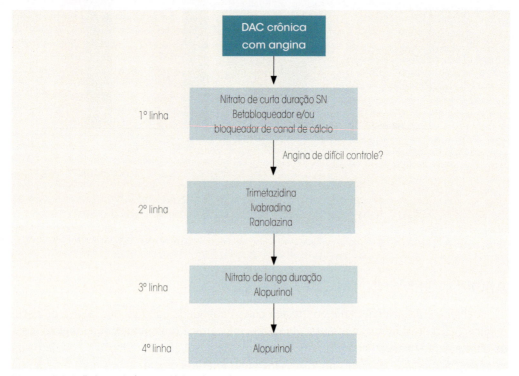

Figura 16.2 Tratamento farmacológico da angina.
Fonte: Desenvolvido pela autoria.

Muitas vezes, a associação de duas ou três drogas antianginosas se faz necessária, momento em que se deve levar em conta os efeitos hemodinâmicos provocados pela maioria dessas medicações, que podem agravar os sintomas quando utilizados em situações desfavoráveis, e a presença de comorbidades associadas [6]. Uma nova forma de abordagem do tipo "diamante" foi proposta para o tratamento antianginoso individualizado, em que a escolha da droga inicial, ou da associação delas, é baseada na fisiopatologia predominantemente envolvida no sintoma e nas comorbidades de cada paciente [7].

 Nenhuma das drogas antianginosas mostrou-se efetiva na melhora da sobrevida de pacientes com angina estável, atuando essencialmente no controle de sintomas.

NITRATOS DE CURTA DURAÇÃO

Os nitratos sublinguais de curta duração (dinitrato de isossorbida 5 mg) devem ser prescritos para todos os pacientes durante ou previamente aos episódios de angina (angina de limiar fixo), em razão de seu rápido efeito antianginoso. Inicialmente agem como venodilatadores, o que reduz a pré-carga e o volume ventricular e, consequentemente, tensão da parede miocárdica, provocando redução do consumo miocárdico de oxigênio. Além disso, promovem vasodilatação coronariana, redução da pressão diastólica ventricular e da pressão arterial sistêmica.

Os pacientes devem ser orientados a procurar atendimento médico caso o sintoma persista após a 3ª tomada sequencial de medicação antianginosa, com intervalo de 5 minutos entre elas.

BETABLOQUEADORES

Os betabloqueadores são as drogas de 1ª linha, principalmente em pacientes com fração de ejeção ventricular esquerda (FEVE) reduzida (< 40%), angina pós-infarto e insuficiência cardíaca, uma vez que melhoram sintomas e promovem redução de morte cardiovascular nessas condições. Atuam na redução da frequência cardíaca, contratilidade, condução atrioventricular e ectopias ventriculares. Esses efeitos resultam na redução do consumo miocárdico de oxigênio em repouso e ao esforço e aumento do tempo diastólico e da perfusão coronariana.

Os betabloqueadores não devem ser associados aos bloqueadores de canais de cálcio não diidropiridínicos pelo risco de bradicardia e bloqueios avançados.

BLOQUEADORES DE CANAIS DE CÁLCIO

Os bloqueadores de canais de cálcio diidropiridínicos (anlodipina, nifedipina) ou não diidropiridínicos (diltiazem e verapamil) atuam na inibição do influxo de cálcio da musculatura lisa da parede arterial e do miocárdio, respectivamente. Os diidropiridínicos reduzem a resistência vascular coronariana e sistêmica, provocando a redução de consumo miocárdico de oxigênio e melhorando a vasodilatação coronariana. Os não diidropiridínicos atuam na contratilidade miocárdica e no nó atrioventricular provocando efeitos inotrópicos e cronotrópicos negativos.

ANGINA DE DIFÍCIL CONTROLE

Pacientes que persistem sintomáticos após as medidas clínicas iniciais, que não sejam candidatos a procedimentos de revascularização, merecem revisão da prescrição, com a associação de drogas, além do ajuste fino entre elas em reavaliações clínicas frequentes, buscando otimização clínica e minimização dos efeitos colaterais que possam ocorrer.

A experiência mostra que pacientes inicialmente considerados como portadores de AR apresentam significativa melhora da angina com a intensificação do tratamento clínico. Os pacientes avaliados apresentam redução de 78,5% dos episódios semanais de angina, 53,7% da necessidade de consumo semanal de nitrato de curta duração e 50,7% de melhora de pelo menos uma classe funcional de angina.

Novas drogas utilizadas para o tratamento sintomático da angina estão disponíveis no mercado brasileiro e são alternativas nos casos de angina de difícil controle e que, eventualmente, podem ser prescritas como 1ª opção no tratamento antianginoso em casos selecionados. Além da associação das drogas de 2ª linha, drogas de 3ª e 4ª linhas (nitratos de longa duração e alopurinol, respectivamente), devem ser consideradas na otimização terapêutica.

IVABRADINA

Inibidor seletivo e específico da corrente If no nó sinusal, controla a despolarização diastólica espontânea no nódulo sinusal, reduz a frequência cardíaca e parece aumentar o fluxo sanguíneo coronariano e o desenvolvimento de circulação colateral, além da manutenção da função endotelial.

A sua utilização deverá ser feita em situações específicas, após o estudo SIGNIFY [8] mostrar que pacientes com angina sem disfunção ventricular esquerda apresentam maior mortalidade e incidência de bradicardia sintomática, especialmente naqueles com fibrilação atrial ou quando a medicação é associada ao diltiazem ou verapamil. O estudo mostrou que apesar da medicação reduzir a frequência cardíaca, não melhora os desfechos clínicos (morte cardiovascular ou infarto agudo do miocárdio (IAM) não fatal).

O estudo BEAUTIFUL [9], por sua vez, avaliou os efeitos da ivabradina em pacientes com angina estável e disfunção ventricular esquerda. Esse estudo também não mostrou nenhum benefício clínico (morte cardiovascular, internação hospitalar por IAM e internação hospitalar por insuficiência cardíaca nova ou piora de insuficiência cardíaca prévia) da ivabradina quando comparada com placebo

A ivabradina está indicada em pacientes com ritmo sinusal que mantenham FC ≥ 70 bpm, já em dose máxima tolerada de betabloqueador ou na sua contraindicação. Está contraindicada sua associação com diltiazem e verapamil. A dose máxima prescrita deverá ser de 7,5 mg duas vezes ao dia. Na ausência de melhora dos sintomas após 3 meses de uso, a droga deve ser suspensa.

TRIMETAZIDINA

Droga de efeito metabólico, inibe a 3-cetoacetil-CoA tiolase na mitocôndria, enzima envolvida na oxidação dos ácidos graxos, via preferencial de produção de ATP no miocárdio isquêmico. Dessa forma, otimiza o metabolismo aeróbio e, consequentemente, a eficiência energética do miócito.

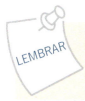

LEMBRAR: A trimetazidina é uma droga bastante segura, sem efeitos hemodinâmicos, amplamente utilizada em associação com as demais drogas sem ocorrência de interação, ou em monoterapia, quando necessário.

Dois ensaios clínicos randomizados mostraram que a trimetazidina é capaz de reduzir os episódios anginosos e melhorar a tolerância ao exercício [10,11]. Uma metanálise confirmou que a eficácia da trimetazidina é comparável à de outros tratamentos antianginosos não redutores da frequência cardíaca em pacientes com angina estável [12].

A dose habitual é de 35 mg duas vezes ao dia e deve ser reduzida para uma vez ao dia na insuficiência renal com clearance de creatinina entre 30 e 60 L/min, sendo contraindicada quando *clearance* for < 30 mL/min e na doença de Parkinson.

RANOLAZINA

Recentemente lançada no mercado brasileiro, o exato mecanismo de ação da ranolazina não é bem compreendido. Atua inibindo a corrente tardia de sódio, prevenindo a sobrecarga de cálcio intracelular e o consequente aumento da tensão diastólica da parede ventricular.

A melhora sintomática ocorre sem efeito hemodinâmico e, possivelmente, se deve à redução da tensão de parede do ventrículo esquerdo com redução no consumo miocárdico de oxigênio pela prevenção de sobrecarga de cálcio durante a isquemia.

A ranolazina foi avaliada em três estudos com pacientes com angina estável (MARISA [13], CARISA [14] e ERICA [15]) e em um grande estudo com pacientes com síndrome coronariana aguda sem supradesnivelamento do segmento ST (MERLIN-TIMI 36 [16]). Esses estudos mostraram uma melhora no desempenho do exercício e uma diminuição nas crises de angina. A ranolazina tem eficácia semelhante em pacientes mais jovens e idosos.

Pelo mesmo mecanismo, provoca prolongamento do intervalo QT corrigido (efeito dose-dependente). A dose recomendada é de 500 a 1000 mg duas vezes ao dia, havendo necessidade de avaliação com eletrocardiograma após a sua introdução.

> A ranolazina é contraindicada em pacientes com insuficiência hepática e cirrose, situações em que a droga permanece recirculante, o que aumenta o risco de QT longo.

NICORANDIL

Ainda não disponível no Brasil, o nicorandil é um éster de nitrato de nicotinamida e um ativador dos canais de potássio adenosina-sensíveis. Exerce efeito antianginoso aumentando o fluxo sanguíneo coronariano, prevenindo vasoespasmo e provocando vasodilatação arterial, assim como exercendo algum efeito metabólico. Seus principais efeitos colaterais são cefaleia, taquicardia, hipotensão e *flush*. O uso concomitante com aspirina aumenta risco de efeitos colaterais gastrointestinais, incluindo sangramento e perfuração.

O estudo IONA [17] comparou nicorandil *versus* placebo em pacientes com angina estável e fatores de risco adicionais. O estudo concluiu que em pacientes com angina estável, a terapia antianginosa com nicorandil resulta em melhora significativa no desfecho composto de morte, infarto do miocárdio não fatal ou admissão não planejada por dor torácica cardíaca. No entanto, uma análise um pouco mais minuciosa mostra algumas fragilidades do estudo:

1. embora este estudo apoie o efeito benéfico do nicorandil, betabloqueadores foram utilizados apenas 57% desses pacientes;
2. nenhuma informação foi fornecida a respeito da frequência de revascularização nos dois grupos de pacientes;
3. a redução do desfecho primário deveu-se principalmente à redução na taxa de hospitalização por dor torácica, que é um desfecho subjetivo, sujeito a viés. Não houve redução de morte coronariana ou IAM não fatal.

NITRATOS DE LONGA DURAÇÃO

Por muito tempo foram considerados drogas de 1ª linha no tratamento da angina (e ainda muito utilizadas como tal no sistema público de saúde pela disponibilidade e pelo custo). Atualmente, são considerados drogas de 3ª linha. Quando utilizados por períodos prolongados e sem um intervalo mínimo de 8 a 10 horas entre uma das tomadas, perdem a efetividade por induzirem tolerância.

A piora da função endotelial é uma potencial complicação dos nitratos de longa duração, motivo pelo qual seu uso rotineiro vem sendo abandonado.

ALOPURINOL

Droga antiga no tratamento da hiperuricemia, e de baixo custo, esse inibidor da xantina oxidase demonstrou reduzir o consumo miocárdico de oxigênio por meio da melhora da vasodilatação endotélio-dependente e do estresse oxidativo, além de aumentar o limiar de isquemia em avaliação eletrocardiográfica de esforço quando utilizado em altas doses (600 mg ao dia). Pode ser considerado opção terapêutica, embora ainda faltem estudos clínicos que corroborem sua eficácia.

ANGINA REFRATÁRIA

Na falência de controle sintomático com as medidas consideradas convencionais, terapias alternativas mais ou menos invasivas – experimentais ou já aprovadas para uso clínico – surgem com o objetivo essencial de promover melhora da qualidade de vida dos pacientes que convivem com a dor crônica e o medo de um evento cardiovascular fatal, motivos que justificam sua associação frequente com o diagnóstico de depressão [18].

Em relação às opções terapêuticas alternativas, não existe superioridade de uma em relação à outra, principalmente no que tange ao prognóstico. Além disso, as técnicas não são excludentes, isto é, na falência de resultado de uma, é possível que outra alternativa seja tentada.

TERAPIAS NÃO INVASIVAS

Terapia com ondas de choque

De utilização experimental no Brasil, a terapia com ondas de choque extracorpórea é realizada com um sistema gerador de baixa energia (1/10 da energia utilizada em litotripsia) guiado por ecocardiografia que fornece pulsos de pressão acústica breves e de alta amplitude para exercer um estresse mecânico focal aos territórios miocárdicos isquêmicos (previamente determinados por exame de imagem com avaliação de perfusão miocárdica). Nos tecidos, as microbolhas que ocorrem naturalmente dentro e fora das células oscilam e colapsam em resposta ao campo acústico. Juntas, a onda de estresse e o efeito de cavitação induzem estresse de cisalhamento local, que promove a expressão *in situ* de substâncias quimioatraentes, com o objetivo de induzir vasodilatação e neovascularização miocárdica.

Diversos pequenos estudos clínicos, poucos randomizados e controlados, mostram a segurança do método, com resultados promissores, com melhora da angina, da perfusão miocárdica, do consumo de nitrato, da qualidade de vida, da capacidade funcional e até da função ventricular esquerda, com efeito sustentado após o tratamento [19].

Ainda não está previsto nas diretrizes americana [20] e europeia [21] como opção terapêutica, embora já aprovada no Japão como tratamento médico altamente avançado para casos selecionados de pacientes com angina refratária a outras terapias. O tratamento é realizado em sessões ao longo de 4 a 9 semanas.

Reabilitação cardiovascular baseada em exercício

O papel do exercício ainda não está bem estabelecido no cenário da AR, não sendo previsto, ainda, nas diretrizes como tratamento adjuvante.

As evidências sobre segurança e efetividade baseiam-se no resultado de apenas uma publicação, até o momento, envolvendo essa população [22]. O estudo demonstrou aumento significativo na capacidade funcional no grupo exercício comparado ao grupo controle, embora sem mudança na intensidade ou frequência da angina em ambos os grupos. Além disso, não houve relato de eventos adversos durante o estudo.

Estudo em andamento no Instituto do Coração do Hospital das Clínicas da Faculdade de Medicina da Universidade de São Paulo (InCor-HCFMUSP) está avaliando a segurança e os efeitos do exercício em pacientes com AR. Dados preliminares demonstram que a reabilitação cardíaca baseada em exercício físico pode ser segura, mesmo sendo realizada no limiar de angina/isquemia para estes pacientes.

Contrapulsação externa facilitada

A contrapulsação externa facilitada (CPEF) é uma terapia não invasiva, ainda não disponível no Brasil para uso clínico. É utilizada há muitos anos em centros de AR em outros países. Muitos estudos clínicos, desde a década de 1990, demonstraram redução dos episódios de angina, do consumo de nitrato, da melhora da tolerância ao esforço e do limiar de isquemia.

O estudo mais importante sobre CPEF foi o MUST-EECP [23], que envolveu 139 pacientes com DAC avançada e AR. O estudo comparou 35 horas de CPEF ativa com CPEF inativa. Embora tenha havido aumento na duração total do exercício nos dois grupos, o tempo para a depressão do segmento ST induzida pelo exercício aumentou significativamente e a angina foi menos frequente em pacientes que receberam CPEF ativa.

A CPEF consiste de um equipamento com princípios hemodinâmicos baseados no balão intra-aórtico, com monitorização eletrocardiográfica e três conjuntos de manguitos pneumáticos colocados ao redor das extremidades inferiores que inflam sequencialmente no sentido distal para proximal durante a diástole, aumentando o fluxo sanguíneo coronariano e desinflam na sístole, diminuindo a pós-carga e aumentando o retorno venoso (Figura 16.3). Os protocolos são geralmente de 35 sessões de 1 hora cada, durante 5 semanas.

O mecanismo de melhora é multifatorial e não totalmente compreendido, sobretudo no que diz respeito ao seu efeito sustentado. A redução aguda da pré-carga reduz a demanda miocárdica e aumenta o fluxo sanguíneo coronariano [26]. A CPEF possivelmente gera abertura de vasos colaterais pré-formados, arteriogênese e angiogênese. Aumento do fluxo sanguíneo e estresse de cisalhamento também podem melhorar a função endotelial coronariana, favorecendo a vasodilatação e a perfusão miocárdica [26]. Além disso, a melhora do endotélio pode ainda promover a formação de colaterais por arteriogênese e angiogênese [26]. Além de um treinamento periférico, considera-se que um efeito placebo também possa contribuir para o benefício sintomático da terapêutica com CPEF.

A CPEF (35 sessões de 1 hora cada, durante 7 semanas) é aprovada e reembolsada nos Estados Unidos e em alguns países da Europa para o tratamento sintomático da AR.

> A CPEF é contraindicada em pacientes com insuficiência cardíaca descompensada, doença arterial periférica grave (incluindo aneurisma da aorta abdominal), insuficiência aórtica grave, gestação e presença de arritmias que possam prejudicar o disparo do dispositivo.

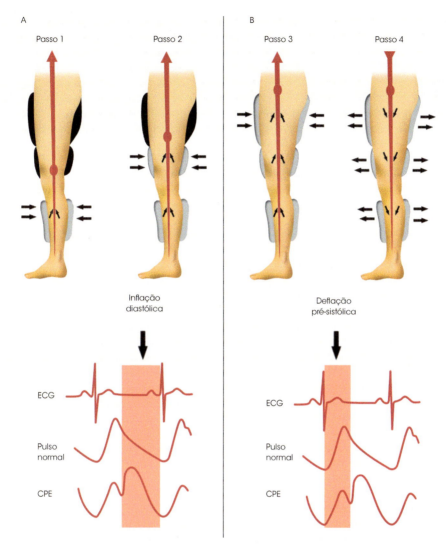

Figura 16.3 (A) Uma série de manguitos inflam sequencialmente da extremidade distal para proximal, seguida por rápida deflação. (B) Contrapulsação externa (CPE) e sua relação com o eletrocardiograma e a forma de onda de pulso.

Fonte: Adaptado de Sinvhal,RM, et al. [24] e Mediquip Y [25].

TERAPIAS INVASIVAS

Intervenção coronariana percutânea para oclusão total crônica

As oclusões totais crônicas coronarianas (OTC) são definidas como um segmento ocluído (fluxo 0) por ≥ 3 meses de duração. Até 50% dos pacientes submetidos à coronariografia por angina apresentam coronárias cronicamente ocluídas.

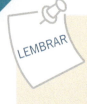

Apesar de a angioplastia de uma OTC ser um procedimento de alta complexidade – exige profissionais experientes e treinados, materiais especiais, além da seleção adequada dos pacientes apropriados para o procedimento –, as taxas de sucesso têm crescido de forma considerável, chegando a 91% [27], com baixas taxas de complicação.

O estudo OPEN-CTO [28], com braço único, envolveu 1.000 pacientes com OTC submetidos à intervenção coronariana percutânea (ICP) e mostrou baixo índice de complicações relacionados ao procedimento (mortalidade hospitalar e em 1 mês foi de 0,9% e 1,3%, respectivamente, e perfurações com necessidade de tratamento de 4,8%). A qualidade de vida dos pacientes melhorou significativamente após 1 mês. A taxa de sucesso da ICP foi de 86%.

O estudo DECISION-CTO [29], por sua vez, mostrou que a ICP de rotina não é superior ao tratamento clínico otimizado isoladamente na redução de desfechos cardiovasculares em pacientes com pelo menos uma oclusão total crônica. Além disso, o estudo não mostrou impacto da ICP sobre a qualidade de vida.

O estudo EXPLORE [27] também avaliou a ICP em OCT, porém, o foco foi pacientes com IAM com supra de ST submetidos à ICP primária com OCT coexistente. O estudo não demonstrou melhora na função do ventrículo esquerdo com a ICP. Importante destacar que a taxa de sucesso da ICP foi de 91,1% nesse estudo, um índice bastante alto.

Portanto, a angioplastia de uma OTC pode proporcionar melhora da angina e da qualidade de vida, sendo uma opção em pacientes com AR e OTC [30]. No entanto, as evidências mostram que tal procedimento não reduz desfechos cardiovasculares adversos.

Estreitamento do seio coronariano

Ainda não disponível para uso clínico no Brasil, o implante de um redutor de seio coronariano demonstrou melhora de sintomas em pacientes com AR, de acordo com o estudo multicêntrico randomizado COSIRA [31], que envolveu 104 pacientes com AR. O implante do dispositivo resultou em significativa melhora da angina e qualidade de vida em relação ao grupo controle.

Recentemente, Giannini F, et al. [32] relataram suas experiências com 50 pacientes e também mostraram melhora dos sintomas anginosos e da qualidade de vida dos pacientes com AR.

O estreitamento do seio venoso é realizado com um dispositivo metálico acoplado a um cateter-balão e implantado no seio venoso por via percutânea transjugular (Figura 16.4) [33]. Apresenta forma de ampulheta, de forma que exerce efeito de obstrução parcial ao fluxo venoso coronariano, aumentando retrogradamente a pressão de perfusão coronariana e favorecendo a perfusão dos territórios isquêmicos.

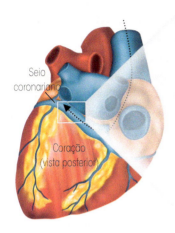
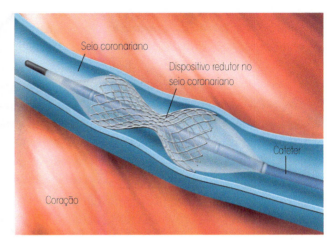

Figura 16.4 Sistema redutor do seio coronariano. O sistema completo para o dispositivo redutor de seio coronariano compreende um dispositivo de malha metálico pré-montado em um cateter-balão e com a forma de uma ampulheta quando expandido. Após a implantação do dispositivo no seio coronariano, a interrupção do fluxo local e a reação vascular levam a uma resposta hiperplásica na parede do vaso, com oclusão das fenestrações da malha metálica. O orifício central do dispositivo permanece patente e torna-se o único caminho para o fluxo sanguíneo através do seio coronariano, levando ao desenvolvimento de um gradiente de pressão a montante que resulta na redistribuição do sangue do epicárdio menos isquêmico para o endocárdio isquêmico.

Fonte: Adaptado de Verheye S, et al. [31].

Neuromodulação

Várias abordagens para modular os sinais nociceptivos são usadas em pacientes com AR, dos quais o implante de neuroestimulador na medula espinhal é o que comporta maior nível de evidência.

A neuromodulação envolve a colocação de eletrodos multipolares no espaço epidural que fornecem uma corrente elétrica às raízes nervosas dorsais, entre C7 e T1. Um gerador de pulsos implantado no subcutâneo, controlado pelo paciente, permite a estimulação no início da angina, induzindo a parestesia no local do desconforto torácico.

Os estímulos normalmente são programados para que sejam disparados por 1 hora, três vezes ao dia, além de estímulos de demanda durante os episódios de angina.

Recente metanálise de sete pequenos estudos randomizados (em que o grupo controle usou neuroestimulador desligado) mostrou redução no consumo de nitrato, na frequência da angina e melhora parcial da qualidade de vida [34]. Todavia, houve maior risco de eventos cerebrovasculares nos pacientes submetidos ao implante do neuroestimulador, independentemente do grupo.

Ensaios clínicos randomizados controlados por grupo "sham" seriam necessários para confirmar a eficácia e o custo-efetividade, mas esbarram nos desafios potenciais, particularmente éticos, em relação ao recrutamento de pacientes.

TERAPIA GÊNICA

Durante a última década, tem havido muito interesse no desenvolvimento de tratamentos que reconstruam a arquitetura vascular do miocárdio isquêmico para tratar a angina refratária [35-37].

O fator prototípico de crescimento endotelial vascular (VEGF) e o fator de crescimento de fibroblastos (FGF) são administrados diretamente como proteínas ou por meio de um vetor de adenovírus que liga os genes nas células do miocárdio que produzem esses fatores de crescimento. Eles geralmente são entregues dentro da coronária, mas outras vias também têm sido usadas, como administração pericárdica, perfusão coronariana retrógrada (através do seio coronariano) ou injeção intramiocárdica direta (com técnicas de orientação para localizar as áreas isquêmicas). Até o momento, nenhum ensaio clínico foi conclusivo, embora a administração intracoronária tenha sido considerada segura.

Poucos estudos avaliaram a injeção direta de fatores de crescimento na circulação coronariana de pacientes com angina refratária. Uma dose baixa ou alta de VEGF humano recombinante (rhVEGF) foi injetada em 178 pacientes, seguida de infusões de placebo ou intravenosas do fator nos três dias subsequentes [38]. Após 120 dias, os pacientes que receberam altas doses tiveram menos ataques de angina, mas nenhum efeito foi observado no tempo de duração do exercício quando comparado com placebo.

No maior ensaio clínico randomizado que envolveu 337 pacientes, o tempo de duração do exercício não melhorou, mas a angina clínica melhorou significativamente aos 90 dias, mas não aos 180 dias com o rhVEGF comparado ao placebo [39].

Diversos autores têm estudado a estimulação da angiogênese por intermédio de vetores de adenovírus ou injeção do plasmídeo no miocárdio. No estudo AGENT [40], 79 pacientes receberam FGF-4 ligado a um vetor de adenovírus 5 administrado por injeção intracoronária. O estudo mostrou alguma melhoria nos defeitos de perfusão reversíveis e uma tendência para melhorar o tempo de duração no exercício. Em outro estudo, 532 pacientes receberam uma única injeção de FGF-4 através de adenovírus 5 [41]. Um benefício significativo foi observado em mulheres, mas nenhuma diferença foi observada no tempo de duração do exercício entre terapia gênica e placebo.

TERAPIA CELULAR

Realizada ainda de forma experimental, a terapia celular baseia-se no potencial das células-tronco de proteger, reparar e regenerar o coração. Células CD34+ derivadas da medula óssea, que têm potencial hematopoiético e endotelial, mostraram-se capazes de promover neovascularização no miocárdio isquêmico.

Em um ensaio de fase inicial 1/2, 167 pacientes com angina refratária foram randomizados para placebo ou duas doses de células-tronco CD34+ injetadas diretamente no miocárdio [42]. Foram observados melhoras significativas na frequência da angina e no tempo de duração do exercício nos pacientes tratados com terapia celular.

Metanálise conduzida para determinar o efeito das células CD34+ em comparação com placebo mostrou que a administração intramiocárdica de células CD34+ foi associada a significativa menor frequência de angina, melhora no tempo de exercício e à redução de mortalidade por todas as causas [43]. Com base nesses dados, a terapia celular CD34+ recebeu a designação de terapia avançada de medicina regenerativa nos Estados Unidos para uso em AR.

REVASCULARIZAÇÃO TRANSMIOCÁRDICA A LASER

A revascularização transmiocárdica a *laser* (RTML) foi desenvolvida de acordo com a teoria de que os canais no miocárdio transportariam sangue da cavidade ventricular diretamente para o miocárdio, de modo similar aos corações de répteis. No entanto, o mecanismo de melhora mais provável está relacionado à angiogênese ou denervação pela lesão provocada pelo laser. A RTML é realizada por via epicárdica, durante um procedimento cirúrgico (minitoracotomia ou robótica), ou por via endocárdica (percutânea), em que tiros de *laser* perfuram o miocárdio, criando canais que se fecham em até 24 horas.

Diversos estudos demonstraram melhora da angina e da qualidade de vida em pacientes submetidos à RTML. Entretanto, o estudo DIRECT [44] falhou em demonstrar algum benefício quando comparado à terapia médica otimizada em termos de sobrevida, melhora da classe funcional de angina, qualidade de vida ou perfusão miocárdica.

LEMBRAR Atualmente, a RTML está contraindicada quando realizada isoladamente pela ausência de benefícios estabelecidos, além de estar associada à mortalidade de até 12% e complicações graves no período perioperatório (tamponamento cardíaco, arritmias ventriculares, choque cardiogênico).

AFÉRESE DE LIPOPROTEÍNA (A)

Terapia experimental não disponível no Brasil, a aférese de lipoproteína (a) reduz temporariamente os níveis de lipoproteína (a) em até 75%. Em um estudo com 20 pacientes com AR e níveis de lipoproteína (a) > 500 mg/dL, que foram randomizados para 3 meses de aférese semanal ou simulação, houve melhora significativa no grupo tratamento ativo em relação às medidas quantitativas de perfusão miocárdica, capacidade de exercício, sintomas e qualidade de vida [45].

TRANSPLANTE CARDÍACO

A indicação de transplante cardíaco em pacientes sem insuficiência cardíaca sistólica refratária é particularmente difícil, pois não existem métodos validados para estimar seu prognóstico. Nesse cenário, a listagem para transplante cardíaco baseia-se em um risco iminente de morte (por exemplo, tempestade arrítmica), evidência de fase terminal (por exemplo, sinais de caquexia cardíaca) ou grave deterioração prolongada da qualidade de vida (por exemplo, incapacidade de alta hospitalar).

Obviamente, sempre devem ser tentadas terapias alternativas quando julgadas viáveis, e o transplante cardíaco ainda permanecerá como a última escolha [46].

Dessa forma, embora esteja previsto como uma opção terapêutica para alívio sintomático de pacientes com AR, o transplante cardíaco permanece sendo a última alternativa de tratamento, fato justificado pela função ventricular esquerda geralmente preservada e mortalidade relativamente baixa dos pacientes com AR.

HEART TEAM E ANGINA REFRATÁRIA

Apesar da capacidade crescente de obter revascularização coronariana completa e novos tratamentos atualmente em vários estágios de desenvolvimento para pacientes com angina refratária, poucas opções estão disponíveis no Brasil. Além disso, é necessária uma abordagem abrangente do *Heart Team* para coordenar o atendimento a esse grupo de pacientes crescente e desafiador.

Semelhante à abordagem do *Heart Team* usada para doenças cardíacas estruturais, o *Heart Team* para angina refratária deve incluir médicos especializados em revascularização coronariana percutânea e cirúrgica complexa, radiologistas para diagnosticar isquemia usando várias modalidades (ecocardiograma, medicina nuclear e tomografia computadorizada coronariana) e médicos especializados em esquemas de medicamentos adaptados ao paciente. Os médicos que cuidam desses pacientes devem ter conhecimento sobre novas terapêuticas, como terapia celular e oclusores do seio coronariano.

CONCLUSÃO

A Figura 16.5 apresenta um esquema conciso sobre a abordagem da angina e da angina refratária detalhadas neste capítulo.

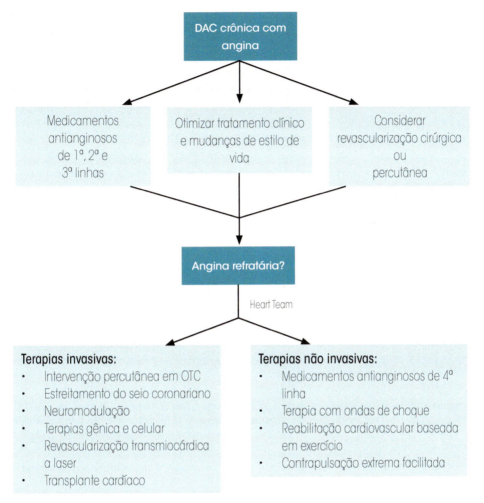

Figura 16.5 Fluxograma de abordagem da angina e angina refratária.
OTC: oclusão total crônica coronariana; DAC: doença arterial coronariana; OTC: oclusão total crônica.
Fonte: Desenvolvido pela autoria.

REFERÊNCIAS

1. Mannheimer C, Camici P, Chester MR, et al. The problem of chronic refractory angina; report from the ESC Joint Study Group on the Treatment of Refractory Angina. Eur Heart J 2002;23(5):355-70.

2. Mozaffarian D, Benjamin EJ, Go AS, et al; on behalf of the American Heart Association Statistics Committee and Stroke Statistics Subcommittee. Heart disease and stroke statistics - 2016 update: a report from the American Heart Association. Circulation 2016;133:e38-e360.

3. Liu L, Ma J, Yin X, Kelepouris E, Eisen HJ. Global variability in angina pectoris and its association with body mass index and poverty. Am J Cardiol 2011;107(5):655-61.

4. Mukherjee D, Bhatt DL, Roe MT, Patel V, Ellis SG. Direct myocardial revascularization and angiogenesis - how many patients might be eligible? Am J Cardiol 1999;84(5):598-600,A8.

5. Lotufo PA, Malta DC, Szwarcwald CL, Stopa SR, Vieira ML, Bensenor IM. Prevalence of angina pectoris in the Brazilian population from the Rose questionnaire: analysis of the National Health Survey, 2013. Rev Bras Epidemiol 2015;18(2suppl):123-31.

6. Dourado LO, Poppi NT, Adam EL, et al. The effectiveness of intensive medical treatment in patients initially diagnosed with refractory angina. Int J Cardiol 2015;186:29-31.

7. Ferrari R, Camici PG, Crea F, et al. Expert consensus document: a "diamond" approach to personalized treatment of angina. Nat Rev Cardiol 2018;15(2):120-32.

8. Fox K, Ford I, Steg PG, Tardif JC, Tendera M, Ferrari R; SIGNIFY Investigators. Ivabradine in stable coronary artery disease without clinical heart failure. N Engl J Med 2014;371(12):1091-9.

9. Fox K, Ford I, Steg PG, Tendera M, Ferrari R; BEAUTIFUL Investigators. Ivabradine for patients with stable coronary artery disease and left-ventricular systolic dysfunction (BEAUTIFUL): a randomised, double-blind, placebo-controlled trial. Lancet 2008;372(9641):807-16.

10. Szwed H, Pachocki R, Domzal-Bochenska M, et al. Efficacité et tolérance de la trimétazidine, antiangoreux métabolique, en association avec un antiangoreux hémodynamique dans l'angor d'effort stable. TRIMPOL I une étude multicentrique [Efficacy and tolerance of trimetazidine, a metabolic antianginal, in combination with a hemodynamic antianginal in stable exertion angina. TRIMPOL I, a multicenter study]. Presse Med 2000;29(10):533-8.

11. Szwed H, Sadowski Z, Elikowski W, et al. Combination treatment in stable effort angina using trimetazidine and metoprolol: results of a randomized, double-blind, multicentre study (TRIMPOL II). TRIMetazidine in POLand. Eur Heart J 2001;22(24):2267-74.

12. Danchin N, Marzilli M, Parkhomenko A, Ribeiro JP. Efficacy comparison of trimetazidine with therapeutic alternatives in stable angina pectoris: a network meta-analysis. Cardiology 2011;120(2):59-72.

13. Chaitman BR, Skettino SL, Parker JO, et al; MARISA Investigators. Anti-ischemic effects and long-term survival during ranolazine monotherapy in patients with chronic severe angina. J Am Coll Cardiol 2004;43(8):1375-82.

14. Chaitman BR, Pepine CJ, Parker JO, et al; Combination Assessment of Ranolazine In Stable Angina (CARISA) Investigators. Effects of ranolazine with atenolol, amlodipine, or diltiazem on exercise tolerance and angina frequency in patients with severe chronic angina: a randomized controlled trial. JAMA 2004;291(3):309-16.

15. Stone PH, Gratsiansky NA, Blokhin A, Huang IZ, Meng L; ERICA Investigators. Antianginal efficacy of ranolazine when added to treatment with amlodipine: the ERICA (efficacy of ranolazine in chronic angina) trial. J Am Coll Cardiol 2006;48(3):566-75.

16. Morrow DA, Scirica BM, Karwatowska-Prokopczuk E, et al; MERLIN-TIMI 36 Trial Investigators. Effects of ranolazine on recurrent cardiovascular events in patients with non-ST-elevation acute coronary syndromes: the MERLIN-TIMI 36 randomized trial. JAMA 2007;297(16):1775-83.

17. IONA Study Group. Effect of nicorandil on coronary events in patients with stable angina: the impact of nicorandil in angina (IONA) randomised trial. Lancet 2002;359(9314):1269-75.

18. Sainsbury PA, Fisher M, de Silva R. Alternative interventions for refractory angina. Heart 2017;103(23):1911-22.

19. Kikuchi Y, Ito K, Shindo T, et al. A multicenter trial of extracorporeal cardiac shock wave therapy for refractory angina pectoris: report of the highly advanced medical treatment in Japan. Heart Vessels 2019;34(1):104-13.

20. Fihn SD, Blankenship JC, Alexander KP, et al. 2014 ACC / AHA / AATS / PCNA / SCAI / STS focused update of the guideline for the diagnosis and management of patients with stable ischemic heart disease: a report of the American College of Cardiology/American Heart Association Task Force on Practice Guidelines, and the American Association for Thoracic Surgery, Preventive Cardiovascular Nurses Association, Society for Cardiovascular Angiography and Interventions, and Society of Thoracic Surgeons. Circulation 2014;130(19):1749-67.

21. Montalescot G, Sechtem U, Achenbach S, et al. 2013 ESC guidelines on the management of stable coronary artery disease: the Task Force on the management of stable coronary artery disease of the European Society of Cardiology. Eur Heart J 2013;34(38):2949-3003.

22. Asbury EA, Webb CM, Probert H, et al. Cardiac rehabilitation to improve physical functioning in refractory angina: a pilot study. Cardiology 2012;122(3):170-7.

23. Arora RR, Chou TM, Jain D, et al. The multicenter study of enhanced external counterpulsation (MUST-EECP): effect of EECP on exercise-induced myocardial ischemia and anginal episodes. J Am Coll Cardiol 1999;33(7):1833-40.

24. Sinvhal RM, Gowda RM, Khan IA. Enhanced external counterpulsation for refractory angina pectoris. Heart 2003;89:830-3.

25. Yati Mediquip. ECP Machine (External CounterPulsation). 2018. Disponível em: www.yatimediquip.com/what-is-ecp.html.

26. Raza A, Steinberg K, Tartaglia J, Frishman WH, Gupta T. enhanced external counterpulsation therapy: past, present, and future. Cardiol Rev 2017;25(2):59-67.

27. Henriques JP, Hoebers LP, Råmunddal T, et al. Percutaneous Intervention for concurrent chronic total occlusions in patients with STEMI: the EXPLORE Trial. J Am Coll Cardiol 2016;68(15):1622-32.

28. Sapontis J, Salisbury AC, Yeh RW, et al. early procedural and health status outcomes after chronic total occlusion angioplasty: a report from the OPEN-CTO registry (outcomes, patient health status, and efficiency in chronic total occlusion hybrid procedures). JACC Cardiovasc Interv 2017;10:1523-34.

29. Lee SW, Lee PH, Ahn JM, et al. Randomized trial evaluating percutaneous coronary intervention for the treatment of chronic total occlusion: the DECISION-CTO Trial. Circulation 2019;139(14):1674-83.

30. Galassi AR, Brilakis ES, Boukhris M, et al. Appropriateness of percutaneous revascularization of coronary chronic total occlusions: an overview. Eur Heart J 2016;37(35):2692-700.

31. Verheye S, Jolicoeur EM, Behan MW, et al. Efficacy of a device to narrow the coronary sinus in refractory angina. N Engl J Med 2015;372(6):519-27.

32. Giannini F, Baldetti L, Ponticelli F, et al. Coronary sinus reducer implantation for the treatment of chronic refractory angina. J Am Coll Cardiol Intv 2018;11:784-92.

33. Konigstein M, Giannini F, Banai S. The reducer device in patients with angina pectoris: mechanisms, indications, and perspectives. Eur Heart J 2018;39(11):925-33.

34. Wang S, Li Q, Fang H, et al. Spinal cord stimulation versus other therapies in patients with refractory angina: a meta-analysis. Transl Perioper Pain Med 2017;2(1):31-41.

35. Attanasio S, Schaer G. Therapeutic angiogenesis for the management of refractory angina: current concepts. Cardiovasc Ther 2011;29:e1-11.

36. Simons M, Bonow RO, Chronos NA, et al. Clinical trials in coronary angiogenesis: issues, problems, consensus: an expert panel summary. Circulation 2000;102:E73-E86.

37. Henry TD. Therapeutic angiogenesis. BMJ 1999;318:1536-39.

38. Henry TD, Annex BH, McKendall GR, et al; the VIVA Investigators. The VIVA trial: vascular endothelial growth factor in Ischemia for vascular angiogenesis. Circulation 2003;107:1359-65.

39. Simons M, Annex BH, Laham RJ, et al. Pharmacological treatment of coronary artery disease with recombinant fibroblast growth factor-2: double-blind, randomized, controlled clinical trial. Circulation 2002;105:788-93.

40. Grines CL, Watkins MW, Helmer G, et al. Angiogenic gene therapy (AGENT) trial in patients with stable angina pectoris. Circulation 2002;105:1291-7.

41. Henry TD, Grines CL, Watkins MW, et al. Effects of Ad5FGF-4 in patients with angina: an analysis of pooled data from the AGENT-3 and AGENT-4 trials. J Am Coll Cardiol 2007;50:1038-46.

42. Losordo DW, Henry TD, Davidson C, et al; the ACT34-CMI Investigators. Intramyocardial, autologous CD34+ cell therapy for refractory angina. Circ Res 2011;109:428-36.

43. Henry TD, Losordo DW, Traverse JH, et al. Autologous CD34+ cell therapy improves exercise capacity, angina frequency and reduces mortality in no-option refractory angina: a patient-level pooled analysis of randomized double-blinded trials. Eur Heart J 2018;39(23):2208-16.

44. Leon MB. DIRECT (DMR In Regeneration of Endomyocardial Channels Trial). Presented at: Late-Breaking Trials, Transcatheter Cardiovascular Therapeutics; October 19, 2000, Washington DC.

45. Khan TZ. Can Lipoprotein apheresis offer a therapeutic role in the management of patients with refractory angina and raised lipoprotein(a)? Ther Apher Dial 2018;22(1):5-7.

46. Caliskan K, Balk AH, Wykrzykowska JJ, et al. How should I treat an unusual referral for heart transplantation? EuroIntervention 2010;5(7):861-5.

17 CARDIOMIOPATIA ISQUÊMICA

Thiago Luis Scudeler

INTRODUÇÃO

Cardiomiopatia isquêmica (CMI) continua sendo a causa mais comum de morte em todo o mundo de acordo com dados da Organização Mundial de Saúde (OMS) e é a causa mais comum de insuficiência cardíaca no mundo desenvolvido [1-4]. Insuficiência cardíaca secundária à CMI é um fator independente de mortalidade em comparação com a etiologia não isquêmica [5,6]. Sua crescente incidência tem sido atribuída ao sucesso da intervenção coronariana percutânea primária e trombolítica no infarto agudo do miocárdio (IAM), levando a uma maior sobrevida do paciente, embora muitas vezes à custa de um aumento da morbidade devido ao remodelamento do ventrículo esquerdo (VE) e disfunção miocárdica crônica.

Cardiomiopatia isquêmica (CMI) é definida como disfunção sistólica do VE com um ou mais dos seguintes critérios: histórico de revascularização miocárdica ou IAM prévio; estenose superior a 75% no tronco da coronária esquerda ou na artéria descendente anterior esquerda; ou dois ou mais vasos com estenoses superiores a 75% [7].

Existem múltiplos mecanismos atribuídos ao desenvolvimento da CMI, incluindo fatores mecânicos e neuro-hormonais [8], porém o conceito fisiopatológico de hibernação do miocárdio tem atraído particular interesse nas últimas décadas. Rahimtoola foi um dos primeiros a propor o termo hibernação miocárdica após a observação de que pacientes com disfunção do VE recuperavam a função após revascularização cirúrgica [9,10].

O miocárdio hibernante é uma definição retrospectiva baseada na evidência de recuperação da função ventricular esquerda após revascularização miocárdica [11]. Provavelmente decorre do processo adaptativo à isquemia repetitiva secundário ao fluxo de sangue miocárdico cronicamente reduzido e à reserva de fluxo coronariano reduzida, em virtude de uma perda do aparelho contrátil, o que resulta numa redução da demanda [10]. Na prática, o termo "cardiomiopatia isquêmica" abrange um espectro de estados fisiopatológicos, que variam do atordoamento miocárdico à hibernação e presença de cicatrizes.

As terapias atuais baseadas em evidências visam o tratamento do remodelamento do VE, atenuando o impacto do sistema nervoso simpático no coração e também inibindo o sistema renina-angiotensina-aldosterona, por intermédio de bloqueadores dos receptores []-adrenérgicos e inibidores da enzima conversora de angiotensina (IECA). O papel da revascularização permanece incerto naqueles pacientes sem uma clara indicação de revascularização do miocárdio. Isso é consequência do estudo STICH [12], cujos resultados contradisseram aqueles de um grande número de estudos observacionais prévios [13,14].

ADAPTAÇÃO *VERSUS* PATOLOGIA

A CMI consiste em um espectro de estados fisiopatológicos relacionados ao *matching* e *mismatching* da contração e perfusão [15]. Um modelo de isquemia em cães da década de 1980 demonstrou uma correlação entre o fluxo sanguíneo do miocárdio e a função contrátil regional, em que pequenas reduções no fluxo coronariano resultaram em reduções significativas na função miocárdica regional [16]. Também foi demonstrado que a reserva de fluxo coronariano é reduzida e mudanças no metabolismo são observadas em áreas do miocárdio subdivididas pelas artérias coronárias normais em pacientes com angina estável crônica secundária a estenoses coronarianas [17], indicando que áreas do miocárdio remotas à isquemia também são afetadas. Essas áreas remotas podem se comportar de maneira "inteligente", com uma regulação negativa da função contrátil, a fim de preservar energia.

O atordoamento miocárdico tem sido descrito como um estado de hipocontratilidade reversível que persiste apesar da restauração do fluxo sanguíneo após isquemia transitória ou recorrente [18].

Os mecanismos fisiopatológicos incluem a depleção de ATP com reduções na geração de radicais livres de cálcio e oxigênio, resultando em função anormal do retículo sarcoplasmático [19]. A hibernação resulta em alterações metabólicas semelhantes, mas também é acompanhada por várias alterações estruturais. A análise celular dos cardiomiócitos humanos encontrou perda completa de sarcômeros, retículo sarcoplasmático e túbulos T, com aumento do número de placas de glicogênio [20,21].

> A hibernação crônica pode levar a alterações estruturais irreversíveis, com desenvolvimento de fibrose e expansão do espaço extracelular, o que resulta na formação de cicatriz no miocárdio.

A CMI abrange uma mistura de todas essas diferentes mudanças fisiológicas, moleculares e estruturais. A via comum final é a remodelação do VE, que pode ocorrer em diferentes estágios desse espectro. Na fase aguda, a necrose dos cardiomiócitos ocasiona uma cascata de processos de sinalização intracelular, incluindo a ativação de metaloproteinases da matriz que degradam os suportes de colágeno intermiócitos, ativação do sistema renina-angiotensina-aldosterona e liberação de TGFb1 [8]. Os resultados iniciais do remodelamento levam ao afilamento e à dilatação da parede ventricular esquerda, com remodelamento tardio irreversível resultante de fibrose e cicatriz do miocárdio.

VIABILIDADE MIOCÁRDICA E HIBERNAÇÃO

Embora o remodelamento do VE tenha sido mais comumente associado ao infarto transmural agudo do miocárdio, existem evidências que sugerem que o miocárdio em hibernação também resulta em alterações semelhantes na morfologia do VE, sem a presença de cicatrizes. É imperativo distinguir o subconjunto de pacientes com miocárdio em hibernação do subconjunto de pacientes com remodelamento irreversível do miocárdio (Tabela 17.1). Embora não seja o foco principal deste capítulo, este último é um grupo muito importante e significativo de pacientes que não deve ser ignorado, e a terapia deve ter como objetivo o tratamento da insuficiência cardíaca por meio de farmacoterapia baseada em evidências e terapia com dispositivos.

Tabela 17.1 Diferenças entre miocárdio viável e não viável

Miocárdio	Fluxo	FDG / metabolismo de glicose	Função	Potencial de recuperação
Não viável				
Fibrose	Reduzido	Reduzida	Reduzida	Improvável
Viável				
Atordoado (stunned)	Preservado	Variável (pode ser normal ou reduzida)	Reduzida	Provável recuperação se injúria isquêmica não persiste ou torna-se repetitiva; pode haver benefício da revascularização
Hibernante	Reduzido	Normal	Reduzida	Provável recuperação com a revascularização
Isquemia	Preservado ao repouso	Normal ao repouso, aumentado no estresse	Preservada	Provável benefício com a revascularização

Fonte: Desenvolvido pela autoria.

O miocárdio viável contém células ainda vivas que têm reserva contrátil, com alguma preservação da integridade da membrana e atividade metabólica. Carluccio et al. [22]

realizaram um estudo ecocardiográfico em 42 pacientes com miocárdio disfuncional em repouso programados para revascularização do miocárdio. Os autores mostraram que a revascularização melhora significativamente a função global e regional do VE, com melhora significativa nos volumes e na geometria do VE, descritos como remodelamento reverso [23].

Existe, por um lado, uma correlação positiva entre as alterações na fração de ejeção do VE após a revascularização e o número de segmentos em hibernação; por outro lado, há um aumento na mortalidade quando pacientes com evidência de miocárdio viável são tratados clinicamente [13]. Também é importante observar que a hibernação não é uma condição estável, com o número de segmentos viáveis diminuindo com o tempo nos pacientes tratados clinicamente [24].

AVALIAÇÃO DA VIABILIDADE MIOCÁRDICA E A FUNÇÃO DOS EXAMES DE IMAGEM

A avaliação da viabilidade miocárdica tem um papel fundamental na seleção de pacientes para revascularização do miocárdio. Várias modalidades de imagem têm como objetivo avaliar diferentes aspectos fisiopatológicos do miocárdio em hibernação (Figura 17.1) [25]. Como discutido anteriormente, todas elas fornecem uma definição prospectiva que permitem prever a recuperação funcional do miocárdio após a revascularização [26]. Técnicas metabólicas, como a tomografia de emissão de fóton único (SPECT) e a tomografia de emissão de pósitrons (PET) avaliam a integridade da membrana celular dos cardiomiócitos, independentemente de seu *status* funcional. [25] É possível a análise direta das cicatrizes com técnicas de realce tardio por meio da ressonância magnética cardíaca (RMC) [25].

Finalmente, a imagem funcional com ecocardiografia sob estresse com dobutamina (EED), SPECT ou RMC quantifica a reserva contrátil durante a infusão de dobutamina [26]. Por sua disponibilidade, a ecocardiografia é uma ferramenta prática para avaliar os valores basais, função regional e avaliação da reserva contrátil, porém sua precisão diagnóstica é limitada em virtude de sua baixa resolução espacial. A RMC substituiu isso em termos de especificidade, e o PET mostrou-se mais sensível no diagnóstico da hibernação [14].

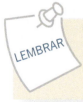

Não há, para nenhuma modalidade, consenso sobre o limiar a ser usado para definir a viabilidade, e há inevitavelmente uma troca entre sensibilidade e a especificidade com diferentes limiares usados (Tabela 17.2).

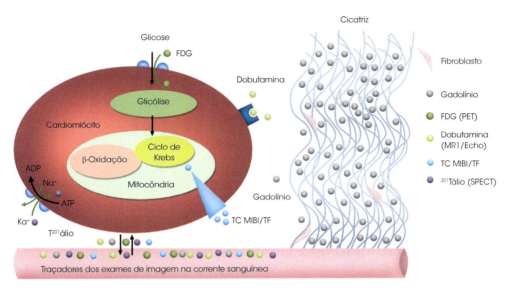

Figura 17.1 Alvos fisiopatológicos de diferentes modalidades de imagem, demonstrando os alvos para traçadores / agentes de contraste / farmacoterapia utilizados na tomografia de emissão de fóton único (SPECT), tomografia de emissão de pósitrons (PET), ressonância magnética e ecocardiografia para avaliar a viabilidade miocárdica.

FDG: fluorodeoxiglicose; Tc MIBI: Tecnecium sestamibi; TF: tetrofosmina.
Fonte: Adaptado de Schuster A, et al. [25].

Tabela 17.2 Sensibilidade e especificidade de diferentes técnicas para predizer recuperação funcional após revascularização miocárdica em pacientes com doença arterial coronariana crônica e disfunção ventricular esquerda.

Técnica	Sensibilidade	Especificidade
Tecnécio-99mm sestamibi	83	69
ECO com dobutamina	84	81
Cintilografia de estresse com Tálio-201	86	47
PET	88	73
RM com gadolíneo	97	68

ECO: ecocardiograma; PET: Tomografia por emissão de pósitrons; RM: ressonância magnética.
Fonte: Desenvolvido pela autoria.

ECOCARDIOGRAFIA

O ecocardiograma continua sendo a modalidade de imagem mais comum usada para o diagnóstico em cardiologia. Com a recente introdução da ecocardiografia tridimensional (3D), além do EED e da ecocardiografia com contraste, essa modalidade permite uma visão abrangente da função e perfusão miocárdicas, além da reserva contrátil. Os ecocardiogramas bidimensionais em repouso são usados com muita frequência em pacientes com insuficiência cardíaca e permitem quantificar a função do VE, por meio do método biplanar de Simpson e avaliar a presença de anormalidades nos movimentos da parede regional em repouso, por intermédio da avaliação visual da espessura da parede miocárdica regional [27].

Foi relatado que uma espessura da parede diastólica final em repouso inferior a 6 mm reflete áreas de cicatriz que dificilmente se recuperam após a revascularização [11,28]. O EED avalia a reserva contrátil dos segmentos miocárdicos para estimulação inotrópica, sendo que a extensão da reserva contrátil mostrou-se um forte preditor prognóstico a longo prazo após a revascularização [29]. A dobutamina é infundida em baixa dose para avaliação da reserva contrátil, mas ,em muitos casos, pode ser administrada em doses intermediárias a altas para permitir a avaliação de isquemia.

Foi demonstrado que uma resposta bifásica (melhora inicial na contração dos segmentos regionais do miocárdio com baixa dose seguida de deterioração do movimento da parede com alta dose de dobutamina) é um preditor independente para recuperação da função ventricular após revascularização [30].

A ecocardiografia com contraste avalia a perfusão, por meio da infusão intravenosa de microbolhas cheias de gás que permanecem no espaço intravascular, e permite a quantificação da velocidade do fluxo sanguíneo do miocárdio [31]. Uma maior intensificação do contraste pode prever a recuperação da função miocárdica [32]. A principal limitação dessa técnica, apesar de sua ampla disponibilidade e baixo custo, é o fato de ser altamente dependente do operador, além de apresentar baixa resolução espacial [11].

MODALIDADES DE IMAGEM NUCLEAR (SPECT E PET)

SPECT e PET são técnicas de imagem nuclear que fornecem informações sobre a perfusão e o metabolismo do miocárdio. Eles se baseiam na demonstração de funções celulares e metabólicas preservadas para distinguir o miocárdio viável do não viável [33]. O primeiro é mais amplamente disponível, porém apresenta menor resolução espacial e maiores taxas de artefato de atenuação.

Os marcadores usados no SPECT incluem sestamibi e tetrofosmina, agentes do tecnécio e do tálio. Existem vários protocolos diferentes usados que variam quanto aos tempos de administração do marcador e à aquisição de imagens em repouso ou durante/após o estresse. Admite-se que as imagens tiradas imediatamente após a injeção do traçador refletem o fluxo sanguíneo do miocárdio e as imagens atrasadas em 4 a 24 horas refletem a integridade celular. Muitos estudos que avaliaram o SPECT mostraram sua utilidade na avaliação da viabilidade e na previsão de recuperação da função miocárdica após revascularização [34,36].

O PET oferece uma real avaliação da perfusão e do metabolismo. Os radiotraçadores de perfusão mais comuns usados incluem amônia, rubídio-82 e nitrogênio-13 [37].

Pode-se calcular o fluxo sanguíneo do miocárdio e medir a reserva de fluxo coronariano. Isso demonstrou ser de valor prognóstico na avaliação de pacientes com doença arterial coronariana.

Os traçadores metabólicos, como a fluorodeoxiglicose (18FDG), podem ser usados como marcadores mais específicos de viabilidade, em combinação com imagens de perfusão. Durante a isquemia, há um aumento na captação celular de glicose. Todavia, na presença de isquemia e hibernação mais graves, há uma diminuição na captação de glicose pelo miocárdio. É importante notar que, na hibernação do miocárdio, a perfusão é reduzida e a atividade metabólica é mantida (Figura 17.2), enquanto no miocárdio não viável tanto a perfusão como a atividade metabólica estão reduzidas.

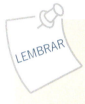

LEMBRAR Foi demonstrado que o 18FDG é capaz de identificar, com precisão, áreas do miocárdio que melhoram após a revascularização [14]; entretanto, sua disponibilidade reduzida em muitos centros e o alto custo associado tornam-no pouco usado na prática clínica de rotina.

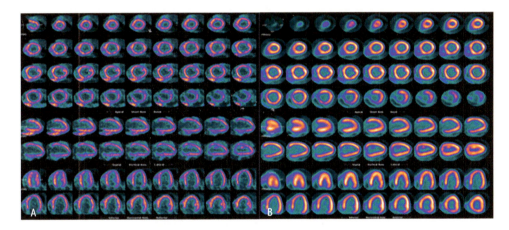

Figura 17.2 Imagens de tomografia por emissão de pósitrons cardíacos (PET). Fatias de eixo curto e eixo longo de uma varredura cardíaca de amônia 13N demonstrando defeitos de perfusão em repouso (A) em um paciente com disfunção ventricular esquerda, porém com boa captação de FDG (B) sugestiva de viabilidade.

ECO: ecocardiograma; PET: Tomografia por emissão de pósitrons; RM: ressonância magnética.

Fonte: Acervo da autoria.

RESSONÂNCIA MAGNÉTICA CARDÍACA

A RMC permite a quantificação exata do tecido não viável por intermédio da técnica do realce tardio com gadolínio (LGE - *late gadolinium enhancement*, como mostrado na Figura 17.3) e permite a avaliação do tecido viável por meio do estresse com dobutamina em baixa dose. Além das áreas com hipersinal, observa-se ainda a presença de regiões subendocárdicas de intensidade de sinal menor do que o miocárdio normal, que correspondem a áreas de obstrução microvascular, ou *no-reflow* (Figura 17.4). Essas áreas, quando presentes, têm importante valor prognóstico em termos de eventos e remodelamento ventricular e são consideradas sem viabilidade miocárdica.

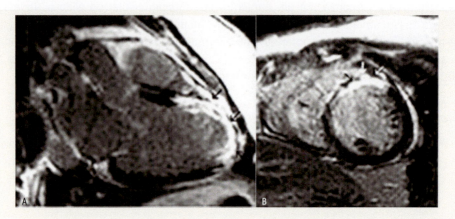

Figura 17.3 Sequências em eixo longo (A) e eixo curto (B), realizadas 10 minutos após injeção do gadolínio, demonstrando área hiperintensa em porção medioapical de parede anterosseptal de VE (setas), correspondendo a miocárdio infartado.

Fonte: Acervo da autoria.

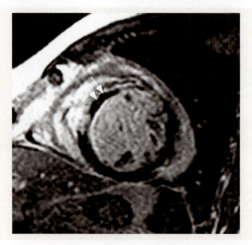

Figura 17.4 Área hipointensa em região subendocárdica (setas), entremeada por tecido infartado hiperintenso, sugerindo micro-obstrução (no-reflow).

Fonte: Acervo da autoria.

A Figura 17.5 fornece um algoritmo sobre como empregar essas duas modalidades de RMC para orientar o diagnóstico de viabilidade regional em pacientes com CMI [38]. Há concordância de que pacientes com doença arterial coronariana e anormalidades de movimento da parede ventricular em repouso devem primeiro ser submetidos à RMC com pesquisa de realce tardio, pois a probabilidade de recuperação funcional é razoavelmente alta na ausência de cicatrizes do miocárdio (aproximadamente 78%) [39]. Uma vez que a transmuralidade da cicatriz excede 50%, a probabilidade de recuperação funcional cai para aproximadamente 8% [39].

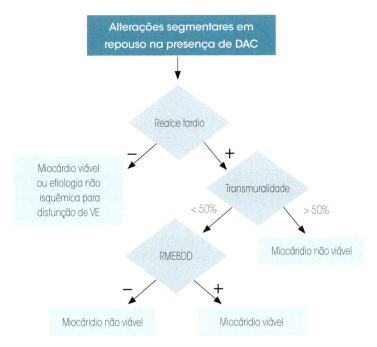

Figura 17.5 Algoritmo para avaliação da viabilidade miocárdica por meio da RMC.

DAC: doença arterial coronariana; RMEBDD: ressonância magnética de estresse com baixa dose de dobutamina; VE: ventrículo esquerdo.
Fonte: Adaptado de Nagel and Schuster [38].

Portanto, a RMC com pesquisa de realce tardio tem baixo valor para a previsão de recuperação funcional após revascularização na presença de cicatriz com transmuralidade de 1 a 50% (valor preditivo positivo de aproximadamente 53%) [39], e nesses pacientes a ressonância magnética de estresse com dobutamina em baixa dose deve ser adicionada para avaliar a presença de reserva contrátil [38,40,41].

A utlização do realce tardio como instrumento para prever a recuperação funcional do miocárdio após revascularização se baseia em vários pequenos estudos com número limitado de pacientes [41]. Faltam, portanto, estudos randomizados para apoiar o uso da RMC com pesquisa de realce tardio na previsão de recuperação após revascularização.

Entre as diferentes técnicas para caracterização do tecido miocárdico, o mapeamento T1 do miocárdio atraiu atenção recente, com evidências sugerindo que ele adiciona informações à imagem clássica de cicatriz [42,43]. No entanto, se o mapa T1 pode ajudar a identificar melhor os pacientes com miocárdio em hibernação e selecioná-los para revascularização precoce, ainda necessita de maiores investigações.

REVASCULARIZAÇÃO NA CARDIOMIOPATIA ISQUÊMICA
DADOS OBSERVACIONAIS

A disfunção do VE é um dos principais determinantes do resultado após cirurgia de revascularização do miocárdio (CRM) [44-46] e intervenção coronariana percutânea (ICP) [47,48]. No entanto, pacientes com CMI têm potencial para ganhar muito com a revascularização.

A maioria das evidências de revascularização na CMI vem de uma grande série de estudos observacionais [35,36,49-61]. A ideia de que a revascularização pode melhorar a disfunção do VE foi inicialmente observada nos principais ensaios de revascularização cirúrgica das décadas de 1970 e 1980 [62,63]. As análises dos dados do registro CASS mostraram que aqueles com angina predominante e doença coronariana mais grave com disfunção do VE eram mais propensos a se beneficiarem da revascularização cirúrgica do miocárdio [64-66].

É difícil extrair evidências definitivas desses estudos devido ao grande viés de seleção, à falta de uso de métodos para avaliar viabilidade miocárdica e à falta de terapia adequada para insuficiência cardíaca. Todavia, eles fornecem um sinal de que a revascularização pode ter um papel no tratamento da CMI.

Allman et al. [13] realizaram uma metanálise histórica de estudos observacionais sobre revascularização em pacientes com disfunção do VE. Essa metanálise incluiu 24 estudos que avaliaram a viabilidade miocárdica por meio de imagens de perfusão de FDG-PET, EED e tálio, com um total de 3.088 pacientes com fração de ejeção média de 32±8%. Para pacientes com viabilidade miocárdica, a mortalidade anual foi de 16% no grupo tratado clinicamente contra 3,2% no grupo revascularizado (p < 0,0001).

Uma análise agrupada subsequente também encontrou benefícios na sobrevida de pacientes com CMI e miocárdio viável submetidos à revascularização [14]. Embora a força dessas metanálises esteja no grande número de estudos e pacientes incluídos, elas apresentam várias limitações, incluindo o provável viés de seleção, falta de uma definição-

-padrão para avaliar a viabilidade miocárdica e provável viés de publicação. A relevância desses dados na prática contemporânea também é questionada em virtude das melhorias na terapia médica e de dispositivos para insuficiência cardíaca.

DADOS DE ENSAIOS CLÍNICOS RANDOMIZADOS CONTROLADOS

Existem apenas três ensaios clínicos randomizados publicados até o momento que avaliaram o impacto da revascularização na sobrevida de pacientes com CMI (Tabela 17.3). O estudo HEART, encerrado precocemente em decorrência da retirada do financiamento como resultado do recrutamento lento, randomizou apenas 138 pacientes dos 800 planejados [67]. Pacientes com viabilidade presente foram randomizados antes da angiografia para tratamento clínico *versus* cirúrgico. Embora este estudo não tenha poder suficiente para chegar a uma conclusão definitiva sobre o assunto, nenhuma diferença de mortalidade foi observada entre os grupos.

Tabela 17.3 Resumo dos estudos HEART, PARR-2 e STICH.

Características	HEART	PARR-2	STICH
Número de pacientes	138	430	1212
Período de recrutamento	2002-2004	2000-2004	2002-2007
Questão clínica	Revascularização é superior ao tratamento clínico em pacientes com miocárdio hibernante?	O tratamento guiado pela imagem é superior ao tratamento-padrão em pacientes com CMI?	Revascularização é superior ao tratamento clínico em pacientes com DAC e disfunção de VE?
FEVE basal (%)	24	27	28
Técnicas de imagem	ECO estresse / PET / SPECT	PET	ECO estresse / SPECT
Revascularização	Cirurgia / angioplastia	Cirurgia / angioplastia	Cirurgia apenas
Mediana de seguimento (anos)	59	12	56
Resultados	Cirurgia não foi superior ao tratamento clínico	Nenhuma diferença entre os dois grupos de tratamento	Cirurgia não foi superior ao tratamento clínico
Problemas	Estudo gravemente comprometido pela falta de poder estatístico (apenas 184 dos 800 pacientes recrutados)	25% dos pacientes não aderiram ao tratamento recomendado com base nos achados do PET	Grande quantidade de pacientes sem isquemia documentada / alta taxa de crossover / numerosos fatores confundidores

CMI: Cardiomiopatia isquêmica; DAC: doença arterial coronariana; FEVE: fração de ejeção do ventrículo esquerdo; ECO: ecocardiograma; SPECT: tomografia de emissão de fóton único; PET: tomografia de emissão de pósitrons.
Fonte: Desenvolvido pela autoria.

O estudo PARR-2 avaliou a eficácia do FDG-PET na orientação do tratamento de pacientes com CMI [68]. O braço guiado por FDG-PET não apresentou redução de mortalidade. No entanto, 25% dos pacientes deste grupo não foram submetidos à estratégia de manejo recomendada e, portanto, os resultados devem ser interpretados com cautela. Ao se considerar apenas aqueles que aderiram à estratégia recomendada (*as treated*), houve uma redução significativa de mortalidade nos pacientes submetidos à terapia de revascularização guiada pelo FDG-PET (RR 0,62, IC 95% 0,42-0,93, p = 0,019).

O STICH [12] é o maior estudo randomizado que avaliou o impacto da revascularização cirúrgica na CMI, e seus resultados têm estimulado muito o debate.

A principal hipótese abordada pelo estudo STICH foi que a cirurgia de revascularização do miocárdio (CRM), além da terapia médica otimizada (TMO) em comparação com a TMO sozinha, resultaria em uma redução no desfecho primário de morte geral. Mil duzentos e doze pacientes com disfunção do VE (fração de ejeção < 35%) foram randomizados e acompanhados por uma média de 4,7 anos. A taxa de morte por todas as causas não foi significativamente diferente entre os dois grupos (41% TMO vs. 36% CRM; p = 0,12).

Em relação aos desfechos secundários, houve uma tendência de redução de morte cardiovascular no grupo CRM, porém sem significância estatística (p = 0,05). Houve uma taxa significativa de *cross-over*, com 17% dos pacientes designados para o braço tratamento clínico submetidos à CRM. Na análise *as treated*, o grupo submetido à CRM teve uma redução significativa no desfecho primário (número necessário para tratar de 9,1).

Embora o estudo STICH tenha sido uma conquista notável e seja o maior estudo randomizado nessa área, a presença de várias limitações mostram que seus resultados deixam muitas dúvidas sem respostas. Primeiro, a análise de viabilidade miocárdica não foi realizada em um grande grupo de pacientes. Segundo, houve uma alta proporção de pacientes com doença coronariana menos grave, sugerindo que pode ter havido um grupo de pacientes sem CMI inscritos que não responderam à revascularização. Terceiro, o pequeno número de pacientes matriculados por centro por ano também pode ser indicativo de viés de seleção, ou seja, muitos pacientes com características favoráveis podem ter sido revascularizados fora do estudo durante o período de recrutamento.

Embora a demonstração de viabilidade não fosse necessária para determinar a elegibilidade para o STICH, 601 dos 1.212 pacientes inscritos haviam sido submetidos a testes de viabilidade com EED ou SPECT, a critério dos médicos responsáveis, com o teste de viabilidade realizado na ou após a randomização em mais de dois terços dos casos. Este subgrupo foi analisado [69] e, apesar de sua natureza não aleatória, os resultados atraíram quase tanta atenção quanto o estudo principal. Verificou-se que um total de 487 pacientes apresentavam miocárdio viável e, nesses pacientes, a revascularização não foi associada à melhora da sobrevida. Todavia, o estudo apresenta uma série de limitações:

- O estudo não foi randomizado nem cegado, o que pode ter introduzido vieses;
- A definição de viabilidade usada pelo SPECT não identificou os segmentos viáveis, mas disfuncionais;
- Os pacientes submetidos à avaliação de viabilidade apresentavam menor fração de ejeção e mais dilatação do VE, sugerindo maior remodelamento, o que pode explicar por que não foi encontrada diferença na mortalidade [70,71].

VIABILIDADE MIOCÁRDICA E ISQUEMIA

Existem estudos que sugerem que pacientes sem sinais de isquemia durante o teste de estresse têm melhores resultados do que aqueles em que o teste é considerado positivo. O conceito de que isquemia miocárdica induzível indica necessariamente que estenoses coronarianas hemodinamicamente significativas devem ser abordadas por ICP ou CRM pode ser questionável. Esse conceito é substanciado por estudos observacionais que indicam que não apenas a presença, mas também a extensão da isquemia miocárdica durante o teste de estresse, está proporcionalmente relacionada ao prognóstico adverso em pacientes com miocardiopatia isquêmica estável [72].

A ligação entre isquemia miocárdica durante o teste de estresse e prognóstico tem sido amplamente adotada na prática cardiológica para apoiar as recomendações de tratamento para ICP ou CRM. No entanto, as evidências que sustentam a relação entre isquemia miocárdica induzível e melhores resultados com revascularização podem ser ilusórias, como apontado por Mielniczuk et al. [73]. Após uma extensa revisão de diversos estudos clínicos, os pesquisadores questionaram a utilidade do teste de isquemia para orientar as decisões sobre revascularização em pacientes com CMI.

 Em uma subanálise do estudo COURAGE (Figura 17.6), 314 pacientes do estudo original foram submetidos à SPECT após a randomização (média de 374 ± 50 dias) para avaliar a redução da isquemia e da angina pré e pós-tratamento [74].

Redução isquêmica (> 5%) ocorreu em um terço dos pacientes randomizados para ICP, em comparação com apenas 19% dos pacientes randomizados para tratamento clínico otimizado isoladamente (p = 0,0004). Uma redução da carga isquêmica foi associada à melhora da sobrevida livre de eventos em ambas as estratégias de tratamento, mas essa diferença não permaneceu estatisticamente significativa após o ajuste estatístico do risco.

De todo modo, alguns pesquisadores estão mais otimistas com o valor da reserva de fluxo fracionada (FFR). No entanto, a informação mais relevante emanada dos ensaios clínicos com FFR é a observação de que estenoses com pouco ou nenhum significado hemodinâmico (FFR > 0,80) não precisam ser submetidas à ICP. Permanece em debate se a ICP deve ser realizada em todas as lesões com FFR ≤ 0,80 para evitar a necessidade futura de revascularização de urgência [75], já que o estudo FAME 2 [76] não mostrou que essa estratégia de tratamento reduz a taxa de morte ou de infarto do miocárdio.

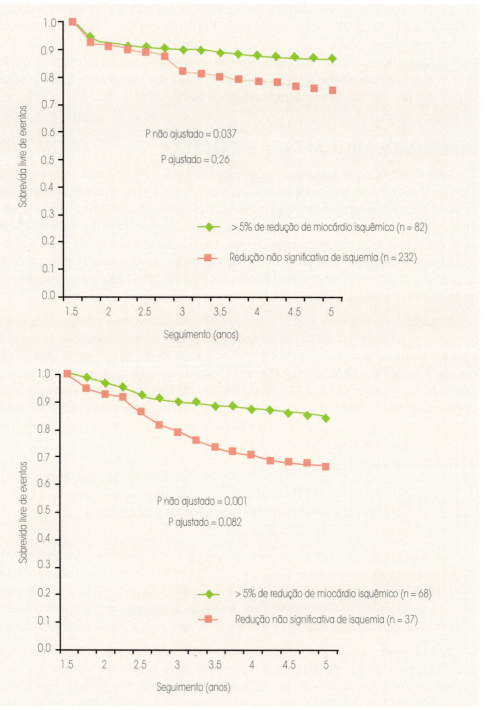

Figura 17.6 Subanálise do estudo COURAGE. Após ajuste estatístico, não se observam diferenças entre os grupos quanto à sobrevida livre de eventos.

Fonte: Adaptado de Shaw LJ, et al. [74].

Um conceito importante que deriva do artigo de Mielniczuk et al. [73] é como as noções aparentemente bem estabelecidas devem ser reavaliadas de modo constante, sobretudo no contexto do desenvolvimento contínuo de novas técnicas de diagnóstico e da melhoria incessante do tratamento médico. Além disso, deve-se considerar que o vínculo mecanicista entre isquemia miocárdica induzida durante o estresse e o processo responsável por eventos clínicos indesejáveis é conceitualmente difícil de se estabelecer.

> Mais especificamente, o teste de estresse mede a capacidade da circulação coronariana de combinar os aumentos na demanda de oxigênio do miocárdio com aumentos apropriados no fluxo sanguíneo, enquanto o infarto do miocárdio e a morte cardíaca súbita geralmente ocorrem por um mecanismo completamente diferente; ou seja, a ruptura muitas vezes não anunciada de uma placa aterosclerótica.

A desconexão óbvia entre esses dois mecanismos ajuda a explicar muitos cenários clínicos, sintetizados pelo paciente que apresenta um infarto agudo do miocárdio logo após um teste de estresse negativo. De fato, estudos prévios mostraram que a maioria das placas responsáveis por uma síndrome coronariana aguda não obstruía previamente o lúmen angiográfico [77] e, provavelmente, não teria sido detectada por um teste de estresse ou pela FFR.

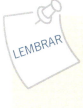

> Ainda não foi definido como a isquemia miocárdica durante o teste de estresse está relacionada a um maior risco de eventos clínicos. É possível que, em vez de identificar uma placa vulnerável, a presença e extensão da isquemia induzível simplesmente reflitam a DAC mais extensa e, portanto, um maior número de placas com potencial para ruptura futura. Mas isso é especulativo.

A avaliação da viabilidade miocárdica em pacientes com disfunção sistólica do ventrículo esquerdo isquêmica também chamou a atenção de muitos cardiologistas, principalmente por causa da descrição original do miocárdio hibernante e da demonstração de que segmentos miocárdicos com hipocinesia crônica ou até acinesia podem apresentar recuperação funcional após revascularização [78]. A crença que se seguiu a essas observações foi que o teste de viabilidade deve ser realizado antes de se decidir se um paciente com cardiomiopatia isquêmica deve sofrer revascularização. Essa noção foi corroborada pelos achados de vários estudos observacionais que relatam que o efeito benéfico do tratamento da revascularização foi amplamente dependente da presença ou ausência de viabilidade miocárdica [79]. No entanto, esses estudos retrospectivos são anteriores ao uso das atuais terapias médicas baseadas em evidências, e nenhum estudo clínico prospectivo foi capaz de confirmar essas observações.

O grande estudo randomizado multicêntrico STICHES mostrou – após um seguimento médio de 10 anos – que a revascularização cirúrgica melhorou a mortalidade por todas as causas e a mortalidade cardiovascular em pacientes com cardiomiopatia isquêmica [12]. Todavia, o subestudo de viabilidade do STICH, que envolveu mais de 600 pacientes, não mostrou interação entre a presença ou ausência de viabilidade miocárdica e o efeito do tratamento da CRM [80]. A discrepância entre os achados dos estudos observacionais e os do subestudo de viabilidade do STICH levou alguns cardiologistas a refutar os achados do STICHES, destacando suas fraquezas metodológicas [81].

Os achados do subestudo de viabilidade STICH não negam necessariamente a noção de que o teste de viabilidade pode ser importante na decisão de revascularização para certos pacientes com cardiomiopatia isquêmica. Esses achados simplesmente desmistificam o conceito de que o teste de viabilidade é um determinante crítico para o sucesso da revascularização cirúrgica em todos os pacientes. De fato, evidências recentes sugerem que a extensão anatômica da DAC e a gravidade da doença do miocárdio podem ser mais valiosas como forma de selecionar os pacientes com cardiomiopatia isquêmica que mais se beneficiam da CRM [82].

CONCLUSÃO

Indiscutivelmente, pacientes com DAC – e particularmente aqueles com disfunção ventricular esquerda associada – frequentemente apresentam desafios para o médico. Em relação aos testes de isquemia ou viabilidade, as evidências disponíveis são incompletas e a fisiopatologia é imperfeitamente entendida. Enquanto aguardamos os resultados de estudos mais definitivos, a interpretação das evidências deve ser aplicada de forma individualizada para cada paciente, preferencialmente compartilhada com um grupo de médicos (*Heart Team*).

REFERÊNCIAS

1. Bourassa MG, Gurné O, Bangdiwala SI, et al. Natural history and patterns of current practice in heart failure. The Studies of Left Ventricular Dysfunction (SOLVD) Investigators. J Am Coll Cardiol 1993;22(4 Suppl A):14A-19A.
2. Mosterd A, Hoes AW. Clinical epidemiology of heart failure. Heart 2007;93:1137-46.
3. McMurray JJ, Packer M, Desai AS, et al. Angiotensin-neprilysin inhibition versus enalapril in heart failure. N Engl J Med 2014:371:993-1004.
4. Gheorghiade M, Sopko G, De Luca L, et al. Navigating the crossroads of coronary artery disease and heart failure. Circulation 2006;114:1202-13.
5. Bart BA, Shaw LK, McCants CB, et al. Clinical determinants of mortality in patients with angiographically diagnosed ischemic or nonischemic cardiomyopathy. J Am Coll Cardiol 1997;30:1002-8.
6. Doesch AO, Mueller S, Nelles M, et al. Impact of troponin I-autoantibodies in chronic dilated and ischemic cardiomyopathy. Basic Res Cardiol 2011;106:25-35.
7. Felker GM, Shaw LK, O'Connor CM. A standardized definition of ischemic cardiomyopathy for use in clinical research. J Am Coll Cardiol 2002;39:210-8.
8. Sutton MGSJ, Sharpe N. Left ventricular remodeling after myocardial infarction: pathophysiology and therapy. Circulation 2000;101:2981-8.
9. Rahimtoola SH. A perspective on the three large multicenter randomized clinical trials of coronary bypass surgery for chronic stable angina. Circulation 1985;72(6 Pt 2):V123-35.

10. Rahimtoola S. The hibernating myocardium. Am Hear J 1989;117:211-21.

11. Camici PG, Prasad SK, Rimoldi OE. Stunning, hibernation, and assessment of myocardial viability. Circulation 2008;117:103-14.

12. Velazquez EJ, Lee KL, Deja MA, et al. Coronary-artery bypass surgery in patients with left ventricular dysfunction. N Engl J Med 2011;364:1607-16.

13. Allman KC, Shaw LJ, Hachamovitch R, et al. Myocardial viability testing and impact of revascularization on prognosis in patients with coronary artery disease and left ventricular dysfunction: a meta-analysis. J Am Coll Cardiol 2002;39:1151-8.

14. Schinkel AFL, Bax JJ, Poldermans D, et al. Hibernating myocardium: diagnosis and patient outcomes. Curr Probl Cardiol 2007;32:375-410.

15. Heusch G. The regional myocardial flow-function relationship: a framework for an understanding of acute ischemia, hibernation, stunning and coronary microembolization. 1980. Circ Res 2013;112:1535-7.

16. Vatner SF. Correlation between acute reductions in myocardial blood flow and function in conscious dogs. Circ Res 1980;47:201-7.

17. Uren NG, Marraccini P, Gistri R, et al. Altered coronary vasodilator reserve and metabolism in myocardium subtended by normal arteries in patients with coronary artery disease. J Am Coll Cardiol 1993;22:650-8.

18. Bolli R. Oxygen-derived free radicals and postischemic myocardial dysfunction ("stunned myocardium"). J Am Coll Cardiol 1988;12:239-49.

19. Poole-Wilson PA, Holmberg SRM, Williams AJ. A possible molecular mechanism for "stunning" of the myocardium. Eur Heart J 1991;12(Suppl F):25-9.

20. Borgers M, Thoné F, Wouters L, et al. Structural correlates of regional myocardial dysfunction in patients with critical coronary artery stenosis: chronic hibernation? Cardiovasc Pathol 1993;2:237-45.

21. Elsasser A, Schlepper M, Klovekorn W-P, et al. Hibernating myocardium: an incomplete adaptation to ischemia. Circulation 1997;96:2920-31.

22. Carluccio E, Biagioli P, Alunni G, et al. Patients with hibernating myocardium show altered left ventricular volumes and shape, which revert after revascularization: evidence that dyssynergy might directly induce cardiac remodeling. J Am Coll Cardiol 2006;47:969-77.

23. Rahimtoola SH, La Canna G, Ferrari R. Hibernating myocardium: another piece of the puzzle falls into place. J Am Coll Cardiol 2006;47:978-80.

24. Cleland JGF, Pennell DJ, Ray SG, et al. Myocardial viability as a determinant of the ejection fraction response to carvedilol in patients with heart failure (CHRISTMAS trial): randomised controlled trial. Lancet 2003;362:14-21.

25. Schuster A, Morton G, Chiribiri A, et al. Imaging in the management of ischemic cardiomyopathy: special focus on magnetic resonance. J Am Coll Cardiol 2012;59:359-70.

26. Nagel E, Schuster A. Shortening without contraction: new insights into hibernating myocardium. JACC Cardiovasc Imaging 2010;3:731-3.

27. Nihoyannopoulos P, Vanoverschelde JL. Myocardial ischaemia and viability: the pivotal role of echocardiography. Eur Heart J 2011;32:810-9.

28. Cwajg JM, Cwajg E, Nagueh SF, et al. End-diastolic wall thickness as a predictor of recovery of function in myocardial hibernation: relation to rest-redistribution T1-201 tomography and dobutamine stress echocardiography. J Am Coll Cardiol 2000;35:1152-61.

29. Rizzello V, Poldermans D, Schinkel AFL, et al. Long term prognostic value of myocardial viability and ischaemia during dobutamine stress echocardiography in patients with ischaemic cardiomyopathy undergoing coronary revascularisation. Heart 2006;92:239-44.

30. La Canna G, Alfieri O, Giubbini R, et al. Echocardiography during infusion of dobutamine for identification of reversibly dysfunction in patients with chronic coronary artery disease. J Am Coll Cardiol 1994;23:617-26.

31. Wei K. Assessment of myocardial viability using myocardial contrast echocardiography. Echocardiography 2005;22:85-94.

32. Camarano G, Ragosta M, Gimple LW, et al. Identification of viable myocardium with contrast echocardiography in patients with poor left ventricular systolic function caused by recent or remote myocardial infarction. Am J Cardiol 1995;75:215-9.

33. Chareonthaitawee P, Gersh BJ, Araoz PA, et al. Revascularization in severe left ventricular dysfunction: the role of viability testing. J Am Coll Cardiol 2005;46:567-74.

34. Ragosta M, Beller GA, Watson DD, et al. Quantitative planar rest-redistribution 201Tl imaging in detection of myocardial viability and prediction of improvement in left ventricular function after coronary bypass surgery in patients with severely depressed left ventricular function. Circulation 1993;87:1630-41.

35. Acampa W, Petretta M, Spinelli L, et al. Survival benefit after revascularization is independent of left ventricular ejection fraction improvement in patients with previous myocardial infarction and viable myocardium. Eur J Nucl Med Mol Imaging 2005;32:430-7.

36. Senior R, Kaul S, Raval U, et al. Impact of revascularization and myocardial viability determined by nitrate-enhanced Tc-99m sestamibi and Tl-201 imaging on mortality and functional outcome in ischemic cardiomyopathy. J Nucl Cardiol 9:454-62.

37. Ghosh N, Rimoldi OE, Beanlands RSB, et al. Assessment of myocardial ischaemia and viability: role of positron emission tomography. Eur Heart J 2010;31:2984-95.

38. Nagel E, Schuster A. Myocardial viability: dead or alive is not question! JACC Cardiovasc Imaging 2012;5:509-12.

39. Kim RJ, Wu E, Rafael A, et al. The use of contrast-enhanced magnetic resonance imaging to identify reversible myocardial dysfunction. N Engl J Med 2000;343:1445-53.

40. Wellnhofer E. Magnetic resonance low-dose dobutamine test superior to scar quantification for the prediction of functional recovery. Circulation 2004;109:2172-4.

41. Romero J, Xue X, Gonzalez W, et al. CMR imaging assessing viability in patients with chronic ventricular dysfunction due to coronary artery disease: a meta-analysis of prospective trials. JACC Cardiovasc Imaging 2012;5:494-508.

42. Ferreira VM, Piechnik SK, Robson MD, et al. Myocardial tissue characterization by magnetic resonance imaging. J Thorac Imaging 2014;29:147-54.

43. Chen Z, Sohal M, Voigt T, et al. Myocardial tissue characterization by cardiac magnetic resonance imaging using T1 mapping predicts ventricular arrhythmia in ischemic and non-ischemic cardiomyopathy patients with implantable cardioverter-defibrillators. Heart Rhythm 2015;12:792-801.

44. Baker DW, Jones R, Hodges J, et al. Management of heart failure. III. The role of revascularization in the treatment of patients with moderate or severe left ventricular systolic dysfunction. JAMA 1994;272:1528-34.

45. Kennedy JW, Kaiser GC, Fisher LD, et al. Clinical and angiographic predictors of operative mortality from the collaborative study in coronary artery surgery (CASS). Circulation 1981;63:793-802.

46. Ståhle E, Bergström R, Edlund B, et al. Influence of left ventricular function on survival after coronary artery bypass grafting. Ann Thorac Surg 1997;64:437-44.

47. Mamas MA, Anderson SG, O'Kane PD, et al. Impact of left ventricular function in relation to procedural outcomes following percutaneous coronary intervention: insights from the British Cardiovascular Intervention Society. Eur Heart J 2014;35(43):3004-12a.

48. De Silva K, Webb I, Sicard P, et al. Does left ventricular function continue to influence mortality following contemporary percutaneous coronary intervention? Coron Artery Dis 2012;23:155-61.

49. Meluzín J, Cerný J, Spinarová L, et al. Prognosis of patients with chronic coronary artery disease and severe left ventricular dysfunction. The importance of myocardial viability. Eur J Hear Fail 2003;5:85-93.

50. Liao L, Cabell CH, Jollis JG, et al. Usefulness of myocardial viability or ischemia in predicting long-term survival for patients with severe left ventricular dysfunction undergoing revascularization. Am J Cardiol 2004;93:1275-9.

51. Sicari R, Picano E, Cortigiani L, et al. Prognostic value of myocardial viability recognized by low-dose dobutamine echocardiography in chronic ischemic left ventricular dysfunction. Am J Cardiol 2003;92:1263-6.

52. Shah BR, Velazquez E, Shaw LK, et al. Revascularization improves survival in ischemic cardiomyopathy regardless of electrocardiographic criteria for prior small-to-medium myocardial infarcts. Am Heart J 2002;143:111-7.

53. Gerber BL, Rousseau MF, Ahn SA, et al. Prognostic value of myocardial viability by delayed-enhanced magnetic resonance in patients with coronary artery disease and low ejection fraction: impact of revascularization therapy. J Am Coll Cardiol 2012;59:825-35.

54. Kwon DH, Hachamovitch R, Popovic ZB, et al. Survival in patients with severe ischemic cardiomyopathy undergoing revascularization versus medical therapy: association with end-systolic volume and viability. Circulation 2012;126(11 Suppl 1):S3-8.

55. Ling LF, Marwick TH, Flores DR, et al. Identification of therapeutic benefit from revascularization in patients with left ventricular systolic dysfunction inducible ischemia versus hibernating myocardium. Circ Cardiovasc Imaging 2013;6:363-72.

56. Desideri A, Cortigiani L, Christen AI, et al. The extent of perfusion-F18-fluorodeoxyglucose positron emission tomography mismatch determines mortality in medically treated patients with chronic ischemic left ventricular dysfunction. J Am Coll Cardiol 2005;46:1264-9.

56. Sawada SG, Dasgupta S, Nguyen J, et al. Effect of revascularization on long-term survival in patients with ischemic left ventricular dysfunction and a wide range of viability. Am J Cardiol 2010;106:187-92.

57. Tarakji KG, Brunken R, McCarthy PM, et al. Myocardial viability testing and the effect of early intervention in patients with advanced left ventricular systolic dysfunction. Circulation 2006;113:230-7.

58. Sawada SG, Lewis SJ, Foltz J, et al. Usefulness of rest and low-dose dobutamine wall motion scores in predicting survival and benefit from revascularization in patients with ischemic cardiomyopathy. Am J Cardiol 2002;89:811-6.

59. Bounous EP, Mark DB, Pollock BG, et al. Surgical survival benefits for coronary disease patients with left ventricular dysfunction. Circulation 1988;78(3 Pt 2):I151-7.

60. Al Jaroudi W, Alraies MC, Hachamovitch R, et al. Association of left ventricular mechanical dyssynchrony with survival benefit from revascularization: a study of gated positron emission tomography in patients with ischemic LV dysfunction and narrow QRS. Eur J Nucl Med Mol Imaging 2012;39:1581-91.

61. CASS Principal Investigators. Myocardial infarction and mortality in the coronary artery surgery study (CASS) randomized trial. N Engl J Med 1984;310:750-8.

62. The Veterans Administration Coronary Artery Bypass Surgery Cooperative Study Group. Eleven-year survival in the Veterans Administration randomized trial of coronary bypass surgery for stable angina. The Veterans Administration Coronary Artery Bypass Surgery Cooperative Study Group. N Engl J Med 1984;311:1333-9.

63. Alderman EL, Fisher LD, Litwin P, et al. Results of coronary artery surgery in patients with poor left ventricular function (CASS). Circulation 1983;68:785-95.

64. Bell MR, Gersh BJ, Schaff HV, et al. Effect of completeness of revascularization on long-term outcome of patients with three-vessel disease undergoing coronary artery bypass surgery. A report from the coronary artery surgery study (CASS) registry. Circulation 1992;86:446-57.

65. Passamani E, Davis KB, Gillespie MJ, Killip T. A randomized trial of coronary artery bypass surgery. Survival of patients with a low ejection fraction. N Engl J Med 1985;312:1665-71.

66. Cleland JGF, Calvert M, Freemantle N, et al. The heart failure revascularisation trial (HEART). Eur J Heart Fail 2011;13:227-33.

67. Beanlands RSB, Nichol G, Huszti E, et al. F-18-Fluorodeoxyglucose positron emission tomography imaging-assisted management of patients with severe left ventricular dysfunction and suspected coronary disease. A randomized, controlled trial (PARR-2). J Am Coll Cardiol 2007;50:2002-12.

68. Bonow RO, Maurer G, Lee KL, et al. Myocardial viability and survival in ischemic left ventricular dysfunction. N Engl J Med 2011;364:1617-25.

69. Shah BN, Khattar RS, Senior R. The hibernating myocardium: current concepts, diagnostic dilemmas, and clinical challenges in the post-STICH era. Eur Heart J 2013;34:1323-36.

70. Carson P, Wertheimer J, Miller A, et al. The STICH trial (surgical treatment for ischemic heart failure): mode-of-death results. JACC Hear Fail 2013;1:400-8.

71. Windecker S, Kolh P, Alfonso F, et al, Authors/Task Force members. 2014 ESC/EACTS Guidelines on myocardial revascularization: The Task Force on Myocardial Revascularization of the European Society of Cardiology (ESC) and the European Association for Cardio-Thoracic Surgery (EACTS) Developed with the special contribution of the European Association of Percutaneous Cardiovascular Interventions (EAPCI). Eur Heart J 2014;5:2541-619.

72. Hachamovitch R, Hayes SW, Friedman JD, Cohen I, Berman DS Comparison of the short-term survival benefit associated with revascularization compared with medical therapy in patients with no prior coronary artery disease undergoing stress myocardial perfusion single photon emission computed tomography. Circulation 2003;107:2900-7.

73. Mielniczuk LM, Toth GG, Xie JX, De Bruyne B, Shaw LJ, Beanlands RS. Can functional testing for ischemia and viability guide revascularization? J Am Coll Card Img 207;10:354-64.

74. Shaw LJ, Berman DS, Maron DJ, et al., for the COURAGE Investigators. Optimal medical therapy with or without percutaneous coronary intervention to reduce ischemic burden: results from the clinical outcomes utilizing revascularization and aggressive drug evaluation (COURAGE) trial nuclear substudy. Circulation 2008;117:1283-91.

75. Epstein SE, Waksman R, Pichard AD, Kent KM, Panza JA. Percutaneous coronary intervention versus medical therapy in stable coronary artery disease: the unresolved conundrum. J Am Coll Cardiol Intv 2013;6:993-8.

76. De Bruyne B, Fearon WF, Pijls NH, et al, for the FAME 2 Trial Investigators. Fractional flow reserve-guided PCI for stable coronary artery disease. N Engl J Med 2014;371:1208-17.

77. Ambrose JA, Tannenbaum MA, Alexopoulos D, et al. Angiographic progression of coronary artery disease and the development of myocardial infarction. J Am Coll Cardiol 1988;12:56-62.

78. Dilsizian V, Bonow RO. Current diagnostic techniques of assessing myocardial viability in patients with hibernating and stunned myocardium. Circulation 1993;87:1-20.

79. Allman KC, Shaw LJ, Hachamovitch R, Udelson JE. Myocardial viability testing and impact of revascularization on prognosis in patients with coronary artery disease and left ventricular dysfunction: a meta-analysis. J Am Coll Cardiol 2002;39:1151-8.

80. Bonow RO, Maurer G, Lee KL, et al, for the STICH Trial Investigators. Myocardial viability and survival in ischemic left ventricular dysfunction. N Engl J Med 2011;364:1617-25.

81. Chareonthaitawee P, Gersh BJ, Panza JA. Is viability imaging still relevant in 2012? J Am Coll Cardiol Img 2012;5:550-8.

82. Panza JA, Velazquez EJ, She L, et al. Extent of coronary and myocardial disease and benefit from surgical revascularization in LV dysfunction [Corrected]. J Am Coll Cardiol 2014;64:553-61.

18

DOENÇA RENAL CRÔNICA E DOENÇA ARTERIAL CORONARIANA

Fabio Grunspun Pitta

INTRODUÇÃO

Os pacientes com doença renal crônica (DRC) costumam evoluir com doenças cardiovasculares, sendo a doença arterial coronariana (DAC) a maior causa de morte nesta população [1].

Esta forte relação entre DRC e DAC está presente desde os estágios iniciais da doença e aumenta à medida que ocorre progressão da disfunção renal [2]. Da mesma forma, a população portadora de DAC acometida por DRC apresenta maior mortalidade independentemente do tratamento aplicado para a DAC [3].

Além dos fatores de risco tradicionais para DAC (idade, diabetes, dislipidemia, tabagismo, hipertensão e história familiar), os fatores de risco não tradicionais associados à DRC têm papel importante na progressão da DAC nessa população. São eles: inflamação; anemia; sobrecarga volêmica; estresse oxidativo; uremia; hiperatividade simpática e do sistema renina-angiotensina-aldosterona; e distúrbio mineral ósseo associado à DRC [4].

PREVALÊNCIA

Nos Estados Unidos, a prevalência de DRC é estimada em mais de 15% da população adulta [5]. Em 2016, mais de 726 mil americanos apresentavam doença renal dialítica ou já haviam sido submetidos a um transplante renal [5].

A DAC apresenta alta prevalência entre os renais crônicos, podendo atingir entre 25 e 50% da população que está iniciando terapia de substituição renal. Aproximadamente um terço dos pacientes diabéticos assintomáticos apresentam DAC clinicamente significativa, antes de serem submetidos a transplante renal [6].

Além da prevalência bem documentada de DAC nos pacientes com DRC, a coronariopatia se apresenta de forma mais agressiva e com pior prognóstico, mesmo nos pacientes com diminuição leve a moderada na taxa de filtração glomerular (Tabela 18.1).

Tabela 18.1 Prognóstico da doença renal crônica por taxa de filtração glomerular e categoria de albuminúria.

				Categorias de albuminúria persistente		
				A1	A2	A3
				Normal a levemente aumentado < 30 mg/g	Moderadamente aumentado 30-300 mg/g	Gravemente aumentado > 300 mg/g
Categorias de ritmo de filtração glomerular (mL/min)	G1	Normal ou alto	> 90			
	G2	Levemente reduzido	60-89			
	G3a	Levemente a moderadamente reduzido	45-59			
	G3b	Moderadamente a gravemente reduzido	30-44			
	G4	Gravemente reduzido	15-29			
	G5	Insuficiência renal	< 15			

DRC: doença renal crônica; TFG: taxa de filtração glomerular. Verde: baixo risco; amarelo: risco moderado; laranja: alto risco; vermelho: muito alto risco.
Fonte: Adaptado de Stevens PE, et al. [6].

Esta apresentação mais agressiva está associada à progressão mais acelerada da aterosclerose, o que leva a uma taxa maior de eventos, principalmente nos pacientes que permanecem em tratamento clínico exclusivo quando comparados aos que são submetidos à revascularização.

LEMBRAR Pacientes revascularizados apresentam maior incidência de complicações pós-intervenção como trombose e reestenose de *stent* e oclusão de enxerto quando comparados à população geral [7,8].

Outro fator que pode justificar o pior prognóstico na população com DRC é o fato de esse grupo ser subtratado em relação à população com função renal preservada. Em geral, esses pacientes são menos susceptíveis à estratificação coronariana e recebem menor intensidade de tratamento clínico, com menos uso de betabloqueador, inibidores da enzima conversa de angiotensina (IECA) e terapia antitrombótica.

PROGNÓSTICO

DAC é responsável por 40 a 50% das mortes em pacientes em terapia de substituição renal (Figura 18.1) [6]. Aproximadamente 10 a 20% dessas mortes são por Infarto agudo do miocárdio (IAM) que tende a ocorrer em um período precoce após o início da diálise (29% dentro do primeiro ano e 52 % dentro dos primeiros 2 anos) [9].

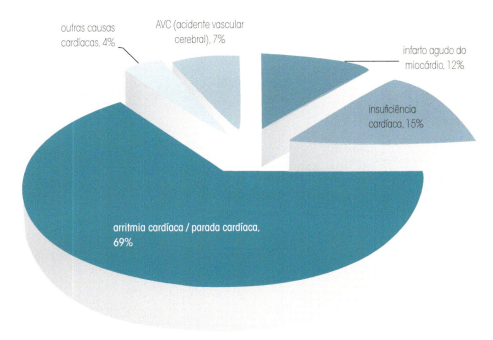

Figura 18.1 Principais causas cardiovasculares de morte em pacientes dialíticos.
Fonte: Adaptado de Cai Q. et al [10].

Zebrack et al. [11] reportaram OR para IAM ou morte de 2,3 em pacientes com *clearance* de creatinina entre 30 e 60 mL/min e 5,1 para *clearance* < 30 mL/min em 3 anos de seguimento. Nesta coorte, os pacientes com DRC com angiografia coronariana normal apresentaram risco aumentado de IAM (5,2% *versus* 0,7% nos pacientes sem DRC), sugerindo um processo aterosclerótico acelerado nessa população. A capacidade da disfunção renal moderada (*clearance* de creatinina < 60 mL/mim) em predizer evento cardiovascular futuro como IAM é tão eficaz quanto DM, antecedente de IAM, lesão obstrutiva coronariana em angiografia ou presença de isquemia em teste de esforço.

FISIOPATOLOGIA DAS COMPLICAÇÕES CARDIOVASCULARES NO PACIENTE COM DRC

A doença renal, mesmo que em seus estágios iniciais, é associada a maior incidência de eventos cardiovasculares, como mencionado anteriormente. Mesmo na presença de microalbuminúria ou diminuição discreta da função renal, esses pacientes apresentam maior mortalidade cardiovascular. O principal mecanismo envolvido nessa associação entre DRC e doença cardiovascular parece ser a disfunção endotelial (Figura 18.2).

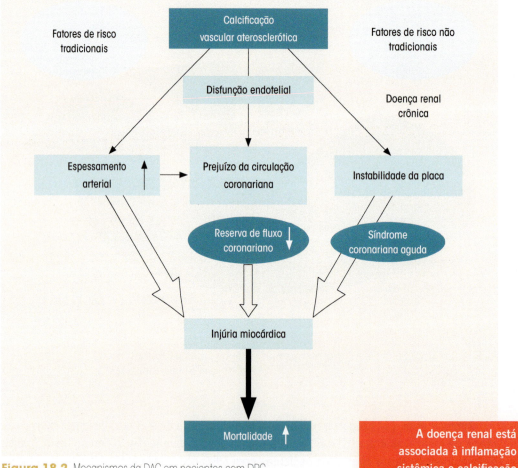

Figura 18.2 Mecanismos da DAC em pacientes com DRC.
Fonte: Adaptado de Fujii H, et al. [12].

A doença renal está associada à inflamação sistêmica e calcificação arterial que aceleram a aterosclerose cardiovascular, aumentando a probabilidade de eventos trombóticos [13].

DISFUNÇÃO ENDOTELIAL E ALBUMINÚRIA

A disfunção endotelial parece ser o gatilho inicial para a progressão da aterosclerose, sendo a albuminúria uma consequência desse fenômeno.

> Não apenas a queda da filtração glomerular, mas também a presença de albuminúria é fortemente associada com aumento do risco cardiovascular.

A disfunção endotelial está presente tanto em grandes como pequenos vasos e a redução do oxido nítrico (NO) é o principal mecanismo envolvido nesse processo nos pacientes com redução da taxa de filtração glomerular. Deve se destacar, também, o papel da dimetil argina assimétrica (ADMA), derivada de proteínas catabolisadoras que levam à inibição competitiva da NO-sintetase produzida predominantemente no endotélio, coração e células musculares lisas, além de ser clareada no rim. Quando a ADMA está em grandes concentrações (como nos pacientes com DRC), ocorre o bloqueio da entrada da L-arginina nas células, provocando redução da NO-sintetase. Esse processo ocasiona o aumento da resistência vascular periférica, hiperplasia intimal e consequente elevação da pressão arterial. Estudos recentes sugerem que a ADMA pode ser um marcador independente de risco cardiovascular em pacientes com DRC [14].

Existe uma clara correlação entre albuminúria (macro e micro) e disfunção endotelial como consequência da hiperfiltração glomerular. Dessa forma, albuminúria, além de ser uma consequência da agressão renal que precede a queda da função renal, pode ser considerada um importante marcador de risco cardiovascular, mesmo em seus estágios iniciais. O risco aumenta de acordo com a elevação dos níveis de albuminúria, definido como microalbuminúria (30-300 mg/g) e macroalbuminúria (> 300 mg/g).

PLACA ATEROSCLERÓTICA NO PACIENTE COM DRC E DAC

A placa aterosclerótica é o componente central da DAC e sua rotura ou erosão é o principal substrato para ocorrência do IAM.

Alguns estudos de autópsia encontraram resultados consistentes no entendimento deste tipo de placa. A carga aterosclerótica parece similar entre os doentes com e sem DRC. No entanto, a placa é mais calcificada no paciente com DRC, com presença de calcificação na camada média (Figura 18.3).

O desenvolvimento de aterosclerose parece maior nos doentes com DRC e alguns estudos observaram maior taxa de DAC multiarterial nessa população quando comparados com a população sem DRC. Khalique et al. [15] realizaram uma análise prospectiva em 1.007 pacientes submetidos à cineangiocoronariografia. Pacientes com taxa de filtração glomerular (TFG) < 60 mL/min tiveram risco 4,1 vezes maior de apresentar DAC triarterial quando comparados com pacientes com TFG $\geq$ 60 mL/min.

	Artéria coronária normal	DAC relacionada à doença renal crônica		DAC não relacionada à doença renal crônica
	Lâmina externa; Camada muscular Lâmina interna Adventícia — Íntima			
Íntima / placa	Sem calcificação. Sem placa. Contém células endoteliais normais	Artéria coronária sem placa aterosclerótica	Placa aterosclerótica fortemente calcificada	Placa aterosclerótica calcificada
Média	Sem calcificação. Musculatura lisa organizada.	Calcificação presente	Calcificação presente	Normalmente sem calcificação na média
Efeito sobre o escore de cálcio coronariano (CAC)	Escore de cálcio (CAC) zero na tomografia computadorizada.	Calcificação íntima e na média coexistem em pacientes com doença renal crônica. Isso resulta em leituras de CAC significativamente mais altas em pacientes com DRC, especialmente quando a placa aterosclerótica está presente, em comparação com os controles.		Em pacientes sem DRC, pontuação do CAC correlaciona-se com a presença de placa aterosclerótica, pois a placa é exclusivamente calcificada, em comparação com a parede normal do vaso não calcificada.

Figura 18.3 Calcificação coronariana em pacientes com e sem DRC.
CAC: cálcio coronariano; DAC: doença arterial coronariana.
Fonte: Adaptado de Mathew RO, et al. [16].

PECULIARIDADES NO DIAGÓSTICO DA DAC NOS PACIENTES COM DRC

As ferramentas habituais de detecção da DAC, como quadro clínico, eletrocardiograma (ECG) e testes não invasivos, são menos validadas na população com DRC. A forma de investigação ou estratificação nessa população, em que a prevalência de DAC pode chegar a 50%, ainda é motivo de debate. A presença de disfunção endotelial, de hipertrofia ventricular esquerda e de sobrecarga volêmica deve ser considerada no momento de escolha do melhor método diagnóstico.

QUADRO CLÍNICO

Sintomas angionosos costumam ser duvidosos e muitas vezes subestimados nos pacientes com DRC. Existe uma alta prevalência de isquemia silenciosa associada ao diabetes e à neuropatia urêmica nesta população. A sensibilidade e especificiade da angina nos pacientes com DRC é de aproximadamente 51% e 59%, respectivamente [17]. Contudo, até 25% dos pacientes em terapia dialítica que referem angina não apresentam estenose coronariana obstrutiva significativa. Nesses pacientes, os sintomas anginosos podem ser consequência da doença de pequenos vasos, disfunção microcirculatória ou anemia, o que demonstra a especificidade reduzida de dor torácica para DAC nessa população.

Apesar da dor torácica ainda ser o principal sintoma da DAC nessa população, os pacientes com DRC apresentam alta taxa de sintomas atípicos, principalmente dispneia.

ELETROCARDIOGRAMA (ECG)

O diagnóstico de DAC pelo ECG é limitado, pois os pacientes com DRC costumam ter alterações inespecíficas da repolarização no ECG de base devido à hipertrofia ventricular esquerda. Além disso, o teste de esforço é limitado pelas alteraçoes do ECG basal e pela baixa tolerância dos pacientes ao exercício, já que menos da metade desses pacientes consegue atingir a frequência cardíaca exigida para completar o exame.

TESTES NÃO INVASIVOS

Os testes não invasivos são bem estudados na população com DRC, uma vez que foram utilizados primariamente no pré-operatório de pacientes em fila de transplante renal. Logo, muitas dessas análises foram feitas em doentes assintomáticos. Vale ressaltar, no entanto, que estes exames apresentam especificiade e sensibilidade variadas neste grupo.

O ecocardiograma de estresse com dobutamina em pacientes dialíticos apresenta sensibilidade de 75 a 95%, especificidade de 76 a 94% e acurácica de 90% para a deteção de DAC. Quando este exame for normal, identifica uma população de muito baixo risco, com 97% de probabilidade de estar livre de evento ou morte nos próximos 12 meses de seguimento [18].

Nos pacientes com suspeita de DAC, DRC é associada com isquemia mais extensa, evidenciada por achados de alto risco como dilatação isquêmica transitória da cavidade ventricular esquerda, captação do radiofármaco no ventrículo direito e extensa área de isquemia transitória nos testes de perfusão nuclear. A cintilografia com dipiridamol nessa população apresenta sensibilidade de 70%, especificidade de 74%, valor preditivo negativo de 69% e valor preditivo positivo de 71%. Logo, esse exame não diagnostica DAC em um número significativo de pacientes com doença documentada em cineangiocoronariografia [19].

Associado à avaliação de isquemia, a presença de redução da reserva de fluxo coronariano nos pacientes com disfunção renal moderada a grave, por meio da tomografia por emissão de positrons (*positron emission tomography*, PET) é um poderoso e independente preditor de mortalidade cardiovascular, proporcionando aumento no poder de descriminação da estratificação do risco quando comparado com outros métodos [20].

Metanálise com 12 estudos avaliou o valor prognóstico do ecocardiograma com estresse comparado à cintilografia de perfusão miocárdica em pacientes dialíticos. Pacientes com exame positivo apresentaram maior risco de IAM e morte cardiovascular em comparação com pacientes que apresentaram exames negativos. Tanto os defeitos fixos como os transitórios foram associados a maior risco de morte cardiovascular, enquanto o risco de infarto esteve associado apenas aos indivíduos com defeitos transitórios [21].

CINEANGIOCORONARIOGRAFIA

O método diagnóstico padrão nesse grupo de pacientes continua sendo a cineangiocoronariografia. Existe evidência que sustenta uma estratégia mais agressiva para avaliação, uma vez que métodos não invasivos não têm acurácia para predizer evento nessa população, principalmente nos pacientes com doença renal terminal.

Gowdak LH et al. demonstraram que DAC documentada por angiografia e diabetes *mellitus* são bons preditores de evento cardiovascular futuro [19]. Outro estudo realizado com 126 pacientes candidatos à transplante renal que foram submetidos à cineangiocoronariografia revelou que DAC significativa (≥ 70% de obstrução) foi o único fator preditor de evento cardiovascular pós-transplante renal. A taxa de sobrevida livre de evento foi de 94% em 48 meses para aqueles sem obstrução e 54% para os pacientes com obstrução ≥ 70% [22].

> A cineangiocoronariografia é um exame invasivo com alto risco de nefropatia induzida por contraste na população com DRC, precipitando a necessidade de terapia de substituição renal nos pacientes com doença avançada.

> A cineangiocoronariografia deve ser reservada aos indivíduos com alto risco para DAC (sintomáticos ou aqueles com teste não invasivo positivo) e naqueles que se beneficiariam de uma eventual revascularização do miocárdio.

Nos pacientes submetidos à cineangiocoronariografia, contraste isosmolar pode ter papel importante na redução da nefropatia induzida por contraste.

OUTROS MÉTODOS DIAGNÓSTICOS

Novos métodos diagnósticos para DAC, como escore de cálcio coronariano (CAC), angiotomografia de artérias coronárias e ressonância magnética cardíaca, estão sendo estudados para esses pacientes.

O CAC aplicado para pacientes em fila de transplante renal parece ter boa correlação com a cineangiocoronariografia para o diagnóstico de DAC, além de ser um bom preditor de evento cardiovascular para valores > 400 Agatston [23]. Já a ressonância magnética cardíaca tem sua maior função nos pacientes com infarto prévio para pesquisa de isquemia e viabilidade para definição de benefício da estratégia de revascularização [24], embora o uso do contraste gadolínio seja contraindicado em pacientes com *clearance* < 30 mL/min/1,73m^2.

TRATAMENTO DO PACIENTE COM DRC E DAC

O manejo da DAC nessa população é desafiador, uma vez que a DRC avançada costuma ser um critério de exclusão dos grandes estudos clínicos randomizados. Logo, o tratamento desses pacientes é baseado, muitas vezes, na extrapolação de resultados obtidos na população geral ou de pequenos ensaios clínicos ou análise de subgrupos dos grandes trabalhos.

TRATAMENTO MEDICAMENTOSO

O pilar do tratamento desses pacientes deve ser a terapia médica otimizada associada ou não a procedimentos de revascularização (cirúrgica ou percutânea). Entretanto, essa população apresenta algumas peculiaridades que devem ser frisadas antes da escolha da melhor estratégia de tratamento.

Os pacientes com DRC são um grupo com múltiplas comorbidades clínicas (DM, hipertensão arterial sistólica (HAS), insuficiência cardíada, anemia). Portanto, o tratamento medicamentoso deve estar otimizado ao máximo mediante controle das metas e dos fatores de risco cardiovasculares [25]. Apesar disso, os pacientes com DRC frequentemente são subtratados, pelo temor dos efeitos colaterais das medicações nesse grupo, o que contribui para um pior prognóstico.

> Aspirina, estatina, betabloqueadores, inibidores da glicoproteína IIb/IIIa, inibidores da enzima conversora de angiotensina e terapia trombolítica são indevidamente evitados pelo receio do risco de sangramento, piora da função renal e descompensação das comorbidades.

Estatinas

As estatinas foram exaustivamente estudadas na população com DRC. No entanto, os estudos randomizaram pacientes de acordo com a função renal, e não de acordo com a presença de doença cardiovascular. A KDIGO recomenda o uso de estatina em todo paciente com DRC com mais de 50 anos e em todos aqueles entre 18 e 49 anos com alto risco cardiovascular [26].

Aspirina

Aspirina reduz mortalidade em pacientes com aterosclerose estabelecida por meio da redução da formação de trombos na vigência de rotura da placa. Aspirina deve ser iniciada na dose de 75-100 mg/dia em todos os pacientes com aterosclerose manifesta, incluindo aqueles com DRC, exceto se contraindicação. Não existe recomendação específica para redução de dose de aspirina nos pacientes com DRC, apesar do conhecido risco aumentado de sangramento nessa população devido à uremia que reduz a agregabilidade plaquetária.

TERAPIA DE REVASCULARIZAÇÃO DO MIOCÁRDIO

Pacientes com DRC apresentam aterosclerose mais extensa que tende a ser mais calcificada quando comparada aos pacientes sem disfunção renal. A distribuição espacial destas lesões tem predileção por acometer a região proximal das artérias coronárias como mostrado na Figura 18.4 [27].

> A terapia de revascularização parece ser benéfica em algumas situações, especialmente quando se consideram a alta carga aterosclerótica e complexidade angiográfica das lesões coronarianas.

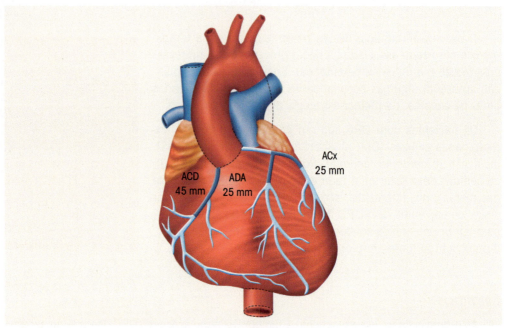

Figura 18.4 Geometria espacial do coração em pacientes com DAC significativa, demonstrando tendência a lesões coronarianas mais proximais e mais longas do que naqueles com função renal normal.

ACD: artéria coronaria direita; ADA: artéria descendente anterior; ACx: artéria circunflexa.
Fonte: Desenvolvido pela autoria.

Estudo retrospectivo conduzido na Duke University [28] incluiu 4584 pacientes com DAC que foram submetidos a tratamento clínico exclusivo, tratamento percutâneo ou cirurgia de revascularização do miocárdio. Estes pacientes foram estratificados de acordo com o ritmo de filtração glomerular e seguidos quanto à taxa de eventos cardiovasculares. Na população com disfunção renal leve a moderada, observou-se benefício da estratégia percutânea em relação ao tratamento clínico. Todavia, esse benefício não foi demonstrado no grupo com doença renal terminal. Na comparação entre cirurgia de revascularização e tratamento clínico, o benefício da cirurgia foi maior de acordo com a gravidade da disfunção renal.

Lima EG et al. [29] avaliaram a função renal de 611 pacientes seguidos por 10 anos para uma das três estratégias de tratamento do estudo MASS II: tratamento clínico exclusico; revascularização percutânea; ou revascularização cirúrgica. A mortalidade geral foi de 18,7% nos pacientes com taxa de filtração glomerular (TFG) preservada, 23,8% naqueles com disfunção renal leve e 39,3% nos pacientes com disfunção renal moderada. Nos pacientes com função renal preservada, não houve diferença nos desfechos quanto às diferentes estratégias de tratamento da DAC. No grupo com disfunção renal leve, o desfecho primário (morte por todas as causas ou IAM) ocorreu em 29,4% no grupo submetido àterapia percutânea, 29,1% no grupo submetido à cirurgia de revascularização do miocárdio e 41% no grupo tratamento clínico exclusivo (p = 0,006) [OR 0,26; IC 95% 0,07-0,088]. Nos pacientes com lesão renal moderada, observou-se maior mortalidade no grupo submetido ao tratamento clínico exclusivo (28,6%) comparado ao grupo tratamento percutâneo (24,1%) e cirúrgico (19%).

REVASCULARIZAÇÃO NOS PACIENTES COM DRC AVANÇADA

Esta população apresenta alto risco de mortalidade e morbidade independentemente da intervenção escolhida. Pacientes submetidos à cirurgia de revascularização do miocárdio têm risco 4,4 vezes maior de mortalidade hospitalar, 3,1 vezes de mediastinite e 2,6 vezes de AVC quando comparados com a população com função renal normal. No entanto, na comparação direta entre cirurgia e tratamento percutâneo, a cirurgia demonstra proteção maior, uma vez que os pacientes com DRC demonstram maior taxa de reestenose de *stent*. Esta ocorre pela forte associação entre DRC e diabetes *mellitus*, além da alta taxa de progressão da aterosclerose e calcificação vascular associadas à disfunção renal.

Em geral, o tratamento cirúrgico é associado a maior risco de mortalidade e morbidade perioperatória, mas melhores resultados a longo prazo em relação à sobrevida e ao tempo livre de angina quando comparado ao tratamento percutâneo.

Nos pacientes com DRC e DAC multiarterial, os dois tratamentos invasivos demonstram desfechos similares em relação às taxas de morte, IAM e AVC. Entretanto, o tratamento cirúrgico é associado a menores taxas de revascularização adicional [30]. Nos pacientes com DRC grave, o tratamento cirúrgico demonstra redução importante de mortalidade quando comparado com o tratamento percutâneo, mas estes resultados não são extrapolados para os pacientes com disfunção renal leve ou moderada.

CONCLUSÃO

A DRC é uma condição associada a alto risco cardiovascular. O tratamento nessa população consiste na terapia sintomática associada àquelas com benefício prognóstico. Algumas medicações requerem ajuste de dose baseado no *clearance* de creatinina. Não existe peculiaridade na indicação de revascularização nessa população, e atenção especial deve ser dada à complexidade clínica e angiográfica desses pacientes.

Nos pacientes com anatomia favorável para a revascularização, parece haver um benefício prognóstico da revascularização quando comparado à terapia medicamentosa isolada. Entretanto, a melhor estratégia de revascularização ainda é controversa, exceto nos pacientes com doença renal mais avançada nos quais o benefício da cirurgia é mais claro.

REFERÊNCIAS

1. Lima EG, Hueb W, Gersh BJ, et al. Impact of chronic kidney disease on long-term outcomes in type 2 diabetic patients with coronary artery disease on surgical, angioplasty, or medical treatment. Ann Thorac Surg 2016;101(5):1735-44.

2. Parikh NI, Hwang SJ, Larson MG, Levy D, Fox CS. Chronic kidney disease as a predictor of cardiovascular disease (from the Framingham Heart Study). Am J Cardiol 2008;102(1):47-53.

3. Reddan DN, Szczech LA, Tuttle RH, et al. Chronic kidney disease, mortality, and treatment strategies among patients with clinically significant coronary artery disease. J Am Soc Nephrol 2003;14(9):2373-80.

4. Fujii H, Kono K, Nishi S. Characteristics of coronary artery disease in chronic kidney disease. Clin Exp Nephrol 2019;23(6):725-32.

5. https://www.cdc.gov/kidneydisease/publications-resources/2019-national-facts.html

6. Stevens PE, Levin A; Kidney Disease: Improving Global Outcomes Chronic Kidney Disease Guideline Development Work Group Members. Evaluation and management of chronic kidney disease: synopsis of the kidney disease: improving global outcomes 2012 clinical practice guideline. Ann Intern Med 2013;158(11):825-30.

7. Lima EG, Hueb W, Garcia RM, et al. Impact of diabetes on 10-year outcomes of patients with multivessel coronary artery disease in the medicine, angioplasty, or surgery study II (MASS II) trial. Am Heart J 2013;166(2):250-7.

8. Gelsomino S, Del Pace S, Parise O, et al. Impact of renal function impairment assessed by CKD_{EPI} estimated glomerular filtration rate on early and late outcomes after coronary artery bypass grafting. Int J Cardiol 2017;227:778-87.

9. Collins AJ, Foley RN, Chavers B, et al. US Renal Data System 2013 Annual Data Report. American Journal of Kidney Diseases: the official Journal of the National Kidney Foundation. Am J Kidney Dis 2014;63(1 Suppl):A7.

10. Cai Q, Mukku VK, Ahmad M. Coronary artery disease in patients with chronic kidney disease: a clinical update. Curr Cardiol Rev 2013;9(4):331-9.

11. Zebrack JS, Anderson JL, Beddhu S, et al; Intermountain Heart Collaborative Study Group. Do associations with C-reactive protein and extent of coronary artery disease account for the increased cardiovascular risk of renal insufficiency? J Am Coll Cardiol 2003;42(1):57-63.

12. Fujii H, Kono K, Nishi S. Characteristics of coronary artery disease in chronic kidney disease. Clin Exp Nephrol 2019;23(6):725-32.

13. Yiu KH, de Graaf FR, Schuijf JD, et al. Prognostic value of renal dysfunction for the prediction of outcome versus results of computed tomographic coronary angiography. Am J Cardiol 2011;108(7):968-72.

14. Schiffrin EL, Lipman ML, Mann JFE. Chronic kidney disease: effects on the cardiovascular system. Circulation 2007;116(1):85-97.

15. Khalique O, Aronow WS, Ahn C, et al. Relation of moderate or severe reduction in glomerular filtration rate to number of coronary arteries narrowed > 50% in patients undergoing coronary angiography for suspected coronary artery disease. Am J Cardiol 2007;100(3):415-6.

16. Mathew RO, Bangalore S, Lavelle MP, et al. Diagnosis and management of atherosclerotic cardiovascular disease in chronic kidney disease: a review. Kidney Int 2017;91(4):797-807.

17. Sharma R, Pellerin D, Gaze DC, et al. Dobutamine stress echocardiography and the resting but not exercise electrocardiograph predict severe coronary artery disease in renal transplant candidates. Nephrol Dial Transplant 2005;20(10):2207-14.

18. Reis G, Marcovitz PA, Leichtman AB, et al. Usefulness of dobutamine stress echocardiography in detecting coronary artery disease in end-stage renal disease. Am J Cardiol 1995;75(10):707-10.

19. Gowdak LH, de Paula FJ, Cesar LA, et al. Screening for significant coronary artery disease in high-risk renal transplant candidates. Coron Artery Dis 2007;18(7):553-8.

20. Murthy VL, Naya M, Foster CR, et al. Coronary vascular dysfunction and prognosis in patients with chronic kidney disease. JACC: Cardiovascular Imaging 2012;5(10):1025-34.

21. Rabbat CG, Treleaven DJ, Russell JD, Ludwin D, Cook DJ. Prognostic value of myocardial perfusion studies in patients with end-stage renal disease assessed for kidney or kidney-pancreas transplantation: a meta-analysis. J Am Soc Nephrol 2003;14(2):431-9.

22. De Lima JJG, Sabbaga E, Vieira MLC, et al. Coronary Angiography is the best predictor of events in renal transplant candidates compared with noninvasive testing. Hypertension 2003;42(3):263-8.

23. Rosário MA, Lima JJD, Parga JR, et al. Escore de cálcio coronariano prediz estenose e eventos na insuficiência renal crônica pré-transplante. Arq Bras Cardiol 2010;94(2):236-43.

24. Andrade JM, Gowdak LHW, Giorgi MCP, et al. Cardiac MRI for detection of unrecognized myocardial infarction in patients with end-stage renal disease: comparison with ECG and scintigraphy. AJR Am J Roentgenol 2009;193(1):W25-32.

25. Members TF, Montalescot G, Sechtem U, et al. 2013 ESC guidelines on the management of stable coronary artery disease: the task force on the management of stable coronary artery disease of the European Society of Cardiology. Eur Heart J 2013;34(38):2949-3003.

26. Wanner C, Tonelli M. KDIGO Clinical Practice Guideline for Lipid Management in CKD: summary of recommendation statements and clinical approach to the patient. Kidney Int 2014;85(6):1303-9.

27. Mukherjee D. Spatial distribution of coronary artery thromboses in patients with chronic kidney disease: implications for diagnosis and treatment. Kidney Int 2009;75(1):7-9.

28. Reddan DN. Chronic kidney disease, mortality, and treatment strategies among patients with clinically significant coronary artery disease. J Am Soc Nephrol 2003;14(9):2373-80.

29. Lima EG, Charytan DM, Hueb W, et al. Long-term outcomes of patients with stable coronary disease and chronic kidney dysfunction: 10-year follow-up of the medicine, angioplasty, or surgery study II Trial. Nephrol Dial Transplant 2020;35(8):1369-76.

30. Wang ZJ, Zhou YJ, Liu YY, et al. Comparison of drug-eluting stents and coronary artery bypass grafting for the treatment of multivessel coronary artery disease in patients with chronic kidney disease. Circ J 2009;73(7):1228-34.

19
SÍNDROME DA APNEIA OBSTRUTIVA DO SONO E DOENÇA ARTERIAL CORONARIANA

Thiago Luis Scudeler

INTRODUÇÃO

A síndrome da apneia obstrutiva do sono (SAOS) tem muitas consequências negativas para os pacientes, incluindo comprometimento da funcionalidade diurna e redução da qualidade de vida, sendo o objetivo principal do tratamento reduzir os sintomas [1]. No entanto, a consequência mais grave da SAOS é sua associação com um risco aumentado de doença e morte cardiovascular (Figura 19.1).

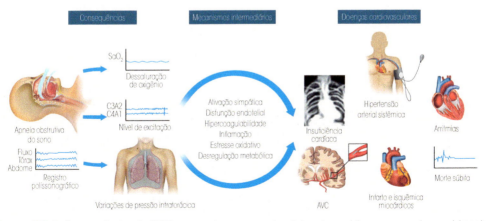

Figura 19.1 Consequências da SAOS e mecanismos que potencialmente contribuem para o desenvolvimento de doenças cardiovasculares.

Fonte: Adaptado de Sánchez-de-la-Torre M, et al [2].

Um conjunto substancial de evidências de estudos *in vitro*, em animais, clínicos e epidemiológicos sugere que a SAOS pode ter um efeito negativo direto nos desfechos cardiovasculares, independentemente de comorbidades, como obesidade e diabetes tipo 2 [3]. A SAOS aumenta o risco de várias doenças cardiovasculares, incluindo hipertensão, arritmia, acidente vascular cerebral (AVC) e insuficiência cardíaca. No entanto, neste capítulo, focaremos na relação da SAOS com a doença arterial coronariana (DAC).

FISIOPATOLOGIA

A SAOS parece promover doenças cardiovasculares por meio de vários mecanismos fisiopatológicos, incluindo hipóxia intermitente (HI), fragmentação do sono e oscilações da pressão intratorácica, o que leva a alterações na hemodinâmica vascular cardíaca e pulmonar (Figura 19.2) [4,5]. Destes, a HI – causada pelos ciclos repetitivos de dessaturação e reoxigenação que caracterizam a SAOS – desempenha o papel mais importante.

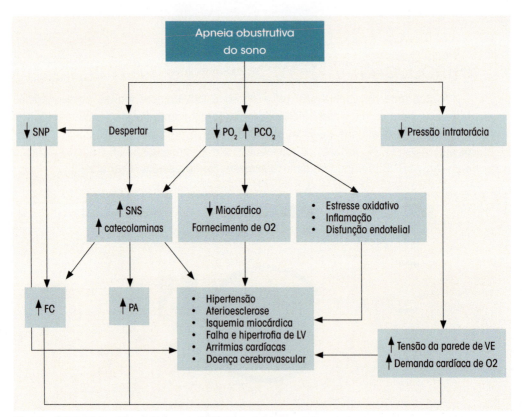

Figura 19.2 Efeitos fisiopatológicos da SAOS sobre o sistema cardiovascular.

SNP: sistema nervoso parassimpático; SNS: sistema nervoso simpatico; PA: pressão arterial; FC: frequência cardíaca; VE: ventrículo esquerdo

Fonte: Adaptado de Bradley TD, Floras JS. [4].

A HI leva a uma série de respostas não adaptativas que podem ocasionar a aterosclerose. Primeiro, a aterosclerose é hoje conhecida como uma doença inflamatória crônica [6], e a HI promove inflamação sistêmica, pelo menos parcialmente, por meio da ativação do fator de transcrição NF-κB [7]. Dados de estudos em animais sugerem que a inflamação relacionada à HI é um mediador crítico na formação de lesões pré-ateroscleróticas [3]. Segundo, a HI é um potente ativador do sistema simpático, que, por sua vez, promove disfunção endotelial e, finalmente, hipertensão e aterosclerose [3]. Terceiro, a HI também pode ter um efeito sobre a saúde metabólica, ocasionando disfunção do tecido adiposo e potencial aumento do risco de DM tipo 2 [8]. Finalmente, a HI parece levar à geração de espécies reativas de oxigênio e, portanto, ao estresse oxidativo, resultando na disfunção endotelial e na aterosclerose [9].

Como discutiremos detalhadamente mais adiante, os efeitos da HI não são uniformemente negativos, com algumas evidências sugerindo um efeito protetor no coração via pré-condicionamento isquêmico e o desenvolvimento de vasos colaterais coronarianos [10]. No entanto, dados importantes recém-publicados enfatizam os efeitos potencialmente deletérios da HI e apoiam sua primazia sobre os distúrbios do sono. Em pacientes que receberam terapia de CPAP (*Continuous Positive Airway Pressure*) para SAOS conhecida, a retirada do CPAP ensejou a elevação da pressão arterial matinal, um efeito substancialmente contornado pela adição de oxigenoterapia noturna suplementar [11].

PREVALÊNCIA E INCIDÊNCIA DE DAC EM COORTES DE SAOS

Estudos da Austrália e da Europa no início e meados dos anos 1990 foram os primeiros a descrever um aumento da prevalência de distúrbios respiratórios do sono em indivíduos com DAC sintomática.

Hung et al. [12] avaliaram 101 indivíduos hospitalizados com infarto agudo do miocárdio (IAM), comparando-os com 53 controles assintomáticos, encontrando um índice de apneia médio de 6,9 eventos/hora nos pacientes com IAM *versus* 1,4 eventos/hora nos pacientes controles. Um estudo sueco [13] avaliou 142 homens submetidos à investigação por suspeita de DAC, juntamente com 50 voluntários com a mesma idade; 6% dos indivíduos do grupo controle tinham SAOS (definido como um índice de apneia-hipopneia (IAH) ≥ 15 eventos/hora), em comparação com 24% daqueles no grupo sintomático.

Outro estudo sueco [14], que comparou 62 pacientes que necessitaram de internação por angina instável ou IAM com controles pareados por idade, sexo e índice de massa corpórea (IMC), novamente encontrou maior prevalência de SAOS (definida como um IAH ≥ 10 eventos/hora) nos pacientes cardíacos (30,7% *versus* 13%).

Uma análise transversal de 6.424 indivíduos inscritos no Sleep Heart Health Study avaliou o outro lado desta moeda e descobriu que a SAOS prediz DAC [15]. A carga da DAC autorreferida entre esses indivíduos aumentou de 9% no quartil mais baixo de IAH para 19% no quartil mais alto, uma relação que se manteve após o ajuste para variáveis de confusão (OR ajustado para DAC no maior quartil de IAH 1,27; IC 95% 0,99-1,62).

Dados de estudos clínicos sugeriram que pacientes com SAOS têm maior probabilidade de desenvolver DAC. Entre 182 homens suecos que compareceram a um serviço do sono, que estavam livres de todas as comorbidades cardiometabólicas significativas no início do estudo, a SAOS inadequadamente tratada foi associada a uma maior probabilidade de DAC sintomática subsequente (OR ajustado de 5,4) durante 7 anos de seguimento [16]. Uma análise extensa subsequente dos mesmos autores, que incluiu pacientes com hipertensão e diabetes *mellitus*, encontrou uma incidência de DAC de 16,2% em indivíduos com SAOS, comparada a 5,4% naqueles sem SAOS. O ajuste para variáveis de confusão em um modelo de regressão de Poisson mostrou que a SAOS no momento da inscrição estava associada a um risco relativo de 4,50 (IC 95% 1,83-11,6) para DAC [17]. Esses achados foram corroborados por um grande estudo observacional espanhol unicêntrico [18], que avaliou desfechos cardiovasculares a longo prazo em pacientes com graus variados de distúrbios respiratórios do sono e indivíduos saudáveis, sem SAOS. Em uma coorte de 1.651 indivíduos, a SAOS grave não tratada foi associada a uma probabilidade acentuadamente aumentada de doença cardiovascular fatal (OR = 2,87; IC 95% 1,17-7,51) e não fatal (OR = 3,17; IC 95% 1,12-7,51).

Relações mais modestas entre SAOS e DAC foram sugeridas por estudos baseados na comunidade. Em uma análise longitudinal de 4.422 (56,4% do sexo feminino) indivíduos inscritos no Sleep Heart Health Study que foram seguidos por uma mediana de 8,7 anos, a SAOS grave previu um risco aumentado de desenvolver DAC sintomática, mas apenas em homens com 70 anos ou menos (RR = 1,68; IC 95% 1,02-2,76) [19]. No entanto, outra análise dessa coorte mostrou que a SAOS grave é um preditor independente de morte e, em particular, morte relacionada à DAC [20]. Embora essa relação tenha sido novamente mais forte em homens com menos de 70 anos de idade (RR ajustado de 2,09; IC 95% 1,31-3,33), ela foi vista em toda a população do estudo (RR ajustado 1,46; IC 95% 1,14-1,86).

Pacientes do estudo Wisconsin Sleep Cohort eram significativamente mais jovens do que aqueles do Sleep Heart Health Study. Isso pode fornecer pelo menos uma explicação parcial para a associação muito mais forte observada entre SAOS e DAC vista no primeiro estudo, em que um IAH ≥ 30 conferiu um risco duas vezes maior de DAC (RR ajustado de 2,63; IC 95% 1,13-6,10) durante um período de aproximadamente 18 mil pessoas/ano [21].

As metanálises sugerem que a SAOS confere um risco aumentado de DAC em homens, com uma aparente relação mais fraca entre SAOS e DAC em mulheres [22,23]. Uma revisão sistemática sobre SAOS não tratada e desfechos adversos a longo prazo sugeriu que os efeitos negativos da SAOS grave nos eventos cardiovasculares foram atenuados pelo sexo feminino, idade, falta de sonolência diurna e obesidade [24]. No geral, existem evidências relativamente fortes, mas não uniformes, de estudos clínicos e populacionais para apoiar um papel importante da SAOS na promoção e evolução da DAC, particularmente em pacientes jovens do sexo masculino.

ESTUDOS DE IMAGEM DAS ARTÉRIAS CORONÁRIAS EM SAOS

Estudos da vasculatura coronariana geralmente sugerem que pacientes com SAOS carregam uma maior carga subclínica de DAC do que indivíduos sem SAOS. Esses estudos podem ser amplamente divididos entre aqueles que usaram métodos de imagem invasivos e não invasivos e aqueles que avaliaram direta e indiretamente a carga de placa nas artérias coronárias.

Um número relativamente pequeno de estudos utilizou técnicas invasivas. Por exemplo, um estudo com 59 pacientes japoneses consecutivos submetidos à angiografia coronariana após IAM para investigação de angina estável avaliou a relação entre a hipoxemia noturna e a aterosclerose coronariana, medida pelo escore de Gensini [25]. Desses pacientes, 72,9% apresentavam distúrbios respiratórios do sono, conforme definido por um ODI (*oxygen desaturation index*) > 5. O ODI correlacionou-se significativamente com o aumento dos escores de Gensini (r = 0,45), e o escore médio de Gensini foi maior em indivíduos com um ODI ≥ 15 (37,2 ± 22,7 vs. 21,3 ± 17,3).

Da mesma forma, o volume médio da placa aterosclerótica foi maior em indivíduos com SAOS do que sem SAOS em um estudo canadense de 19 indivíduos com DAC estável, submetidos a estudos de ultrassonografia intravascular coronariana (USIC) (238 ± 69 vs. 169 ± 64 mm3) [26], achados apoiados por um estudo maior de pacientes de Cingapura submetidos à angiografia coronariana [27]. Neste último estudo, os pacientes foram submetidos à USIC e uma avaliação domiciliar cardiorrespiratória do sono. Entre os 93 indivíduos que completaram o estudo, um volume significativamente maior de placa foi observado em pacientes com SAOS moderada a grave quando comparados com aqueles com IAH < 15, uma associação que permaneceu significativa após o ajuste para fatores de confusão, como obesidade e histórico de tabagismo.

A medida da calcificação da artéria coronária (CAC) por angiotomografia permite uma estimativa não invasiva do volume da placa arterial coronariana, e tem mostrado predizer eventos coronarianos e outros cardiovasculares, além dos modelos de risco convencionais [28].

Um grande estudo retrospectivo com 202 indivíduos com suspeita de DAC submetidos à polissonografia dentro de 3 anos da angiotomografia de coronárias foi realizado para avaliação de CAC [29]. A CAC foi identificada em 67% dos pacientes com SAOS e 31% daqueles sem SAOS, o escore mediano da CAC foi mais alto no quartil mais grave do IAH do que no mais baixo e a análise de regressão multivariada revelou que o distúrbio grave do sono é um preditor independente de CAC (OR ajustado de 3,30; IC 95% 1,20-9,40).

Esses estudos são limitados pela dependência de indivíduos que apresentam suspeita de DAC e pela alta prevalência de importantes fatores de risco para aterogênese. No entanto, relações semelhantes foram observadas em estudos de indivíduos sem DAC aparente.

O estudo Heinz Nixdorf Recall [30], observacional, baseado na comunidade alemã, estimou a predição de CAC na taxa de eventos cardiovasculares subsequentes em indivíduos livres de DAC. Um grande subgrupo desses indivíduos (n = 1.604) foi submetido à polissonografia domiciliar paralelamente aos exames de imagem cardíaca. A SAOS foi altamente prevalente nesta coorte (22% tinha um IAH ≥15) e esteve relacionada independentemente à quantidade de CAC observada em homens com idade ≤ 65 anos e em mulheres de qualquer idade.

O estudo MESA [31] utilizou um desenho semelhante em 1.465 indivíduos da comunidade norte-americana, novamente sem doença cardiovascular conhecida, mas usando polissonografia e actigrafia domiciliar para fornecer uma imagem mais completa do sono dos participantes. A prevalência de CAC nesta coorte foi independente para um IAH ≥ 30, mas também pareceu estar relacionado à fragmentação do sono e à redução da proporção de sono N3, talvez sugerindo um papel separado para a qualidade do sono prejudicada na promoção e desenvolvimento da CAC.

A angiografia por tomografia de coronárias pode ter algumas vantagens sobre a CAC, na medida em que também permite a quantificação da carga de placa 'mole' e não apenas calcificada.

A aterosclerose coronariana subclínica foi avaliada em uma coorte de 29 homens não fumantes saudáveis, livres de doença cardiometabólica, submetidos a estudos de sono hospitalar por suspeita de SAOS, e descobriu-se que o IAH estava correlacionado independentemente com o volume da placa coronariana e que maiores volumes de placa foram observados nos pacientes com SAOS moderada [32].

Vários pesquisadores estimaram a aterosclerose coronariana por meio da espessura medio-íntimal (EMI) da artéria carótida. A EMI carotídea, medida por ultrassonografia, correlaciona-se bem com os achados anatômicos, além de ser um marcador bem validado de aterosclerose coronariana, bem como um preditor de morbimortalidade cardiovascular [33].

Baguet et al. [34] avaliaram a EMI carotídea em 82 pacientes com SAOS recém-diagnosticados, que estavam em grande parte livres de doença cardiovascular ou metabólica. A saturação parcial de oxigênio noturna média correlacionou-se inversamente com as medidas de EMI da carótida (r = -0,30, p = 0,006), com a análise de regressão logística multivariada mostrando que é um preditor independente de hipertrofia da artéria carótida (OR ajustado 3,9; IC 95% 1,1-12,7). A EMI carotídea foi maior em indivíduos com SAOS em um estudo com 52 homens japoneses livres de comorbidades, passando de 0,71 ± 0,07 mm nos controles para 1,07 ± 0,03 mm naqueles com IAH > 5 [35]. Pacientes com SAOS moderada a grave apresentaram medidas de EMI carotídeas mais altas do que aqueles com doença leve (1,16 ± 0,07 vs. 0,92 ± 0,07 mm).

Um estudo brasileiro com 15 indivíduos com SAOS leve a moderada, 15 indivíduos com SAOS grave e 12 controles pareados por idade, sexo e IMC [36]. Todos os pacientes não apresentavam hipertensão, diabetes e tabagismo e não faziam uso de nenhuma medicação. Entre esses pacientes, a EMI carotídea foi maior naqueles com SAOS grave do que naqueles com doença ou controles mais leves, e correlacionou-se significativamente com o aumento do IAH (r = 0,44, p = 0,004). Esses mesmos pesquisadores randomizaram

24 pacientes saudáveis, com distúrbios respiratórios graves do sono, para CPAP *versus* controle por 4 meses [37]. A EMI carotídea diminuiu significativamente no grupo CPAP (Δ-62 mm; IC 95% -110 a -15 mm), mas não no grupo controle (Δ 8 mm; IC 95% -21 a 37 mm). Esses achados parecem ser independentes dos efeitos de qualquer hipertensão não diagnosticada, com um estudo semelhante do mesmo grupo sugerindo que SAOS e hipertensão têm um efeito aditivo na EMI carotídea [38].

Uma análise transversal de 985 participantes do Sleep Heart Health Study [39], excluindo todos os indivíduos com DAC conhecida, mas incluindo uma grande proporção de fumantes e indivíduos com hipertensão e DM tipo 2, avaliou EMI carotídea nos quartis de IAH. Na análise não ajustada, a EMI carotídea aumentou com o aumento da gravidade da SAOS, mas essa relação desapareceu quando variáveis de confusão foram incluídas nos modelos estatísticos.

Contudo, análises longitudinais de um subconjunto de indivíduos do Wisconsin Sleep Cohort mostraram que o IAH basal e o nadir da saturação parcial de oxigênio noturna tinham uma relação estatisticamente significativa com o desenvolvimento de EMI carotídea [40,41]. Esses dados – juntamente com dados de modelos animais, sugerindo que a hipertrofia da artéria carótida pode ser dirigida pelo ronco simples, em vez da SAOS mais florida [42] – significam que a relação da EMI carotídea com a SAOS não é inequívoca.

Além disso, não está claro se a ultrassonografia carotídea é tão representativa da aterosclerose coronariana em pacientes com SAOS quanto em populações sem SAOS. Uma comparação entre angiotomografia das coronárias e EMI carotídea em 33 pacientes com SAOS considerou a EMI específica, mas pouco sensível na detecção de aterosclerose subclínica [43].

Um conjunto de evidências razoável sugere que a SAOS está associada a um aumento da carga de aterosclerose coronariana em pacientes com DAC sintomática. Pouco se sabe sobre o efeito da terapia com CPAP nos achados de imagem coronariana, algo que pode fornecer um desfecho substituto viável para estudos de prevenção primária de DAC em pacientes com SAOS.

RELAÇÃO ENTRE SAOS E DESFECHOS EM PACIENTES COM DAC

Muitos dos dados discutidos aqui, juntamente com a observação de que a SAOS parece estar associada a um risco aumentado de morte cardíaca súbita noturna [44], podem sugerir que ela exerça um efeito negativo significativo. No entanto, nos últimos anos, aumentou o interesse no potencial efeito protetor que a SAOS e a hipoxemia crônica associada podem ter em casos de infarto do miocárdio por meio do fenômeno do pré-condicionamento isquêmico.

O pré-condicionamento isquêmico pode ocorrer no miocárdio devido à exposição repetida à hipoxemia crônica por um período prolongado abaixo do limiar necessário para causar lesão significativa, levando à regulação positiva das vias adaptativas que podem facilitar a sobrevivência do miocárdio durante a hipóxia tecidual aguda prolongada [10].

Há alguma evidência para sugerir que isso pode ocorrer na SAOS. Primeiro, o efeito negativo da SAOS na morbimortalidade cardiovascular parece muito menos pronunciado em populações mais velhas, nas quais o diagnóstico pode até estar associado a uma vantagem em termos de sobrevida [8]. Segundo, indivíduos com SAOS parecem mais propensos a desenvolver circulação coronariana colateral do que aqueles sem SAOS [45,46]. Finalmente, dois estudos unicêntricos descobriram que os níveis máximos de troponina cardíaca durante SCA são mais baixos em pacientes com problemas respiratórios significativos do que aqueles sem doenças respiratórias [47,48]. No entanto, existem evidências em contrário, sugerindo que o aumento da gravidade da SAOS determina o aumento do tamanho do infarto.

O maior estudo que examinou a relação da SAOS com a liberação de troponina durante a SCA encontrou um pico elevado de concentração plasmática de troponina em pacientes com maior IAH [49]. A investigação padrão-ouro para determinar o tamanho do infarto pós-SCA é a ressonância magnética cardíaca (RMC). Um estudo com 56 pacientes com IAM submetidos à intervenção coronariana percutânea (ICP) constatou que um IAH ≥ 15 esteve associado a um tamanho maior de infarto e menor fração de ejeção do ventrículo esquerdo avaliados pela RMC 3 meses após a ICP [50].

> Qualquer que seja o seu efeito nos resultados da SCA, a SAOS não tratada parece piorar o prognóstico a médio prazo após a ICP.

O maior estudo até o momento que examinou prospectivamente os resultados em pacientes com SAOS submetidos à ICP é o Sleep and Stent Study, que envolveu oito centros na Ásia e no Brasil [51]. Este estudo incluiu 1.311 pacientes que tinham uma avaliação cardiorrespiratória do sono dentro de 7 dias após ICP com sucesso; 45,3% dos pacientes tinham IAH ≥15, que, após um acompanhamento médio de 1,9 anos, conferiu aumento de 57% no risco relativo de um evento cardíaco ou cerebrovascular adverso maior. Resultados semelhantes foram relatados em estudos menores [52-56] e numa metanálise [57].

> Pode-se afirmar que o tratamento com CPAP serve como estratégia potencial de prevenção primária em pacientes com SAOS e risco de DAC ou como prevenção secundária em pacientes com doença aterosclerótica estabelecida.

TRATAMENTO DA SAOS E DESFECHOS EM DAC

A realização de ensaios clínicos randomizados sobre o impacto da terapia com CPAP nos resultados cardiovasculares apresenta uma série de dificuldades logísticas e éticas muito significativas. Primeiro, para acumular anos suficientes de pacientes para obter poder suficiente para identificar qualquer benefício do CPAP como uma intervenção de prevenção primária ou secundária, as coortes de estudo devem ser muito grandes e seguidas por um período de tempo relativamente prolongado. Segundo, mesmo que o CPAP não seja benéfico na redução da DAC, certamente traz um benefício sintomático para muitos pacientes. Finalmente, embora o CPAP seja uma terapia altamente eficaz quando usada, uma proporção substancial de pacientes reluta em usá-lo.

Apenas recentemente ensaios clínicos randomizados examinaram o efeito do CPAP nos principais eventos cardiovasculares. Antes disso, os ensaios clínicos randomizados haviam demonstrado apenas a capacidade do CPAP de reduzir (modestamente) a pressão arterial [58], o que dava esperança de que isso, por sua vez, levasse a uma redução a longo prazo na morbimortalidade cardiovascular. Outros estudos não cegos unicêntricos, frequentemente retrospectivos, sobre desfechos da SAOS por DAC, sugeriram que o CPAP pode ser útil como medida de prevenção primária e secundária [59-62].

Um estudo espanhol [18], que investigou desfechos cardiovasculares em uma grande coorte de cinco grupos diferentes (I) homens saudáveis (n = 264), (II) com roncos simples (n = 377), (III) SAOS leve a moderada não tratada (n = 403), (IV) SAOS grave não tratada (IAH médio 43 respiradouros/hora, n = 235) e (V) aqueles com SAOS e tratados com CPAP (IAH médio 42 eventos/hora, n = 372), com seguimento médio de 10 anos, mostrou que os pacientes com SAOS grave e não tratada têm um risco acentuadamente aumentado de eventos cardiovasculares e morte. No entanto, as taxas de eventos em pacientes com SAOS que usam CPAP foram essencialmente idênticas à de pacientes saudáveis e roncadores simples, sugerindo um efeito modificador do CPAP nos desfechos cardiovasculares.

O estudo SAVE [63] investigou o impacto do CPAP na mortalidade ou hospitalização causada por eventos cardiovasculares em pacientes com SAOS sem sono e doença cardiovascular conhecida. Mais de 2 mil pacientes completaram o estudo e não houve diferença significativa entre o CPAP e os cuidados usuais em termos de desfechos primários: 229 pacientes atingiram o desfecho primário no grupo CPAP e 207 no grupo de cuidados habituais. Curiosamente, os escores de Epworth foram reduzidos pelo CPAP e as medidas de qualidade de vida melhoraram.

O estudo RICCADSA [64] investigou o impacto do CPAP na SAOS assintomática em pacientes com DAC confirmada angiograficamente. Os indivíduos foram randomizados para CPAP ou cuidado usual. O desfecho primário composto foi revascularização repetida, IAM, acidente vascular cerebral (AVC) e mortalidade devido à doença cardiovascular. Os grupos foram bem pareados. Não houve diferença significativa entre os dois grupos quanto à incidência do desfecho primário.

Esses resultados causaram surpresa entre os pesquisadores, e várias limitações dos estudos foram levantadas. Primeiro, a média de IAH nos dois estudos foi de 29 eventos/hora, consistente com SAOS moderada. Segundo, o uso médio de CPAP foi inferior a 4 horas, o que pode ter deixado um grau significativo de pacientes com SAOS não tratado [65]. Notavelmente, se um nível de corte de 4 horas de uso do CPAP fosse aplicado para a adesão ao estudo RICCADSA, uma diferença significativa seria observada na incidência de desfechos (CPAP > 4 horas; RR = 2,31; IC 95% 0,96-5,54) vs. CPAP < 4 horas; RR = 5,32; IC 95% 3,96-7,15) por 100 pessoas/ano, significativamente diferente de nenhum CPAP (RR = 0,29; IC95% 0,1-0,86; p = 0,026). Parece que a ausência de sonolência diurna subjetiva reduziu significativamente a probabilidade de pacientes com SAOS e DAC aderirem à terapia com CPAP [66].

Há escassez de dados de ensaios clínicos randomizados que avaliaram a utilidade do CPAP como medida de prevenção primária. Um estudo avaliou 723 pacientes sem sono, livres de DAC, com SAOS pelo menos moderada [67]. Os indivíduos foram randomizados para terapia com CPAP ou tratamento usual e seguidos por uma mediana de 4 anos. Nenhuma diferença significativa foi observada entre os grupos quanto às taxas de eventos cardiovasculares maiores, embora uma análise *post hoc* sugerisse uma redução de risco relativo de 28% nos pacientes que aderiram à terapia com CPAP. Esse estudo demonstra várias das dificuldades envolvidas na realização de um estudo de prevenção primária usando desfechos cardiovasculares duros: o estudo teve baixo poder estatístico e os pacientes provavelmente foram subtratados.

CONCLUSÃO

A DAC é uma doença complexa com uma ampla gama de manifestações clínicas. A SAOS também é uma condição com inúmeras implicações sistêmicas, que pode influenciar a DAC em várias fases e processos patológicos. Além disso, apesar de ambas as doenças compartilharem fatores de risco semelhantes e as condições sistêmicas influenciadas pela SAOS também terem um papel na patogênese da DAC, faltam evidências para abordar a SAOS como um fator de risco para DAC. Da mesma forma, são necessárias mais evidências para abordar o tratamento com CPAP como uma terapia útil para pacientes com DAC e SAOS não sintomática.

REFERÊNCIAS

1. Garvey JF, Pengo MF, Drakatos P, et al. Epidemiological aspects of obstructive sleep apnea. J Thorac Dis 2015;7:920-9.
2. Sánchez-de-la-Torre M, Campos-Rodriguez F, Barbé F. Obstructive sleep apnoea and cardiovascular disease. Lancet Respir Med 2013;1(1):61-72.
3. Lévy P, Ryan S, Oldenburg O, et al. Sleep apnoea and the heart. Eur Respir Rev 2013;22:333-52.
4. Bradley TD, Floras JS. Obstructive sleep apnoea and its cardiovascular consequences. Lancet 2009;373(9657):82-93.
5. Kent BD, Ryan S, McNicholas WT. Obstructive sleep apnea and inflammation: relationship to cardiovascular co-morbidity. Respir Physiol Neurobiol 2011;178:475-81.
6. Ross R: Atherosclerosis-an inflammatory disease. N Engl J Med 1999;340:115-26.
7. Ryan S, Taylor CT, McNicholas WT. Selective activation of inflammatory pathways by intermittent hypoxia in obstructive sleep apnea syndrome. Circulation 2005;112:2660-7.
8. Kent BD, McNicholas WT, Ryan S. Insulin resistance, glucose intolerance and diabetes mellitus in obstructive sleep apnoea. J Thorac Dis 2015;7:1343-57.
9. Lavie L, Lavie P. Molecular mechanisms of cardiovascular disease in OSAHS: the oxidative stress link. Eur Respir J 2009;33:1467-84.
10. Aronson D, Lavie L, Lavie P. Does OSA upregulate cardioprotective pathways to an ischemic insult? Chest 2018;153:295-7.
11. Turnbull CD, Sen D, Kohler M, et al. Effect of supplemental oxygen on blood pressure in obstructive sleep apnea (SOX): a randomised, CPAP withdrawal trial. Am J Respir Crit Care Med 2019;199(2):211-9.

12. Hung J, Whitford EG, Parsons RW, et al. Association of sleep apnoea with myocardial infarction in men. Lancet 1990;336:261-4.
13. Mooe T, Rabben T, Wiklund U, et al. Sleep-disordered breathing in men with coronary artery disease. Chest 1996;109:659-63.
14. Peker Y, Kraiczi H, Hedner J, et al. An independent association between obstructive sleep apnoea and coronary artery disease. Eur Respir J 1999;14:179-84.
15. Shahar E, Whitney CW, Redline S, et al. Sleep-disordered breathing and cardiovascular disease: cross-sectional results of the Sleep Heart Health Study. Am J Respir Crit Care Med 2001;163:19-25.
16. Peker Y, Hedner J, Norum J, et al. Increased incidence of cardiovascular disease in middle-aged men with obstructive sleep apnea: a 7-year follow-up. Am J Respir Crit Care Med 2002;166:159-65.
17. Peker Y, Carlson J, Hedner J. Increased incidence of coronary artery disease in sleep apnoea: a long-term follow-up. Eur Respir J 2006;28:596-602.
18. Marin JM, Carrizo SJ, Vicente E, et al. Long-term cardiovascular outcomes in men with obstructive sleep apnoea-hypopnoea with or without treatment with continuous positive airway pressure: an observational study. Lancet 2005;365:1046-53.
19. Gottlieb DJ, Yenokyan G, Newman AB, et al. Prospective study of obstructive sleep apnea and incident coronary heart disease and heart failure: the sleep heart health study. Circulation 2010;122:352-60.
20. Punjabi NM, Caffo BS, Goodwin JL, et al. Sleep-disordered breathing and mortality: a prospective cohort study. PLoS medicine 2009;6:e1000132.
21. Hla KM, Young T, Hagen EW, et al. Coronary heart disease incidence in sleep disordered breathing: the Wisconsin sleep cohort study. Sleep 2015;38:677-84.
22. Dong JY, Zhang YH, Qin LQ. Obstructive sleep apnea and cardiovascular risk: meta-analysis of prospective cohort studies. Atherosclerosis 2013;229:489-95.
23. Loke YK, Brown JW, Kwok CS, et al. Association of obstructive sleep apnea with risk of serious cardiovascular events: a systematic review and meta-analysis. Circ Cardiovasc Qual Outcomes 2012;5:720-8.
24. Kendzerska T, Mollayeva T, Gershon AS, et al. Untreated obstructive sleep apnea and the risk for serious long-term adverse outcomes: a systematic review. Sleep Med Ver 2014;18:49-59.
25. Hayashi M, Fujimoto K, Urushibata K, et al. Nocturnal oxygen desaturation correlates with the severity of coronary atherosclerosis in coronary artery disease. Chest 2003;124:936-41.
26. Turmel J, Series F, Boulet LP, et al. Relationship between atherosclerosis and the sleep apnea syndrome: an intravascular ultrasound study. Int J Cardiol 2009;132:203-9.
27. Tan A, Hau W, Ho HH, et al. OSA and coronary plaque characteristics. Chest 2014;145:322-30.
28. Erbel R, Mohlenkamp S, Moebus S, et al. Coronary risk stratification, discrimination, and reclassification improvement based on quantification of subclinical coronary atherosclerosis: the Heinz Nixdorf recall study. J Am Coll Cardiol 2010;56:1397-406.
29. Sorajja D, Gami AS, Somers VK, et al. Independent association between obstructive sleep apnea and subclinical coronary artery disease. Chest 2008;133:927-33.
30. Weinreich G, Wessendorf TE, Erdmann T, et al. Association of obstructive sleep apnoea with subclinical coronary atherosclerosis. Atherosclerosis 2013;231:191-7.
31. Lutsey PL, McClelland RL, Duprez D, et al. Objectively measured sleep characteristics and prevalence of coronary artery calcification: the multi-ethnic study of atherosclerosis sleep. Thorax 2015;70:880-7.
32. Kent BD, Garvey JF, Ryan S, et al. Severity of obstructive sleep apnoea predicts coronary artery plaque burden: a coronary computed tomographic angiography study. Eur Respir J 2013;42:1263-70.
33. Lorenz MW, Markus HS, Bots ML, et al. Prediction of clinical cardiovascular events with carotid intima-media thickness: a systematic review and meta-analysis. Circulation 2007;115:459-67.

34. Baguet JP, Hammer L, Levy P, et al. The severity of oxygen desaturation is predictive of carotid wall thickening and plaque occurrence. Chest 2005;128:3407-12.

35. Minoguchi K, Yokoe T, Tazaki T, et al. Increased carotid intima-media thickness and serum inflammatory markers in obstructive sleep apnea. Am J Respir Crit Care Med 2005;172:625-30.

36. Drager LF, Bortolotto LA, Lorenzi MC, et al. Early signs of atherosclerosis in obstructive sleep apnea. Am J Respir Crit Care Med 2005;172:613-8.

37. Drager LF, Bortolotto LA, Figueiredo AC, et al. Effects of continuous positive airway pressure on early signs of atherosclerosis in obstructive sleep apnea. Am J Respir Crit Care Med 2007;176:706-12.

38. Drager LF, Bortolotto LA, Krieger EM, et al. Additive effects of obstructive sleep apnea and hypertension on early markers of carotid atherosclerosis. Hypertension 2009;53:64-9.

39. Wattanakit K, Boland L, Punjabi NM, et al. Relation of sleep-disordered breathing to carotid plaque and intima-media thickness. Atherosclerosis 2008;197:125-31.

40. Gunnarsson SI, Peppard PE, Korcarz CE, et al. Obstructive sleep apnea is associated with future subclinical carotid artery disease: thirteen-year follow-up from the Wisconsin sleep cohort. Arterioscler Thromb Vasc Biol 2014;34:2338-42.

41. Gunnarsson SI, Peppard PE, Korcarz CE, et al. Minimal nocturnal oxygen saturation predicts future subclinical carotid atherosclerosis: the Wisconsin sleep cohort. J Sleep Res 2015;24:680-6.

42. Cho JG, Witting PK, Verma M, et al. Tissue vibration induces carotid artery endothelial dysfunction: a mechanism linking snoring and carotid atherosclerosis? Sleep 2011;34:751-7.

43. Murphy AM, Thomas A, Crinion SJ, et al. Intermittent hypoxia in obstructive sleep apnoea mediates insulin resistance through adipose tissue inflammation. Eur Respir J 2017;49(4): 1601731.

44. Gami AS, Howard DE, Olson EJ, et al. Day-night pattern of sudden death in obstructive sleep apnea. N Engl J Med 2005;352:1206-14.

45. Steiner S, Schueller PO, Schulze V, et al. Occurrence of coronary collateral vessels in patients with sleep apnea and total coronary occlusion. Chest 2010;137:516-20.

46. Ben Ahmed H, Boussaid H, Longo S, et al. Impact of obstructive sleep apnea in recruitment of coronary collaterality during inaugural acute myocardial infarction. Ann Cardiol Angeiol (Paris) 2015;64:273-8.

47. Shah N, Redline S, Yaggi HK, et al. Obstructive sleep apnea and acute myocardial infarction severity: ischemic preconditioning? Sleep Breath 2013;17:819-26.

48. Sánchez-de-la-Torre A, Soler X, Barbe F, et al. Cardiac troponin values in patients with acute coronary syndrome and sleep apnea: a pilot study. Chest 2018;153:329-38.

49. Barbé F, Sanchez-de-la-Torre A, Abad J, et al. Effect of obstructive sleep apnoea on severity and short-term prognosis of acute coronary syndrome. Eur Respir J 2015;45:419-27.

50. Buchner S, Satzl A, Debl K, et al. Impact of sleep-disordered breathing on myocardial salvage and infarct size in patients with acute myocardial infarction. Eur Heart J 2014;35:192-9.

51. Lee CH, Sethi R, Li R, et al. Obstructive sleep apnea and cardiovascular events after percutaneous coronary intervention. Circulation 2016;133:2008-17.

52. Peker Y, Hedner J, Kraiczi H, et al. Respiratory disturbance index: an independent predictor of mortality in coronary artery disease. Am J Respir Crit Care Med 2000;162:81-6.

53. Yumino D, Tsurumi Y, Takagi A, et al. Impact of obstructive sleep apnea on clinical and angiographic outcomes following percutaneous coronary intervention in patients with acute coronary syndrome. Am J Cardiol 2007;99:26-30.

54. Xie J, Sert Kuniyoshi FH, Covassin N, et al. Nocturnal hypoxemia due to obstructive sleep apnea is an independent predictor of poor prognosis after myocardial infarction. J Am Heart Assoc 2016;5(8):e003162.

55. Mazaki T, Kasai T, Yokoi H, K et al. Impact of sleep-disordered breathing on long-term outcomes in patients

with acute coronary syndrome who have undergone primary percutaneous coronary intervention. J Am Heart Assoc 2016;5(6):e003270.

56. Jia S, Zhou YJ, Yu Y, et al. Obstructive sleep apnea is associated with severity and long-term prognosis of acute coronary syndrome. J Geriatr Cardiol 2018;15:146-52.

57. Qu H, Guo M, Zhang Y, et al. Obstructive sleep apnea increases the risk of cardiac events after percutaneous coronary intervention: a meta-analysis of prospective cohort studies. Sleep Breath 2018;22:33-40.

58. Bratton DJ, Gaisl T, Wons AM, et al. CPAP vs mandibular advancement devices and blood pressure in patients with obstructive sleep apnea: a systematic review and meta-analysis. JAMA 2015;314:2280-93.

59. Doherty LS, Kiely JL, Swan V, et al. Long-term effects of nasal continuous positive airway pressure therapy on cardiovascular outcomes in sleep apnea syndrome. Chest 2005;127:2076-84.

60. Cassar A, Morgenthaler TI, Lennon RJ, et al. Treatment of obstructive sleep apnea is associated with decreased cardiac death after percutaneous coronary intervention. J Am Coll Cardiol 2007;50:1310-4.

61. Wu X, Lv S, Yu X, et al. Treatment of OSA reduces the risk of repeat revascularization after percutaneous coronary intervention. Chest 2015;147:708-18.

62. Peker Y, Thunstrom E, Glantz H, et al. Outcomes in coronary artery disease patients with sleepy obstructive sleep apnoea on CPAP. Eur Respir J 2017;50(6).

63. McEvoy RD, Antic NA, Heeley E, et al. CPAP for prevention of cardiovascular events in obstructive sleep apnea. N Engl J Med 2016;375:919-31.

64. Peker Y, Glantz H, Eulenburg C, et al. Effect of Positive Airway Pressure on Cardiovascular Outcomes in Coronary Artery Disease Patients with Nonsleepy Obstructive Sleep Apnea. The RICCADSA Randomized Controlled Trial. Am J Respir Crit Care Med 2016;194:613-20.

65. Mokhlesi B, Finn LA, Hagen EW, et al. Obstructive sleep apnea during REM sleep and hypertension. Results of the Wisconsin Sleep Cohort. Am J Respir Crit Care Med 2014;190:1158-66. Luyster FS, Strollo PJ Jr, Thunstrom E, et al. Long-term use of continuous positive airway pressure therapy in coronary artery disease patients with nonsleepy obstructive sleep apnea. Clin Cardiol 2017;40:1297-302.

66. Barbé F, Duran-Cantolla J, Sanchez-de-la-Torre M, et al. Effect of continuous positive airway pressure on the incidence of hypertension and cardiovascular events in nonsleepy patients with obstructive sleep apnea: a randomized controlled trial. JAMA 2012;307:2161-8.

20 CAUSAS NÃO ATEROSCLERÓTICAS DE ANGINA

Cristian Paul Delgado Moreno | Bruno Mahler Mioto

INTRODUÇÃO

Angina é uma síndrome clínica caracterizada por dor ou desconforto em qualquer das seguintes regiões: tórax; epigástrio; mandíbula; ombro; dorso; ou membros superiores; Ela é tipicamente desencadeada ou agravada com atividade física ou estresse emocional e atenuada com uso de nitroglicerina e derivados.

Estima-se que a dor torácica é uma das principais queixas referidas nas unidades de emergência, sendo responsável por até 5% dos atendimentos de urgência [1]. A história clínica detalhada, por meio da análise das características específicas da angina, ajuda a diferenciar a dor torácica de origem cardiovascular daquela de origem não cardiovascular.

Durante muito tempo o tratamento da angina foi centrado na desobstrução das estenoses ateroscleróticas significativas. Entretanto, percebeu-se que mesmo após revascularização muitos pacientes permaneciam sintomáticos e outros apresentavam angina mesmo sem lesões coronarianas obstrutivas. Para além das estenoses de artérias epicárdicas, vários outros mecanismos fisiopatológicos foram descritos como causa de isquemia miocárdica, compondo hoje o que chamamos de síndrome coronariana crônica. Vasoespasmo, disfunção endotelial, disfunção microvascular, disfunção metabólica e inflamação são fatores que podem estar relacionados à angina.

Muitas variáveis, além da característica da dor, podem ajudar a estabelecer o diagnóstico correto. Antecedentes de doenças reumatológicas em paciente jovem e sem fatores de risco para doença arterial coronariana (Takayasu, Kawasaki), mulher jovem com angina típica de longa data (síndrome X), angina de início súbito em paciente jovem, gestante, em uso de anticoncepcional, ou portadores de displasia fibromuscular ou doenças inflamatórias tipo lúpus eritematoso sistêmico, síndrome antifosfolipídea ou doenças do colágeno como síndrome de Marfan, Ehlers-Danlos (dissecção espontânea de artérias coronárias), ansiedade, alterações endocrinológicas (hipertireoidismo), cardiomiopatia hipertrófica, doenças valvares, ponte miocárdica, doenças raras como a anomalia das artérias coronárias "enoveladas" (*Woven coronary artery anomaly*) são parâmetros que nos colocam no caminho certo para o diagnóstico e, portanto, para o tratamento específico.

Neste capítulo, abordaremos as principais causas não ateroscleróticas da *angina pectoris*.

ANGINA VASOESPÁSTICA

Prinzmetal et al. [2] descreveram uma síndrome clínica que se manifestava como angina de repouso associada à elevação do segmento ST e que respondia prontamente com nitratos sublinguais. Como essa síndrome era diferente da angina clássica descrita por Heberden (angina de esforço associada à depressão do segmento ST) [3], foi descrita como "angina variante".

A angina vasoespástica representa cerca de 2% das internações hospitalares por angina instável. Aparece com mais frequência na idade adulta (50 a 60 anos) e em mulheres (proporção 5:1).

Tabagismo é o único fator de risco reconhecido. O uso de algumas substâncias (por exemplo, álcool, cocaína, 5-fluourouracil, sumatriptano), todavia, pode favorecer a angina vasoespástica. Em casos raros, a angina variante está associada a distúrbios vasomotores sistêmicos, como enxaqueca e fenômeno de Raynaud, sugerindo a presença de um distúrbio vascular geral.

O espasmo coronariano resulta da interação de dois componentes:

- uma anormalidade geralmente localizada, mas às vezes difusa, de uma artéria coronária que a torna hiper-reativa aos estímulos vasoconstritores e
- um estímulo vasoconstritor capaz de induzir o espasmo no nível do segmento coronariano hiper-reativo.

Os mecanismos propostos para constituir o substrato para suscetibilidade ao espasmo coronariano incluem

- disfunção endotelial e
- hiper-reatividade primária das células do músculo liso vascular.

DISFUNÇÃO ENDOTELIAL

O endotélio tem papel crucial na regulação fisiológica do tônus vascular coronariano, principalmente pela liberação de substâncias vasodilatadoras, sendo a mais importante delas o óxido nítrico (NO). Portanto, um dano endotelial significativo pode prejudicar a vasodilatação, favorecendo o espasmo coronariano em resposta a estímulos vasoconstritores [4].

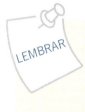

Vários estímulos vasoativos (por exemplo, acetilcolina, serotonina, histamina) causam vasodilatação ao induzir a liberação de NO pelo endotélio, mas, ao mesmo tempo, podem causar vasoconstrição por estimulação direta das células do músculo liso vascular. Assim, na presença de disfunção endotelial, sua liberação na parede do vaso pode levar à vasoconstrição ou ao espasmo coronariano.

Já em pacientes com angina variante, o envolvimento da disfunção endotelial na patogênese do espasmo coronariano é sugerido pelas seguintes observações:

- a disfunção endotelial pode ser demonstrada nas artérias coronárias não espásticas e também nas artérias periféricas [5,6];
- uma prevalência mais alta de mutações do gene da NO-sintase associada a uma produção reduzida de NO pelas células endoteliais [7];
- algumas formas de tratamento (por exemplo, vitamina E, estatinas), conhecidas por melhorarem a função endotelial, também promoveram redução de sintomas [8,9].

HIPER-REATIVIDADE PRIMÁRIA DAS CÉLULAS DO MÚSCULO LISO VASCULAR

Existem evidências consistentes que sugerem que, em pacientes com angina variante, uma hiper-reatividade primária inespecífica das células do músculo liso vascular da parede da artéria coronária é a principal anormalidade responsável pelo espasmo coronariano.

O papel patogenético da hiper-reatividade local das células do músculo liso vascular é sugerido pela observação de que os estímulos vasoconstritores que induzem espasmo em segmentos coronarianos localizados de pacientes com angina variante são incapazes de induzir espasmo em outros segmentos coronarianos dos mesmos pacientes [10], e em pacientes com outras formas de angina (em particular, angina estável) [11,12].

Além disso, em pacientes com angina variante, o espasmo coronariano pode ser desencadeado por vários estímulos que atuam por intermédio de diferentes receptores e mecanismos celulares [13,14], sugerindo uma localização intracelular e pós-receptora da alteração responsável pela hiper-reatividade.

A contração das células do músculo liso vascular, no entanto, é regulada por um sistema complexo, ainda não totalmente elucidado, de diferentes vias intracelulares que envolvem várias proteínas G, enzimas e substâncias reguladoras.

Em 2017, o grupo *Coronary Vasomotion Disorders International Study* (COVADIS) publicou os critérios diagnósticos para angina vasoespástica (Quadro 20.1) [15].

Quadro 20.1 Critérios diagnósticos para angina vasoespástica*

1. Angina responsiva a nitrato – durante episódio espontâneo com ao menos um dos seguintes:
    a) angina de repouso – especialmente entre a noite e o começo da manhã
    b) marcada variação diurna
    c) precipitada por hiperventilação
    d) suprimida por bloqueadores de canal de cálcio
2. Alterações isquêmicas transitórias no eletrocardiograma (ECG) – durante um episódio espontâneo, incluindo qualquer um dos seguintes em pelo menos 2 derivações contíguas:
    a) elevação do segmento ST > 0,1 mV
    b) depressão do segmento ST > 0,1 mV
    c) ondas T negativas novas
3. Espasmo da artéria coronária – definido como oclusão coronariana total ou subtotal (> 90% de constrição) com angina e alterações eletrocardiográficas isquêmicas espontânea ou em resposta a um estímulo provocativo (acetilcolina, ergotamina ou hiperventilação)

*Angina vasoespástica definitiva: apresenta o critério 1 associado aos critérios 2 ou 3. Angina vasoespástica suspeita: apresenta apenas o critério 1.
Fonte: Adaptado de Beltrame JF, et al. [15].

Existem três elementos principais que estabelecem o diagnóstico de angina vasoespástica: angina responsiva a nitrato; alterações eletrocardiográficas isquêmicas transitórias na ausência de causas óbvias para aumento da demanda miocárdica de oxigênio; e evidência angiográfica de espasmo da artéria coronária. Em pacientes com um episódio espontâneo documentado, o diagnóstico pode ser feito com base na angina responsiva ao nitrato com alterações transitórias no ECG. Ocasionalmente, um episódio espontâneo pode ocorrer durante a cineangiocoronografia diagnóstica. No entanto, quando episódios espontâneos típicos não costumam ser documentados, testes provocativos são realizados para fazer o diagnóstico.

PROTOCOLO

Durante o teste provocativo, o diagnóstico de angina vasoespástica é confirmado se o estímulo provocador induzir dor no peito, alterações transitórias no ECG e uma resposta ao vasoconstrictor > 90%.

O tratamento não farmacológico é focado na mudança de estilo de vida, sendo a cessação do tabagismo um de seus pilares. Deve-se evitar a exposição a desencadeantes, como sumatriptano e betabloqueadores.

Os ataques de angina vasoespástica podem ser efetivamente prevenidos por doses moderadas ou altas de bloqueadores dos canais de cálcio (tanto não diidropiridínicos quanto diidropiridínicos, isolados ou em associação) em cerca de 90% dos pacientes, o que faz desse tratamento a primeira escolha. No caso de persistência da angina ou efeitos colaterais associados aos antagonistas do cálcio, a adição de nitratos de longa duração pode ser útil para o controle dos sintomas.

Em casos refratários, há descrição do uso de bloqueadores alfa-adrenérgicos, como guanetidina ou clonidina. O uso de vitaminas antioxidantes (C e E) tem sido sugerido para melhorar a função endotelial e diminuir a reatividade vascular na angina vasoespástica [16], mas faltam dados mais robustos sobre os efeitos benéficos dessa abordagem. Se disponível, nicorandil pode ser adicionado ao tratamento.

A denervação cardíaca completa com plexectomia, com ou sem cirurgia de revascularização do miocárdio, foi previamente proposta para os casos mais resistentes; no entanto, os riscos do procedimento são altos e os resultados são inconsistentes [17].

A deficiência de magnésio é um possível fator que contribui para o espasmo coronariano. Teragawa et al. sugeriram que sua suplementação a longo prazo também pode ter um efeito preventivo [18].

Após a documentação dos possíveis efeitos benéficos da terapia hipolipemiante na função endotelial, com consequente resposta vasoconstritora coronariana reduzida à acetilcolina [19], tem sido recomendado o uso de estatinas para supressão do espasmo coronariano; o mecanismo pretendido é a inibição da via quinase associada à RhoA.

DOENÇAS REUMATOLÓGICAS

As vasculites são um grupo de doenças reumatológicas causadas pela inflamação dos vasos sanguíneos, que podem ser primárias (isoladas ou sistêmicas) ou secundárias, podendo provocar estenoses nas principais artérias (aorta e principais ramos, entre eles as artérias coronárias), chegando até oclusões, aneurismas ou hemorragias. As vasculites que podem se apresentar com quadro de angina típica são a arterite de Takayasu e a doença de Kawasaki.

ARTERITE DE TAKAYASU

A arterite de Takayasu é uma entidade rara, de etiologia ainda não definida que afeta tipicamente mulheres jovens (entre os 10 e 40 anos). A aorta torácica e seus ramos são os principais vasos acometidos. Sinais como hipertensão arterial de início recente ou difícil controle pode indicar comprometimento das artérias renais. Entre 6 e 30% dos pacientes apresentam alguma forma de doença coronariana. As lesões desenvolvidas nas artérias são o resultado da proliferação intimal e contração fibrótica das camadas média e adventícia.

Na arterite de Takayasu, três tipos principais de lesões coronarianas são descritos a partir de análises angiográficas e histológicas [20]:

- **Tipo 1:** estenose ou oclusão dos óstios ou segmentos proximais;
- **Tipo 2:** arterite coronariana difusa ou focal que pode se estender difusamente a todos os ramos epicárdicos ou envolver segmentos focais (as chamadas lesões puladas);
- **Tipo 3:** aneurismas coronarianos.

Entre os pacientes com lesões coronarianas, o tipo 1 é o mais comum (60 a 80%), enquanto o tipo 2 é menos frequente (10 a 20%) e o tipo 3 é considerado raro (0 a 5%) [20-22].

O diagnóstico é realizado geralmente mediante cineangiocoronariografia, porém a angiotomografia coronariana vem apresentando excelente acurácia.

O tratamento baseia-se em duas abordagens. A primeira é o tratamento da doença propriamente dita, com imunossupressores; e a segunda corresponde ao tratamento das lesões coronarianas. Revascularização pode ser percutânea, apesar de não ter bons resultados a longo prazo em virtude da alta taxa de reestenose pela própria doença (afeta igualmente *stents* convencionais e farmacológicos); ou cirúrgica, que deve ser realizada no momento adequado, após a otimização da imunossupressão e do controle do quadro inflamatório.

DOENÇA DE KAWASAKI

A doença de Kawasaki (DK) é uma doença aguda, autolimitada, que afeta predominantemente as crianças menores de 5 anos, descendentes de japoneses. Apresenta incidência maior em homens (1,5:1). A letalidade da DK é baixa (< 0,1%), porém é a causa mais comum de doença cardíaca adquirida nos países desenvolvidos.

A etiologia da DK permanece desconhecida, embora se suspeite fortemente de um agente infeccioso com base em características clínicas e epidemiológicas. Também é provável uma predisposição genética, com base em incidências variadas entre grupos étnicos, com taxas mais altas em asiáticos.

Um modelo recentemente desenvolvido propõe que a patogênese das lesões nas artérias coronárias acontece em três fases: a primeira, corresponde a uma arterite necrosante que completa seu processo até 2 semanas após o início da febre. A necrose destrói a parede da artéria causando aneurismas; a segunda fase é de vasculite subaguda/crônica; e a terceira fase, que pode levar anos para surgir após o evento inicial, caracteriza-se por uma proliferação luminal miofibroblástica. O grau de proliferação se traduzirá no grau de estenose da luz dos vasos coronarianos.

O diagnóstico é clínico (Quadro 20.2) [23], baseado na presença de febre > 5 dias e 4 ou mais achados clínicos (eritema e lesões nos lábios, língua e/ou mucosa oral/faríngea;

hiperemia conjuntival bilateral; rash difuso; eritema e edema das mãos/pés; linfadenopatia cervical). Na ausência de testes específicos, os achados clínicos, laboratoriais (leucocitose com predominância de granulócitos maduros ou imaturos) e ecocardiográficos podem ajudar.

Quadro 20.2 Critérios diagnósticos para doença de Kawasaki.

Febre persistindo por mais de 5 dias e presença de pelo menos quatro dos seguintes fatores:

1. Alterações nas extremidades:
   ♦ aguda: eritema ou edema de mãos ou pés
   ♦ subaguda: descamação membranosa da ponta dos dedos ou periungueal

2. Exantema polimórfico
3. Injeção conjuntival bulbar indolor e bilateral sem exsudato
4. Alterações na lábios e da cavidade oral: eritema dos lábios, língua em morango, lesões difusas da mucosa oral e da faringe
5. Linfadenopatia cervical (> 1,5 cm de diâmetro), geralmente unilateral

Fonte: Adaptado de Ozen S. et al. [23].

PRESCRIÇÃO

O tratamento é realizado com imunoglobulina endovenosa (IGEV) em altas doses (2 g/kg em infusão endovenosa única) dentro de 10 dias do início da doença ou o mais rápido possível após o diagnóstico (Classe I, nível de evidência A) ou nos pacientes após 10 dias do início, mas que se mantêm febris ou sintomáticos (IIa, nível de evidência B). Aspirina em doses moderadas (30-50 mg/kg/dia) ou altas (80-100 mg/kg/dia) pode ser administrada (Classe IIa, nível de evidência C), porém sem mostrar redução dos aneurismas de artérias coronárias.

Cerca de 85 a 90% dos pacientes respondem prontamente à terapia inicial com IGEV e aspirina em altas doses; no entanto, outros apresentam febre persistente ou recorrente e requerem tratamento adicional. Na maioria dos centros, os pacientes que não respondem à primeira dose de IGEV recebem uma segunda dose de 2 g/kg. Os corticosteroides foram investigados como uma alternativa a um segundo curso de IGEV, mas como seus efeitos nos aneurismas das artérias coronárias são controversos, a maioria dos especialistas recomenda não administrar corticosteroides, a menos que a febre persista após pelo menos dois cursos de IGEV.

Outras terapias, incluindo pentoxifilina (Trental), infliximabe (um anticorpo monoclonal contra o fator de necrose tumoral G), abciximabe (um anticorpo monoclonal inibidor do receptor da glicoproteína IIb / IIIa das plaquetas) e agentes citotóxicos como a ciclofosfamida, têm sido usadas em um pequeno número de pacientes, mas os dados são muito limitados para recomendações oficiais.

O manejo da doença coronariana em pacientes com doença de Kawasaki depende da gravidade e extensão do envolvimento coronariano. Não existem dados prospectivos para orientar os médicos na escolha de um regime ideal; portanto, as recomendações são baseadas em fisiopatologia conhecida, séries retrospectivas de casos em crianças com doença de Kawasaki e extrapolação da experiência em adultos com doença coronariana.

Baixa dose de aspirina pode ser apropriada para pacientes assintomáticos com doença leve e estável. À medida que a extensão e a gravidade da doença coronariana aumentam, a combinação de aspirina com outros agentes antiplaquetários (por exemplo, clopidogrel) pode ser mais eficaz na supressão da ativação plaquetária.

> O clopidogrel em combinação com aspirina demonstrou ser mais eficaz do que qualquer um dos agentes isoladamente na prevenção de eventos vasculares nos territórios coronariano e cerebral em adultos.

O regime antitrombótico mais comum para pacientes com aneurismas gigantes é a aspirina em baixas doses juntamente com a varfarina, mantendo uma razão normalizada internacional (INR) de 2 a 2,5 (nível de evidência C).

> É recomendado trombólise ou restauração mecânica do fluxo (nível de evidência C) como tratamento da trombose coronariana aguda. O trombolítico pode ser administrado junto com baixas doses de AAS e heparina (nível de evidência C), sempre com monitorização do sangramento.

A revascularização (percutânea ou cirúrgica) deverá ser individualizada para cada paciente considerando as características das lesões estenóticas, número de vasos acometidos, presença de isquemia, lesões focais ou difusas por exemplo.

ANGINA MICROVASCULAR

O termo "angina microvascular" foi proposto inicialmente por Cannon e Epstein em 1988 [24] para identificar pacientes com isquemia miocárdica desencadeada não por DAC obstrutiva, mas por anormalidades microvasculares funcionais. Recentemente, o grupo COVADIS propôs critérios diagnósticos para angina microvascular (Quadro 20.3) [25].

Quadro 20.3 Critérios diagnósticos para angina microvascular.

1. Sintomas de isquemia miocárdica
    a) angina de repouso e/ou aos esforços
    b) equivalente anginoso (dispneia)
2. Ausência de DAC obstrutiva (< 50% de diâmetro de estenose ou FFR < 0,80) avaliada por
    a) angiotomografia de coronárias
    b) cateterismo cardíaco

(Continua)

Quadro 20.3 Critérios diagnósticos para angina microvascular. (*Continuação*)

3. Evidência objetiva de isquemia miocárdica
   a) alterações eletrocardiográficas isquêmicas durante episódio de dor torácica
   b) dor torácica e/ou alterações eletrocardiográficas isquêmicas no teste de estresse na presença ou ausência de alterações de perfusão miocárdica reversível/transitória e/ou movimentação da parede do ventrículo esquerdo
4. Evidência de prejuízo da função microvascular coronariana
   a) reserva de fluxo coronariano prejudicada (valores < 2 a 2,5 dependendo da metodologia utilizada)
   b) espasmo microvascular coronariano, definido como reprodução de sintomas, alterações eletrocardiográficas isquêmicas, porém sem espasmo epicárdico durante teste com acetilcolina
   c) índice de resistência microvascular coronariana anormal (IRM > 25)
   d) fenômeno de fluxo coronariano lento, definido como *TIMI frame count* > 25

Angina microvascular definitiva: os quatro critérios devem estar presentes. Angina microvascular suspeita: critério 3 ou 4 não está presente.
Fonte: Adaptado de Ong P, et al. [25].

A circulação microvascular (vasos < 0,5 mm de diâmetro) não é visualizada na cineangiocoronariografia e representa aproximadamente 70% da resistência coronariana na ausência de DAC obstrutiva (Figura 20.1). A disfunção microvascular coronariana (DMC) pode ser dependente ou independente do endotélio [26].

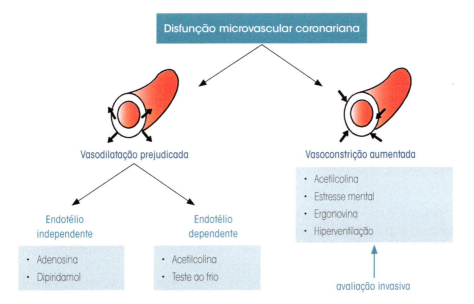

Figura 20.1 Anormalidades da função microvascular coronariana e testes sugeridos para investigar esses mecanismos em pacientes com suspeita de angina microvascular.

Fonte: Adaptado de Camici PG, et al. [26].

A apresentação clínica é a angina típica, podendo-se observar alterações eletrocardiográficas com ou sem esforço e cineangiocoronariografia sem lesões obstrutivas. DMC pode ser detectada em 30 a 50% dos pacientes com angina e DAC não obstrutiva. A evidência de reserva de fluxo coronariano reduzido é necessária para o diagnóstico.

A função microvascular coronariana pode ser examinada por métodos invasivos e não invasivos. O método invasivo mais utilizado para a avaliação da função microvascular coronariana é o registro da velocidade do fluxo sanguíneo coronariano utilizando um Doppler intracoronariano acoplado a um dispositivo de pressão/termodiluição para permitir medições do fluxo sanguíneo e da resistência microvascular coronariana.

Entre os métodos mais confiáveis e precisos para avaliação não invasiva da DMC, está a tomografia por emissão de pósitrons (PET). No entanto, sua disponibilidade reduzida na prática clínica e o alto custo impedem uso mais amplo na avaliação de rotina de pacientes com DMC. A ressonância magnética cardiovascular (RMC), com gadolínio, também é uma ferramenta muito promissora para a avaliação não invasiva da DMC.

O ecocardiograma de estresse com contraste é um método valioso para a avaliação da DMC em diferentes doenças do miocárdio. É mais amplamente disponível e mais barato do que outros métodos de avaliação do fluxo sanguíneo coronariano.

O tratamento da angina microvascular inclui o controle total dos fatores de risco cardiovascular e todas as outras condições que podem prejudicar os resultados clínicos (isto é, estado inflamatório, deficiência de estrogênio, alta atividade adrenérgica). O objetivo específico do tratamento é reduzir os sintomas da angina e melhorar a qualidade de vida (Figura 20.2). O resultado sintomático parece favorável em pacientes com angina microvascular, quando intervenções farmacológicas e não farmacológicas são sistematicamente aplicadas.

No entanto, embora uma proporção considerável de pacientes apresente uma redução significativa dos sintomas ao longo do tempo, alguns relatam piora da angina durante o acompanhamento, o que pode estar relacionado à progressão da disfunção microvascular coronariana, à piora da percepção da dor ou à exacerbação do espasmo microvascular.

Embora os antianginosos convencionais sejam o tratamento de 1ª linha para isquemia do miocárdio e dor no peito na angina microvascular, eles não são eficazes em muitos pacientes. De modo geral, demonstrou-se que os betabloqueadores melhoram os sintomas da angina, particularmente em pacientes com angina induzida por esforço e evidência de atividade adrenérgica aumentada (alta frequência cardíaca em repouso e/ou aumento rápido da frequência cardíaca com esforço) [27]. A ivabradina pode ser uma opção alternativa adequada nesses pacientes, embora não haja estudos grandes que tenham testado esta medicação neste cenário clínico.

Espera-se que os bloqueadores dos canais de cálcio não diidropiridínicos, como o diltiazem, sejam eficazes em pacientes com angina de repouso, geralmente desencadeados por espasmo microvascular. Nitratos orais não parecem ser eficazes na angina microvascular, mas o nicorandil foi sugerido em alguns estudos como tendo efeitos benéficos [28]. Dados promissores também foram relatados com o uso da ranolazina [29], um medicamento antianginoso que reduz a corrente tardia de sódio no miocárdio, o que resulta em relaxamento diastólico durante e após a isquemia.

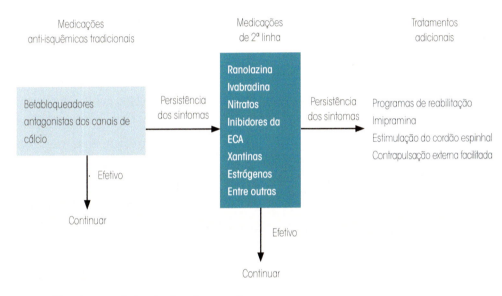

*Em subgrupos selecionados de mulheres na pós-menopausa

Figura 20.2 Abordagem terapêutica em pacientes com angina microvascular estável.
Fonte: Desenvolvido pela autoria.

PONTE MIOCÁRDICA

Ponte miocárdica é a compressão sistólica de uma artéria coronária encapsulada pelo tecido miocárdico subjacente, que desaparece completamente durante a diástole [30].

Essa anomalia coronariana geralmente é uma condição benigna, mas pode estar associada a uma série de eventos cardíacos graves, como infarto do miocárdio, arritmia e morte súbita [31]. A predominância masculina foi observada em grandes séries de pacientes com ponte do miocárdio [32]. A prevalência varia entre 0,5 e 86% entre diferentes estudos com uma taxa muito mais alta verificada em autópsias do que em angiografias coronarianas [33].

Pontes miocárdicas são mais comumente localizadas no segmento médio da artéria coronária descendente anterior esquerda. Ramos diagonais e marginais podem estar envolvidos em 18% e 40% dos casos, respectivamente. A ponte miocárdica pode ser única ou múltipla. As pontes múltiplas podem ocorrer em uma mesma ou diferente artéria coronária ou em seus ramos [32,34]. Ferreira et al. [35] dividiram a ponte miocárdica em dois tipos: musculares superficiais e profundos. O primeiro não restringe o fluxo coronariano durante a sístole; ao passo que o último pode comprimir a artéria coronária, reduzir o fluxo e induzir isquemia miocárdica. Noble et al. [36] categorizaram o estreitamento coronariano sistólico em três classes: Classe 1 (estreitamento < 50%), Classe 2 (estreitamento 50-75%) e Classe 3 (estreitamento > 75%).

As características anatômicas das pontes variam significativamente com um comprimento de 2,3 a 42,8 mm, uma espessura de 1 a 3,8 mm e um ângulo entre o eixo longo das fibras musculares e o eixo longo do vaso cruzado de 5° a 90° [37]. Foi relatado que o comprimento médio das pontes é de 14,64 ± 9,03 mm e a espessura média de 1,23 ± 1,32 mm [38].

O grau de isquemia do miocárdio e os sintomas resultantes parecem, à primeira vista, desproporcionais ao grau de comprometimento do fluxo sanguíneo coronariano pela ponte miocárdica. Como a maioria do enchimento coronariano ocorre na diástole (com razões sistólicas/diastólicas do fluxo médio medidas em um estudo de 0,22 e 0,85 na ADA e na ACD, respectivamente), a compressão sistólica da artéria deve ter apenas um impacto atenuado no total efetivo da perfusão miocárdica. No entanto, estudos envolvendo múltiplas modalidades de imagem lançaram luz sobre esse aparente paradoxo.

Embora a aterosclerose acelerada se desenvolva proximal ao segmento da ponte, o mecanismo da isquemia não parece estar totalmente relacionado a essa obstrução fixa. Parte do efeito refere-se a estados taquicárdicos nos quais o enchimento diastólico diminui e os distúrbios no enchimento sistólico têm um efeito maior [39].

Não é apenas o diâmetro do segmento intramuscular que é menor em comparação com o segmento proximal adjacente em geral, mas durante a diástole há uma redução persistente de 34 a 51% no segmento da ponte [40].

A histologia identifica alterações na estrutura e morfologia da parede do vaso, o que pode explicar esse efeito "protetor". A íntima do segmento tunelizado é significativamente mais fina do que o segmento proximal e contém uma predominância do subtipo "contrátil" de células musculares lisas que se acredita estarem negativamente associadas ao desenvolvimento de lesões ateroscleróticas. As células espumosas, um componente importante da aterosclerose, também parece estar ausente nos segmentos tunelizados [41]. Além disso, a expressão de agentes vasoativos conhecidos como óxido nítrico-sintetase endotelial, endotelina-1 e enzima conversora de angiotensina é reduzida na parede do vaso com ponte [42]. Esses agentes estão implicados na proliferação de células musculares lisas, resultando em aumento do tamanho das lesões ateroscleróticas. A torção sistólica dos segmentos coronarianos da ponte, associada à disfunção endotelial mencionada, também pode predispor ao vasoespasmo coronariano e à formação de trombos [43].

Contudo, o segmento de vaso proximal à ponte parece desenvolver aterosclerose a taxas aumentadas, aproximando-se de 90% [44]. A análise da morfologia das células endoteliais na entrada do segmento tunelizado revela uma estrutura "plana, poligonal e polimórfica", indicativa de um baixo cisalhamento (estado de estresse), enquanto as células endoteliais dentro do túnel mantêm uma orientação helicoidal, sinal de fluxo laminar e alto cisalhamento [45]. Isso sugere uma base hemodinâmica para o aumento da formação de placa proximal ao segmento tunelizado, por intermédio do comprometimento da função e da morfologia das células endoteliais. Além disso, ao contrário do segmento tunelizado, a expressão de agentes vasoativos óxido nítrico-sintetase endotelial, endotelina-1 e enzima conversora de angiotensina aumenta no segmento proximal [41]. No entanto, é incerto se a associação entre a expressão de agente vasoativo e a aterosclerose é de natureza causal ou se reflete simplesmente um mecanismo ainda não descoberto, talvez também relacionado a forças hemodinâmicas.

A avaliação por ultrassom intracoronariano (IVUS) e a angiografia coronariana quantitativa mostraram que, em situações de taquicardia, a compressão do vaso pode se estender até a diástole.

A angiografia coronariana é a técnica mais utilizada para o diagnóstico. Novas técnicas têm sido utilizadas, entre elas a reserva de fluxo fracionado (FFR) e a angiotomografia de coronárias.

O tratamento para ponte miocárdica inclui betabloqueadores, bloqueadores dos canais de cálcio, *stents*, enxertos de artéria coronária minimamente invasiva (CRM) [46] e miotomia cirúrgica. Os nitratos geralmente devem ser evitados porque aumentam o grau angiográfico de estreitamento sistólico e podem levar à piora dos sintomas [47]. Os betabloqueadores diminuem a taquicardia e aumentam o tempo diastólico, com diminuição da contratilidade e compressão das artérias coronárias. Assim, esses agentes são benéficos, embora não tenham sido estudados em ensaios clínicos randomizados.

Schwarz et al. [48] estudaram 15 pacientes com ponte miocárdica nos quais o diâmetro luminal diminuiu pelo menos 70% durante a sístole. Eles demonstraram que a injeção intravenosa de um betabloqueador de ação curta (esmolol) em pacientes sintomáticos com ponte miocárdica grave diminui a velocidade do fluxo ao Doppler, com retorno aos valores basais e normalização da taxa de velocidade do fluxo diastólico-sistólico dentro o segmento da ponte. Houve também melhora sintomática e normalização da depressão ST induzida pelo estresse. Estudos adicionais, no entanto, são necessários para avaliar a eficácia a longo prazo da terapia com betabloqueadores.

Klues et al. [49] demonstraram que o *stent* pode abolir anormalidades hemodinâmicas e melhorar os sintomas, embora nenhum estudo demonstre normalização da perfusão do miocárdio quando um defeito de perfusão estava presente antes da implantação do *stent*. Haager et al. [50] avaliaram os resultados do *stent* coronariano em 11 pacientes com ponte miocárdica sintomática na porção central da artéria descendente anterior. Nenhuma evidência de DAC foi encontrada no restante da árvore arterial coronariana. O diâmetro luminal mínimo aumentou de uma média de 0,6 para 1,9 mm após a implantação do *stent*. A ultrassonografia intravascular mostrou aumento significativo ($p < 0,005$) na área transversal de 3,3 para 6,8mm^2 com o *stent*. A angiografia de seguimento em 7 semanas demonstrou estenose leve a moderada ou grave do *stent* em aproximadamente 50% dos pacientes. Portanto, devido ao alto risco de reestenose, a angioplastia da ponte miocárdica não é recomendada de rotina.

LEMBRAR — O tratamento cirúrgico com dissecção do miocárdio subjacente deve ser limitado a pacientes com persistência dos sintomas apesar do tratamento clínico [51].

Bons resultados clínicos foram relatados em uma pequena série de pacientes, embora complicações graves, como perfuração do ventrículo direito e ventrículo esquerdo e aneurisma, sejam possíveis. A cirurgia de revascularização do miocárdio minimamente invasiva para a ponte miocárdica [46] mostrou-se uma alternativa segura ao implante de *stent* coronariano.

DISSECÇÃO DE ARTÉRIA CORONÁRIA

A dissecção espontânea de artéria coronária (DEAC) é uma patologia rara, cuja prevalência real ainda não é conhecida (Figura 20.3). Séries de casos recentes que avaliaram pacientes com síndrome coronariana aguda (SCA) em pacientes jovens, excluindo causas iatrogênicas, traumáticas e dissecção aterosclerótica, sugere que 1 a 4% dos casos tem como causa a DEAC, sendo a causa mais comum de infarto agudo de miocárdio na gravidez e puerpério.

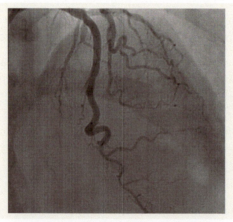

Figura 20.3 Cineangiocoronariografia em projeção oblíqua anterior direita evidenciando dissecção da porção distal da artéria coronária descendente anterior.

Fonte: Acervo da autoria.

As principais condições associadas a esta doença são: raça negra; hipertensão arterial sistêmica; dislipidemia; depressão; enxaqueca; idade avançada; mulheres primigestas; pessoas em tratamento para fertilidade; e displasia fibromuscular. A apresentação com SCA tem uma relação importante com exercício físico intenso, manobras que aumentam a pressão intra-abdominal, estresse emocional e/ou uso de drogas recreativas.

A DEAC é caracterizada pela formação espontânea de hematoma intramural na parede de uma artéria coronária (Figura 20.4). Isso foi confirmado por imagens intracoronarianas [52-54] e relatos de casos e séries histopatológicas [55,56]. Publicações mais recentes confirmam relatos históricos [57,58] que descrevem a separação que ocorre entre o terço externo da túnica média e o hematoma intramural que ocupa a dissecção e comprime o lúmen verdadeiro, levando à insuficiência coronariana e ao infarto do miocárdio [59].

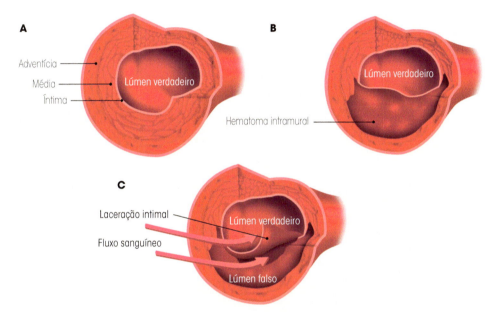

Figura 20.4 Vistas transversais da artéria coronária. Artéria coronária normal (A). Artéria coronária com hematoma intramural (B). Artéria coronária com ruptura da íntima (C). A dissecção espontânea da artéria coronária é caracterizada pela formação espontânea de um hematoma intramural, que pode levar à compressão do lúmen verdadeiro e ao infarto do miocárdio. Ruptura da íntima pode estar presente.
Fonte: Adaptado de Rayes SN, et al. [60].

Duas teorias de como a DEAC se desenvolve foram descritas [61]. A primeira propõe que o evento patológico primário é o desenvolvimento de uma ruptura na parede do vaso (ruptura intimal), que permite que o sangue do lúmen verdadeiro gere um falso lúmen. A segunda teoria propõe que o evento primário é uma hemorragia espontânea decorrente dos *vasa vasorum* dentro da parede do vaso [62]. Um grupo relatou uma série de tomografia de coerência óptica de pacientes com DEAC e observou que o local de ruptura nem sempre pode ser identificado por esse tipo de imagem, um achado que suporta a segunda teoria fisiopatológica em pelo menos uma porção de casos [63]. Nos casos em que uma mínima ruptura da íntima é identificada, permanece incerto se é o evento inicial ou se é atribuível ao aumento da pressão no falso lúmen causando ruptura intimal reversa no lúmen verdadeiro ou o efeito da instrumentação coronariana durante a cineangiocoronariografia.

Existem vários relatos histopatológicos de um infiltrado inflamatório misto periadventícia, frequentemente com predominância de eosinófilos [64]. No entanto, há controvérsias sobre o significado fisiopatológico desse infiltrado eosinofílico. Alguns autores o consideram patognomônico de DEAC e outros o atribuem a uma resposta inespecífica à lesão vascular.

A presença de um infiltrado inflamatório ao redor da dissecção pode ser útil na distinção entre DEAC e dissecção iatrogênica no *post mortem*, que pode confundir o diagnóstico de DEAC verdadeira [65]. Lembrando que a artéria descendente anterior é mais frequentemente acometida, podendo ter comprometimento multiarterial em um número menor de casos (9 a 23%).

A apresentação clínica é semelhante a uma síndrome coronariana aguda (Figura 20.5), sendo o principal sintoma a dor no peito (em 96% dos casos), com características similares a angina. A suspeita diagnóstica é feita considerando características demográficas e fatores associados a essa doença: paciente jovem; presença de doenças inflamatórias subjacentes; doenças genéticas; ou ausência de fatores de risco para doença arterial crônica.

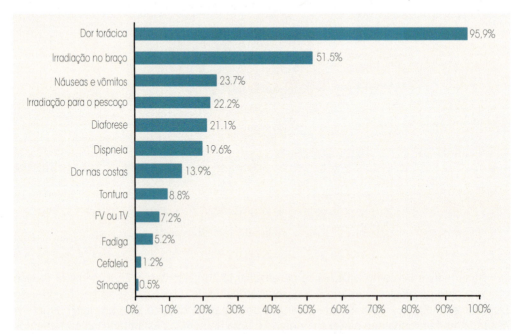

Figura 20.5 Frequência de apresentação dos sintomas de dissecção espontânea aguda da artéria coronária.

FV: fibrilação ventricular; TV: taquicardia ventricular.

Fonte: Adaptado de Luong C, et al. [66].

O diagnóstico é confirmado pela cineangiocoronariografia. O ultrassom intravascular e, principalmente, a tomografia de coerência óptica são os métodos de escolha para diagnóstico definitivo.

O tratamento deve ser individualizado e depende de vários fatores como: gravidade clínica; presença de lesão uniarterial ou multiarterial; vasos com anatomia passível de tratamento percutâneo/cirúrgico; tamanho da área isquêmica em risco.

Dados de estudos observacionais têm mostrado resolução angiográfica das lesões na maioria dos pacientes (70 a 97%) que foram reestudados seletivamente semanas a meses após um episódio de índice e tratados de forma conservadora.

A maioria desses pacientes não requer revascularização de emergência, não tendo sido identificados preditores angiográficos ou clínicos de piora aguda. Devido a esses achados, o monitoramento hospitalar por um período prolongado é geralmente recomendado como parte de uma estratégia conservadora para o gerenciamento da DEAC.

Nenhum estudo prospectivo abrangente realizou rotineiramente reexame angiográfico após DEAC, mas dados observacionais indicaram "cura" angiográfica de lesões na maioria dos pacientes (70 a 97%), que foram reestudados seletivamente semanas a meses após um episódio índice gerenciado de forma conservadora [67-70]. Uma minoria de pacientes apresentou dissecção persistente na angiografia [71,72] e não está claro por que a dissecção persistiu nesses casos ou se a cicatrização tardia pode ter ocorrido posteriormente. O tempo de cicatrização permanece incerto, mas pode ser detectado em dias [71,73] e é frequentemente observado em 1 mês [71].

Em um estudo observacional de 131 lesões por DEAC que tiveram angiografia coronariana repetida, a cicatrização espontânea ocorreu em 88,5% dos casos. Nos casos em que a angiografia repetida foi realizada precocemente (< 35 dias após o evento-índice), houve dissecções residuais. No entanto, a repetição da angiografia realizada após 35 dias mostrou cura angiográfica em todos os casos [74]. Esses resultados sugerem uma dependência de tempo para que a cicatrização ocorra.

> A terapia conservadora pode não ser apropriada em pacientes de alto risco com isquemia contínua, dissecção do tronco da artéria coronária esquerda ou instabilidade hemodinâmica. Nesses casos, é consenso que a intervenção urgente com angioplastia ou revascularização miocárdica deve ser considerada, mas essas decisões devem ser individualizadas e contempladas no contexto da anatomia coronariana e da experiência dos centros.

PSICOSSOMÁTICA

Muitos transtornos psiquiátricos como crises de pânico, ansiedade, depressão ou hipocondria podem simular sintomas cardiológicos como palpitações e dor torácica. Esses sintomas podem ser muito variados, sendo as palpitações e a dor torácica os mais comuns e quase sempre desencadeados após eventos estressantes.

O exame físico nesses pacientes usualmente é normal, bem como os exames complementares (eletrocardiograma, radiografia de tórax, enzimas cardíacas). É comum observar hiperventilação acompanhada de tontura e parestesias. A dor torácica geralmente tem uma duração maior (minutos até horas) e acompanha-se de outros sintomas como dor abdominal, cefaleia e dor em extremidades.

O tratamento não farmacológico ou farmacológico da doença de base (psicológica ou psiquiátrica) é recomendado.

OUTRAS CAUSAS DE ANGINA

DOENÇAS VALVARES

O perfil etiológico das cardiopatias valvares é muito diferente no Brasil quando comparado com o da Europa ou o dos Estados Unidos. Em nosso meio, a etiologia reumática predomina como a principal causa de valvopatia. Aproximadamente 50% desses pacientes apresentam algum grau de doença coronariana [75].

O diagnóstico é confirmado mediante exames complementares, porém a suspeita diagnóstica é realizada com o exame físico/anamnese. Angina é um dos sintomas mais referidos, sendo a causa muito diversa (baixo fluxo coronariano, aumento da demanda de oxigênio pelo miocárdio, hipertrofia miocárdica, elevada pressão diastólica do ventrículo esquerdo, perfusão diastólica reduzida durante a taquicardia).

Na avaliação inicial, o eletrocardiograma e a radiografia de tórax exercem papel fundamental. Técnicas de imagem mais específicas como ecocardiograma de estresse, tomografia computadorizada, ressonância magnética, ou tomografia por emissão de pósitrons podem dar detalhes específicos a respeito das características das lesões valvares (valva aórtica bicúspide), área valvar, fluxo, grau de calcificação, alterações segmentares do miocárdio, hipertensão pulmonar.

O principal tratamento é a intervenção (percutânea ou cirúrgica), principalmente nos pacientes sintomáticos e naqueles com complicadores anatômicos ou funcionais (hipertensão pulmonar, remodelamento ventricular, disfunção sistólica, dilatação aneurismática da aorta, fibrilação atrial) [75].

ANOMALIA DAS ARTÉRIAS CORONÁRIAS "ENOVELADAS" (*WOVEN CORONARY ARTERY ANOMALY*)

É uma malformação congênita rara caracterizada pela divisão de uma artéria coronária epicárdica em múltiplos canais finos que se unem distalmente [76] (Figura 20.6). Essa anomalia é limitada a alguns centímetros e geralmente observada na porção proximal dos vasos coronarianos. Existem 22 casos em adultos relatados no mundo. Afeta mais os homens (10:1). Comumente envolve a artéria coronária direita (54,4%) seguida pela artéria descendente anterior (13,6%) e artéria circunflexa (9,1%). No entanto, já foram descritos acometimentos multiarteriais.

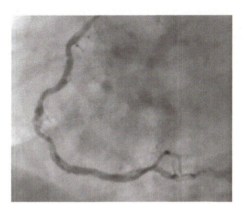

Figura 20.6 A angiografia coronariana mostrando *woven coronary artery anomaly* no segmento médio da artéria coronária direita.

Fonte: Acervo da autoria.

É uma malformação normalmente benigna. A maior parte dos casos é diagnosticada incidentalmente durante a angiografia. A apresentação clínica é variada, sendo a dor torácica (típica ou atípica) o sintoma mais comum. No entanto, alterações eletrocardiográficas, infarto de miocárdio, palpitações e até morte súbita têm sido descritos [77].

Histopatologicamente, observam-se canais arteriais bem formados, o que descartaria a teoria de dissecções espontâneas recorrentes de artérias coronárias.

O exame diagnóstico de escolha é a angiografia coronariana. A tomografia de coerência óptica é outro método de imagem que pode ser usado após a angiografia inicial, ajudando a descartar outras entidades como trombo intracoronariano (que é uma complicação muito comum pela alteração do fluxo secundário à malformação já descrita), DEAC, oclusão coronariana total crônica.

Vigilância médica é suficiente para a maioria desses pacientes.

Pelo alto risco de trombose, é recomendado o uso profilático de aspirina.

CARDIOMIOPATIA HIPERTRÓFICA

A cardiomiopatia hipertrófica (CMH) é uma doença genética que afeta o músculo cardíaco e caracteriza-se por hipertrofia ventricular esquerda de várias morfologias (apical, septal, simétrico, assimétrico). Pode estar associada com obstrução da via de saída do ventrículo esquerdo (OVSVE), disfunção diastólica, isquemia miocárdica e regurgitação mitral.

São várias as formas de manifestação da doença, em um espectro que abrange desde a apresentação assintomática até a morte súbita. Esse fenômeno é decorrente da grande heterogeneidade genética e fenotípica, que determina complexa fisiopatologia que inclui hipodiastolia, redução na reserva coronariana, formação de gradiente na via de saída do ventrículo esquerdo (VE), insuficiência mitral e arritmias. A angina ocorre em 25 a 30% dos pacientes com CMH [78].

O ECG é anormal na maioria dos pacientes com CMH, incluindo aqueles com nenhuma ou apenas leve obstrução da VSVE. As anormalidades mais comuns são alterações de voltagem da hipertrofia ventricular esquerda, alterações da onda ST-T e ondas Q profundas, provavelmente causadas pela despolarização de um septo interventricular hipertrofiado.

O diagnóstico da CMH é baseado na presença de hipertrofia ventricular esquerda, detectado pelo ecocardiograma transtorácico ou ressonância magnética cardíaca, tipicamente definida por uma espessura do septo ventricular diastólico final em adultos ≥ 13 mm, na ausência de outras causas secundárias, como hipertensão, estenose aórtica, hipertrofia fisiológica dos atletas ou condições fenocopiadas.

O tratamento pode ser medicamentoso, sendo os betabloqueadores não vasodilatadores a terapia de 1ª linha. Verapamil é a opção para os pacientes que não toleram os betabloqueadores. Disopiramida, um agente inotrópico negativo, quando adicionado a um betabloqueador pode reduzir ainda mais os sintomas em pacientes com obstrução da VSVE. Pacientes com obstrução da VSVE (gradiente de pressão sistólica ≥ 50 mmHg em repouso ou com provocação), sintomáticos, apesar do tratamento farmacológico, devem ser considerados para terapia de redução septal, seja miectomia septal cirúrgica ou ablação septal alcoólica.

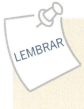

LEMBRAR Estágios avançados de insuficiência cardíaca com fração de ejeção normal ou reduzida com falha na farmacoterapia e, quando indicado, com falha na terapia de redução septal, podem exigir implante de dispositivo ventricular esquerdo ou transplante cardíaco.

OUTRAS

Outras causas devem ser consideradas como dissecção de aorta, insuficiência cardíaca descompensada, miocardite, pericardite, embolia pulmonar, pneumotórax, pneumonia, doenças oncológicas, asma, pleurites, doença do refluxo gastroesofágico, doenças endocrinológicas que aumentam a necessidade de oxigênio do miocárdio (tipo hipertireoidismo).

CONCLUSÃO

Pacientes sem coronariopatia obstrutiva de causa aterosclerótica têm sido historicamente tranquilizados de que não têm doença cardíaca. Novos achados demonstram que muitos desses pacientes, que são predominantemente mulheres, com frequência apresentam persistência dos sintomas e taxas relativamente altas de progressão para doença arterial coronariana obstrutiva e eventos cardíacos adversos. A incerteza sobre o mecanismo dos sintomas e a eficácia do tratamento podem ocasionar perpetuação dos sintomas, dificuldades no manejo e negligência no tratamento do fator de risco cardíaco aterosclerótico.

REFERÊNCIAS

1. Curfman G. Acute chest pain in the emergency department. JAMA Intern Med 2018;178(2):220.
2. Prinzmetal M, Kennamer R, Merliss R, et al. Angina pectoris. I. A variant form of angina pectoris; preliminary report. Am J Med 1959;27:375-88.
3. Silverman ME. William Heberden and some account of a disorder of the breast. Clin Cardiol 1987;10:211-3.
4. Vanhoutte PM, Shimokawa H. Endothelium-derived relaxing factor and coronary vasospasm. Circulation 1989;80:1-9.
5. Okumura K, Yasue H, Matsuyama K, et al. Diffuse disorder of coronary artery vasomotility in patients with coronary spastic angina. Hyperreactivity to the constrictor effects of acetylcholine and the dilator effects of nitroglycerin. J Am Coll Cardiol 1996;27:45-52.
6. Moriyama Y, Tsunoda R, Harada M, et al. Nitric oxide-mediated vasodilatation is decreased in forearm resistance vessels in patients with coronary spastic angina. Jpn Circ J 2001;65:81-6.
7. Kaneda H, Taguchi J, Kuwada Y, et al. Coronary artery spasm and the polymorphisms of the endothelial nitric oxide synthase gene. Circ J 2006;70:409-13.
8. Motoyama T, Kawano H, Kugiyama K, et al. Vitamin E administration improves impairment of endothelium-dependent vasodilation in patients with coronary spastic angina. J Am Coll Cardiol 1998;32:1672-9.
9. Yasue H, Mizuno Y, Harada E, et al. SCAST (Statin and Coronary Artery Spasm Trial) Investigators. Effects of a 3-hydroxy-3-methylglutaryl coenzyme A reductase inhibitor, fluvastatin, on CAS after withdrawal of calcium-channel blockers. J Am Coll Cardiol 2008;51:1742-8.
10. Kaski JC, Tousoulis D, Gavrielides S, et al. Comparison of epicardial coronary artery tone and reactivity in Prinzmetal's variant angina and chronic stable angina pectoris. J Am Coll Cardiol 1991;17:1058-62.
11. Bertrand ME, LaBlanche JM, Tilmant PY, et al. Frequency of provoked coronary arterial spasm in 1089 consecutive patients undergoing coronary angiography. Circulation 1982;65:1299-306.
12. Kaski JC, Maseri A, Vejar M, Crea F, Hackett D. Spontaneous coronary artery spasm in variant angina results from a local hyperreactivity to a generalized constrictor stimulus. J Am Coll Cardiol 1989;14:1456.
13. Yasue H, Horio Y, Nakamura N, et al. Induction of coronary artery spasm by acetylcholine in patients with variant angina: possible role of the parasympathetic nervous system in the pathogenesis of coronary artery spasm. Circulation 1986;74:955-63.
14. Crea F, Chierchia S, Kaski JC, et al. Provocation of CAS by dopamine in patients with active variant angina pectoris. Circulation 1986;74:262-9.
15. Beltrame JF, Crea F, Kaski JC, et al. International standardization of diagnostic criteria for vasospastic angina. Eur Heart J 2017;38(33):2565-8.
16. Gaspardone A, Tomai F, Versaci F, et al. Coronary artery stent placement in patients with variant angina refractory to medical treatment. Am J Cardiol 1999;84:96-8.

17. Bertrand ME, Lablanche JM, Tilmant PY, et al. Treatment of a severe coronary artery spasm, refractory to complete denervation of the heart (autotransplantation). Arch Mal Coeur Vaiss 1982;75:717-23.

18. Teragawa H, Kato M, Yamagata T, Matsuura H, Kajiyama G. The preventive effect of magnesium on coronary spasm in patients with vasospastic angina. Chest. 2000;118:1690-5.

19. Treasure CB, Klein JL, Weuntraub WS, et al. Beneficial effects of cholesterol-lowering therapy on the coronary endothelium in patients with coronary artery disease. N Engl J Med 1995;332:481-7.

20. Matsubara O, Kuwata T, Nemoto T, et al. Coronary artery lesions in Takayasu arteritis: pathological considerations. Heart Vessels Suppl 1992;7:26-31.

21. Endo M, Tomizawa Y, Nishida H, et al. Angiographic findings and surgical treatments of coronary artery involvement in Takayasu arteritis. J Thorac Cardiovasc Surg 2003;125:570-7.

22. Sun T, Zhang H, Ma W, et al. Coronary artery involvement in Takayasu arteritis in 45 Chinese patients. J Rheumatol 2013;40:493-7.

23. Ozen S, Ruperto N, Dillon MJ, et al. EULAR/PReS endorsed consensus criteria for the classification of childhood vasculitides. Ann Rheum Dis 2006;65:936-41.

24. Di Franco A, Milo M, Laurito M, et al. Comparisons of clinical and angina characteristics between patients with cardiac syndrome X and patients with coronary artery disease. It J Practice Cardiol 2012;1:15-21.

25. Ong P, Camici PG, Beltrame JF, et al; Coronary Vasomotion Disorders International Study Group (COVADIS). International standardization of diagnostic criteria for microvascular angina. Int J Cardiol 2018;250:16-20.

26. Camici PG, Crea F. Microvascular angina: a women's affair? Circ Cardiovasc Imaging 2015;8(4):e003252.

27. Lanza GA, Colonna G, Pasceri V, Maseri A. Atenolol versus amlodipine versus isosorbide 5-mononitrate on anginal symptoms in syndrome X. Am J Cardiol 1999;84:854-6.

28. Kaski JC, Valenzuela Garcia LF. Therapeutic options for the management of patients with cardiac syndrome X. Eur Heart J 2001;22:283-93.

29. Villano A, Di Franco A, Nerla R, et al. Effects of ivabradine and ranolazine in patients with microvascular angina pectoris. Am J Cardiol 2013;112:8-13.

30. Akdemir R, Gunduz H, Emiroglu Y, Uyan C. Myocardial bridging as a cause of acute myocardial infarction: a case report. BMC Cardiovasc Disord 2002;2:15.

31. Dursun I, Bahcivan M, Durna K, et al. Treatment strategies in myocardial bridging: a case report. Cardiovasc Revasc Med 2006;7(3):195-8.

32. Ferreira AG Jr, Trotter SE, König B Jr, et al. Myocardial bridges: morphological and functional aspects. Br Heart J 1991;66(5):364-7.

33. Lee MS, Chen CH. Myocardial bridging: an up-to-date review. J Invasive Cardiol 2015;27(11):521-8.

34. Möhlenkamp S, Hort W, Ge J, Erbel R. Update on myocardial bridging. Circulation 2002;106(20):2616-22.

35. Ferreira AG Jr, Trotter SE, König B Jr, et al. Myocardial bridges: morphological and functional aspects. Br Heart J 1991;66(5):364-7.

36. Noble J, Bourassa MG, Petitclerc R, Dyrda I. Myocardial bridging and milking effect of the left anterior descending coronary artery: normal variant or obstruction? Am J Cardiol 1976;37(7):993-9.

37. Kosiński A, Grzybiak M. Myocardial bridges in the human heart: morphological aspects. Folia Morphol (Warsz) 2001;60(1):65-8.

38. Lujinović A, Kulenović A, Kapur E, Gojak R. Morphological aspects of myocardial bridges. Bosn J Basic Med Sci 2013;13(4):212-7.

39. Bourassa MG, Butnaru A, Lespérance J, Tardif JC. Symptomatic myocardial bridges: overview of ischemic mechanisms and current diagnostic and treatment strategies. J Am Coll Cardiol 2003;41:351-9.

40. Schwarz ER, Klues HG, von Dahl J, et al. Functional characteristics of myocardial bridging: a combined angiographic and intracoronary Doppler flow study. Eur Heart J 1997;18:434-42.

41. Ishii T, Asuwa N, Masuda S, Ishikawa Y. The effects of a myocardial bridge on coronary atherosclerosis and ischemia. J Pathol 1998;185:4-9.

42. Masuda T, Ishikawa Y, Akasaka Y, Itoh K, Kiguchi H, Ishii T. The effect of myocardial bridging of the coronary artery on vasoactive agents and atherosclerosis localization. J Pathol 2001;193:408-14.

43. Ciampricotti R, el Gamal M. Vasospastic coronary occlusion associated with a myocardial bridge. Cathet Cardiovasc Diagn 1988;14:118-20.

44. Ge J, Jeremias A, Rupp A, et al. New signs characteristic of myocardial bridging demonstrated by intracoronary ultrasound and Doppler. Eur Heart J 1999;20:1707-16.

45. Ishikawa Y, Ishii T, Asuwa N, Masuda S. Absence of atherosclerosis evolution in the coronary arterial segment covered by myocardial tissue in cholesterol-fed rabbits. Virchows Arch 1997;430:163-71.

46. Pratt JW, Michler RE, Pala J, Brown DA. Minimally invasive coronary artery bypass grafting for myocardial muscle bridging. Heart Surg Forum 1999;2:250-3.

47. Hongo Y, Tada H, Ito K, et al. Augmentation of vessel squeezing at coronary-myocardial bridge by nitroglycerin: study by quantitative coronary angiography and intravascular ultrasound. Am Heart J 1999;138:345-50.

48. Schwarz ER, Klues HG, von Dahl J, et al. Functional, angiographic and intracoronary Doppler flow characteristics in symptomatic patients with myocardial bridging: effect of short-term intravenous beta-blocker medication. J Am Coll Cardiol 1996;27:1637-45.

49. Klues HG, Schwarz ER, von Dahl J, et al. Disturbed intracoronary hemodynamics in myocardial bridging: early normalization by intracoronary stent placement. Circulation 1997;96:2905-13.

50. Haager PK, Schwarz ER, von Dahl J, et al. Long term angiographic and clinical follow up in patients with stent implantation for symptomatic myocardial bridging. Heart 2000;84:403-8.

51. Katznelson Y, Petchenko P, Knobel B, et al. Myocardial bridging: surgical technique and operative results. Mil Med 1996;161:248-50.

52. Arnold JR, West NE, van Gaal WJ, Karamitsos TD, Banning AP. The role of intravascular ultrasound in the management of spontaneous coronary artery dissection. Cardiovasc Ultrasound 2008;6:24.

53. Poon K, Bell B, Raffel OC, Walters DL, Jang IK. Spontaneous coronary artery dissection: utility of intravascular ultrasound and optical coherence tomography during percutaneous coronary intervention. Circ Cardiovasc Interv 2011;4:e5-e7.

54. Alfonso F, Paulo M, Dutary J. Endovascular imaging of angiographically invisible spontaneous coronary artery dissection. JACC Cardiovasc Interv 2012;5:452-3.

55. De Giorgio F, Abbate A, Vetrugno G, Capelli A, Arena V. Non-atherosclerotic coronary pathology causing sudden death. J Clin Pathol 2007;60:94-7.

56. Lunebourg A, Letovanec I, Eggenberger P, Lehr HA. Images in cardiovascular medicine: sudden cardiac death due to triple vessel coronary dissection. Circulation 2008;117:2038-40.

57. Basso C, Morgagni GL, Thiene G. Spontaneous coronary artery dissection: a neglected cause of acute myocardial ischaemia and sudden death. Heart 1996;75:451-4.

58. Lepper PM, Koenig W, Möller P, Perner S. A case of sudden cardiac death due to isolated eosinophilic coronary arteritis. Chest 2005;128:1047-50.

59. Hill SF, Sheppard MN. Non-atherosclerotic coronary artery disease as- sociated with sudden cardiac death. Heart 2010;96:1119-25.

60. Hayes SN, Kim ESH, Saw J, et al; American Heart Association Council on Peripheral Vascular Disease; Council on Clinical Cardiology; Council on Cardiovascular and Stroke Nursing; Council on Genomic and Precision Medicine; and Stroke Council. Spontaneous coronary artery dissection: current state of the science: a scientific statement from the American Heart Association. Circulation 2018;137(19):e523-e557.

61. Saw J, Mancini GB, Humphries K, et al. Angiographic appearance of spontaneous coronary artery dissection with intramural hematoma proven on intracoronary imaging. Catheter Cardiovasc Interv 2016;87:E54-E61.

62. Kwon TG, Gulati R, Matsuzawa Y, Aoki T, et al. Proliferation of coronary adventitial vasa vasorum in patients with spontaneous coronary artery dissection. JACC Cardiovasc Imaging 2016;9:891-2.

63. Alfonso F, Paulo M, Gonzalo N, et al. Diagnosis of spontaneous coronary artery dissection by optical coherence tomography. J Am Coll Cardiol 2012;59:1073-9.

64. Siegel RJ, Koponen M. Spontaneous coronary artery dissection causing sudden death: mechanical arterial failure or primary vasculitis? Arch Pathol Lab Med 1994;118:196-8.

65. Desai S, Sheppard MN. Sudden cardiac death: look closely at the coronaries for spontaneous dissection which can be missed: a study of 9 cases. Am J Forensic Med Pathol 2012;33:26-9.

66. Luong C, Starovoytov A, Heydari M, Sedlak T, Aymong E, Saw J. Clinical presentation of patients with spontaneous coronary artery dissection. Catheter Cardiovasc Interv 2017;89:1149-54.

67. Saw J. Coronary angiogram classification of spontaneous coronary artery dissection. Catheter Cardiovasc Interv 2014;84:1115-22.

68. Rashid HN, Wong DT, Wijesekera H, et al. Incidence and characterization of spontaneous coronary artery dissection as a cause of acute coronary syndrome: a single-centre Australian experience. Int J Cardiol 2016;202:336-8.

69. Tweet MS, Eleid MF, Best PJ, et al. Spontaneous coronary artery dissection: revascularization versus conservative therapy. Circ Cardiovasc Interv 2014;7:777-86.

70. Rogowski S, Maeder MT, Weilenmann D, et al. Spontaneous coronary artery dissection: angiographic follow-up and long-term clinical outcome in a predominantly medically treated population. Catheter Cardiovasc Interv 2017;89:5968.

71. Tweet MS, Hayes SN, Pitta SR, et al. Clinical features, management, and prognosis of spontaneous coronary artery dissection. Circulation 2012;126:579-88.

72. Tweet MS, Eleid MF, Best PJ, et al. Spontaneous coronary artery dissection: revascularization versus conservative therapy. Circ Cardiovasc Interv 2014;7:777-86.

73. Alzand BS, Vanneste L, Fonck D, Van Mieghem C. Spontaneous coronary artery dissection undissolved using cardiac computed tomography. Int J Cardiol 2016;222:1040-41.

74. Prakash R, Starovoytov A, Heydari M, Mancini GB, Saw J. Catheter-induced iatrogenic coronary artery dissection in patients with spontaneous coronary artery dissection. JACC Cardiovasc Interv 2016;9:1851-3.

75. Tarasoutchi F Montera MW, Ramos AIO, et al. Atualização das Diretrizes Brasileiras de Valvopatias: abordagem das lesões anatomicamente importantes. Arq Bras Cardiol 2017;109(6 suppl 2):1-34.

76. Joseph SC, D'Antoni AV, Tubbs RS, et al. Woven coronary arteries: a detailed review. Clin Anat 2016;29:502-7.

77. Val-Bernal JF, Malaxetxebarria S, González-Rodilla I, Salas-García M. Woven coronary artery anomaly presenting as sudden cardiac death. Cardiovasc Pathol 2017;26:7-11.

78. Zamorano JL, Anastasakis A, Borger MA, et al. 2014 ESC guidelines on diagnosis and management of hypertrophic cardiomyopathy: the task force for the diagnosis and management of hypertrophic cardiomyopathy of the European Society of Cardiology (ESC). Eur Heart J 2014;35(39):2733-79.

21
CUSTO-EFETIVIDADE DA DOENÇA ARTERIAL CORONARIANA

Thiago Luis Scudeler

INTRODUÇÃO

A prevalência da doença arterial coronariana (DAC) é alta e tem aumentado a cada ano. Nos Estados Unidos, estima-se que 15,4 milhões de pessoas tenham DAC, sendo esta responsável por cerca de um sexto das mortes naquele país. Já na União Europeia, a DAC é responsável por mais de 1,8 milhão de mortes anualmente [1]. O impacto econômico das estratégias terapêuticas atualmente disponíveis para DAC é alto, tanto do ponto de vista de custos diretos como indiretos.

Estima-se que os custos relacionados à DAC na União Europeia sejam de cerca de €60 bilhões ao ano, dos quais 29% decorrem da perda de produtividade, 38% dos cuidados informais das pessoas e aproximadamente 33% dos custos diretos relacionados aos cuidados com saúde [1]. Em 2009, a perda de produtividade consequente à mortalidade e morbidade associada à DAC custou cerca de €18 bilhões aos cofres da União Europeia [1]. Nos Estados Unidos, os custos diretos e indiretos com a DAC foram estimados em $204,4 bilhões em 2010, dos quais $97,2 bilhões resultaram de custos indiretos relacionados à perda de produtividade ou à mortalidade [2]. Além disso, estima-se que até 2030 os custos médicos com a DAC aumentem em aproximadamente 100% [2].

Neste cenário, inovações tecnológicas em relação às estratégias diagnósticas e terapêuticas associadas com aumento nos custos têm provocado aumento no interesse em se determinarem os custos e a efetividade desses procedimentos cardiológicos. Para isso, nos últimos anos numerosos ensaios clínicos randomizados têm avaliado as novas tecnologias não somente do ponto de vista da eficácia clínica como também em termos econômicos, o que permite uma racionalização dos recursos e uma política de saúde pública mais eficiente.

Assim sendo, a avaliação de uma intervenção em saúde deve levar em conta a efetividade, a disponibilidade de uma determinada intervenção, os custos e a avaliação comparativa com outras estratégias disponíveis. Além disso, os custos de uma nova intervenção médica deveriam contemplar os custos diretos como infraestrutura hospitalar, equipamento médico e os recursos humanos envolvidos, bem como os custos indiretos relacionados à mortalidade e à morbidade.

A estratégia mais prevalente ou de maior uso deve ser a estratégia de referência, comparada à tecnologia cuja incorporação é solicitada. Outras estratégias já incorporadas, mas que não sejam as de uso mais comum, devem ser incluídas nessa comparação, desde que existam evidências de sua maior efetividade.

Portanto, o objetivo das análises de custo-efetividade é auxiliar médicos e administradores em saúde no processo de tomada de decisão, tendo-se em vista o desejo da sociedade em aperfeiçoar os recursos em saúde em face de sua escassez.

ANÁLISE ECONÔMICA EM SAÚDE

Nos últimos anos, o crescimento acelerado dos gastos em saúde tem se tornado um grande problema em países desenvolvidos e especialmente nos países em desenvolvimento. Dado que os recursos financeiros são limitados, torna-se necessário maximizar os ganhos em saúde e, para isso, a tomada de decisão deve apoiar-se em avaliações criteriosas que levem em consideração aspectos clínicos e econômicos. É nesse campo de atuação que se desenvolve a avaliação econômica em saúde, que nada mais é do que a comparação dos custos e das consequências de diferentes terapias para os pacientes, os sistemas de saúde e a sociedade, com o objetivo de conciliar as necessidades terapêuticas com as possibilidades de custeio.

Portanto, a análise econômica em saúde envolve dois elementos:

- Custo;
- Consequência ou resultado, ou seja, a efetividade.

AVALIAÇÃO DOS CUSTOS

Quando se fala em custos, referimo-nos aos valores de recursos utilizados na produção de um bem ou serviço.

Os custos são normalmente medidos em unidades monetárias (por exemplo, reais ou dólares) e, em geral, classificados em três categorias:

- Custos diretos: aqueles que incluem o valor de todos os recursos envolvidos diretamente numa determinada intervenção;
- Custos indiretos: aqueles que incluem as perdas e os ganhos de produtividade relacionados a uma intervenção como os dias de falta ao trabalho;
- Custos intangíveis: aqueles que não podem ser mensurados como o custo da dor ou do sofrimento associado à doença em tratamento.

> A decisão de quais custos devem ser considerados em uma análise econômica está diretamente relacionada a quem ela se dirige ou interessa. A isso damos o nome de "perspectiva".

As perspectivas mais utilizadas nas avaliações econômicas em saúde são:

- sistema público de saúde;
- órgão privado, como as companhias de saúde;
- instituição, como um hospital;
- sociedade.

Quando se realiza uma avaliação econômica utilizando-se a perspectiva da sociedade, os custos devem ser computados da maneira mais abrangente possível, incluindo, por exemplo, aqueles relacionados aos dias não trabalhados de um paciente por ocasião de uma internação, e aqueles associados ao transporte do paciente. Entretanto, se a perspectiva utilizada é a de um sistema de saúde, como o Sistema Único de Saúde brasileiro (SUS), esses custos não devem ser incorporados, pois não são de sua competência.

Além da perspectiva utilizada, os estudos envolvendo análises econômicas em saúde devem designar o seu horizonte temporal. Esse horizonte temporal deve levar em conta o curso natural da doença e o provável impacto que a intervenção tenha sobre ela, devendo ser capaz de capturar todas as consequências e custos relevantes para a medida de resultado escolhida.

AVALIAÇÃO DE EFETIVIDADE

O outro elemento das análises econômicas em saúde é a efetividade que nada mais é do que o uso racional dos recursos necessários para se realizar uma intervenção em saúde, garantindo que não ocorra desperdício desses recursos.

> É importante não confundir efetividade com eficácia e eficiência. Eficácia é a positividade de um tratamento, com o objetivo de mostrar que uma intervenção pode ou não ser aprovada por agências regulatórias. Efetividade é a comprovação dos resultados obtidos com uma intervenção. O objetivo é convencer os pagadores de que a intervenção é útil. E, por fim, eficiência é sinônimo de custo-efetividade. Ou seja, uma intervenção eficiente apresenta bom custo aliado à boa efetividade.

A avaliação da efetividade nas análises econômicas em saúde se dá pela análise da qualidade de vida (QV). Segundo a Organização Mundial de Saúde (OMS), qualidade de vida é a percepção do indivíduo sobre sua posição na vida no contexto da cultura e do sistema de valores nos quais ele vive e em relação a seus objetivos, expectativas, padrões e preocupações. Para se avaliar a qualidade de vida, podemos utilizar instrumentos validados na literatura que podem ser classificados como:

- questionários de qualidade de vida gerais, por exemplo, o instrumento desenvolvido pela OMS;
- questionários de qualidade de vida ligados à saúde, por exemplo, o SF-36 e o EQ-5D;
- questionários de qualidade de vida ligados a uma doença específica, por exemplo, *Seattle Angina Questionnaire*, *Diabetes Quality of Life Measure*, *Arthritis Impact Measurement Scales*.

AVALIAÇÃO DE CUSTO-EFETIVIDADE

A análise de custo-efetividade avalia o custo em unidades monetárias por uma unidade não monetária chamada "unidade natural", por exemplo, anos de vida ganhos após uma intervenção. A análise de custo-efetividade é a melhor opção para uma avaliação econômica quando se comparam duas ou mais intervenções para um mesmo desfecho em saúde. Trata-se da modalidade mais utilizada nas análises econômicas em saúde. Uma intervenção em saúde é custo-efetiva se produz um benefício clínico a um custo justificável.

A análise de custo-efetividade pode ajudar os tomadores de decisão sobre a correta aplicação dos recursos em diferentes intervenções ou terapêuticas. Ela também pode ajudar a preencher lacunas nas evidências sobre o efeito dessas intervenções em âmbito populacional e pode apoiar decisões de desinvestimento em intervenções mais antigas para as quais existem alternativas mais rentáveis. A análise de custo-efetividade permite comparar o valor relativo das diferentes intervenções, juntamente com informações que podem ajudar os tomadores de decisão a classificar as alternativas e a decidir quais atendem melhor suas necessidades programáticas e financeiras.

A ferramenta mais empregada para análise de custo-efetividade nos estudos clínicos é a razão de custo-efetividade incremental (ICER, *incremental cost-effectiveness ratio*, em inglês). A ICER é calculada pela razão entre a diferença de custo e a diferença de efetividade de duas alternativas (A e B):

$$ICER = \frac{\text{Custo alternativa A} - \text{Custo alternativa B}}{\text{Efetividade alternativa A} - \text{Efetividade alternativa B}}$$

O limiar (*threshold*) é o referencial numérico da ICER abaixo do qual a tecnologia é considerada custo-efetiva. Esse limiar está estabelecido em vários países (National Health and Medical Research Council, 2001; The National Institute for Health and Clinical Excellence (NICE), 2008). Nos países americanos, apenas Chile, Colômbia, Canadá e México têm limiares, embora nem sempre estes sejam considerados parte do processo formal de tomada de decisão. Nos Estados Unidos, atualmente há orientação para evitar análises de custo-efetividade que usem QALY ou qualquer outra forma de ponderação por qualidade de vida ou incapacidade; porém, antes dessa nova orientação, um limiar comumente citado era de $50.000/QALY ou de $50.000/ano de vida.

Já a OMS desenvolveu um critério próprio baseado em DALY (*disability-adjusted life year*) evitados e no produto interno bruto (PIB) do país como indexador: tecnologias com ICER (unidade monetária/DALY evitado) menores do que uma vez o PIB *per capita* seriam consideradas muito custo-efetivas; até três vezes o PIB *per capita*, ainda custo-efetivas; aquelas com ICER acima de três vezes o PIB *per capita* seriam consideradas não custo-efetivas. Todavia, esse limiar proposto pela OMS encontra-se em desuso atualmente. No Brasil, embora a análise de custo-efetividade seja um requisito para a aprovação da incorporação de tecnologias no SUS, o Ministério da Saúde ainda não estabeleceu um limiar de custo-efetividade.

LIMITAÇÕES DOS ESTUDOS DE CUSTO-EFETIVIDADE

Sem dúvida alguma, existem algumas limitações dessas ferramentas uma vez que muitas das análises econômicas não são apropriadas para sintetizar mais de um resultado em saúde, incluindo danos e benefícios. Além disso, a qualidade de vida associada a cada ano a mais vivido pode sofrer grande variação ao longo do tempo e, finalmente, dados dos ensaios clínicos podem representar mal o conjunto de pacientes dos serviços médicos em geral [3].

CUSTO-EFETIVIDADE DAS ESTRATÉGIAS DE TRATAMENTO NA DAC ESTÁVEL

Uma análise comparativa entre as diferentes estratégias de abordagem da DAC é uma ferramenta importante para avaliar a eficácia e os custos dessas intervenções. As análises de custo-efetividade na DAC baseiam-se na comparação entre cirurgia e angioplastia, cirurgia e tratamento medicamentoso, angioplastia e tratamento medicamentoso, ou mesmo entre as três possibilidades de tratamento.

É importante perceber que grande parte das análises de custo-efetividade envolvendo a DAC crônica baseia-se em ensaios clínicos, os quais apresentam limitações importantes, sendo as principais:

- curto período de seguimento dos pacientes (em geral 1 ano ou menos);
- heterogeneidade entre os estudos clínicos para avaliar custo-efetividade (há estudos que utilizam a análise direta de custos e efetividade e outros que usam a razão de custo-efetividade incremental);
- falta de padronização na análise dos resultados de saúde;
- financiamento de diferentes fontes (os estudos financiados pela indústria têm mais probabilidade de relatarem uma relação de custo-efetividade favorável);

- qualidade dos estudos (alguns estudos são prospectivos e, outros, são retrospectivos);
- há estudos com baixo número de pacientes selecionados e, por fim, nem todos os estudos clínicos adotam a metodologia correta, como preconizada pela ISPOR (International Society for Pharmacoeconomics and Outcomes Research).

Essas observações são muito importantes para uma análise crítica dos diferentes estudos e, consequentemente, para a correta interpretação dos resultados apresentados.

CUSTO-EFETIVIDADE DA ESTRATÉGIA INVASIVA (ICP OU CRM) *VERSUS* TRATAMENTO MEDICAMENTOSO NA DAC ESTÁVEL

A cirurgia de revascularização do miocárdio (CRM) é reconhecida como uma opção terapêutica efetiva no tratamento dos sintomas da DAC e prevenção de infarto do miocárdio e de morte em certos subgrupos de pacientes. Esses benefícios, no entanto, são acompanhados de significativa morbidade intra-hospitalar, com subsequente aumento na utilização dos recursos financeiros, além do maior tempo de internação hospitalar. Tratamentos alternativos com os mesmos objetivos clínicos, como a intervenção coronariana percutânea (ICP), foram desenvolvidos para reduzir esta morbidade, com consequente redução da hospitalização e também dos custos dos procedimentos.

Estudos que compararam a CRM com estratégias percutâneas demonstraram que a ICP com *stent* convencional apresenta baixo custo inicial comparado à CRM, embora esteja associada com um aumento nas taxas de revascularização repetida e necessidade de maior consumo de medicamentos no seguimento de longo prazo.

Em relação aos *stents* farmacológicos, observou-se que os custos iniciais entre estes e a CRM são semelhantes, e nenhum benefício é observado com *stents* farmacológicos em comparação com a CRM no seguimento de longo prazo.

LEMBRAR Apesar de o fato do tratamento medicamentoso (TM) ser menos custoso, este, por sua vez, tende a ser associado à prescrição de um maior número de exames repetidos e eventos clínicos que levam à admissão hospitalar, à intervenção percutânea, ou à cirurgia no seguimento de longo prazo.

No entanto, faltam ensaios clínicos relatados na literatura comparando as três estratégias de tratamento em termos de custo-efetividade.

Claude et al. [4] mostraram que a estratégia invasiva é custo-efetiva em relação ao TM (uma diferença de €3.730 mais elevada para o tratamento invasivo, p = 0,08, e um custo incremental para evitar um grande evento clínico de €6.900), embora esta análise tenha sido realizada com apenas 1 ano de seguimento.

A análise comparativa entre ICP e TM foi realizada pelo estudo COURAGE [5] que constatou que a ICP (a maioria com *stent* convencional) reduziu sintomas anginosos e melhorou a qualidade de vida em 3 anos, mas não reduziu a taxa de morte ou infarto agudo do miocárdio. Além disso, ICP não foi custo-efetiva quando comparada ao TM e resultou numa taxa incremental de custo-efetividade de mais de $168.000/QALY .

No seguimento de curto prazo do estudo MASS II, foi encontrado um custo mais baixo para o TM e uma custo-efetividade similar entre ICP e CRM [6]. Contudo, um aumento nos custos foi observado nos três grupos TM, ICP e CRM em 317, 77 e 21%, respectivamente, ao longo do seguimento. Portanto, TM teve o maior aumento nos custos esperados devido a sua menor taxa de alívio de angina. Já a CRM apresentou custos mais estáveis. Contudo, essa análise foi limitada pelo seu seguimento de curto prazo. Para resolver esse viés, foi realizada uma análise de custo-efetividade com 5 anos de seguimento [7]. Nesse estudo, os custos de cada estratégia foram de $9.071 para TM, $19.967 para ICP e $18.263 para CRM. O TM mostrou-se mais custo-efetivo do que a CRM e a ICP, e a CRM, por sua vez, foi mais custo-efetiva do que a ICP.

Hlatky et al. [8] encontraram semelhantes resultados baseados no seguimento de longo prazo do estudo BARI 2D. Após 4 anos de seguimento, os custos cumulativos foram maiores para o grupo de pacientes randomizados para revascularização imediata do que para aqueles randomizados para TM ($75.900 versus $65.600, p < 0,001). A razão de custo-efetividade favoreceu o TM em relação à revascularização imediata. TM foi muito custo-efetivo em comparação com a revascularização imediata entre pacientes do estrato ICP, tanto na análise *in-trial* como na projeção ao longo da vida ($600/anos de vida ganho). Contudo, as projeções sugeriram que a CRM poderia ser custo-efetiva em relação ao TM para pacientes com diabetes *mellitus* ($47.000/anos de vida ganho, ou seja, < $50.000/anos de vida ganhos).

Portanto, os resultados do estudo MASS II combinados com os resultados dos estudos BARI 2D e COURAGE reforçam a importância da realização de análises de custo-efetividade no seguimento de longo prazo, e que o TM isolado pode ser custo-efetivo para a maioria dos pacientes com DAC estável.

O Quadro 21.1 resume os resultados dos principais estudos clínicos nos quais foram realizadas análises de custo-efetividade entre tratamento invasivo (CRM ou ICP) *versus* TM em pacientes com DAC.

Quadro 21.1 Análise de custo-efetividade do tratamento invasivo (ICP ou CRM) versus tratamento medicamentoso (TM) para DAC.

Estudo	População de pacientes	Tempo de seguimento	Grupos de comparação	Número de pacientes	Tipo de centro	Medidas de custo-efetividade
Claude et al (2004)	DAC multiarterial	1 ano	TI (ICP ou CRM) vs. TM	188	Unicêntrico	TI é mais CE do que TM
Weintraub et al. (2008)	DAC com isquemia miocárdica documentada	3 anos	ICP (maioria com *stent* convencional) vs. TM	2287	Multicêntrico	ICP não é CE em relação ao TM
Hlatky et al. (2009)	DAC multiarterial	4 anos	CRM vs. TM e ICP vs. TM	2005	Multicêntrico	TM é mais CE do que TI
Vieira et al. (2012)	DAC multiarterial	5 anos	CRM vs ICP (balão ou *stent* convencional) vs. TM	611	Unicêntrico	TM é mais CE do que CRM e ICP

DAC: doença arterial coronariana; CRM: cirurgia de revascularização do miocárdio; ICP: intervenção coronariana percutânea; TM: tratamento medicamentoso; TI: tratamento invasivo; CE: custo-efetivo.

CUSTO-EFETIVIDADE DA CIRURGIA DE REVASCULARIZAÇÃO DO MIOCÁRDIO *VERSUS* INTERVENÇÃO CORONARIANA PERCUTÂNEA NA DAC ESTÁVEL

Vários estudos compararam ICP e CRM em pacientes com DAC. Os estudos mais antigos compararam a angioplastia com balão à CRM. Tais estudos demonstraram taxas semelhantes de infarto do miocárdio, porém com taxa de sobrevida livre de angina e, consequentemente, qualidade de vida, favorável à CRM devido a taxas mais altas de revascularização repetida no grupo ICP. Além disso, a análise de custo-efetividade demonstrou que a CRM é superior à ICP com balão ou *stent* convencional para pacientes com DAC multiarterial, principalmente em pacientes diabéticos [9,10].

No entanto, Stroupe et al. [11] encontraram que ICP com *stent* convencional ou balão foi o tratamento dominante em comparação com a CRM ao analisar a relação de custo-efetividade de longo prazo do estudo AWESOME. A avaliação inicial, com 3 anos e 5 anos de seguimento dos pacientes, mostrou que as diferenças nos custos totais médios foram maiores no grupo CRM em cada período do seguimento ($23.859, $20.468 e $18.732, respectivamente). Uma possível explicação para esses resultados é que o estudo AWESOME incluiu, em sua análise, pacientes de alto risco, com isquemia documentada, que foram excluídos de outros estudos.

Recentemente, com o desenvolvimento dos *stents* farmacológicos, diversos ensaios clínicos os têm comparado à CRM em pacientes com DAC. Tais estudos demonstraram a superioridade da CRM sobre os *stents* farmacológicos na redução das taxas de morte e infarto do miocárdio em pacientes com DAC e diabetes *mellitus*.

Magnuson et al. [12] realizaram uma análise de custo-efetividade do estudo FREEDOM com pacientes diabéticos portadores de DAC multiarterial. Esse estudo comparou CRM ao *stent* farmacológico (sirolimus e paclitaxel). Os custos iniciais dos procedimentos foram menores para a CRM, mas os custos totais ao final da hospitalização foram menores para ICP. No seguimento de 5 anos, os custos foram mais elevados para ICP em virtude da realização de mais intervenções e dos custos associados à medicação ambulatorial, em decorrência da necessidade de dupla antiagregação plaquetária. Ao longo dos 5 anos de seguimento, a CRM aumentou a expectativa de vida em aproximadamente 0,05 anos e o QALY em 0,03, acarretando um aumento nos custos totais de cerca de $3.600. A taxa incremental de custo-efetividade para CRM em relação à ICP no período pós-estudo foi de $8.132/QALY ganho. Na análise de subgrupos, verificou-se que quanto maior o escore SYNTAX, menor a relação ICER/QALY ganho a favor da CRM. Ao passo que, no grupo de pacientes com DAC sem diabetes, a ICP com *stent* farmacológico mostrou-se uma estratégia interessante devido às reduzidas taxas de reestenose e revascularização repetida.

Já a análise de custo-efetividade do estudo SYNTAX que comparou a CRM à ICP com *stent* farmacológico em pacientes com DAC multiarterial mostrou que os custos da hospitalização inicial foram $5.693/paciente maior no grupo CRM [13]. Porém, essa diferença diminuiu ao longo do seguimento de 1 ano para US$3.590/paciente em decorrência principalmente das taxas mais elevadas de nova revascularização, de hospitalização por causas cardiovasculares e de maiores custos da medicação ambulatorial nos pacientes submetidos à ICP. ICP foi o tratamento economicamente dominante com menores custos globais e maior QALY em 1 ano. No entanto, em doentes com escore SYNTAX alto (> 32), os custos totais foram semelhantes para CRM e ICP, e a razão de custo-efetividade incremental para CRM foi de $43.486/QALY ganho.

Krenn et al. [14] analisaram a custo-efetividade da ICP com *stent* revestido com paclitaxel *versus* CRM em 199 pacientes com DAC multiarterial. Por um lado, os custos intra-hospitalares foram menores para ICP do que para CRM (a diferença média de €4.551), e em 5 anos de seguimento o custo total permaneceu maior para a CRM, porém a diferença não diminuiu consideravelmente (€5.400/paciente). Por outro lado, ao longo do seguimento de 5 anos, houve maior incidência de eventos adversos cardíaco e cerebrovascular – MACCE (morte por todas as causas, infarto agudo do miocárdio não fatal, revascularização repetida e acidente vascular cerebral) no grupo ICP (37,7% vs. 25,8%, p = 0,048). Foi encontrada uma razão de custo-efetividade incremental de €45.615 para evitar um MACCE se realizada CRM. Os autores consideraram um valor disposto a ser pago de €40.000 como custo-efetivo para evitar um MACCE. Portanto, a CRM foi mais efetiva, porém mais custosa do que a ICP. As análises de subgrupos mostraram que os pacientes com escore SYNTAX maior (> 32) se beneficiaram mais da CRM em relação ao MACCE, sem nenhum aumento significativo nos custos (29,4 vs. 14,7%, p = 0,035).

CUSTO-EFETIVIDADE DAS DIFERENTES ESTRATÉGIAS DE TRATAMENTO NA DAC ESTÁVEL (TM, ICP E CRM)

O tratamento clínico da DAC estável envolve não só o uso de antiagregantes plaquetários e estatinas, como também inibidores da enzima conversora de angiotensina (IECA), betabloqueadores, nitratos e medidas não farmacológicas como dieta, cessação do tabagismo, atividade física regular e controle de peso. A complexidade de medir todos esses tratamentos e seu impacto nos resultados e nos custos é uma importante questão a ser considerada ao se interpretarem os resultados dos estudos que comparam as diferentes estratégias de tratamento da DAC.

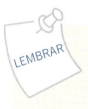

A maioria dos resultados econômicos dos ensaios clínicos envolvendo DAC visa comparar a custo-efetividade das três formas de abordagens terapêuticas (clínica, cirúrgica e percutânea). Portanto, estudos isolados que avaliam os custos do TM na DAC estável são limitados. Algumas análises foram conduzidas para comparar aspirina *versus* clopidogrel e estatinas em doses altas *versus* dose padrão.

Análises de custo-efetividade com antiplaquetários na DAC estável baseiam-se na comparação de duas drogas: aspirina; e clopidogrel. Os novos agentes antiplaquetários orais, prasugrel e ticagrelor foram analisados apenas no contexto de síndromes coronarianas agudas e, portanto, não serão abordados neste capítulo.

Avaliações econômicas baseadas nos estudos CAPRIE [15] e CHARISMA [16] encontraram que o clopidogrel é mais custo-efetivo do que a aspirina na prevenção secundária em pacientes com DAC estável.

Já avaliações econômicas com estatinas realizaram análises comparativas entre altas doses das medicações contra dose-padrão.

Chan et al. [17] mostraram que as estatinas em doses elevadas, quando comparadas com doses-padrão, foram associadas a reduções nas taxas de infarto agudo do miocárdio, acidente vascular cerebral e revascularização repetida, porém sem redução na mortalidade por todas as causas. O estudo mostrou que altas doses de estatina foram associadas a um baixo ganho de QALY, com metade dos QALY ganhos obtidos por meio de uma redução no risco de AVC.

Em outro estudo, Lindgren et al. [18] mostraram que altas doses de atorvastatina comparadas com doses-padrão de sinvastatina são custo-efetivas na Noruega, Dinamarca e Suécia, mas não na Finlândia. A análise de subgrupos indicou que a população de maior risco (sexo masculino, LDL-C e diabetes) apresentou melhores resultados de custo-efetividade. Outra análise que comparou a atorvastatina em doses altas à sinvastatina em dose-padrão em pacientes com DAC estável, desta vez sob a perspectiva canadense, mostrou que a atorvastatina em doses altas foi custo-efetiva.

Quanto aos tratamentos percutâneos e cirúrgicos, análises de custo-efetividade foram conduzidas unicamente para comparar ICP com *stent* convencional *versus stent* farmacológico e CRM com e sem circulação extracorpórea (CEC).

O estudo FAME, desenvolvido com o objetivo de avaliar uma estratégia de ICP baseada na avaliação visual das lesões coronarianas por angiografia coronariana *versus* estratégia de ICP baseada numa avaliação funcional através da reserva de fluxo fracionada (FFR, em inglês), mostrou que a medição rotineira da FFR reduziu a taxa de desfecho composto de morte, infarto do miocárdio não fatal e revascularização repetida em 1 ano. Por meio desses dados e adotando-se a perspectiva australiana, Siebert et al. [19] realizaram uma análise de custo-efetividade, tendo sido verificado que a FFR proporcionou uma economia nos custos quando comparada com o tratamento-padrão.

Já o estudo FAME 2 [20], que randomizou pacientes com DAC estável e uma ou mais lesões com FFR reduzida (≤ 0,80) para ICP (com *stent* farmacológico) ou TM, foi interrompido precocemente em virtude da redução significativa na taxa de hospitalização por revascularização urgente entre pacientes do grupo ICP. Neste contexto, contrariamente aos resultados do estudo COURAGE, a ICP guiada por FFR foi custo-efetiva quando comparada com TM apenas. Esda análise também demonstrou que 19% dos pacientes do estudo FAME 2 que tinham uma lesão com FFR ≤ 0,80 também apresentavam outra lesão angiograficamente significativa com FFR > 0,80 que teriam sido tratadas com ICP se analisadas sob o ponto de vista do estudo COURAGE e outros ensaios clínicos.

Por fim, uma análise de custo-efetividade recente do estudo CORONARY mostrou que não há diferenças entre a CRM com e sem CEC em pacientes com DAC multiarterial em termos de custos e efetividade após um período de 5 anos de seguimento [21]. Todavia, Scudeler et al. [22] mostraram, baseados numa análise do estudo MASS III em que se aplicou um horizontal temporal adequado para expectativa de vida da população do estudo, que a cirurgia sem CEC é mais custo-efetiva do que a cirurgia com CEC sob a perspectiva do sistema de saúde público brasileiro.

O Quadro 21.2 resume os resultados dos principais estudos clínicos nos quais foram realizadas análises de custo-efetividade envolvendo apenas as estratégias invasivas de tratamento na DAC.

Quadro 21.2 Análise de custo-efetividade das estratégias invasivas de tratamento para DAC estável.

Estudo	População de pacientes	Tempo de seguimento	Grupos de comparação	Número de pacientes	Tipo de centro	Medidas de custo-efetividade
Hlatky et al. (1997)	DAC multiarterial	5 anos	CRM vs. ICP	934	multicêntrico	CRM é custo-efetiva em relação à ICP
Abizaid et al. (2001)	DAC multiarterial	1 ano	CRM vs. ICP (balão ou *stent* convencional)	1205	Unicêntrico	Maior custo e maior efetividade da CRM em relação à ICP
Stroupe et al. (2006)	DAC de alto risco	5 anos	CRM vs. ICP (balão ou *stent* convencional)	445	Multicêntrico	Maior custo da CRM e mesma efetividade em relação à ICP
Cohen et al. (2012)	DAC multiarterial	1 ano	CRM vs. ICP (*stent* farmacológico)	1.800	Unicêntrico	CRM mais CE do que ICP
Magnunson et al (2013)	DAC multiarterial e DM	5 anos	CRM vs. ICP (*stent* farmacológico)	1.900	Multicêntrico	CRM mais CE do que ICP
Krenn et al (2014)	DAC multiarterial	5 anos	CRM vs. ICP (*stent* farmacológico)	199	Unicêntrico	Sem diferença na CE entre CRM e ICP
Lamy et al. (2016)	DAC multiarterial	5 anos	CRM com CEC vs. sem CEC	4.752	Multicêntrico	Sem diferença na CE entre CRM com e sem CEC
Scudeler et al. (2018)	DAC multiarterial	5 anos	CRM com CEC vs. sem CEC	308	Unicêntrico	CRM sem CEC mais CE do que com CEC

DAC: doença arterial coronariana; CRM: cirurgia de revascularização do miocárdio; ICP: intervenção coronariana percutânea; TM: tratamento medicamentoso; CE: custo-efetivo; CEC: circulação extracorpórea.

Fonte: Desenvolvido pela autoria.

CONCLUSÃO

Análise de custo-efetividade é uma avaliação econômica que reflete o ganho de saúde devido a uma intervenção específica e o custo monetário para obter o ganho de saúde.

Análise de custo-efetividade com seguimento de longo prazo demonstrou que o tratamento medicamentoso é custo-efetivo em relação à ICP e à CRM e que a CRM é superior à ICP com balão ou *stent* convencional em pacientes com DAC multiarterial, particularmente em pacientes diabéticos.

Como demonstrado pela análise de custo-efetividade do estudo FREEDOM, a CRM é mais custo-efetiva do que o *stent* farmacológico em pacientes com DAC multiarterial e diabetes. Entretanto, em pacientes com DAC sem diabetes, os *stents* farmacológicos podem ser uma estratégia interessante em virtude de suas menores taxas de reestenose.

Estudos têm demonstrado que os *stents* farmacológicos não são custo-efetivos quando utilizados indiscriminadamente na população geral. Mas podem ser custo-efetivos em subgrupos selecionados de pacientes com alto risco de reestenose.

A ICP baseada na FFR pode ser custo-efetiva em relação à ICP com base na avaliação visual da angiografia coronariana em determinadas situações clínicas.

Análise de custo-efetividade do estudo CORONARY mostrou que as CRM com e sem CEC apresentam a mesma custo-efetividade, embora o único estudo que tenha aplicado um horizonte temporal ao longo da vida (MASS III) tenha mostrado que a cirurgia sem CEC é mais custo-efetiva.

REFERÊNCIAS

1. European Heart Network. European Cardiovascular Disease Statistics 2012. Disponível em: www.ehnheart.org/cvdstatistics

2. Go AS, Mazaffanan D, Roger VL, et al. Heart disease and stroke statistics – 2014 update: a report from the American Heart Association. Circulation 2014;129(3):e28-e292.

3. Bell CM, Urbach DR, Ray JG, et al. Bias in published cost-effectiveness studies: systematic review. BMJ 2006;332(7543):699-703.

4. Claude J, Schindler C, Kuster GM, et al. For the trial of invasive *versus* medical therapy in the elderly (TIME) investigators. Cost-effectiveness of invasive versus medical management of elderly patients with chronic symptomatic coronary artery disease. Eur Heart J 2004;25(24):2195-203.

5. Weintraub WS, Boden WE, Zhang Z, et al. Department of Veterans Affairs Cooperative Studies Program No. 424 (COURAGE Trial) Investigators and Study Coordinators. Cost-effectiveness of percutaneous coronary intervention in optimally treated stable coronary patients. Circ Cardiovasc Qual Outcomes 2008;1(1):12-20.

6. Favarato D, Hueb W, Gersh BJ, et al. Relative cost comparison of treatments for coronary artery disease: the first year follow-up of MASS II study. Circulation 2003;108(suppl 1):21-3.

7. Vieira RD, Hueb W, Hlatky M, et al. Cost-effectiveness analysis for surgical, angioplasty, or medical therapeutics for coronary artery disease: 5-year follow-up of medicine, angioplasty, or surgery study (MASS) II trial. Circulation 2012;126(11 Suppl 1):145-50.

8. Hlatky MA, Boothroyd DB, Melsop KA, et al. For the bypass angioplasty revascularization investigation 2 diabetes (BARI 2D) study group. Economic outcomes of treatment strategies for type 2 diabetes mellitus and

coronary artery disease in the bypass angioplasty revascularization investigation 2 diabetes trial. Circulation 2009;120(25):2550-8.

9. Abizaid A, Costa MA, Centemero M, et al. Arterial revascularization therapy study group. Clinical and economic impact of diabetes mellitus on percutaneous and surgical treatment of multivessel coronary disease patients: insights from the arterial revascularization Therapy Study (ARTS) trial. Circulation 2001;104(5):533-8.

10. Hlatky MA, Rogers WJ, Johnstone I, et al. Medical care costs and quality of life after randomization to coronary angioplasty or coronary bypass surgery. Bypass angioplasty revascularization investigation (BARI) investigators. N Engl J Med 1997;336(2):92-9.

11. Stroupe KT, Morrison DA, Hlatky MA, et al. Investigators of Veterans Affairs Cooperative Studies Program #385 (AWESOME: angina with extremely serious operative mortality evaluation). Cost-effectiveness of coronary artery bypass grafts versus percutaneous coronary intervention for revascularization of high-risk patients. Circulation 2006;114(12):1251-7.

12. Magnuson EA, Farkouh ME, Fuster V, et al. FREEDOM trial investigators. Cost-effectiveness of percutaneous coronary intervention with drug eluting stents versus bypass surgery for patients with diabetes mellitus and multivessel coronary artery disease: results from the FREEDOM trial. Circulation 2013;127(7):820-31.

13. Cohen DJ, Lavelle TA, Van Hout B, et al. Economic outcomes of percutaneous coronary intervention with drug-eluting stents versus bypass surgery for patients with left main or three-vessel coronary artery disease: one-year results from the SYNTAX trial. Catheter Cardiovasc Interv 2012;79(2):198-209.

14. Krenn L, Kopp C, Glogar D, et al. Cost-effectiveness of percutaneous coronary intervention with drug-eluting stents in patients with multivessel coronary artery disease compared to coronary artery bypass surgery five-years after intervention. Catheter Cardiovasc Interv 2014;84(7):1029-39.

15. Schleinitz MD, Weiss JP, Owens DK. Clopidogrel versus aspirin for secondary prophylaxis of vascular events: a cost-effectiveness analysis. Am J Med 2004;116(12):797-806.

16. Chen J, Bhatt DL, Dunn ES, et al. Cost-effectiveness of clopidogrel plus aspirin versus aspirin alone for secondary prevention of cardiovascular events: results from the CHARISMA trial. Value Health 2009;12(6):872-9.

17. Chan PS, Nallamothu BK, Gurm HS, et al. Incremental benefit and cost-effectiveness of high-dose statin therapy in high-risk patients with coronary artery disease. Circulation 2007;115(18):2398-409.

18. Lindgren P, Graff J, Olsson AG, IDEAL trial investigators. Cost-effectiveness of high-dose atorvastatin compared with regular dose simvastatin. Eur Heart J 2007;28(12):1448-53.

19. Siebert U, Arvandi M, Gothe RM, et al. Improving the quality of percutaneous revascularization in patients with multivessel disease in Australia: cost-effectiveness, public health implications, and budget impact of FFR-guided PCI. Heart Lung Circ 2014;23(6):527-33.

20. Fearon WF, Shilane D, Pijls NHJ, et al. on behalf of the fractional flow reserve versus angiography for multivessel evaluation 2 (FAME 2) investigators. Cost-effectiveness of percutaneous coronary intervention in patients with stable coronary artery disease and abnormal fractional flow reserve. Circulation 2013;128(12):1335-40.

21. Lamy A, Devereaux PJ, Prabhakaran D, et al. Five-year outcomes after off-pump or on-pump coronary-artery bypass grafting. N Engl J Med 2016;375(24):2359-68.

22. Scudeler TL, Hueb W, Farkouh ME, et al. Cost-effectiveness of on-pump and off pump coronary artery bypass grafting for patients with coronary artery disease: results from the MASS III trial. Int J Cardiol 2018;273:63-8.

ÍNDICE REMISSIVO

Obs.: números em *itálico* indicam figuras; números em **negrito** indicam quadros, tabelas e boxes.

18FDG, **269**

A

AAS na prevenção primária, **78**
Ácido(s)
    acetilsalicílico como terapia antiplaquetária, 10
    graxos ômega-3, 205
Adenosina, 23
Adiposopatia, 169
    manifestações da, **169**
Aférese de lipoproteína(a), 257
Agente(s)
    cardiosseletivos, 207
    com atividade simpaticomimética, **207**
Agonista do receptor de GLP-1, 177
Albuminúria, 287
Álcool
    aterosclerose e mecanismos biológicos do, **149**

consumo além do moderado, 153,
consumo e mortalidade, *149*
consumo moderado, 151
doença arterial coronariana e, 147
 aconselhamento ao paciente, 154
e DAC, estudos de coorte de 1968-1993 de ingestão de, **148**
uso abusivo de, **153**
Alcoolismo, 6
Alopurinol, 211, 250
Análise econômica em saúde, 336
Análogo de GLP-1, 76
Anatomia coronariana, 30
Angina, 16
abordagem inicial da, 245
abordagem, fluxograma de, *259*
atípica, 16
causas, 328
causas não ateroscleróticas de, 311
de difícil controle, 247
de peito
prevalência por idade e sexo, *245*
típica, 243
estável
classificação de acordo com a Canadian Cardiovascular Society, **243**
critérios de classificação da, **17**
instável, 16
microvascular, 318
critérios diagnósticos para, **318-319**
estável, abordagem terapêutica em pacientes com, *321*
refratária, 243, 250
abordagem, fluxograma de, *259*
prevalência da, 244
tratameto farmacológico da, *246*
vasoespástica, 312
critérios diagnósticos para, **314**
Angiogênese terapêutica, 214
Angiografia coronariana, 323
invasiva, 47
via cateterismo cardíaco, 27

Angiotomografia
    com reconstrução tridimensional, 25
    coronariana, 25
    das artérias coronárias, 48
Anomalias das artérias coronárias "enoveladas", 328
Ansiedade, **184**
Antiagregantes plaquetários, 78
Anticoagulantes orais, 198
Anti-inflamatórios não esteroidais, risco cardiovascular e, 118
Antiplaquetários, 197
Área hipointensa em região subendocárdica, 270
Artéria
    circunflexa, 34
        em projeção oblíqua anterior direita caudal, 35
    coronária
        distribuição nos sulcos átrio e interventricular, 30
        vistas transversais da, 325
    coronária direita, 32, 33
        nas projeções oblíqua anterior esquerda e direita, 29
    coronária esquerda, 32
        nas projeções oblíqua anterior esquerda e direita, 28
    derradeira, 235
    descendente anterior proximal, 233
Arterite de Takayasu, 315
Arterosclerose
    manifestações clínicas da
        alcoolismo, 6
        diabetes *mellitus*, 8
        dislipidemia, 9
        estresse mental e depressão, 7
        hipertensão, 7
    prevenção primária
        ácido acetilsalicílico, uso do, 10
        check-list de, **11**
        estatinas, uso de, 9
Aspirina, 291
    uso profilático de, **329**
Associação de bupropiona com naltrexona, 178
Aterogênese, 110

Ateromatose, 110
    moléculas envolvidaas na, *110*
Aterosclerose, 133
    coronariana subclínica, 302
    manifestações clínicas da, 4
    manifestações fisiopatológicas da, 3
    risco associado com altos níveis de LDL, *150*
    tabagismo e, 133
Aterotrombose, hipótese inflamatória da, 116
Atividade
    física, 176
    benefícios, 157
    definição, **158**
    efeitos da, mecanismos dos, 159
    mais comuns, correspondência em MET das, **158**
    na DAC, evidências científicas do benefício da, 164
    prática no paciente com DAC, 161
    programas de reabilitação cardiovascular, 161
    reabilitação cardiopulmonar na doença arterial coronariana, 157
Atordoamento miocárdico, **264**

B

Betabloqueadores, **59**, 207, 247
    de canais de cálcio, 247
    efeitos benéficos dos, 207
Biomarcadores, 40
    cardíacos, **40**
    inflamatórios, 111
Bloqueador(es)
    do receptor de angiotensina, 206
    dos canais de cálcio, 208
Bloqueio do sistema renina-angiotensina, 206
Bupropiona, 142
    prescrição, **142**

C

Calcificação
    coronariana em pacientes com e sem DRC, *288*
    da artéria coronária, 301

da artéria coronária descendente anterior, 25
Cálcio coronariano
    escore de, 25
    presença e carga de, **24**
Cardiomiopatia
    hipertrófica, 329
    isquêmica, 263, **263**
        adaptação *versus* patologia, 264
        avaliação da viabilidade miocárdica, 266
        ecocardiografia, 267
        revascularização na, 272
        viabilidade miocárdica e hibernação, 265
        viabilidade miocárdica e isquemia, 275
Cateterismo cardíaco
    com angiografia coronariana, 27
    como primeiro diagnóstico, **28**
Célula(s)
    do músculo liso vascular, hiper-reatividade primária das, 313
    espumosas, 2
Cigarros eletrônicos, 135
Cineangiocoronariografia, 27, 289, 290
Cintilografia de perfusão miocárdica, 22
    com tomografia computadorizada por emissão de fóton único, 45
    três eixos apresentados na, 22
Circulação coronariana com dominância
    direita, *31*
    esquerda, *31, 34*
Cirurgia
    bariátrica, efeitos cardiovasculares, *179*
    de revascularização do miocárdio, 340
Clonidina, **143**
Clopidogrel, 197, 318
Colchicina, **117**
Colesterol, 87
    ensaios clínicos randomizados de redução de, **199-202**
    HDL e a via do transporte reverso do, 93
    metabolismo do, 90
        via endógena, 90
        via exógena, 90

Contrapulsação externa facilitada, 252
    contraindicação, **252**
Coração
    geometria espacial em pacientes com DAC, *292*
    mudanças associadas com a obesidade, *171*
Coronárias, **159**
Curva da angiotomografia visualizando a lesão da ADA, *25*
Custo
    avaliação dos, 336
    diretos, 337
    indiretos, 337
Custo-efetividade
    avaliação de, 338
    da cirurgia de revascularização do miocárdio
        versus intervenção coronariana percutânea na DAC estável, 342
    da estratégia invasiva *versus* tratamento medicamentoso na DAC, análise de, **341**
    da estratégia invasiva *versus* tratamento medicamentoso na DAC estável, 340
    das estratégias de tratamento na DAC estável, 339
    limitações dos estudos de, 339

D

Deflação pré-sistólica, *253*
Dependência de nicotina
    critérios do DSM-IV para, **141**
    escala de Fagerström para, **140**
Depressão, 7, **184**, 185
    como fator de risco para mau prognóstico, **186**
    impacto do tratamento sobre o risco cardiovascular, **7**
Diabetes
    doença arterial coronariana e, 65
    mellitus, 8, 65, 223
        classificação, **67**
        e doença aterosclerótica macrovascular, relação entre, **8**
    mellitus tipo 2, **8**
        tratamento do paciente com
            alvo glicêmico, 68
            estrtificação do risco cardiovascular, 68
            medidas não farmacológicas, 72
            revascularização coronariana, 79

    tratamento glicêmico dos pacientes com, **8**
    tratamento farmacológico, 73
    vacinação, 72
Dieta
  com baixo teor de carboidratos, 176
  DASH, 173
  e controle de peso na doença arterial coronariana, 167
    check-list, **179**
    obesidade e inflamação, 169
    patogênese da obesidade, 168
    risco cardiovascular aumentado, 168
  mediterrânea, 173, **174**
Disfunção endotelial, 287, 313
Dislipidemia (s), 9, 94
  adquiridas, 96
  como causa de DAC, 96
  condições clínicas associadas à, **96**
  doença arterial coronariana e
    check-list, **104**
  doença arterial coronariana e, 87, 96
  em pacientes com DAC, tratamento, 98
  estratificação de risco em pacientes com DAC, 97
  primárias, 96
  secundárias, 96
Dissecção
  da porção distal da artéria coronária descendente anterior, cineangiocoronariografia em projeção oblíqua anterior direita evidenciando, *325*
  de artéria coronária, 324
  espontânea aguda da artéria coronária, frequência de apresentação dos sintomas de, **326**
Distúrbios lipídicos, classificação de Fredrickson para os, **95**
Dobutamina, 23
Doença (s)
  arterial coronariana
    álcool e, 147
    algoritmo de tratamento medicamentoso, *212*
    análise de custo-efetividade do tratamento invasivo *versus* tratamento medicamentoso, **341**
    atividade física e reabilitação cardiopulmonar na, 157
    anamnese e exame físico, 15
    custo das diferentes estratégias de tratamento na, 343

custo-efetividade da, 335
   da cirurgia de revascularização do miocárdio *versus* intervenção coronariana percutânea na, 342
diabetes e, 65
diagnóstico da, 15
   check-list, **36**
   nos pacientes com DRC, peculiaridades, 288
dieta e controle de peso na, 167
dislipidemia e, 87
doença renal e, 283
epidemiologia da, 54
escolha da prova diagnóstica em pacientes com suspeita, recomendações da ESC e ACC/AHA para, *19*
estável
   custo-efetividade das estrategia invasiva *versus* tratamento medicamentoso na, 340
   custo-efetividade das estratégias de tratamento na, 339
   manejo da, *238*
estratificação da, 39
fibrilação atrial e, 123
fisiologia, 54
inflamação e, 109
sensibilidade e especificidade dos exames diagnósticos para, **21**
síndrome da apneia obstrutiva do sono, 297
sintoma principal, 16
tabagismo e, 133
transtornos mentais e, 183
tratamento invasivo da, 221
   indicações, 221
   perspectivas, 239
   prognóstico baseado na anatomia, 227
   prognóstico baseado na disfunção ventricular, 236
   prognóstico baseado na isquemia miocárdica, 235
   redução dos sintomas, 227
triglicerídeos e, 102
arterial coronariana crônica
   tratamento clínico na, objetivos, 196
   tratamento medicamentoso, 195
      check-list do, 212
aterosclerótica
   manifestações clínicas da, 5

prevenção da, 1
cardiovasculares, 15
de Kawasaki, 316
   critérios diagnósticos para, **317**
do tronco de coronária esquerda, 227
renal crônica
   doença arterial coronariana e, 283
   prognóstico por taxa de filtração glomerular e categoria de albuminúria, **284**
reumatológicas, 315
   arterite de Takayasu, 315
   doença de Kawasaki, 316
valvares, 328

Dor
   constante, 16
   não anginosa, 16
   torácica, diagnóstico diferencial de, **17**

Drogas
   antianginosas, 246
   que alteram a digestão de gorduras, 176

E

ECG
   basal anormal, **44**
   papel na estratificação de risco, 40

Ecocardiografia, 267
   de estresse, 44

Ecocardiograma de estresse, 24
   com contraste, **320**

Efetividade, avaliação de, 337

Eixo longo, sequências em, 26

Eletocardiograma, 289

Erosão de uma placa, **4**

Escala
   de Borg, **163**
   de Fagerström para dependência de nicotina, **140-141**

Escore de Duke, **43**

Espasmo coronariano, 312

Esquizofrenia, 186

Estatinas, 9, 78, 199, 291

intensidade de dose de diferentes, **100**

para prevenção primária em indivíduos com DM, indicação de, **79**

regime de intensidade para o tratamento de pacientes com DM e dislipidemia, **79**

Estilo de vida, efeitos das mudanças na redução de mortalidade, *136*

Estímulos vasoativos, 313

Estratégia(s)

dos "5 A", *138*

para cessação do tabagismo

estratégias comportamentais, 139

estratégias farmacológicas, 139

Estratificação da doença arterial coronariana, 39

avaliação clínica, 40

avaliação da função ventricular esquerda, 41

biomarcadores, 40

check-list, **48**

ECG, 40

teste de estresse, 42

teste ergométrico, 43

Estreitamento do seio coronariano, 254

Estresse

farmacológico, **23**

mental, 7

Estudo(s)

com estresse, imagem, *27*

COURAGE, subanálise, *276*

HEART, PARR-2 e STICH, resumo dos, **273**

Etanol

classificação de consumo de etanol pela NIAAA, **151**

fórmula para conversão da dose de, **152**

Eventos cardiovasculares

categorias de risco segundo a diretriz americana, **98**

categorias de risco segundo a diretriz europeia, **97**

Exames de imagem, função dos, 266

Ezetimibe, 203

F

Fatores de risco cardiovasculares, controle de, 160

Fenômeno da curva J no risco de eventos cardiovasculares, **58**

Fibratos, **103**, 203

Fibrilação atrial, 123
    na doença arterial coronariana estável, 123
    na síndrome coronariana aguda, 125
Fluoxetina, 177
Fórmula para conversão da dose de etanol, **152**
Função
    endotelial, piora da, 250
    microvascular coronariana, anormalidades da, *319*
    ventricular esquerda, avaliação da, 41

G

Gadolínio, **26**
Glicemias elevadas, complicações relacionadas a, 69
Gordura, drogas que alteram a digestão de, 176

H

HDL
    conteúdo lipídico de, *89*
    doença arterial coronariana e, 101
        relação entre, *101*
    medidas não farmacológicas que aumentam os níveis de, **102**
HDL (lipoproteína de elevada densidade), 89
Head-to-head, 61
Heart Team, 83, **227**
    angina refratária e, 258
Hibernação, 265
    crônica, **265**
Hiperatividade simpática, sinal da, 184
Hiperglicemia, manejo da, *71*
Hiper-reatividade primária das células do músculo liso vascular, 313
Hipertensão, 7
    arterial
        efeito do tratamento na prevenção de doença arterial coronariana , 57
        epidemiologia da, 54
        fisiologia, 54
Hipertrigliceridemia
    controle da, **103**
    grave, **103**
Hipoglicemia, episódios de, **68**

Hipolipemiantes, 199
Hipótese inflamatória da aterotrombose, 116
    estudos que testaram a, 117

I

ICER (*incremental cost-effectiveness*), **338**
IDL (lipoproteína de densidade intermediária), 89
    conteúdo lipídico de, *89*
IECA, 7
IL-1β, **116**
Imagem(ns)
    alvos fisiopatológicos de diferentes modalidades de, *267*
    de tomografia por emissão de pósitrons cardíacos, *269*
    nuclear, modalidades de, 268
Impedância, regiões de incompatilidade, 55
Infiltrado inflamatório ao redor da dissecção, **326**
Inflação diastólica, *253*
Inflamação, 110, 150
    do tecido adiposo epicárdico, *170*
    doença arterial coronariana e, 109
    obesidade e, 169
    sistêmica, 170
Inibidor (es)
    da conversão da enzima da angiotensina, 7, 206
    da PCSK9, **116**
    da Rho-quinase, 213
    da SGLT-2, 75
    da SGLT-2 *versus* análogos GLP 1, **77**
    de PCSK9, 204
Insuficiência cardíaca
    com fração de ejeção preservada, 170
    estágios avançados de, **330**
Intervenção coronariana percutânea
    manejo da terapia antitrombótica em pacientes com FA que sejam submetidos à, *130*
    para oclusão total crônica, 253
    versus CRM em pacientes com lesão de TCE, ensaios clínicos, **232-233**
Irrigação do sistema de condução, **32**
Isquemia
    par estratificação de risco na DAC, vantagens e desvantagens dos, **42**

tecidual crônica, 3
Ivabradina, 211, 248

L

Late GadoliniumEenhancement, 26
LDL (lipoproteína de baixa densidade), 89
LDL, HDL e triglicerideos, níveis de acordo com sexo, idade e raça, **95**
LDL/Lp(a), conteúdo lipídico de, *89*
Lesão (ões)
   ao cateterismo, *25*
   do tronco de coronária esquerda, 227
      sobrevida cumulativa em pacientes assintomáticos com, *228*
      sobrevida cumulativa de pacientes com DAC triarterial tratados clinicamente sem, *229*
Lipoproteína (s), 87, 89
   alteração no metabolismo das, **96**
   conteúdo lipídico de cada, 89, 90
   estrutura geral das, 88
   presentes no plasma, características das, **88**
Liraglutide, 177[

M

Mecanismo dos efeitos da atividade física
   controle de fatores de risco cardiovasculares, 160
   fisiopatológicos, 159
Medicação
   antipsicótica, 188
   para pacientes diabéticos, 74
Medicamento (s)
   antidiabéticos com benefício cardiovascular, mecanismo de ação eposologia, **78**
   de uso *off-label* no Brasil, 177
   para tratamento do tabagismo, eficácia dos, **140**
Medida
   da hemodinâmica pulsátil e das reflexões das ondas, **56**
   não farmacológicas no tratamento ddo DM tipo 2
      abordagem psicológica, 72
      atividade física, 72
      dieta, 72
Meta glicêmica de acordo com a população-alvo e a respectiva diretriz, **69**
Metotrexato, **118**

Microbiota intestinal, 159
Miocárdio
   hibernante, 264
   viável e não viável, diferenças entre, **265**
Moléculas envolvidas na aterogênese, *110*
Mortalidade por todas as causas de acordo com os valores de HbA1c, risco relativo ajustado para, *70*
Mulheres com DAC, prevalência, **186**

N
Neuromodulação, 255
Nicorandil, 210, 249
   efeito do, 211
Nicotina
   escala de Fagerström para dependência de, **140-141**
   prescrição de acordo com a diretriz brasileira de cessação de tabagismo, **142**
   terapia de reposição de, 141
Nitrato(s), 208
   de curta ação, 209
   de curta duração, 247
   de longa ação, 209
   de longa duração, 250
   uso contínuo dos, **208**
Nível pré-operatório de HbA1c e mortalidade, relação entre, *226*

O
Obesidade
   inflamação e, 169
   mudanças no coração associadas com a, 171
   patogênese da, 168
   tratamento cirúrgico da, **178**
   tratamento farmacológico, 176
Orlistat, 176

P
Paciente (s)
   com DAC crônica, variáveis que podem favorecer as diferentes estratégias de tratamento invasivo em, **223**
   com dislipidemia e DAC, fluxograma de tratamento, *105*

ÍNDICE REMISSIVO

com doença renal crônica, fisiopatologia das complicações cardiovasculares no, 286
    mecanismos da DAC em, *286*
com DRC e DAC, tratamento do, 290
    medicamentoso, 291
    terapia de revascularização do mocárdio, 291
com esquizofrenia, **187**
com risco colesterol residual e risco inflamatório residual, tratamento diferencial para prevenção primária, *116*
dialíticos, causas cardiovasculares de morte em, *285*
hipertensos, alterações fisiológicas em, *56*

Padrão balanceado, *32*
Paradoxo francês, 148
    visão diferente sobre, 153
Perfil lipídico de tabagistas *versus* não tabagistas, 134
Placa
    aterosclerótica, 159, 287
        evolução das, 3
        formação da, 2, *3*
    em surto e remissão, características da instabilidade da, *4*
Ponte miocárdica, 321
PPARα, 104
Programa de reabilitação cardiovascular, 161
Projeção(ões)
    angiográficas, 28
    caudal e cranial, conforme o posicionamento do intensificador de imagens, 29
Protocolo de esforço, **23**
Psicossomática, 327
Psicotrópicos, risco de ganho de peso com, 188

Q
Quilomícrons, 89
    conteúdo lipídico de, *89*

R
Ranolazina, 209, 249
Rastreamento de DAC
    assintomática, 66
    em indivíduos diabéticos assintomáticos, **66**
Razão de custo-efetividade incremental, 338

Reabilitação cardiovascular, **161**
    baseada em exercício, 251
    programas de, 161
Realce tardio, 272
    com gadolínio, 26
Reatividade plaquetária, 185
Recuperação funcional, sensibilidade e especificidade de diferentes técnicas para predizer após revascularização miocárdica, 267
Resposta bifásica, *268*
Ressonância
    magnética cardíaca, 265, 270
        algoritmo para avaliação da viabilidade miocárdica por meio da, *271*
        de estresse, 46
Revascularização
    cardíaca
        em pacientes com doença arterial coronariana, 221
        parâmetros para definir a melhor esratégia de, 222
    coronariana, 79
    do miocárdio/miocárdica, **79**
        indicação em lesões hemodinamicamente significativas, **227**
        isolada, curvas de sobrevida cumulativa ajustadas por idade em 39.235 pacientes submetidos à, na Suécia, 225
    na cardiomiopatia isquêmica
        dados de ensaios clínicos randomizados controlados, 273
        dados observacionais, 272
    nos pacientes com DRC avançada, 293
    percutânea ou cirúrgica em pacientes com DAC, situações que favorecem a, **82**
    transmiocárdica a *laser*, 257
Risco
    colesterolêmico residual, 113
    inflamatório residual, 113
    residual, **116**
    vascular, 111
        redução de, **113**
Ruptura de uma placa, 4

S

Saúde, análise econômica em, 336
Seio coronariano

    estreitamento, 254
    sistema redutor do, *255*
Sequências em eixos curto e longo, *270*
Sestamibi marcado com Tc 99m, 22
Sibutramina, 177
    efeitos adversos do, **177**
Síndrome (s)
    da apneia obstrutiva do sono, 297
        consequências da, *297*
        e desfechos em pacientes com DAC, relação entre, 303
        efeitos fisiopatológicos sobre o sistema cardiovascular, *298*
        estudos de imagem das artérias coronárias em, 300
        prevalência e incidência de DAC em coortes de, 299
        tratamento da, 304
    isquêmicas, 3
Sistema redutor do seio coronariano, *255*
Stents farmacológicos, 342
STICH, 274

T

Tabagaismo, 133, **312**
    aterosclerose e, 133
    cessação do, fases da, **138**
    doença arterial coronariana e, 133
    estratégias para cessação do, 137
    eventos cardiovasculares agudos, 134
    fases da cessação do, **138**
Taxa (s)
    de eventos cardiovasculares
        de acordo com as metas de LDL e PCRus atingidas ou não, *115-116*
    de mortalidade por cardiopatia isquêmica, 55
    de perda de peso inicial, **171**
Tecido adiposo, 171
Técnica de imagem de estresse, 44
Terapia (s)
    antiplaquetária dupla e tripla, 125
    antitrombótica, 124
    celular, 256
    com células-tronco, 213

    com ondas de choque, 251
    conservadora, 32
    de reposição de nicotina, 141
    de revascularização do miocárdio, 291
    farmacológicas de 2ª linha, 143
    gênica, 213, 256
Teste (s)
    de estresse, **277**
        isquemia miocárdica durante, 277
    de estresse, 42
    ergométrico, 21, 43
    glicêmicos, valores e classificação, **67**
    não invasivos, 289
Ticlopidina, 198
Tomografia
    de artérias coronárias, 24
    por emissão de pósitrons cardíacos
        imagens de, 269
Topiramato, 177
Transplante cardíaco, 257
Transtorno (s)
    afetivo bipolar, 185
    bipolar, **186**
    de ansiedade, 187
    de estresse pós-traumático, 187
    mentais
        aspectos epidemiológicos, 183
        aspectos fisiopatológicos, 184
        depressão, 185
        doença arterial coronariana e, 183
            comorbidades, 189
            manejo e prevenção, 189
            mecanismos comportamentais, 189
        esquizofrenia, 186
        transtorno afetivo bipolar, 185
        transtornos de ansiedade, 187
        transtornos de estresse pós-traumático, 187
Tratamento antidepressivo, 185
Triglicerídeos e doença arterial coronriana, 102

Trimetazidina, 209, 248, **249**
Trombose
 arterial aguda, 4
 coronariana aguda, tratameto da, **318**
Tronco
 da artéria coronária esquerda, 32
 da coronária esquerda em oblíqua anterior esquerda caudal, 33
Troponina, níveis séricos de, 40

V
Vacinação de pacientes diabéticos, 72
Valor glicêmico em pacientes com DAC, metas para, 68
Vareniclina, 142
 prescrição, **143**
Vasculites, 315
Verapamil, 208
Viabilidade miocárdica, 265
 avaliação da, 266
 isquemia e, 275
 por meio da RMC, algoritmo para avaliação da, *271*
Vinho
 consumo de, 152
 de diferentes tipos de bebidas, 152
 padrão não linear do benefício atribuído ao consumo de, **148**
Vinho, destilados e verveja, doses equivalentes, **152**
VLDL (lipoproteína de muita baixa densidade), 89
 conteúdo lipídico de, *89*

W
Woven coronary artery anomaly, angiografia coronariana mostrando, 329

CONHEÇA OS SELOS EDITORIAIS DA **eE** *editora dos* **Editores**

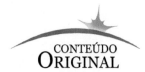

Conteúdo Original

Seleção de autores e conteúdos nacionais de excelência nas áreas científicas, técnicas e profissionais.

Conteúdo Internacional

Tradução de livros de editoras estrangeiras renomadas, cujos títulos são indicados pelas principais instituições de ensino do mundo.

Sou Editor

Projetos especiais em que o autor é o investidor de seu projeto editorial. A definição do percentual de investimento é definida após a análise dos originais de seus livros, podendo ser parcial ou integral.